Band 5

GESUNDHEITSFÖRDERUNG KONKRET

Kriterien guter Praxis in der Gesundheitsförderung bei sozial Benachteiligten

Ansatz – Beispiele – Weiterführende Informationen

4. erweiterte und überarbeitete Auflage 2010

Frank Lehmann, Monika Köster, Sven Brandes, Stefan Bräunling, Raimund Geene, Lotte Kaba-Schönstein, Holger Kilian, Susanne Linden, Mira Wehen, Natascha Reker

Unter Mitarbeit von Thomas Altgeld, Roswitha Bley, Christa Böhme, Alexander Bull, Udo Castedello, Elke Anna Eberhard, Katrin Eitel, Monique Faryn-Wewel, Birgit Ferner, Jan Friedrichs, Daniela Fritsch, Christina Göth, Iris Grimm, Bernd-Olaf Hagedorn, Petra Hofrichter, Monika Kringe, Thomas Lampert, Barbara Leykamm, Helene Luig-Arlt, Andreas Mielck, Uta Maercker, Dorothee Michalscheck, Andrea Möllmann, Harry Müller, Heike Pallmeier, Klaus D. Plümer, Rolf Reul, Antje Richter, Uta Rodenkirchen, Torben Sammet, Wiebke Sannemann, Jochen Schwanekamp, Annett Schmok, Katja Schnell, Dagmar Siewerts, Bettina Steen, Christine Volk-Uhlmann, Marcus Wächter, Sicco H. van der Mei, Iris Schiek

Bundeszentrale für gesundheitliche Aufklärung
Köln 2010

Bibliografische Information der Deutschen Bibliothek:
Die Deutsche Bibliothek verzeichnet diese Publikation in der Deutschen Nationalbibliografie; detaillierte bibliografische Daten sind im Internet über http://dnb.ddb.de abrufbar.

Die Beiträge in dieser Reihe geben die Meinung der Autorinnen und Autoren wieder, die von der Herausgeberin nicht in jedem Fall geteilt werden muss. Die Fachheftreihe ist als Diskussionsforum gedacht.

Gesundheitsförderung konkret, Band 5
Kriterien guter Praxis in der Gesundheitsförderung bei sozial Benachteiligten
Köln: BZgA, 1. Auflage 2005, 2. erweiterte und überarbeitete Auflage 2006, 3. erweiterte und überarbeitete Auflage 2007, 4. erweiterte und überarbeitete Auflage 2010

Herausgeberin:
Bundeszentrale für gesundheitliche Aufklärung (BZgA)
Ostmerheimer Str. 220, 51109 Köln
Tel.: 02 21/89 92-0
Fax: 02 21/89 92-300

Die Bundeszentrale für gesundheitliche Aufklärung ist eine Fachbehörde im Geschäftsbereich des Bundesministeriums für Gesundheit

Projektleitung: Dr. Frank Lehmann
E-Mail: frank.lehmann@bzga.de

Alle Rechte vorbehalten.

Redaktionelle Überarbeitung: Malte Heidemann, Berlin
Lektorat: René Zey, Frechen
Satz: Königsdorfer Medienhaus, Frechen
Druck: Warlich, Meckenheim

Auflage: 1.5.11.09

ISBN 978-3-937707-71-6

Band 5 der Fachheftreihe ist erhältlich
unter der Bestelladresse BZgA, 51101 Köln,
und über Internet unter der Adresse http://www.bzga.de

Diese Broschüre wird von der BZgA kostenlos abgegeben.
Sie ist nicht zum Weiterverkauf durch die Empfängerin/
den Empfänger oder Dritte bestimmt.

Bestellnummer: 60645000

Vorwort

Gesundheitsförderung soll vor allem sozial benachteiligte Menschen erreichen, also Menschen, die ein besonders hohes Risiko haben, schwer zu erkranken, einen Unfall zu erleiden oder Gewalt zu erfahren. Um gerade diese Menschen zu erreichen, ist eine professions- und sektorübergreifende Zusammenarbeit von der kommunalen über die Länder- bis zur Bundesebene erforderlich.

Der Kooperationsverbund „Gesundheitsförderung bei sozial Benachteiligten" ist ein gelungenes Beispiel einer breiten Vernetzung für eine Soziallagen bezogene Gesundheitsförderung. Der bundesweite Kooperationsverbund wurde 2001 von der Bundeszentrale für gesundheitliche Aufklärung (BZgA) initiiert. Er wird zurzeit von der Zusammenarbeit zwischen der BZgA, allen Landesvereinigungen für Gesundheit, der Bundesvereinigung Prävention und Gesundheitsförderung, nahezu allen Spitzenverbänden der Krankenkassen, einzelnen Krankenkassen, den Bundesverbänden der Ärzteschaft, fünf Wohlfahrtsverbänden, dem Deutschen Städtetag, drei Länderministerien sowie weiteren Verbänden und Institutionen getragen. Insgesamt sind 53 Partnerorganisationen im Kooperationsverbund vertreten (Stand: Oktober 2009). Ein Arbeitskreis von Expertinnen und Experten aus Wissenschaft und Praxis sowie Akteurinnen und Akteuren aus dem Gesundheitsförderungs- und Wohlfahrtsbereich begleitet die Arbeit des Kooperationsverbundes. In allen 16 Bundesländern wurden Regionale Knoten gebildet, die ein zielorientiertes und abgestimmtes Vorgehen ermöglichen. Gesundheit Berlin-Brandenburg e. V. koordiniert die Aktivitäten im Kooperationsverbund im Auftrag der BZgA.

Der lebensweltbezogene Ansatz hat sich gerade hinsichtlich der Erreichbarkeit von sozial benachteiligten Personengruppen mit Maßnahmen der Gesundheitsförderung bewährt. Er zielt gleichermaßen auf die Stärkung der individuellen Ressourcen und die Gestaltung von gesundheitsgerechten Lebensbedingungen ab. Um diesen komplexen Ansatz in die Praxis bringen zu können, sind Kriterien hilfreich, die eine Orientierung bei der Frage nach dem richtigen Konzept geben. Deshalb hat der beratende Arbeitskreis des Kooperationsverbundes „Gesundheitsförderung bei sozial Benachteiligten" zwölf Good-Practice-Kriterien entwickelt, anhand derer Beispiele einer gelingenden und motivierenden Praxis der Gesundheitsförderung bei sozial Benachteiligten identifiziert und verbreitet werden kön-

nen. Sie geben konkrete Auskünfte über das „Wie" erfolgreicher Gesundheitsförderung:
- Wie wirkt Gesundheitsförderung?
- Wie können wir die Wirkung verstärken?
- Wie können wir die Zielgruppen erreichen und umfassend beteiligen?
- Wie können wir Innovation und Nachhaltigkeit miteinander verbinden?
- Wie kann der gemeinsame Handlungsansatz des Kooperationsverbundes stärker werden?

Diesen Ansatz hat die Arbeitsgemeinschaft der Spitzenverbände der Krankenkassen in ihrem „Leitfaden Prävention" zur Umsetzung des § 20 SGB V vom 2. Juni 2008 aufgegriffen und die Inhalte und Strukturen des Kooperationsverbundes zu zentralen Anknüpfungspunkten für ihre weitere Arbeit erklärt. Auch der Sachverständigenrat zur Begutachtung der Entwicklung im Gesundheitswesen empfiehlt in seinem Gutachten 2007, den Good-Practice-Ansatz „als Grundlage für eine partizipative Qualitätsentwicklung der soziallagenbezogenen Gesundheitsförderung zu nutzen".

In der letzten Auflage dieses Fachheftes wurden 64 Beispiele guter Praxis veröffentlicht. Jetzt sind 35 Beispiele neu hinzugekommen, sodass für die vorliegende Darstellung inzwischen 99 Good-Practice-Beispiele zur Verfügung stehen. In dieser Ausgabe werden die neuen Modelle ausführlich dargestellt, alle anderen Beispiele sind in Kurzform dokumentiert. Weiterhin können alle 99 Good-Practice-Angebote ausführlich auf der Internetplattform www.gesundheitliche-chancen-gleichheit.de eingesehen werden.

Erstmals haben wir in dieser Auflage die Good-Practice-Projekte, -Programme und -Netzwerkstrukturen nach Handlungsfeldern sortiert. So finden die Akteure der verschiedenen Handlungsfelder schnell genau die Beispiele, die sie suchen. Die Good-Practice-Modelle wurden durch die Koordinatorinnen und Koordinatoren der Regionalen Knoten auf Grundlage des in diesem Band beschriebenen Auswahlinstrumentes identifiziert.

Inzwischen haben sowohl die Gesundheitsministerkonferenz als auch der Spitzenverband Bund der gesetzlichen Krankenkassen die Arbeit des Kooperationsverbundes „Gesundheitsförderung bei sozial Benachteiligten" begrüßt und den Ausbau der Regionalen Knoten empfohlen. Der Kooperationsverbund „Gesundheitsförderung bei sozial Benachteiligten" strebt an, eine solide Grundstruktur zu schaffen, auf der im Falle einer Verstärkung der Prävention und Gesundheitsförderung in Bund und Ländern aufgebaut werden kann.

Mit dieser Publikation aus der Reihe „Gesundheitsförderung konkret" stellt die BZgA allen, die in diesem schwierigen Arbeitsfeld „Gesundheitsförderung bei sozial Benachteiligten" vor Ort tätig sind, eine Hilfe für die Integration von Gesundheitsförderung in die tägliche Arbeit zur Verfügung. Ich danke dem beratenden Arbeitskreis des Kooperationsverbundes für die Erarbeitung der Kriterien guter Praxis, den Autorinnen und Autoren für die verständliche Aufbereitung des Themenfeldes, der Bundesvereinigung Prävention und Gesundheitsförderung e.V. (BVPG) für die weiterführenden Anregungen zur Darstellung der Projektbeispiele, Gesundheit Berlin-Brandenburg e.V. für die Koordination der Aktivitäten im Kooperationsverbund, den Koordinatorinnen und Koordinatoren der Regionalen Knoten sowie den Mitarbeiterinnen und Mitarbeitern der Praxisprojekte für die Auswahl und anschauliche Beschreibung der Beispiele guter Praxis.

Köln, November 2009
Prof. Dr. Elisabeth Pott
Direktorin der Bundeszentrale
für gesundheitliche Aufklärung

Inhalt

Vorwort ... 3
1. Einleitung ... 9
2. Kriterien guter Praxis in der Gesundheitsförderung bei sozial Benachteiligten ... 13
3. Auswahl guter Praxis ... 21
4. Beispiele guter Praxis ... 25
   - 4.1 Neue Beispiele guter Praxis nach Themen- und Handlungsfeldern ... 26
     - 4.1.1 Frühförderung/Early Start ... 26
     - 4.1.2 Kita ... 61
     - 4.1.3 Schulkinder und Jugendliche/Setting Schule ... 119
     - 4.1.4 Familien/Eltern/Alleinerziehende ... 162
     - 4.1.5 Ältere Menschen/Hochbetagte ... 171
     - 4.1.6 Frauen und Mädchen ... 182
     - 4.1.7 Wohnungslose ... 210
     - 4.1.8 Arbeitslosigkeit ... 218
     - 4.1.9 Migration ... 227
     - 4.1.10 Ernährung/Bewegung/Stressbewältigung ... 237
     - 4.1.11 Sozialraum/Quartier/Stadtteil ... 253
   - 4.2 Kurzfassungen von Beispielen guter Praxis der Auflagen 1–3 ... 397
     - 4.2.1 Frühförderung/Early Start ... 397
     - 4.2.2 Kita ... 418
     - 4.2.3 Schulkinder und Jugendliche/Setting Schule ... 444
     - 4.2.4 Familien/Eltern/Alleinerziehende ... 462
     - 4.2.5 Frauen und Mädchen ... 471
     - 4.2.6 Wohnungslose ... 481
     - 4.2.7 Arbeitslosigkeit ... 486
     - 4.2.8 Migration ... 492
     - 4.2.9 Seelische Gesundheit einschließlich Sucht ... 504
     - 4.2.10 Ernährung/Bewegung/Stressbewältigung ... 517
     - 4.2.11 Sozialraum/Quartier/Stadtteil ... 524

5. Struktur des Kooperationsverbundes „Gesundheitsförderung bei sozial Benachteiligten" 541
6. Weiterführende Informationen zum Thema 547
   6.1 Literatur 548
   6.2 Ressourcen im Internet 553
7. Glossar 559
8. Anhang 575
   8.1 Good-Practice-Checkliste 576
   8.2 Schlagwortverzeichnisse 583
      8.2.1 Bundesländer 583
      8.2.2 Gute Praxisbereiche 588
      8.2.3 Themen- und Handlungsfelder 598

1. Einleitung

Immer häufiger ist im Zusammenhang mit Qualitätsentwicklung von „Good Practice" und „Best Practice" die Rede. Was verbirgt sich hinter diesen Begriffen?

Der Begriff „Best Practice" kommt ursprünglich aus der Wirtschaft und ist definiert als die Nutzung sämtlicher zur Verfügung stehenden Ressourcen zur Erreichung vorbildlicher Lösungen oder Verfahrensweisen, die zu Spitzenleistungen führen. Vergleichsmaßstab sind hervorragende Leistungen anderer Anbieter; dieses Verfahren ist auch als „Benchmarking" bekannt.

Vielfach wird aber auf den Höchstleistungsansatz von „Best Practice" verzichtet. Angewendet wird stattdessen ein pragmatisches Verfahren, das bewährte Lösungen untersucht und prüft, was diese zur Verbesserung eines Angebots beitragen können. „Good Practice" ist ein Prozess, der von der Kriterienentwicklung über die Auswahl von Beispielen und den Transfer in andere Angebote und Handlungsfelder bis hin zur Qualitätsoptimierung von Angeboten reicht. „Good Practice" steht vor allem für folgende fünf Prinzipien:

Praxisorientierung
Über konkrete Beispiele guter Praxis wird die praktische Hilfestellung bei der Entwicklung von Angeboten und Methoden leichter und anschaulicher, als dies durch reine Vermittlung theoretischer Konzepte gelingt. Insbesondere besteht die Möglichkeit, Informationen in die Praxis zu tragen und mit Praktikerinnen und Praktikern auszutauschen. So können zur Verfügung stehende Erfahrungen und Ressourcen zur Entwicklung und Verbesserung von Angebotsideen genutzt werden. Klare Kriterien ermöglichen die systematische Bewertung innovativer und bewährter Konzepte. Der Nutzen liegt darin, durch das Lernen von positiven Erfahrungen anderer, Entwicklungsmöglichkeiten der eigenen Arbeit zu erkennen und mögliche Fehler zu vermeiden. Dies führt zu Ressourcen- und Arbeitsersparnis.

Nutzung von Transferpotenzialen
Eine Good-Practice-Strategie analysiert die Übertragbarkeit innovativer und bewährter Ansätze auf andere Angebote sowie in andere Handlungsfelder und bietet dadurch eine praxisnahe Anleitung zur Umsetzung von Ideen in die eigene Arbeit. Darüber hinaus motiviert sie zur Konzipierung neuer Angebote.

Qualitätsorientierung
Beispiele guter Praxis zeigen in anschaulicher Weise Wege zur Qualität auf. Das Lernen am Beispiel ist motivierender und wird durch Regelwerke fachlich fundiert und durch Checklisten unterstützt.

Da in den vielschichtigen Settings der Gesundheitsförderung Prüfungen der Wirksamkeit selten mit der gleichen Aussagekraft wie in medizinischen Studien möglich sind, wird bei der Suche nach guten Beispielen ein pragmatisches Vorgehen gewählt, bei dem vorhandene Erfahrungen erfolgreicher Angebote oder Organisationen systematisch miteinander verglichen werden. Dies erhöht die Wahrscheinlichkeit, dass die Ressourcen eines Angebots sinnvoll genutzt werden und sich die Qualität verbessert.

Praxisbasierung der Forschung

Der Ansatz „Good Practice" bietet die Chance, die Wissenschafts-Praxis-Lücke zu überbrücken. „Evidenzbasierte Gesundheitsförderung" birgt die Gefahr, mit realitätsfernen Konzepten und Anforderungen die Akteurinnen und Akteure an der Basis zu überfordern, wenn davon ausgegangen wird, dass wissenschaftlich fundierte „gute Praxis" sofort und flächendeckend umgesetzt werden soll. Die ambitionierten Beispiele zeigen vielmehr, wo bis zur Umsetzung vorbildlicher Praxis noch Zwischenschritte notwendig sind oder wo dieses Ziel unter den jeweiligen Bedingungen nicht zu erreichen ist. Der Informationsfluss zwischen Wissenschaft und Praxis wird beidseitig: Evidenzbasierte Praxis trifft praxisbasierte Wissenschaft.

Nachvollziehbarkeit der Bewertung

Im Rahmen des Kooperationsverbundes „Gesundheitsförderung bei sozial Benachteiligten" wird großer Wert darauf gelegt, die Auswahl der guten Beispiele nachvollziehbar zu machen, denn nur so wird deutlich, was sie auszeichnet und was zur Nachahmung anregen soll.

Die Arbeiten und Erfahrungen zu einer systematischen Entwicklung des Good-Practice-Ansatzes – das heißt: zu Kriterien für gute Praxis, der Auswahl guter Beispiele und deren Vermittlung an die Praxis – befinden sich in einer kontinuierlichen Entwicklung. Oft wird der Begriff „Good Practice" benutzt, ohne dass deutlich wird, nach welchen Kriterien die vorgestellten Beispiele ausgewählt wurden und was an ihnen als das besonders „Gute" gelten kann.

Im folgenden Kapitel 2 werden die vom beratenden Arbeitskreis des Kooperationsverbundes bei der BZgA entwickelten Kriterien guter Praxis in der Gesundheitsförderung bei sozial Benachteiligten dokumentiert. Kapitel 3 stellt das Vorgehen bei der Auswahl guter Beispiele vor. In Kapitel 4 folgt die Darstellung von Beispielen guter Praxis. Den Abschluss bilden Hinweise zu weiterführender Literatur und Internetadressen, ein Glossar, die Darstellung der Good-Practice-Checkliste sowie Schlagwortverzeichnisse nach Bundesländern, Bereichen guter Praxis sowie Themen- und Handlungsfeldern.

Begriffe, die im Glossar erklärt werden, sind im Text durch → gekennzeichnet.

2. Kriterien guter Praxis in der Gesundheitsförderung bei sozial Benachteiligten

Die Kriterien guter Praxis in der Gesundheitsförderung bei sozial Benachteiligten wurden 2003/2004 vom beratenden Arbeitskreis der BZgA „Gesundheitsförderung bei sozial Benachteiligten" und seiner Unterarbeitsgruppe Good Practice entwickelt und werden seitdem erprobt und kontinuierlich weiterentwickelt. Sie sollen eine Ausgangsbasis und Richtschnur bilden, um insbesondere Träger von Angeboten sowie Praktikerinnen und Praktiker in ihrer täglichen Arbeit zu unterstützen. Begründete Verbesserungsvorschläge werden bei Neuauflagen dieses Fachheftes mit dem Ziel berücksichtigt, mehr Gesundheit für alle effektiv und effizient zu ermöglichen.

Mitglieder des beratenden Arbeitskreises der BZgA „Gesundheitsförderung bei sozial Benachteiligten" (Stand August 2009):

- Thomas Altgeld, Landesvereinigung für Gesundheit Niedersachsen e.V., Hannover
- Silke Andresen, Bundesministerium für Verkehr, Bau und Stadtentwicklung, Berlin
- Michael Bellwinkel, BKK Bundesverband, Essen
- Christa Böhme, Difu – Deutsches Institut für Urbanistik, Berlin
- Udo Castedello, BBI – Gesellschaft für Beratung Bildung Innovation, Berlin
- Lutz Decker, Deutscher Städtetag, Köln
- Prof. Dr. Raimund Geene, Hochschule Magdeburg-Stendal (FH), Stendal
- Carola Gold, Gesundheit Berlin-Brandenburg e.V.
- Prof. Dr. Johannes Gostomzyk, Gesundheitsamt der Stadt Augsburg, Augsburg
- Andreas Hemme, Bezirksamt Treptow-Köpenick, Berlin
- Dr. Alfons Hollederer, Landesinstitut für Gesundheit und Arbeit des Landes NRW (LIGA)
- Monika Hommes-Rüdiger, Bundesministerium für Gesundheit, Bonn
- Monika Hünert, Bundeszentrale für gesundheitliche Aufklärung, Köln
- Prof. Lotte Kaba-Schönstein, Hochschule Esslingen (FH), Esslingen
- Dr. Monika von dem Knesebeck, Bundeszentrale für gesundheitliche Aufklärung, Köln
- Dr. Monika Köster, Bundeszentrale für gesundheitliche Aufklärung, Köln
- Dr. Thomas Lampert, Robert Koch-Institut, Berlin
- Dr. Frank Lehmann, Bundeszentrale für gesundheitliche Aufklärung, Köln
- Helene Luig-Arlt, Büro für Stadtteilmanagement, Langballig
- Dr. Andreas Mielck, GSF – Institut für Gesundheitsökonomie und Management im Gesundheitswesen, Neuherberg
- Klaus D. Plümer, Akademie für öffentliches Gesundheitswesen, Düsseldorf
- Helene Reemann, Bundeszentrale für gesundheitliche Aufklärung, Köln
- Claudia Rohmann, Arbeitsstab der Beauftragten der Bundesregierung für Migration, Flüchtlinge und Integration, Berlin
- Dr. Volker Wanek, Spitzenverband Bund der Krankenkassen, Berlin
- Mira Wehen, Bundeszentrale für gesundheitliche Aufklärung, Köln

Prävention und Gesundheitsförderung haben in Deutschland in den letzten Jahren einen deutlichen Aufschwung erfahren. Damit gewinnen auch Kriterien und Beispiele guter Praxis sowie Qualitätsentwicklung in diesem Bereich zunehmend an Bedeutung.

Nach wie vor herrscht jedoch sowohl bei Entscheidungsträgerinnen und -trägern als auch bei Mitarbeiterinnen und Mitarbeitern gesundheitsfördernder Angebote Unsicherheit darüber, wie man die komplexen Fragen in diesem Zusammenhang angeht.

Die Angebotsdatenbank www.gesundheitliche-chancengleichheit.de gibt nicht nur einen Überblick über die Vielzahl von gesundheitsfördernden Angeboten, sondern möchte darüber hinaus auch dazu beitragen, die Angebotsqualität zu verbessern. Die Angebote der Datenbank „Gesundheitsförderung bei sozial Benachteiligten" sollen beschrieben und bezogen auf die folgenden Fragen bewertet werden:
- Hinsichtlich welcher Kriterien (siehe unten) sind die Angebote vorbildlich?
- Welche Anregungen können sie als „Model of Good Practice" für bestehende Angebote liefern?
- Was können sie als „Model of Good Practice" zur Entwicklung von neuen Angeboten beitragen?

Bei der Entwicklung der Good-Practice-Kriterien wurden die folgenden Forschungsergebnisse, die bereits entwickelten Instrumente und vorliegenden Erfahrungen berücksichtigt und geprüft:
- die nationale und internationale Forschung zum Bereich „Gesundheitsförderung bei sozial Benachteiligten"[1],
- die Good-Practice-Kriterien des Bund-Länder-Programms „Stadtteile mit besonderem Entwicklungsbedarf – die soziale Stadt" des Deutschen Instituts für Urbanistik (Juni 2002),
- die Qualitätssicherungsinstrumente der BZgA in Zusammenarbeit mit dem Universitätsklinikum Hamburg-Eppendorf[2],
- die Erfahrungen aus der Qualitätssicherungsentwicklung des Deutschen Paritätischen Wohlfahrtsverbandes und
- die Erfahrungen aus der direkten halbstandardisierten Befragung von Vertreterinnen und Vertretern von Praxisangeboten der Datenbank.

---

1 Helmert, U. (2003): Soziale Ungleichheit und Krankheitsrisiken. Maro Verlag, Augsburg.

Mielck, A. (2000): Soziale Ungleichheit und Gesundheit: Empirische Ergebnisse, Erklärungsansätze, Interventionsmöglichkeiten. Verlag Hans Huber, Bern, Göttingen, Toronto, Seattle.

Mackenbach, J., Bakker, M. (2002) (eds.): Reducing inequalities in health: A European perspective. Routledge, London.

International Union for Health Promotion and Education (1999): The Evidence of Health Promotion Effectiveness, Brussels-Luxembourg.

Gepkens, A., Gunning-Schepers, L. J. (1996): Interventions to reduce socioeconomic health differences. A review of the international literature. In: European Journal of Public Health 1996, 6, pp. 218–226.

2 Kliche, T., Töppich, J., Kawski, S., Koch, U., Lehmann, H. (2004): Die Beurteilung der Struktur-, Konzept- und Prozessqualität von Prävention und Gesundheitsförderung. In: Bundesgesundheitsblatt 2004, 47, S. 125–132.

Auf der Grundlage dieser Ergebnisse, Instrumente und Erfahrungen empfiehlt der beratende Arbeitskreis des Kooperationsverbundes die Anwendung von zwölf Kriterien zur Auffindung und Bewertung von „Models of Good Practice" in der Gesundheitsförderung. Im Folgenden werden diese Kriterien guter Praxis vorgestellt. Schlüsselbegriffe sind mit einem Pfeil (→) gekennzeichnet und werden im Glossar erläutert.

Zwölf Kriterien guter Praxis in der Gesundheitsförderung bei sozial Benachteiligten

1. Konzeption, Selbstverständnis

Es liegt eine Konzeption vor,
a) aus der ein klarer Zusammenhang zu → Gesundheitsförderung und/oder → Prävention hervorgeht sowie eine hierauf basierende Zielformulierung.

> Liegt eine derartige Konzeption und/oder explizite Zielformulierung nicht vor, so ist es auch möglich, dass die Beurteilenden aufgrund ihrer Expertise in der Prävention und Gesundheitsförderung selbst beurteilen, ob eine derartige Konzeption und/oder Zielformulierung implizit vorliegt. Dieses Vorgehen wird dadurch begründet, dass viele Angebote nicht primär dem Gesundheitsbereich zugehören. Viele Gesundheitsdeterminanten liegen aber gerade außerhalb des Gesundheitswesens (hierzu gehören zum Beispiel Arbeit, Wohnen, Verkehr) und können daher durch diese Aktivitäten außerhalb des Gesundheitswesens beeinflusst werden. Die betreffenden Verantwortlichen sind häufig nicht mit den Konzepten und Begrifflichkeiten des Gesundheits(förderungs-)bereichs vertraut und von daher oft nicht in der Lage, einen direkten Gesundheitsförderungszusammenhang selbst klar zu formulieren.

b) in der die Verminderung der → gesundheitlichen Ungleichheit explizit und systematisch angestrebt wird.

> Bei der Konzeptions- und Zielbeurteilung ist zu berücksichtigen, inwieweit die Beurteilenden sich des Risikos bewusst sind, dass diese Ungleichheit durch das Angebot sogar noch vergrößert werden könnte und sie so planen, dass dies vermieden wird.

2. Zielgruppe

Die → Zielgruppe der sozial Benachteiligten (→ soziale Benachteiligung) ist präzise eingegrenzt und gehört zu einer oder mehreren von sozialen Gruppen oder Lebenslagen, die im Erhebungsinstrument für die Datenbank aufgelistet sind bzw. richtet sich an Multiplikatorinnen und Multiplikatoren für diese Zielgruppen. Es ist zu prüfen, inwieweit diese Zielgruppe auch tatsächlich erreicht wird; zum Beispiel durch ein Interview mit der Verantwortlichen bzw. dem Verantwortlichen des Angebots.

3. Innovation und Nachhaltigkeit

Das Angebot hat → innovativen Charakter bzw. innovative Aspekte und strebt die kontinuierliche, das heißt nachhaltige Fortführung erfolgreicher Angebotskomponenten an.

Sowohl der innovative Charakter („neue Problemlösungen", „neues Lernen für andere") als auch die Kontinuität (langfristige Gesundheitsförderung bei sozial Benachteiligten) können Hinweise auf „Good Practice" sein. Sie stehen manchmal jedoch in einem Spannungsverhältnis zueinander, da Innovatives eher in kurzfristigen Angeboten entwickelt wird und Kontinuität sich eher in Regelangeboten beweist. Beide Komponenten sind zu würdigen, und es ist zu beurteilen, welche Aspekte für den Transfer auf andere Angebote besonders wichtig sind. Zu berücksichtigen sind sowohl befristete als auch kontinuierliche Angebote. Ein wichtiger Aspekt ist dabei die → Nachhaltigkeit, sowohl hinsichtlich der Angebotsstrukturen als auch der Wirkungen bei den Zielgruppen.

4. Multiplikatorenkonzept

Es liegt ein Multiplikatorenkonzept vor, das Multiplikatorinnen und Multiplikatoren systematisch einbindet und ggf. qualifiziert.

5. Niedrigschwellige Arbeitsweise

Das Angebot ist niedrigschwellig (→ Niedrigschwelligkeit), aufsuchend, begleitend und/oder nachgehend angelegt.

6. Partizipation

Es besteht ein hoher Grad an Beteiligungsmöglichkeiten für die → Zielgruppe sozial Benachteiligter.

7. Empowerment

Es erfolgt eine Befähigung und Qualifizierung der → Zielgruppe sozial Benachteiligter, die auf den Stärken und Ressourcen der Zielgruppe aufbaut.

8. Settingansatz

Die Aktivitäten des Angebots integrieren Initiativen, die sowohl auf Gesundheitshandeln von Personen als auch auf strukturelle Änderungen abzielen und sich am → Settingansatz der WHO orientieren.

9. Integriertes Handlungskonzept/Vernetzung

Es findet eine Ressourcenbündelung und fachübergreifende Zusammenarbeit statt, die einem → integrierten Handlungskonzept entsprechen. Die Umsetzung des Konzepts erfolgt gemeinsam mit den anderen Akteurinnen und Akteuren im lokalen Umfeld, das heißt, es erfolgt eine Abstimmung und Vernetzung im Sozialraum. Im Sinne eines → Capacity-Building werden Strukturen gebildet, die es ermöglichen, mit geeigneten Programmen und Angeboten auf identifizierte Gesundheitsprobleme zu reagieren. Durch die Einbindung in Netzwerkstrukturen können Programme und Maßnahmen dauerhaft vorgehalten und Schwerpunkte ausgeweitet werden. Idealerweise werden durch den Erwerb von Fertigkeiten und Erfahrungen, die in einem Programm vermittelt werden, auch über die ursprüngliche Intervention hinaus Effekte in anderen gesundheitsrelevanten Bereichen erzielt.

10. Qualitätsmanagement/Qualitätsentwicklung

Das Angebot beinhaltet ein → Qualitätsmanagement bzw. eine Qualitätsentwicklung im Sinne eines kontinuierlichen Verbesserungsprozesses, das heißt, Qualität wird nicht als einmal geschaffener Wert betrachtet, sondern sie wird in allen Bereichen (Struktur-, Prozess- und Ergebnisqualität) immer wieder überprüft, verbessert und entwickelt.

11. Dokumentation und Evaluation

Dokumentation und → Evaluation werden im Angebot zur Qualitätsentwicklung eingesetzt.

12. Kosten-Nutzen-Relation

Die Kosten stehen in einem angemessenen Verhältnis zum Nutzen. In Bezug auf → Kosten und Nutzen (bzw. Aufwand und Ertrag) ist zu prüfen, ob hierfür Kennzahlen eingesetzt werden können.

Begründung für Good Practice
Das Angebot gibt selbst eine Begründung, warum es aus Sicht der Akteurinnen und Akteure ein Good-Practice-Angebot ist. Zur Erfassung dienen eine Checkliste (im Anhang einzusehen) und ein darauf aufbauender Vertiefungsfragebogen.

Anmerkungen und Umsetzungshinweise
Wie bereits im 1. Kriterium „Konzeption, Selbstverständnis" erwähnt, sind die in die Datenbank aufgenommenen Angebote nur zum Teil primär im Gesundheitswesen angesiedelt. Viele von ihnen sind in anderen Bereichen verortet (zum Beispiel Arbeitswelt, Städtebau, Sozial- und Jugendhilfe, Rehabilitation, Pflege). Diese Verortung beeinflusst auch die Finanzierung und die Realisierung der Qualitätssicherung (zum Beispiel § 93 Bundessozialhilfegesetz [BSHG], § 80 Sozialgesetzbuch [SGB] XI und § 78 Kinder- und Jugendhilfegesetz [KJHG], Städtebauförderungsgesetz). Angestrebt wird im weiteren Verlauf der Arbeit des Kooperationsverbundes die Identifizierung von Prototypen, bei denen ein direkter Bezug zu Gesundheitsförderung und Prävention besteht, und die in dem jeweiligen Bereich als gute Beispiele für kurz- und langfristige Angebote dienen können. Wichtige Fragen können zum Beispiel sein: Wann ist eine Arbeitsbeschaffungsmaßnahme gesundheitsförderlich? Wann ist eine Sozialleistung gesundheitsförderlich? Was können diese Angebote zur Verringerung der gesundheitlichen Ungleichheit beitragen?

In Bezug auf die Qualitätssicherung sollte geprüft werden, inwieweit sie aus Sicht von Prävention und Gesundheitsförderung zu verbinden ist mit den Qualitätsanforderungen, die bereits für den jeweiligen Bereich bzw. Träger bestehen.

Es besteht im beratenden Arbeitskreis der BZgA Einigkeit darüber, dass ein Good-Practice-Angebot nicht allen Kriterien genügen muss, um als gutes Beispiel gelten zu können. Es ist wichtig, dass auch die Angebote für den Transfer genutzt werden können, die nur in einzelnen Kriterien vorbildlich sind. Mindeststandard für die Aufnahme in die Liste der Good-Practice-Beispiele ist allerdings die Erfüllung folgender Kriterien:
1. Konzeption, Selbstverständnis und
2. sozial benachteiligte Zielgruppe.

3. Auswahl guter Praxis

Die Kriterien für gute Praxis der soziallagenorientierten Gesundheitsförderung können als Unterstützung und Anhaltspunkte bei der Planung, Durchführung und Bewertung von Angeboten dienen. Sie werden jedoch auch dafür genutzt, um gute Praxisbeispiele zu identifizieren und zu präsentieren. In diesem Kapitel wird erläutert, wie die praktische Auswahl der guten Beispiele vor sich geht. Das dargestellte Auswahlverfahren ist Ergebnis eines lernenden Prozesses, der kontinuierlich fortgeschrieben wird. Hierzu wurde das Verfahren nach einem Jahr der praktischen Anwendung einer Bewertung unterzogen und im Anschluss gemeinsam mit den Koordinatorinnen und Koordinatoren der Regionalen Knoten und dem beratenden Arbeitskreis des Kooperationsverbundes bei der BZgA im November 2006 und zuletzt im September 2008 auf Verbesserungsmöglichkeiten überprüft und überarbeitet. Das Ergebnis ist ein einheitliches Auswahlverfahren, das in 16 Bundesländern von den Regionalen Knoten umgesetzt wird.

Grundlagen der Auswahl guter Praxis

Es ist nicht notwendig, dass die ausgewählten Angebote alle zwölf Kriterien gleichermaßen gut umsetzen. Zwar sind für alle Angebote die beiden Einschlusskriterien eines klaren Gesundheits- und Zielgruppenbezugs verbindlich, dann aber reicht es aus, wenn mindestens ein weiteres Kriterium besonders vorbildlich erfüllt wird. Als Richtwert gilt die Erfüllung von drei weiteren Kriterien zusätzlich zu den obligatorischen zwei Einschlusskriterien. Dieser „bescheidene" Ansatz hat zwei große Vorteile: Zum einen vermeidet er, die Angebote mit der unrealistischen Erwartung zu überfordern, in jeder Hinsicht perfekt arbeiten zu müssen. Dies ist auch der Grund dafür, warum als Begriff „Good Practice" und nicht „Best Practice" genutzt wird. So kann auch der innovative und inspirierende Ansatz eines Praxisangebots als Good Practice vorgestellt werden, das erst am Anfang seiner Arbeit steht und viele der übrigen Kriterien erst nach und nach im Laufe seiner Arbeit erfüllen kann. Zum anderen wird bei der Auswahl der guten Beispiele auf der Grundlage weniger und klar benannter Kriterien sehr deutlich, was deren besonders nachahmenswerte Eigenschaften sind. Damit wird auch das Missverständnis vermieden, die guten Beispiele sollten vollständig und unverändert in andere Praxiszusammenhänge übertragen werden. Dies ist meist weder möglich noch sinnvoll. Das transparente und kriteriengeleitete Auswahlverfahren ermöglicht es den Praxisanbieterinnen und -anbietern vielmehr, einzelne geeignete Aspekte der guten Praxis auszuwählen und in die eigenen Angebote zu integrieren.

Bundesweit einheitlich auswählen

Nicht nur die verwendeten Kriterien, auch der Auswahlprozess soll so transparent wie möglich gestaltet sein. Zu diesem Zweck wurde ein einheitliches Verfahren entwickelt, das aus sechs Auswahlschritten besteht:
1. Im ersten Schritt werden Angebote der Gesundheitsförderung bei sozial Benachteiligten von Mitgliedern des beratenden Arbeitskreises oder den

Koordinatorinnen und Koordinatoren der Regionalen Knoten in ihren jeweiligen Bundesländern identifiziert und als mögliche Good-Practice-Beispiele vorgeschlagen.
2. Angebote, die als Good-Practice-Beispiele infrage kommen und bereit sind, am Auswahlverfahren mitzuwirken, geben anhand einer auf die Kriterien abgestimmten Checkliste Auskunft über ihre praktische Arbeit (ein vollständiger Abdruck der Checkliste befindet sich im Anhang). Hier werden die abstrakt klingenden Konzepte wie „Partizipation" oder „Settingansatz" in einzelne Aussagen übertragen, die den Praxisanbieterinnen und -anbietern sowie Koordinatorinnen und Koordinatoren der Regionalen Knoten eine erste Einschätzung hinsichtlich der jeweiligen Stärken und Entwicklungsbedarfe ihres Angebots ermöglichen.
3. Wenn deutlich geworden ist, ob es besondere Stärken des befragten Angebots gibt und wo diese liegen, erhalten die Angebote Gelegenheit, ihre Strategien und Erfahrungen im Rahmen eines Interviews darzustellen.

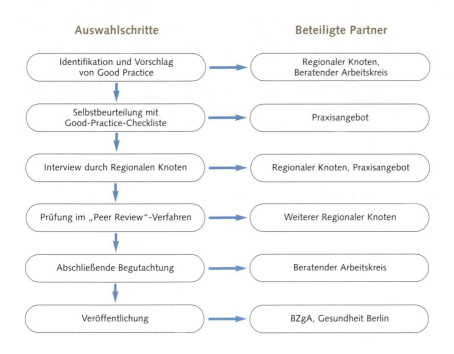

Schritte des Good-Practice-Auswahlverfahrens des Kooperationsverbundes Gesundheitsförderung bei sozial Benachteiligten und beteiligten Partnerinnen und Partnern

4. Die Ergebnisse dieser Interviews werden von den Regionalen Knoten dokumentiert. Dies bildet die Grundlage für die Annahme oder Ablehnung des Angebots als Good Practice. Zur ersten Überprüfung der Auswahlentscheidung sowie der Qualität der Beschreibungen werden diese im Rahmen eines sogenannten Peer-Review-Verfahrens von der Koordinatorin bzw. dem Koordinator eines weiteren Regionalen Knotens begutachtet. Gibt es auch hier eine Zustimmung zur Auswahl als Good-Practice-Angebot, wird eine ausführliche Angebotsbeschreibung erstellt.
5. Die Ergebnisse werden im Anschluss Mitgliedern des beratenden Arbeitskreises zur abschließenden Begutachtung vorgelegt. Diese überprüfen dazu nochmals die Auswahlentscheidungen und geben eventuell Hinweise, wie die Darstellungen verbessert werden können.
6. Ist die abschließende Bestätigung erfolgt, werden die guten Beispiele öffentlich sichtbar gemacht, damit ein Erfahrungstransfer in die Praxis möglich wird. Für eine schnelle und leicht zugängliche Veröffentlichung eignet sich besonders das Internet. Deshalb sind alle Good-Practice-Beispiele im Rahmen der Internetplattform „Gesundheitsförderung bei sozial Benachteiligten" (www.gesundheitliche-chancengleichheit.de) über die „Datenbank Gesundheitsförderung bei sozial Benachteiligten" recherchierbar. Ergänzend werden die Beispiele über die Veröffentlichung von Broschüren und im Rahmen der Durchführung von Fachveranstaltungen auf Bundesebene und in den Bundesländern und Regionen dargestellt. Die Good-Practice-Angebote erhalten mit Abschluss des Verfahrens ein Anerkennungsschreiben und können im Rahmen ihrer Öffentlichkeitsarbeit das Good-Practice-Logo verwenden.

4. Beispiele guter Praxis

Im Folgenden werden 99 Beispiele guter Praxis vorgestellt, die von den Koordinatorinnen und Koordinatoren der Regionalen Knoten auf Länderebene ausgewählt wurden. Sie veranschaulichen, wie gute Praxis der Gesundheitsförderung bei sozial Benachteiligten konkret aussieht. Die Angebote selbst sind unterschiedlichen Themen- und Handlungsfeldern der Gesundheitsförderung bei sozial Benachteiligten zuzuordnen. Dies vermittelt einen Eindruck von der Komplexität, aber auch der Vielfalt wirksamer Handlungsmöglichkeiten. Um den Zugang zu erleichtern, sind die Angebote auf der Grundlage von zwölf Themen- und Handlungsfeldern geordnet.

Im Kapitel 4.1 werden die seit der vergangenen Auflage dieses Fachheftes (Oktober 2007) neu hinzugekommenen Good-Practice-Beispiele ausführlich dargestellt.

Unter 4.2 werden in Form einer Kurzdarstellung jene Beispiele guter Praxis beschrieben, die in den vergangenen Auflagen bereits in ausführlicher Form veröffentlicht wurden. Deren Langfassungen sowie weitere umfassende Recherchemöglichkeiten zu Angeboten der soziallagenbezogenen Gesundheitsförderung finden Sie unter: www.gesundheitliche-chancengleichheit.de.

4.1 Neue Beispiele guter Praxis nach Themen- und Handlungsfeldern

4.1.1 Frühförderung/Early Start

Ausgewählt durch: *Landesvereinigung für Gesundheit Sachsen-Anhalt e. V. Regionaler Knoten Sachsen-Anhalt*
Autorin: *Birgit Ferner*

Familienhebammen in Sachsen-Anhalt

Themen- und Handlungsfelder
Frühförderung/Early Start – Familien/Eltern/Alleinerziehende

Gute Praxisbereiche
Empowerment – Niedrigschwellige Arbeitsweise – Innovation und Nachhaltigkeit

Veröffentlichungsjahr: 2008

Abstract

Kinder aus sozial benachteiligten Familien weisen laut verschiedenen Studien (zum Beispiel „Armutsbericht Sachsen-Anhalt", Gutachten „Primäre Prävention zur Verminderung sozial bedingter Ungleichheit von Gesundheitschancen"; Rosenbrock 2004) mehr gesundheitliche Belastungen auf als Kinder aus höheren sozialen Schichten. Jedes sechste Kind ist von Einkommensarmut betroffen. Das hat auch gesundheitliche und soziale Folgen, wie zum Beispiel Defizite in der Motorik, bei der Sprachentwicklung, der Zahngesundheit und beim Ernährungsverhalten. Fehlende Bewältigungsressourcen der Eltern und mangelndes Wissen über Hilfesysteme können sich negativ auf das gesamte Familiensystem und somit auf die Entwicklung der Kinder auswirken. Mit entsprechenden Interventionen sollte bereits während der Schwangerschaft begonnen werden, um die Gesundheitschancen von sozial benachteiligten Kindern zu erhöhen.

Das Projekt „Familienhebammen" wendet sich an werdende Mütter und Väter, die sich in schwierigen sozialen Lagen wie Arbeitslosigkeit oder Armut befinden, alleinerziehend sind oder aus anderen Gründen Unterstützung benötigen. Das aufsuchende Angebot erleichtert den Zugang zu dieser Zielgruppe. Dabei werden Hebammen eingesetzt, die eine modularisierte, praxisreflektierende Weiterbildung absolviert haben und zum Tragen des Titels „Familienhebamme" berechtigt sind. Sie leisten neben der eigentlichen Hebammenarbeit auch spezielle Betreuung und Beratung dieser Familien, bis das Kind ein Jahr alt ist. Die Betreuung durch die Familienhebammen umfasst bis zu zehn Wochenstunden pro Familie. Durch die aktive Einbeziehung von Eltern und Kindern soll die eigene Kompetenz zur Förderung der Gesundheit gestärkt werden. Die Familienhebamme nimmt in ihrer Tätigkeit auch die Funktion einer Lotsin wahr, die je nach Bedarf mit anderen Akteuren und Akteurinnen in Kontakt tritt bzw. die Familie an diese verweist.

Hintergrund

Die Stärkung der Familien ist nicht nur vor dem Hintergrund demografischer Entwicklungen oder den Ergebnissen der PISA-Studien notwendig. Familien sind für die Vermittlung und Aufrechterhaltung gesundheitsrelevanter Einstellungen und Verhaltensweisen verantwortlich. Dieses Potenzial der Lebenswelt Familie wird jedoch viel zu wenig genutzt und gefördert. Stattdessen tragen, wie auch der „Zweite Armuts- und Reichtumsbericht der Bundesregierung" aus dem Jahr 2005 zeigt, vor allem junge Familien mit kleinen Kindern, alleinerziehende Mütter, Mehrkind- und Migrantenfamilien ein erhöhtes Armutsrisiko, das heißt, sie sind in der Regel auch einem höheren gesundheitlichen Risiko ausgesetzt (Beikirch 2000). Die KiGGS-Studie, der Kinder- und Jugendgesundheitssurvey des Robert Koch-Instituts, belegt: Kinder aus Familien mit einem niedrigen sozioökonomischen Status weisen nicht nur häufiger Defizite in ihren personalen, sozialen und familiären Ressourcen auf, sondern auch im Gesundheitsverhalten. Sie sind von Übergewicht und Adipositas besonders häufig betroffen. Dasselbe gilt für psychische Probleme und Verhaltensauffälligkeiten. Solche Kinder treiben seltener Sport und rauchen häufiger als ihre Altersgenossen. Riskante Gesundheitsbiografien dieser Kinder und Jugendlichen sind absehbar. Von ihren Eltern vernachlässigte Kinder haben ein deutlich höheres Risiko, zu Problemkindern zu werden. Typische Folgen sind Schulabbruch, fehlende Ausbildungsmöglichkeiten, Jugendarbeitslosigkeit und damit ausbleibende soziale Integration in die Gesellschaft. Aber auch Jugendgewalt und Rechtsradikalismus gedeihen auf diesem Boden. Viele junge Mütter leben in verzweifelten sozialen und psychosozialen Verhältnissen mit der Folge der Kindesvernachlässigung. Hier kann und sollte Intervention erfolgen (Kesselheim 2000).

Die Bündnispartner in der Arbeitsgruppe Familie und Gesundheit des Landesbündnisses für Familien Sachsen-Anhalt initiierten Mitte 2005 als frühe Hilfe das Projekt „Familienhebammen in Sachsen-Anhalt". Die positive Wahrnehmung der Hebamme in der Öffentlichkeit wird genutzt, um die Akzeptanz von Interventionen zu erhöhen und Versagensängste nicht aufkommen zu lassen. Ihre Empfehlungen, zum Beispiel Angebote des Jugendamts zu nutzen, finden so eher Beachtung.

Das Ministerium für Gesundheit und Soziales des Landes Sachsen-Anhalt übernimmt seit 2006 die Finanzierung des Angebots ab der neunten Woche nach der Geburt. Pro geleistete Stunde können Honorarkosten in Höhe von 36 Euro (inklusive pauschalierte Fahrkosten) abgerechnet werden. Die Kosten vom ersten Kontakt in der Schwangerschaft bis zur achten Woche nach der Geburt werden durch die Krankenkassen gemäß Hebammengebührenordnung übernommen. Darüber hinaus können drei weitere Besuche einer Hebamme von der Krankenkasse bezahlt werden.

Das Projekt ist zunächst bis 2009 befristet. Träger sind das Ministerium und der Landeshebammenverband. In den Städten Halle, Magdeburg, im Ohrekreis, im Altmarkkreis, im Mansfelder Land, in Stendal und in Weißenfels erklärten sich die ersten Hebammen bereit, eine zusätzliche Qualifikation zu absolvieren und für eine Betreuung von vulnerablen Familien bis zum Ende des ersten Lebensjahres des Kindes zur Verfügung zu stehen. Bis Ende 2009 sollen zwei Familienhebammen pro Landkreis bzw. kreisfreier Stadt im Einsatz sein.

Das Familienhebammenprojekt ist ein Baustein des Frühwarn- oder Frühfördersystems in Sachsen-Anhalt. Es versteht sich als Präventionsprogramm, das sich an werdende Eltern und Eltern mit Kleinkindern richtet, die gesundheitliche und psychosoziale Risikofaktoren aufweisen und geringe Ressourcen haben, diese auszugleichen. Zielgruppen sind junge Mütter und Väter,
- die ein Kind erwarten bzw. bekommen haben und unter 18 Jahre alt sind,
- die ihre Ausbildung noch nicht beendet haben oder nicht ausreichend unterstützt werden,
- die es schwierig finden, für ihr Kind zu sorgen, weil sie zu wenig Geld und/oder zu wenig Unterstützung haben, oder den Alltag nicht bewältigen,
- die ein schwieriges Baby haben, das zum Beispiel viel schreit und sich nur schwer beruhigen lässt,
- die alleinerziehend oder arbeitslos sind und keine ausreichende Unterstützung durch andere haben,

- die Probleme mit Alkohol haben oder illegale Drogen nehmen,
- die Erfahrungen mit Gewalt durch andere gemacht haben und Angst um ihr Kind haben,
- die Medikamente einnehmen müssen, da sie körperlich oder emotional erkrankt sind, und Hilfe bei der Versorgung ihres Kindes brauchen,
- die nicht in Deutschland geboren sind, noch nicht so gut deutsch sprechen und sich nicht gut genug mit der Gesundheitsversorgung in Deutschland auskennen,
- die Konflikte miteinander haben, die sich auch auf die Versorgung des Kindes und sein Wohlergehen auswirken könnten.

Neben der Weiterbildung von Familienhebammen für alle Landkreise Sachsen-Anhalts werden mit dem Projekt folgende Ziele verfolgt:
- Förderung der Gesundheit von Mutter und Kind,
- gesundheitsbezogene Chancengleichheit für Schwangere und Mütter mit erhöhtem medizinischen und psychosozialen Risiko,
- Förderung der Inanspruchnahme von Präventionsmaßnahmen und der Vorsorgeuntersuchungen U1 bis U9,
- Stärkung und Mobilisierung von individuellen und sozialen Ressourcen sowie Hilfe zur Selbsthilfe,
- Verbesserung der kindlichen Gesundheit und Entwicklung,
- Unterstützung bzw. wenn nötig Vertretung der Interessen des Kindes als schwächstem Glied der Familie,
- Nachhaltigkeit durch eine kontinuierliche Betreuung, weitestgehende flächendeckende Versorgung und Netzwerkbildung mit Akteuren und Akteurinnen vor Ort bzw. in der Region,
- Schließen vorhandener Versorgungslücken.

Vorgehen

Das Projekt „Familienhebammen in Sachsen-Anhalt" wurde vom Landesbündnis für Familien Sachsen-Anhalt im Jahr 2005 initiiert. In der Zeit zwischen Juni 2005 bis April 2006 wurden alle organisatorischen sowie verwaltungstechnischen Voraussetzungen für die Durchführung des Projekts geschaffen. Verantwortlich für die Projektdurchführung ist der Landeshebammenverband Sachsen-Anhalt e. V.

In der Zwischenevaluation des Instituts für Gesundheits- und Pflegewissenschaft der Martin-Luther-Universität Halle-Wittenberg wird beschrieben, dass sich bei 40 Prozent der Familien, die durch das Projekt erreicht wurden, zwischen einem und drei Risiko- bzw. Belastungsfaktoren, bei 44 Prozent vier bis sechs und bei 5 Prozent sieben bis elf Risiko- bzw. Belastungsfaktoren zeigen. Rund 80 Prozent aller Familien haben extreme Probleme – zum Beispiel eine eingeschränkte Fähigkeit in der Alltagsbewältigung, Anzeichen für Überforderung oder Hilflosigkeit, Hinweise auf Vernachlässigung bei der Versorgung des Säuglings oder ein schwieriges Kind bzw. „Schreibaby".

Gut 64 Prozent der Frauen sind unter 25 Jahre alt, 66 Prozent haben entweder (noch) keinen Schulabschluss oder einen Sonder- bzw. Hauptschulabschluss; 32 Prozent leben ohne Partner. 72 Prozent der Frauen sind arbeitslos. Der Gesundheitszustand ist nur bei 8 Prozent schlecht. 42 Prozent von 119 Klientinnen erwarten ihr erstes Kind, weitere 47 Prozent haben zwei bis sieben Kinder (Ayerle und Sadowski 2007).

Da die Arbeit mit Familien in Risikokonstellationen nicht zur Ausbildung einer staatlich examinierten Hebamme gehört, ist eine Zusatzqualifikation notwendig, die durch eine Weiterbildung erworben wird. Diese setzt sich aus acht theoretischen und praxisreflektierenden Modulen von jeweils drei Tagen zusammen, wobei das achte Modul nur zwei Tage umfasst und die Abschlussprüfung beinhaltet. Die Module beginnen immer im Februar und enden im November des jeweiligen Jahres. Die Monate Juli und September sind dabei modulfreie Zeit. Nach Absolvierung des dritten Moduls nehmen die Hebammen bereits ihre Arbeit in und mit den entsprechenden Familien auf. Parallel dazu werden die restlichen Weiterbildungsmodule absolviert. Insgesamt umfasst die Weiterbildung 162 Präsenzstunden plus 100 Stunden Eigenarbeit und Prüfung. Themen: Adoptionsgesetz, Hygienegesetz, Grundlagen des Gesundheitswesens, Hebammenberufs- und Gebührenverordnung, psychologische Entwicklung des Säuglings und Kleinkinds, gewaltbereite Väter, Asylrecht, Sorgerecht, Pflegschaftsrecht, Familienrecht, Migranten/Migrantinnen, Teenagerschwangerschaften, Sucht, Kindeswohlgefährdung, Datenschutz, Verhütung, Kindstod, Verlust, Trauerbegleitung, Casemanagement, Falldarstellungen, Organisatorisches, Netzwerkaufbau etc. Das Curriculum ist an ein Curriculum angelehnt, das vom Bund Deutscher Hebammen entwickelt worden ist. Die Weiterbildungsmodule finden jeweils in Magdeburg und Halle statt.

Interessierte Hebammen, die sich zur Familienhebamme ausbilden lassen wollen, bewerben sich beim Ministerium für Gesundheit und Soziales des Landes Sachsen-Anhalt. Dort werden sie in Zusammenarbeit mit dem Lan-

deshebammenverband Sachsen-Anhalt e. V. nach bestimmten Kriterien ausgewählt. Folgende Grundvoraussetzungen sind für die Tätigkeit einer Familienhebamme notwendig:
- eine abgeschlossene Ausbildung zur staatlich examinierten Hebamme,
- eine mindestens dreijährige Tätigkeit als Hebamme,
- Mitgliedschaft im Landeshebammenverband Sachsen-Anhalt,
- freiberufliche Tätigkeit,
- die Bereitschaft, mindestens ein Jahr im Projekt tätig zu sein,
- die Bereitschaft zur Teilnahme an wiederkehrenden Supervisionen,
- gutes Einfühlungsvermögen,
- soziales Engagement.

Im April 2006 begannen die ersten zehn Hebammen mit ihrer Zusatzqualifikation zur Familienhebamme. Sie versuchen, schwangere Frauen bzw. Familien, die eine Geburt erwarten und ein Risikopotenzial aufweisen, möglichst noch während der Schwangerschaft – spätestens jedoch nach der Geburt des Kindes – zu erreichen. Bei medizinischen und sozialen Problemen werden die Familien während der Schwangerschaft bzw. im ersten Lebensjahr des Kindes intensiv betreut. Die Familienhebammen fördern die Inanspruchnahme von Untersuchungen zur Schwangerenvorsorge und Früherkennung bei den Kindern, insbesondere bei medizinischen und sozialen Risikogruppen. Sie wirken auf das Verhalten der Frauen bzw. Eltern positiv ein, indem sie zum Beispiel auf die Schädlichkeit von Alkohol- und Tabakkonsum hinweisen und dabei unterstützen, ärztliche Ratschläge zu befolgen. Dabei arbeiten sie eng mit allen an der Versorgung beteiligten sozialen und medizinischen Institutionen zusammen.

Die Familien werden von Hebammen, Arztpraxen, Beratungszentren, Jugendamt, Bewährungshilfe und anderen Akteuren aus dem Gesundheits- und Sozialbereich, die interdisziplinär vernetzt sind, an die Familienhebammen weitervermittelt. Dies kann während der Schwangerschaft, nach der Geburt, nach dem Wochenbett oder im Laufe des ersten Lebensjahres des Kindes erfolgen.

Die Betreuung der Familien findet in der Regel im vertrauten häuslichen Bereich statt. Laut Zwischenevaluation wurden im Zeitraum Juni 2006 bis März 2007 knapp 150 Familien durch zehn Familienhebammen begleitet. Pro Frau bzw. Familie entfielen im Durchschnitt 8,3 Leistungen auf die Begleitung in der Schwangerschaft sowie 48,5 Leistungen auf die gesundheitliche Versorgung und 21,4 Leistungen auf die psychosozial-funktionelle Unterstützung im ersten Lebensjahr des Kindes.

Die Zusammenarbeit mit Akteuren und Akteurinnen aus dem Gesundheits- und Sozialwesen umfasste in der Begleitung von Schwangeren und Müttern in den Jahren 2006 und 2007 im Durchschnitt 3,9 Leistungen pro Familie (zum Beispiel Familienberatung, Ernährungsberatung, Schuldnerberatung usw.) (Ayerle und Sadowski 2007).

Aufklärung, Vermittlung und Begleitung zu weiterführenden Diensten wie Jugendamt, Erziehungsberatungsstellen, Sozialamt, Schwangerschaftsberatungsstellen, Arzt- und psychologische Praxen sollen eine optimale Unterstützung der Familien und Kinder sicherstellen. Die Familienhebammen arbeiten deshalb eng mit allen infrage kommenden Institutionen und medizinischen Diensten sowie karitativen Einrichtungen zusammen.

▲ Guter Praxisbereich „Empowerment"

Die Projektstrategie besteht darin, Hebammen zur Begleitung von Familien mit Risikopotenzial bis zum ersten Geburtstag des Kindes einzusetzen. Sie wird durch die Maßnahme umgesetzt, die Hebammen zusätzlich zu qualifizieren, ihnen Wissen zu vermitteln und ihre Kompetenzen im Umgang mit den Familien zu trainieren. Strategie und Maßnahme sind besonders geeignet, das Maß an Selbstbestimmung und Autonomie im Leben der beteiligten Mütter und Väter zu erhöhen. Diese werden in die Lage versetzt, die oft verschütteten individuellen Stärken, Fähigkeiten und Möglichkeiten aufzudecken und zu fördern. Die Eltern werden qualifiziert, sich selbstständig um ihr Kind kümmern zu können.

Folgende Beratungsthemen werden abgedeckt:
- Geburtsvorbereitung,
- Prävention des plötzlichen Säuglingstods,
- Wahrnehmung der Bedürfnisse des Babys,
- gesunde Verhaltensweisen in der Schwangerschaft,
- Inanspruchnahme von Vorsorgeuntersuchungen,
- Bedeutung der Eltern-Kind-Beziehung.

Bei der Begleitung wird darauf geachtet, dass die Zielgruppe sich nicht bevormundet bzw. unwissend fühlt, und die Hebammen den Betroffenen mit einer positiven, respektvollen und integrativen Haltung gegenübertreten. Aus Sicht der Familienhebammen versorgten 73 Prozent der Frauen ihr Kind gut, 16 Prozent mittelmäßig und 11 Prozent schlecht. Die Mutter-Kind-Beziehung konnte bei etwas mehr als der Hälfte als gut bewertet werden. Bei 15 Prozent stuften die Familienhebammen sie als mittelmäßig und bei einem Drittel als schlecht ein.

Werden die Kompetenzen der Frauen in Bezug auf sich selbst, ihre Familie und ihre Bewältigungsstrategien differenziert, zeigt die Einschätzung der Familienhebammen bei etwa je einem Viertel der Frauen ein geringes Bewusstsein für die eigene Gesundheit und einen geringen Beitrag zum Familienleben. Jedoch liegen bei wesentlich mehr Frauen geringe Kompetenzen in Bewältigungsstrategien vor: Jeweils 42 Prozent der Frauen werden von den Familienhebammen als wenig kompetent eingeschätzt, öffentliche Hilfeleistungen oder soziale Unterstützung in Anspruch zu nehmen bzw. sich selbst zu helfen (47 Prozent) (Ayerle und Sadowski 2007). Durch die langfristige Familienbegleitung wird Vertrauen in begleitende Hilfen aufgebaut und gestärkt. Dadurch wird auch der Weg zur Inanspruchnahme weiterer professioneller Hilfen externer Beraterinnen und Berater unterstützt.

▲ Guter Praxisbereich „Niedrigschwellige Arbeitsweise"

Um Familien zu einer Teilnahme am Angebot zu motivieren und besonders sozial benachteiligte Familien zu erreichen, werden die für diese Zielgruppe bekannten Barrieren – wie zum Beispiel schwierige und langwierige Anmeldewege, das Aufsuchen eines bestimmten Ortes (Arztpraxis oder Beratungsstelle), die Übernahme von Kosten bei der Nutzung des Angebots etc. – vermieden. Die wichtigsten Merkmale, dieser Zielgruppe den Zugang zu ermöglichen, sind:
- Vermittlung potenzieller Familien durch Hebammenkolleginnen, Beratungsstellen etc.,
- aufsuchende Kontaktaufnahme der Familienhebamme und persönliche Hausbesuche bei den Zielfamilien,
- kontinuierliche Betreuung durch eine Familienhebamme als feste Bezugsperson und Lotsin bis zum ersten Geburtstag des Kindes,
- Freiwilligkeit des Angebots,
- Eingehen auf individuelle Bedürfnisse und Fragestellungen,
- gemeinsame Festlegung von Zeitpunkt, Umfang, inhaltlichen Schwerpunkten, Art und Dauer der Betreuung mit den Zielfamilien,
- Aufbau von Kooperationen und Netzwerken mit anderen Einrichtungen (Jugendamt, Erziehungsberatungsstellen, Schwangerschaftsberatungsstellen, psychologische Praxen und Arztpraxen, Sozialamt),

- keine Anmeldeformalitäten, Wahrung der Anonymität,
- Kostenlosigkeit des Angebots für die Nutzerinnen und Nutzer.

Der Kontakt zu den Familienhebammen erfolgte bei 30,6 Prozent der Frauen (n = 144) durch sie selbst und bei weiteren 30,6 Prozent durch eine Behörde, wie zum Beispiel das Jugendamt. In 15,3 Prozent der Familien wurde der Kontakt durch eine andere Hebamme hergestellt, in 10,4 Prozent durch ein Krankenhaus und in 8,3 Prozent durch eine Ärztin oder einen Arzt. Weitere Kontaktaufnahmen erfolgten durch eine Beratungsstelle, eine Sozialarbeiterin oder einen Sozialarbeiter, Familienangehörige oder sonstige Personen. Die Betreuung wurde zu 31 Prozent während der Schwangerschaft initiiert (n = 129). In der zweiten Woche nach der Geburt kamen weitere 46,5 Prozent der Frauen zum Projekt, 22,5 Prozent kamen im vierten Monat nach der Geburt dazu (Ayerle und Sadowski 2007).

Die Unterstützungsleistungen durch die Familienhebamme werden durch die Frauen mehrheitlich positiv bewertet. Zu Beginn der Begleitung (erste Erhebung) schätzen etwa neun von zehn Klientinnen ihre emotionale Unterstützung, ihren Rat und die Unterstützung der mütterlichen Beziehung zum Kind als groß ein.

Bei der Lösung von Problemen durch Einbeziehung externer Hilfen wird die Wirkung anders eingeschätzt: Eine große Unterstützung geben 63 Prozent der Frauen an, eine mittlere 24 Prozent und eine geringe 14 Prozent der Frauen. Hier spielen wahrscheinlich die mehrfachen Belastungen der Familien eine Rolle, die eine schnelle und effektive Hilfe nur bedingt möglich machen (Ayerle und Sadowski 2007).

▲ Guter Praxisbereich „Nachhaltigkeit"

Das Projekt wurde 2005 begonnen und ist zunächst bis 2009 geplant. Das Ministerium für Gesundheit und Soziales des Landes Sachsen-Anhalt übernimmt bis dahin die Qualifikation und Tätigkeitsvergütung von insgesamt 28 Familienhebammen, zwei pro Stadt bzw. Landkreis. Zur langfristigen Sicherung dieser Leistung über das Jahr 2009 hinaus verhandelt das Ministerium derzeit mit den Krankenkassen über eine Finanzierungsbeteiligung.

Von großer Bedeutung ist auch, dass die Hebammen die Familien nicht nur in Fragen, die den Umgang mit dem Baby betreffen, beraten, sondern auch über mögliche finanzielle Hilfen Auskunft geben können oder sie in die Arzt- oder Kinderarztpraxis begleiten. Sie versuchen so, innerhalb der Familie einen geregelten und sicheren Alltag zu schaffen. Das Begleiten und „Üben" des Lebens – ein geregelter Alltag mit einem Kind bzw. Kindern – ist eine Kompetenz, die der Klientel auch nach Auslaufen der Unterstützung erhalten bleibt. Das Gleiche gilt für die Fähigkeit, kritische Situationen im Familienalltag wahrzunehmen und sich rechtzeitig Hilfe zu suchen.

Die eingesetzten Familienhebammen arbeiten freiberuflich. Sie werden in dieser Unabhängigkeit wahrgenommen und wirken mithilfe dieses Vertrauensbonus unterstützend, um Berührungsängste mit Jugendämtern und anderen Behörden abzubauen.

Mit der Zeit fragen Familien nicht nur Sachverhalte nach, die mit dem Baby zu tun haben, sondern wenden sich auch mit alltäglichen Dingen an die Hebammen. So drehen sich die Gespräche nicht selten um die Themen Ernährung, Bewegung, Gesundheitsvorsorge etc. Familienhebammen berichteten, dass besonders Frauen bereits nach kurzer Zeit als „Gesundheitsexpertin" in ihren Familien agieren und das erworbene Wissen im Freundeskreis oder innerhalb der Familie weitergeben. Das bedeutet, dass auch das Umfeld der Familie von den Besuchen der Familienhebamme profitiert.

Die starke Orientierung der Familienhebammen auf das Sammeln von positiven Erfahrungen innerhalb der Familien erhöht die Wahrscheinlichkeit einer nachhaltigen Wirkung. Aussagen von bereits betreuten Familien belegen diese Vermutung. In zahlreichen Familien hat die Frau diese Funktion der „Wissensvermittlerin" auch nach Beendigung der offiziellen Betreuungszeit beibehalten und wird als „Expertin" von ihrer Familie sowie ihren Freunden und Freundinnen weiterhin genutzt.

Durch die Einbeziehung verschiedener Institutionen in die Projektarbeit (Jugendamt, Sozialamt etc.) baut sich ein Netzwerk auf, das zum einen von den Familienhebammen auch für ihre klassische Hebammenarbeit genutzt wird, zum anderen dazu beiträgt, schnell und risikominimierend vor allem in Problemsituationen tätig zu werden und betroffenen Familien zu helfen. Die Erfahrungen und Erkenntnisse der Hebammen mit sozial benachteiligten Familien können langfristig auch für andere Arbeitsansätze genutzt werden.

Eine Nachhaltigkeit ist für die Initiatoren und den Projektträger dann erreicht, wenn

Beispiele guter Praxis

- bei der Zielgruppe eine höhere Inanspruchnahme der U1- bis U9-Untersuchungen feststellbar ist,
- weniger Krankenhausaufenthalte aufgrund von Fehlernährungen bei Kleinstkindern festgestellt werden,
- sich eine Verbesserung der finanziellen Situation der Zielgruppe eingestellt hat, etwa durch Inanspruchnahme von Institutionen, die finanzielle Unterstützung leisten können (beispielsweise die Stiftung „Familie in Not"),
- bei Migrantenfamilien Sprachbarrieren abgebaut werden,
- sich der übermäßige Konsum von Tabak oder Alkohol verringert.

Fazit

Vor dem Hintergrund der vielfältigen Belastungen von sozial benachteiligten Familien sind die entscheidenden Fragen, ob und wie die Leistungen der Familienhebammen zur Verbesserung der Lebenssituation beitragen und was Familienhebammen mit ihrer Arbeit für die Zielgruppe an positiven Veränderungen letztendlich bewirken.

Die Zwischenevaluation hat gezeigt, dass die Zielgruppe mit diesem Ansatz tatsächlich erreicht wird. Von den derzeit 180 betreuten Familien verfügen ca. 40 Prozent über ein sehr niedriges Einkommen. 15 Prozent gaben an, über gar kein eigenes Einkommen zu verfügen. Weitere 15 Prozent sind mit Suchtproblemen belastet. 5 Prozent haben cinen Migrationshintergrund. 15 Prozent der erreichten Frauen sind minderjährig und haben keinen Schulabschluss (Ayerle und Sadowski 2007).

Literatur

Ayerle, G. M., Sadowski, K. (2007): Evaluationsbericht „FrühStart" – Professionell gesteuerte Frühwarnsysteme für Kinder und Familien in Sachsen-Anhalt". Halle-Wittenberg.

Beikirch, K. (2000): Notruf aus dem Kinderzimmer – Familienhelfer für die Krise. Reportage.

Kesselheim, H. (2000): Soziale Absicherung im Alter. Vortrag.

Lebenslagen in Deutschland – Der 2. Armuts- und Reichtumsbericht der Bundesregierung. Berlin 2005.

Robert Koch-Institut (2007): KiGGS-Studie zur Gesundheit von Kindern und Jugendlichen in Deutschland. Robert Koch-Institut, Berlin.

Rosenbrock, R. (2004): Gutachten. Primäre Prävention zur Verminderung sozial bedingter Ungleichheit von Gesundheitschancen. Berlin.

Träger des Angebots
Landeshebammenverband Sachsen-Anhalt e. V.

Kontakt
Simone Seitz (Ministerium für Gesundheit und Soziales
des Landes Sachsen-Anhalt)
Turmschanzenstraße 25
39114 Magdeburg
Telefon: 0391-567-6908
Telefax: 0391-567-4035
E-Mail: Simone.Seitz@ms.sachsen-anhalt.de
Website: http://www.hebammen-sachsen-anhalt.de

Ausgewählt durch: *Landesvereinigung für Gesundheitsförderung Mecklenburg-Vorpommern e. V.*
Regionaler Knoten Mecklenburg-Vorpommern
Autor/Autorin: *Roswitha Bley, Alexander Bull*

Familienhebammenprojekt „Kleemobil"

Themen- und Handlungsfelder
Frühförderung/Early Start – Familien/Eltern/Alleinerziehende

Gute Praxisbereiche
Niedrigschwellige Arbeitsweise – Empowerment – Integriertes Handlungskonzept/Vernetzung – Qualitätsmanagement/Qualitätsentwicklung

Veröffentlichungsjahr: 2009

Abstract

Das Modellprojekt „Kleemobil" im Stralsunder Stadtteil Grünhufe stellt Familien in schwierigen Lebenslagen bereits während der Schwangerschaft bis zu einem Jahr nach der Geburt des Kindes ein fachlich geeignetes Unterstützungsangebot bereit. Im Fokus stehen dabei die vielen neuen Probleme und Ängste, die in der Situation einer Schwangerschaft und Geburt eines Kindes in belasteten Familien häufig auftreten. Die Entwicklung und das Wohlbefinden des Neugeborenen sind dabei entscheidend. Untersuchungen im gesundheitlichen, sozialen und psychischen Bereich werden in Absprache mit den Familienmitgliedern durchgeführt und dienen der Diagnostik von Bedarfsfeldern bei Eltern und Kindern.

Hauptziel des Projekts ist es, Schwangeren sowie jungen Müttern und Eltern mit ihren Kindern Möglichkeiten zu eröffnen, um auf familiäre Krisen adäquat zu reagieren. Eigene Ressourcen werden innerhalb des Projekts sichtbar gemacht und ausgeschöpft. Dazu gehören auch selbstständige Aktivitäten, etwa die Suche und Nutzung alternativer Hilfen im Wohnumfeld und die eigenverantwortliche Entwicklung und Anwendung von Strategien.

Eine freiberufliche Familienhebamme und zwei Sozialpädagoginnen leisten die Projektarbeit seit Juli 2007. Die Finanzierung des Projekts ist als Modellvorhaben des Programms Soziale Stadt über das Ministerium für Verkehr, Bau und Landesentwicklung Mecklenburg-Vorpommern bis 12/2009 gesichert.

Hintergrund

Kinder und Jugendliche, die in sozial- und strukturschwachen Stadtgebieten aufwachsen, haben signifikant geringere Chancen, gesund zu sein bzw. gesund zu bleiben. Mit frühzeitigen Interventionen verschiedener Institutionen, Träger und Vereinen wird dieser Entwicklung entgegengewirkt. Auf unterschiedlichen Handlungsebenen werden neue Wege erprobt, um Familien beim Erhalt oder bei der Verbesserung der Gesundheit ihrer Kinder zu unterstützen.

Das Projekt ist im Stadtteil Grünhufe angesiedelt, einem Plattenbaugebiet in Stralsund. Hier lebt eine Vielzahl junger Familien, die häufig Hilfe auf verschiedenen Ebenen benötigen. Insbesondere bei Kindern und Jugendlichen aus sozial benachteiligten Verhältnissen ist festzustellen, dass diese häufiger krank sind, weniger zu Vorsorgeuntersuchungen gehen, von gesundheitsfördernden Aktivitäten schlechter erreicht werden, eine geringere Durchimpfungsrate aufweisen und häufiger unter psychischen Erkrankungen leiden.

Der Anteil der Kinder, die in ihren Familien Hilfen zur Erziehung über das Jugendamt erhalten, liegt bei 8 Prozent. Die Geburtenzahl der letzten Jahre ist ansteigend. Die Zahl der Empfänger von Leistungen nach dem SGB II oder SGB XII ist im Stadtteil Grünhufe im Verhältnis zur Gesamtstadt besonders hoch. Dass viele Familien sozial benachteiligt sind, zeigt sich an der hohen Arbeitslosenquote der Stadt, die im Mai 2008 18,1 Prozent betrug. Im Stadtteil Grünhufe beantragen 60 Prozent der Schwangeren finanzielle Unterstützung aus der Stiftung Frauen und Familie, was die schlechte ökonomische Situation, in der die Familien leben, deutlich macht.

1999 ist der Stadtteil Grünhufe in das Programm „Soziale Stadt" aufgenommen worden. Grünhufe wurde aufgrund seiner baulichen und infrastrukturellen Missstände sowie der schlechten sozioökonomischen Rahmenbedingungen ausgewählt. Die in den letzten Jahren wenig gewachsene Struktur und die Zuwanderung von Migranten und Migrantinnen sowie Spätaussiedlern und Spätaussiedlerinnen mit vor allem deutsch-russischer Herkunft führten zu interkulturellen Spannungen und zu einem schlechten Image des Stadtteils.

Durch das Programm „Soziale Stadt" sind jetzt erste Erfolge sichtbar; der negativen Entwicklung konnte in den letzten Jahren stark entgegengewirkt werden. Positiv hervorzuheben ist die Errichtung eines Stadtteilbüros als zentrale Anlaufstelle, die Tätigkeit der Stadtteilkoordinatorin seit 2003, die Entstehung des Begegnungszentrums, der Aufbau des Nachbarschaftszentrums sowie eine Sport- und Freizeitanlage. Auch kleinere Projekte aus dem Programm „Wohnumfeldverbesserung" und aus dem Verfügungsfonds trugen zur Verbesserung des Images bei.

Vorgehen

Der sehr junge Stadtteil Grünhufe als Programmgebiet Soziale Stadt in Stralsund wurde als Ort für das Modellprojekt ausgewählt, weil Problemlagen, auf die das Projekt einwirken will, mit den bereits gewachsenen Netzwerkstrukturen in diesem Programmgebiet angegangen werden können. Das Projektbüro wurde in unmittelbarer Nähe der Stadtteilkoordination in dem Stadtteilbegegnungszentrum angesiedelt. Die Stadtteilkoordinatorin betreut das Projekt vor Ort. Beide Projekte werden durch die SES Stadterneuerungsgesellschaft Stralsund getragen.

Es wurde ein Team, bestehend aus einer Familienhebamme, die in Grünhufe wohnt und praktiziert, und zwei Sozialpädagoginnen zusammengestellt. Das Team erarbeitete sich eine professionsübergreifende Konzeption und Vorgehensweise, die mit den freien Trägern, die für die Sozialarbeiterinnen verantwortlich zeichnen, abgestimmt wurde. Außerdem bildet ein Projektbeirat als Steuerungs- und Projektbegleitungsgruppe ein zentrales Element an der Schnittstelle zwischen theoretisch-logistischer Planung und fachlicher Umsetzung. Durch die multiprofessionelle Zusammensetzung ist ein hohes Maß an Fachlichkeit und unterschiedlicher methodischer Herangehensweisen gegeben. Der Projektbeirat soll mit dazu beitragen, die Profession der Familienhebamme landesweit einzuführen.

Die Familienhebamme betreut in diesem Projekt in Personalunion mit der Hebammenfunktion Eltern, Frauen, junge Mütter und Schwangere während der Schwangerschaft, im Wochenbett, in der Stillzeit und darüber hinaus bis zum ersten Lebensjahr des Kindes. Sie berät fachspezifisch u. a. zur Geburtsvorbereitung, zum Stillen und zur optimalen Versorgung des Säuglings.

Die Sozialpädagoginnen unterstützen im Umgang mit Behörden und Ämtern, beraten in sozialen, erzieherischen und wirtschaftlichen Fragen, bei der Lebensbewältigung, im Alltag und in Partnerschaftsangelegenheiten. Dies geschieht in Kooperation miteinander und der Vernetzung mit anderen Hilfediensten wie freien Trägern, Institutionen, Ämtern etc. Die professionsübergreifende Handlungsweise ermöglicht einen ganzheitlichen Betreuungsansatz, bezogen auf den Einzelfall. Ein Ziel des Projekts ist eine erste praktische Erprobung der Schnittstellenfunktion der Familienhebamme in Mecklenburg-Vorpommern als aufsuchende Hilfe in Bezug auf latente Kindeswohlgefährdungen. Es soll ermöglicht werden, einerseits jungen Familien präventiv Unterstützungsangebote zu unterbreiten, und andererseits erste Anzeichen von Kindeswohlgefährdungen frühestmöglich zu erkennen, um dem entgegenwirken zu können.

▲ Guter Praxisbereich „Niedrigschwellige Arbeitsweise"

Die Mitarbeiterinnen suchen die Klientel dort auf, wo sie lebt und betreut werden möchte. Ihr Büro ist im Stadtteilbegegnungszentrum angesiedelt. Die Angebote des „Kleemobils" sind freiwillig und kostenfrei. Die Zielgruppe wird verschwiegen, anonym und flexibel beraten und begleitet. Es besteht die Möglichkeit der Telefonberatung, des Hausbesuches und des Bürokontakts.

Den Frauen und Eltern soll die Möglichkeit gegeben werden, sich auf die neue Situation mit dem Säugling allumfassend einzustellen, um psychischen, gesundheitlichen, sozialen und erzieherischen Defiziten vorzubeugen. Die Kontakte zu den Familien werden je nach ihrem Bedarf (vgl. Abbildung auf

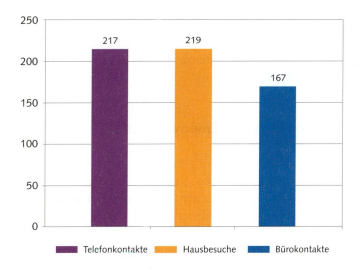

Kontaktanzahl und -art vom 01.09.2007 bis zum 31.12.2008

Seite 41) hergestellt. In einer breit gefächerten Öffentlichkeitsarbeit wurde vor Beginn der eigentlichen Arbeit das Projekt „Kleemobil" im Stadtteil bekannt gemacht. In verschiedenen Einrichtungen des Stadtteils stellen sich die Mitarbeiterinnen mit ihren Angeboten vor. Ziel ist es, hierbei ein niedrigschwelliges Kontaktangebot zum Abbau von Hemmschwellen in Bezug auf die Inanspruchnahme von Hilfesystemen zu gewährleisten. Aufsuchende Angebote sind vor allem bei Eltern und Schwangeren notwendig, die Kommstrukturen nicht wahrnehmen können oder wollen. Sie werden im Rahmen von Hausbesuchen in ihrer Lebenswelt begleitet. Der Bekanntheitsgrad unterstützt durch das Projekt den Zugang. Seit Beginn des Projekts konnten bislang 49 Familien erreicht und unterstützt werden.

Mit den Angeboten wird auf die Bedürfnisse der Zielgruppen eingegangen; die Mitarbeiterinnen greifen die Lebenswirklichkeiten der Nutzerinnen und Nutzer auf. Anmeldeformalitäten werden vermieden und die Mitarbeiterinnen begegnen den Bedürfnissen der Betroffenen wertschätzend, wohlwollend und ressourcenorientiert.

Die Verknüpfung von Fürsorgeangeboten durch die Familienhebamme und Beratungsangeboten der Sozialarbeiterinnen ermöglicht den Mitarbeiterinnen die Erprobung verschiedener Zugangswege zur Zielgruppe. Wichtig für die Niedrigschwelligkeit des Angebots ist es, als feste Bezugspersonen im Stadtteil bei Fragen zu Schwangerschaft, Geburt und bei sozialen Problemen angenommen zu werden. Einzelne Neuerungen, die im Verlauf des Projekts entstanden sind und finanziell von Vereinen und Unternehmen des Stadtteils unterstützt werden – wie zum Beispiel Elterncafés und eine Tauschbörse – tragen dazu bei, ungezwungen miteinander ins Gespräch zu kommen und die Angebote zu unterbreiten.

▲ Guter Praxisbereich „Empowerment"

Das Projekt zielt auf die Befähigung der werdenden bzw. jungen Eltern und Mütter, selbst zu handeln und eigene Ressourcen zu erkennen und zu nutzen. Die Palette der inhaltlichen Arbeit der Mitarbeiterinnen von „Kleemobil" ist aufgrund der multifaktoriellen Problemlagen bei den Familien sehr weit gefächert. Aufgrund von Schlafmangel und ungewohnten Störungen durch das Kind treten häufig schon einige Tage nach der Geburt große Probleme auf. Die Frauen brauchen in dieser Situation Zuspruch, Lob und Entlastung. Die Mütter sind oft sehr unsicher, haben Angst vor den neuen Aufgaben und sind teilweise völlig ratlos. Ein Problem ist, dass viele der im Projekt betreuten Frauen keine Unterstützung durch Familie oder Partner erfahren und sich allein gelassen fühlen. Jede zweite Frau im Projekt ist alleinerziehend.

Ziel des Projekts ist es, Kompetenzen bezüglich der eigenen Gesundheit, der Gesundheit des Kindes sowie derjenigen der Geschwisterkinder wie auch im Umgang mit den Sozialsystemen zu vermitteln. Dazu gehört auch, sie aufzuklären, welche Hilfen ihnen zustehen bzw. wo sie für verschiedene Problemlagen Unterstützung erlangen können.

Die Arbeit der Projektmitarbeiterinnen trägt dazu bei, dass die Mütter – aber auch die Väter – angstfreier und sicherer werden, mehr Freude mit dem Kind und am Kind finden und richtige Entscheidungen für sich treffen können. Die Mütter und deren Partner finden im „Kleemobil" Gesprächspartnerinnen, nicht nur in essentiellen Fragen, sondern auch in Fragen der Versorgung und des Lebens mit einem Neugeborenen.

Da die Stärkung des Selbstbewusstseins und die Herausbildung von Kompetenzen im Umgang mit den Säuglingen Ziel des Projekts ist, ist Hilfe zur Selbsthilfe ein wichtiger Grundsatz, das heißt, die Aktivierung der Eigenverantwortlichkeit der Eltern steht immer im Vordergrund. Die Grundsätze sind in der Konzeption folgendermaßen zusammengefasst:
- Förderung der Eigenständigkeit der jungen Mütter und Väter zum Beispiel durch Lob, Motivation, Hervorheben positiver Ergebnisse von beratenden Gesprächen und Interaktionen sowie im Agieren mit dem Kind,
- Hervorheben von Kompetenzen der Schwangeren, Herausfinden und Beobachten von besonderen Talenten und Fähigkeiten in Blickrichtung auf Verselbstständigung, Förderung des Selbstbewusstseins auch im Umgang mit dem Kind,
- Einbeziehung der Frauen und Familien beim Auf- und Ausbau eines funktionierenden Netzwerks für sie selbst über ein Elterncafé, das sie etappenweise selbst organisieren und weiterentwickeln,
- Hilfe zur Selbsthilfe durch Kursprogramme, Seminare für Eltern, Schwangere, zum Beispiel im Familiencafé, in Still- und Krabbelgruppen, bei der Babymassage, bei Gruppenaktivitäten mit individuellen Angeboten wie Rückbildungs- und Geburtsvorbereitungsgymnastik,
- Förderung der Alltagsbewältigungs- und Erziehungskompetenzen in den Familien u.a. durch Modelllernen, Demonstration, Einzelfallhilfe oder Gruppenangebote mit fall- und fachspezifischem Hintergrund, Erziehungsberatung.

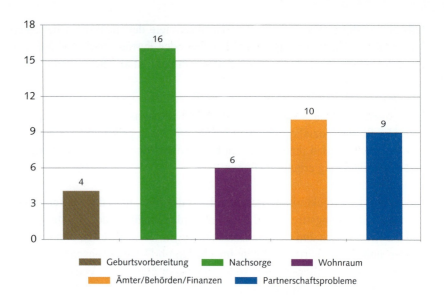

Änderung der angesprochenen Problemlagen bei der Kontaktaufnahme: 2008

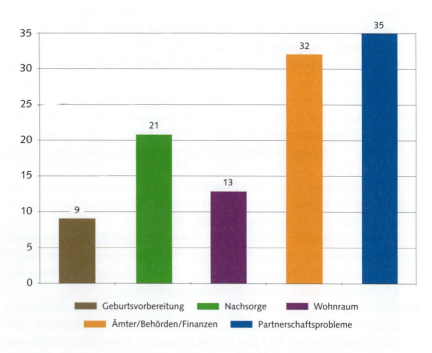

Änderung der angesprochenen Problemlagen bei der Kontaktaufnahme: 2009

Einzelziele in Bezug auf die zu Betreuenden sind u. a.:
- verantwortungsbewusster Umgang mit dem Kind oder den Kindern,
- Erreichung eines angemessenen Erziehungsbewusstseins,
- Stärkung des Gesundheitsbewusstseins,
- Erwerb sozial angemessener Konfliktlösungsstrategien,
- Erkennen eigener Stärken und Schwächen,
- Stärkung des Selbstwertgefühls, lebenspraktischer Kenntnisse, Fähig- und Fertigkeiten,
- Erweiterung der Frustrationstoleranz,
- Aufbau und Erhalt sozialer Kontakte,
- Erhöhung des Selbsthilfepotenzials durch Entwicklung einer eigenen Lebensperspektive, langfristige Integration in gesellschaftliche Systeme.
- Es gilt, sich immer wieder neu auf die Klientel einzustellen, da sich die Schwerpunkte in deren Bedürfnissen gegenüber 2008 grundlegend von Nachsorge zu Klärung von Partnerschaftsproblemen gewandelt haben.

▲ Guter Praxisbereich „Integriertes Handlungskonzept/Vernetzung"

Um die Schwerpunkte, die zur Verbesserung der Lebensumwelt beitragen, voranzutreiben, wurde ein Projektbeirat zur steuernden Projektbegleitung und zum Transfer der Ergebnisse in die Stadt Stralsund und in die entsprechenden Landesstrukturen gegründet.

Das Projekt unterstützt mit seinen Ergebnissen die landesweite Einführung von Familienhebammen in Mecklenburg-Vorpommern. Die direkte fachliche Begleitung der Basisarbeit an der Klientel erfolgt über die beteiligten Träger Kreisdiakonisches Werk Stralsund e.V. (KDW) und Verbund für Soziale Projekte e.V. (VSP). Diese stellen insbesondere ihre Erfahrungen im Bereich der Jugendhilfe sowie die vorhandenen Netzwerke zur Verfügung. Somit müssen Netzwerke nicht erst aufgebaut werden, sondern es können existierende Kooperationen genutzt werden. Diese Begleitung erfolgt über monatliche Teamveranstaltungen, in denen der Fokus auf klientenzentrierter Fallarbeit liegt.

Das Fachteam „Kleemobil" trifft sich außerdem wöchentlich zu Kleinteamveranstaltungen, um aktuelle arbeitsorganisatorische Angelegenheiten zu klären sowie Fallbesprechungen durchzuführen. Supervisionen werden genutzt, um die Teamarbeit zu intensivieren.

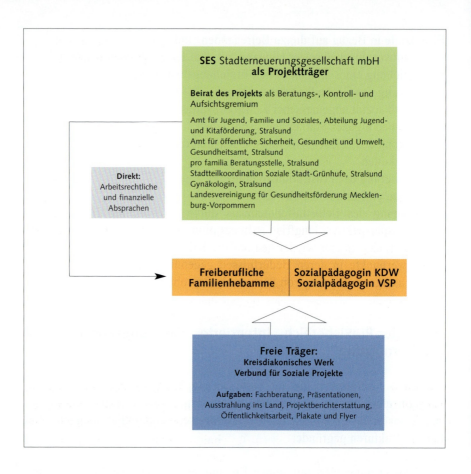

Um den vielschichtigen Lebenslagen der Zielgruppen gerecht werden zu können, findet vielfältige Netzwerkarbeit statt, auch im Rahmen des Arbeitskreises Gesundheitsförderung, koordiniert durch das Gesundheitsamt der Hansestadt Stralsund, mit Schwangerschaftsberatungsstellen der Hansestadt Stralsund, Frauen- und Kinderärztinnen/-ärzten, Kitas, Krippen, Tagesmüttern und des Vereins zur Förderung zur Kriminalitätsprävention zur Erkennung eines Hilfe- bzw. Reaktionsbedarfs.

Mit Letzterem ergaben sich über die Netzwerkarbeit im Rahmen des Arbeitskreises hinaus bisher keine aktuellen Anlässe der Zusammenarbeit. Durch die Vernetzungsarbeit innerhalb des Beirates werden die Arbeitsweise und die Durchführung einzelner Maßnahmen mit verschiedenen Fachkräften abgestimmt. Dies ermöglicht es den Projektmitarbeiterinnen außerdem, sich mit den Akteurinnen und Akteuren innerhalb des Stadtteils abzustimmen, was zu einer besseren Zusammenarbeit zwischen den im Wohnquartier und im weiteren Umfeld agierenden Institutionen beiträgt.

▲ Guter Praxisbereich „Qualitätsmanagement/ Qualitätsentwicklung"

Neben der Festlegung von Standards für die Arbeit der Projektmitarbeiterinnen ist auch die Qualitätsentwicklung ein wesentlicher Bestandteil der Projektarbeit, da „Kleemobil" Modellcharakter für das Land Mecklenburg-Vorpommern besitzt und es das Ziel ist, die Erfahrungen und Ergebnisse auch für weitere Vorhaben im Land zu nutzen.

Eine wissenschaftliche Begleitung wird durch Prof. em. Dr. Karin Reis (Fachhochschule Neubrandenburg, Fachgebiet Public Health) geleistet. Ihre Arbeit ist zentraler Bestandteil der Evaluation. Hinsichtlich der Prozessqualität wird in die Leistungen des Projekts die Vernetzungstätigkeit mit den Kooperationspartnern einbezogen.

Über den Projektbeirat wird „Kleemobil" durch die Landesvereinigung für Gesundheitsförderung fachlich-organisatorisch begleitet. Diese transferiert die Projektergebnisse in das Gesunde-Städte-Netzwerk. Darüber hinaus finden regelmäßige Beiratstreffen zur Ergebnissicherung statt. Alle Ergebnisse der Arbeit werden dokumentiert und fließen in die Evaluation ein.

In den wöchentlich stattfindenden Kleinteamveranstaltungen des Fachteams werden aktuelle arbeitsorganisatorische Angelegenheiten geklärt, Fallbesprechungen durchgeführt und die eigene Arbeit reflektiert. Zusätzlich finden Supervisionen statt, die die Reflexion der Arbeit unterstützen. Außerdem dokumentieren die Projektmitarbeiterinnen die Anzahl und Art und Weise der Kontakte sowie den anteiligen Unterstützungsbedarf der betreuten Familien nach einem einheitlichen Erhebungsbogen, der von der Evaluatorin vorgegeben wurde und von ihr auch ausgewertet wird.

Die freiberufliche Hebamme des Projekts hat im Vorfeld eine Qualifikation zur Familienhebamme abgeschlossen. Von den Projektmitarbeiterinnen werden Fortbildungsangebote zur Professionalisierung ihrer Arbeit angeboten. Herausragende Themen sind dabei der Datenschutz, frühe Anzeichen der Kindeswohlgefährdung und die frühkindliche Entwicklung.

Literatur

Fasselt, J., Zimmer-Hegmann, R. (2004): Zwischenevaluation des Bund-Länder-Programms. Förderung von Stadtteilen mit besonderem Entwicklungsbedarf – die Soziale Stadt für das Land Mecklenburg-Vorpommern.

Institut für Landes- und Stadtteilentwicklungsforschung und Bauwesen des Landes NRW (ILS NRW)/ Sekretariat für Zukunftsforschung (SFZ) (2004): Zwischenevaluation des Bund-Länder-Programms. Förderung von Stadtteilen mit besonderem Entwicklungsbedarf – die Soziale Stadt für das Land Mecklenburg-Vorpommern, Endbericht. [edoc.difu.de/edoc.php?id=3XU1G5DC] (17.08.2008).

Robert Koch-Institut (2006): Studie zur Gesundheit von Kindern und Jugendlichen in Deutschland (KiGGS). Robert Koch-Institut, Berlin.

Statistisches Landesamt Mecklenburg-Vorpommern (2009): Statistische Berichte 2007. [www.statistik-mv.de] (17.08.2008).

Kontakt

Ulf Kolbe
Kommunaler Arbeitskreis Gesundheitsförderung
der Hansestadt Stralsund
Knieperdamm 3
18435 Stralsund
Telefon: 03831-379425
E-Mail: gesundheitsfoerderung@stralsund.de

Ausgewählt durch: *Hamburgische Arbeitsgemeinschaft für Gesundheitsförderung e. V. (HAG)*
Regionaler Knoten Hamburg
Autorinnen: Petra Hofrichter, Wiebke Sannemann

Familienlotsen im Rahmen des „familienNetzwerks Hamm"

Eine ressourcenorientierte Netzwerkaktivierung

Themen- und Handlungsfelder
Frühförderung/Early Start – Familien/Eltern/Alleinerziehende – Sozialraum/Quartier/Stadtteil

Gute Praxisbereiche
Empowerment – Innovation und Nachhaltigkeit – Dokumentation und Evaluation

Veröffentlichungsjahr: 2009

Abstract

In Hamburg-Hamm existieren nur wenige bedarfsgerechte Angebotsstrukturen, die das Problem der sozialen Isolierung kompensieren könnten. Gerade sozial Benachteiligte und arme Familien sind am stärksten davon betroffen. Mit dem Ausmaß sozialer Isolation steigen die Wahrscheinlichkeit gesundheitsgefährdender Verhaltensweisen und das Mortalitätsrisiko.

Um Versorgungslücken für sozial benachteiligte Familien zu schließen, haben verschiedene Partner 2003 das sozialräumliche Angebotsentwicklungsprojekt „familienNetzwerk Hamm" entwickelt. In diesem Rahmen stellt die Alida-Schmidt-Stiftung mit den „Familienlotsen" zielgruppenspezifische, ressourcenorientierte Einzelfallhilfen zur Verfügung.

Dabei wenden die Einzelfallhilfen der „Familienlotsen" u. a. die Methode der „ressourcenorientierten Netzwerkaktivierung" an. Neben der Aktivierung der personalen Ressourcen werden hierbei auch Netzwerke gestärkt und aktiviert, um so die Unterstützungsleistungen in das Netzwerk der Familien zurückzuverlagern und den Gesundheitszustand der Betroffenen zu fördern.

Ziele und Zielgruppen

Das Angebot „Familienlotsen" richtet sich an sozial benachteiligte Familien, alleinerziehende Mütter mit ihren Kindern bis sechs Jahren, Schwangere sowie Teenagermütter oder Mütter mit psychischen Problemen. Dabei bietet das Angebot Unterstützungsleistungen bei familiären Beziehungsproblemen und Problemen im Umgang mit Institutionen wie Schulen, Kitas, Krankenhäusern und Behörden an. Es handelt sich um einen aufsuchenden Arbeitsansatz: Die Arbeit findet gezielt in den Wohnungen der Familien statt und wird ergänzt durch Begleitung zu Behörden und anderen Institutionen.

Im Rahmen dieses Projekts wird von den Mitarbeiterinnen und Mitarbeitern u. a. auf die Methode der „ressourcenorientierten Netzwerkaktivierung" zurückgegriffen. Dieser Ansatz verfolgt das Ziel, die informellen und privaten Netzwerke und Netzwerkstrukturen von sozial benachteiligten Personen u. a. mithilfe von Netzwerkkarten, Familienkonferenzen oder Krisenplanungen zu stärken. Diese helfen den Betroffenen, private Netzwerke zu verfestigen sowie Kompetenzen und Ressourcen innerhalb der Familien zu entdecken und zu nutzen. Da der größte Teil der ca. 40 Mitarbeiterinnen und Mitarbeiter in diesen ressourcenorientierten Techniken geschult ist, können alle Personen erreicht werden, die die Alida-Schmidt-Stiftung u. a. mit Mutter-und-Kind-Angeboten, ambulanter Betreuung und den Familienlotsen im Rahmen des „familienNetzwerks Hamm" betreut.

In den Familien liegen unterschiedliche Belastungen vor – von Alkoholkrankheiten, schweren chronischen Krankheiten, sexuellem Missbrauch, Straffälligkeit bis hin zu Verwahrlosung, Arbeitslosigkeit und Schulden. 29 Prozent der Familien sind sogar von mindestens drei Belastungen, 50 Prozent von vier bis sechs und 21 Prozent von über sieben Belastungen betroffen. Gesundheits- und Sozialprobleme häufen und verstärken sich dabei gegenseitig. Sichtbar wird die überdurchschnittlich hohe Belastung sowohl durch gesundheitliche Probleme wie Substanzabhängigkeit, psychische wie körperliche Erkrankungen – und vor allem kindliche Entwicklungsverzögerung – als auch durch soziale Probleme wie inner- und außerfamiliäre Straffälligkeit und Armut (Friedrich 2008). Es wird angestrebt, während des Prozesses die Netzwerkstrukturen auszubauen sowie den Gesundheitszustand der Zielgruppe zu verbessern. Denn gerade bei sozial benachteiligten und armen Familien existieren häufig keine festen Partner; außerdem gibt es nur wenige Vertrauenspersonen, sodass diese Menschen größtenteils sozial isoliert leben (Weyers 2008).

Forschungsergebnisse belegen in Bezug auf die gesundheitliche Situation, dass Menschen, die nur wenige Kontakte pflegen, im Gegensatz zu sozial eingebundenen Personen ein 1,9- bis 3,1-fach erhöhtes Mortalitätsrisiko haben (Geyer 2002). Darüber hinaus sind sozial integrierte Frauen und Männer sowohl psychisch als auch physisch gesünder, da die soziale Eingebundenheit in Netzwerkstrukturen als „Puffer" dient. In belastenden Situationen wird somit durch die Unterstützung des Lebenspartners, der Familie und von Freunden/Freundinnen beispielsweise gesundheitsschädigender Stress reduziert (House 1991, Jungbauer-Gans 2002).

Der Ansatz der „ressourcenorientierten Netzwerkaktivierung" verfolgt demnach das Ziel, über die Stärkung und Aktivierung persönlicher Netzwerkstrukturen die Gesundheit zu verbessern und zu gesundheitsfördernden Verhaltensweisen anzuleiten. Denn mit dem Ausmaß sozialer Isolation steigt beispielsweise die Wahrscheinlichkeit des Rauchens, der ungesunden Ernährung und der körperlichen Inaktivität (Weyers 2008). Soziale Beziehungen können – so wie es dieser Ansatz versteht – sinnstiftend sein und die Einzelnen zu einer gesünderen Lebensweise motivieren, da sie Verantwortungsgefühle zum Beispiel gegenüber Familienmitgliedern pflegen (Jungbauer-Gans 2002). Außer der Möglichkeit, auf informelle Hilfen zurückzugreifen, erfahren die Zielgruppen durch den Aufbau und die Aktivierung der persönlichen Netzwerkstrukturen, dass diese immer auch mit einem gewissen Maß an Gegenseitigkeit, einem Geben und Nehmen verknüpft sind. Die Betroffenen werden zum aktiven „Miteinander" im alltäglichen und sozialen Leben befähigt.

Hintergrund

Hamburg-Hamm war vor dem Zweiten Weltkrieg mit ca. 90 000 Einwohnerinnen und Einwohnern einer der bevölkerungsreichsten Stadtteile Hamburgs. Er wurde jedoch während des Krieges fast vollständig zerstört, sodass sich die Menschen aus diesem Stadtteil zurückgezogen haben und in ländliche Gebiete abgewandert sind. Seit 1951 ist Hamm in drei Stadtteile gegliedert – Hamm-Nord, Hamm-Mitte und Hamm-Süd. Diese Stadtteile gehören dem Bezirk Hamburg-Mitte an. Um den Stadtteil – heute mit einer relativ alten Bevölkerungsstruktur (19,3 Prozent sind 65 Jahre und älter; Gesamthamburg: 18,8 Prozent) – wieder attraktiver zu gestalten, versuchen seit einigen Jahren u. a. Wohnungsbaugenossenschaften und Zusammenschlüsse wie das „familienNetzwerk Hamm", ihn durch neue Wohngebiete, eine verbesserte Infrastruktur und soziale Einrichtungen sowie Kindertagesstätten und Schulen wieder aufzuwerten. Auf einer Gesamtfläche von 3,8 km² leben heute in Hamm 36228 Menschen (Statistisches Amt für Hamburg und Schleswig-Holstein 2007). Die Sozialstruktur von Hamm zeigt, dass im Juni 2007 1834 (5,1 Prozent) der 15- bis 65-Jährigen arbeitslos waren. Obwohl diese Zahl unter dem Prozentsatz Gesamt-Hamburgs (6,8 Prozent) liegt, lassen sich in Hamm-Mitte (7,1 Prozent) und Hamm-Süd (9,4 Prozent) deutlich höhere Arbeitslosenzahlen feststellen. Auch der Anteil an ALG-II-Empfängerinnen und -Empfängern zwischen 15 bis 65 Jahren liegt in Hamm-Mitte mit 5,7 Prozent und Hamm-Süd mit 7,4 Prozent deutlich über dem Hamburger Durchschnitt (5,0 Prozent) (Statistisches Amt für Hamburg und Schleswig-Holstein 2007).

Die Alida-Schmidt-Stiftung wurde 1874 gegründet. Dabei hat sich im Laufe der Jahre der Stiftungszweck immer wieder den gesellschaftlichen und sozialen Bedingungen angepasst. Heute stehen sozial benachteiligte Mädchen und Frauen im Alter von 14 bis 27 Jahren, Alleinerziehende, Schwangere sowie Familien und Jugendliche im Fokus der Stiftungsarbeit. Die Betreuungsformen erstrecken sich über stationäre und ambulante Angebote an verschiedenen Standorten in Hamburg. Im Rahmen der „Familienlotsen" wird der Ansatz der „ressourcenorientierten Netzwerkaktivierung" ausschließlich im Bereich der Einzelfallhilfen angeboten. Obwohl fast alle Mitarbeiterinnen und Mitarbeiter in den Einrichtungen und Hilfen der Alida-Schmidt-Stiftung mit diesem Konzept arbeiten, liegt der Betrachtungsfokus dieses Ansatzes auf dem Angebot der Familienlotsen im Kontext des „familienNetzwerks Hamm".

Da aufgrund der zurückgegangenen Bevölkerungszahlen und der relativ alten Bevölkerungsstrukturen in Hamm keine wirksamen und bedarfsgerechten Angebote für Familienförderung existieren, wurde 2003 das „familienNetzwerk Hamm" gegründet. Der Zusammenschluss unterschiedlicher Partnerinnen und Partner (Caritasverband für Hamburg e.V., Haus Borgfelde, Das Rauhe Haus, Verband alleinerziehender Mütter und Väter – Landesverband Hamburg, Internationaler Bund e.V., Alida-Schmidt-Stiftung) hat das Ziel, mit diesem sozialräumlichen Angebotsentwicklungsprojekt die Versorgungslücken für sozial Benachteiligte in Hamm zu schließen.

Vorgehen

Zur Zielerreichung der im Rahmen des „familienNetzwerks Hamm" aufgebauten Angebotsstrukturen für Familien, Jugendliche, Alleinerziehende und

Schwangere greifen die kooperierenden Akteure und Akteurinnen auf drei Angebotssäulen zurück:
- gruppenbezogene offene und verbindliche Familienförderangebote und Erziehungstrainings,
- einzelfallbezogene, zeitlich eng befristete, nachgehende Hilfeangebote für Eltern – insbesondere von Säuglingen und jungen Kindern – sowie
- soziale und therapeutische Gruppenarbeit mit Kindern und Jugendlichen.

In diesem Zusammenhang begleitet und berät die Alida-Schmidt-Stiftung im Rahmen von Einzelfallhilfen sozial benachteiligte Familien mithilfe von drei Angeboten im „familienNetzwerk Hamm". Im Bereich „Frühe Hilfen" werden Mütter und Väter mit Säuglingen beraten, wenn sie zum Beispiel unsicher sind oder das Kind Probleme bereitet. Ziel der „Frühen Hilfen" ist die Förderung der Eltern-Kind-Beziehung und die Vermittlung von Wissen. Beispielsweise lernen die Eltern über Videotraining die Signale ihres Kindes zu verstehen und angemessen darauf zu reagieren. Darüber hinaus werden Anleitungen bei der Klärung von Problemen zwischen Mutter und Vater bzw. Frau und Mann gegeben.

Beim Angebot „Baby-Sorglos" kann das Team praktische Tätigkeiten wie zum Beispiel Putzen und Einkaufen oder die Betreuung des Kindes für die Familien übernehmen. Das Angebot „Familienlotse" stellt das dritte Angebot im Teilbereich der Begleitung und Beratung für Familien des „familienNetzwerks Hamm" dar. Dort werden Familien bei finanziellen Problemen und Schwierigkeiten mit Behörden wie zum Beispiel der ARGE, Schulen und Vermietern beraten und unterstützt. Des Weiteren werden Hilfestellungen bei Erziehungsfragen und Konflikten zwischen den Eltern gegeben.

Die Hilfen im „familienNetzwerk Hamm" sind kostenlos. Häufig leitet das Jugendamt die Familien an das Hilfeangebot weiter oder sie werden aus anderen Angeboten im „familienNetzwerk Hamm" übergeleitet. Die Familien können sich persönlich oder per Telefonanruf ohne umständliche Anmeldeformalitäten vormerken. Der Arbeitsansatz ist ein aufsuchender, das heißt, die Arbeit findet weitgehend in den Wohnungen der Familien statt und wird ergänzt durch Begleitung zu Behörden und anderen Institutionen. Die Einzelfallhilfen der „Familienlotsen" dauern je nach Problemlage im Schnitt fünf bis sieben Monate. Im Jahr 2008 haben die Familienlotsen 24 Familien begleitet. Es ist beabsichtigt, dass immer dieselben Sozialarbeiterinnen und Sozialarbeiter als persönliche Ansprechpersonen die Familien über den gesamten Zeitraum betreuen.

Beispiele guter Praxis

Im Mittelpunkt des Angebots der „Familienlotsen" steht die Methode der „ressourcenorientierten Netzwerkaktivierung". Mithilfe dieser Methode soll das soziale Netz der Familien, Alleinerziehenden und Schwangeren systematisch gestärkt, stabilisiert und für sie nutzbar gemacht werden. Zudem leiten die professionellen Helferinnen und Helfer dazu an, die von ihnen erbrachte Unterstützung auf das natürliche und persönliche Netzwerk der Klientel zurückzuverlagern.

Zu Beginn der Arbeit mit der Familie steht eine Netzwerkanalyse. Dabei werden sämtliche Kontakte der im Mittelpunkt stehenden Person oder Familie auf einer Netzwerkkarte gemeinsam mit den Teilnehmenden zusammengefasst. Mithilfe von Fragen nach praktischer und emotionaler Unterstützung in Alltags- sowie Krisensituationen erarbeitet das sozialpädagogische Team, welche der im Netzwerk aufgeführten Personen tatsächliche Ansprechpartnerinnen und -partner sind und das Unterstützungsnetzwerk ausmachen. Dies bildet zusammen mit den gemeinsam entwickelten Zielformulierungen die Basis für den darauf aufbauenden Schritt der Netzwerkaktivierung. Anschließend geben die Betroffenen Auskunft zu Veränderungswünschen in verschiedenen Lebensbereichen, wobei diese Ziele möglichst konkret benannt und anschließend nach Priorität gewichtet werden. In der anschließenden Netzwerkaktivierung versucht das Team gemeinsam mit den Teilnehmenden zu fokussieren, welche der aktuellen Probleme mit Hilfe aus dem bestehenden Netzwerk bewältigt werden könnten, wo Ressourcen in den Beziehungen liegen, an welchen Stellen das Netzwerk erweitert werden müsste und wo es sich eventuell hemmend auf die Erreichung bestimmter Ziele auswirkt. Ein weiteres Element der Netzwerkaktivierung sind die „Familienkonferenzen". Neben den Sozialpädagoginnen und -pädagogen nehmen alle Familienmitglieder und die wichtigsten Personen der personalen Netzwerke teil. Diese Konferenzen, die sich aus dem Bedarf der Familie ergeben, sollen konkrete Probleme und Konflikte innerhalb der Familie klären.

Die Netzwerkanalyse lässt sich mit der gesamten Familie oder auch individuell mit einer Person je nach Problemlage durchführen. Die Methodik der Netzwerkaktivierung bildet ein Paket aus verschiedenen Elementen, die modular und problembezogen eingesetzt werden können. Diese bauen nicht zwingend aufeinander auf.

Beim Abschluss eines erfolgreichen Hilfeprozesses erhalten die Familien künftig eine Familienfibel, die sie von der Fallaufnahme an begleitet hat. Diese Familienfibel kommt ab Ende Mai 2009 zum Einsatz. In anschaulicher

Weise sind darin die Netzwerk- und Unterstützungskarte erklärt sowie persönliche Erlebnisse anhand von Fotos festgehalten, die während der Hilfen entstanden. Weiter wird in der Familienfibel die mit den Sozialarbeiterinnen und Sozialarbeitern entwickelte „Konfliktklärung" aufgezeichnet, die den Familien bei Beendigung der Hilfen mögliche Ansprechpartner und -partnerinnen sowie Lösungswege aufzeigt und sie in eventuellen Krisen und Konflikten unterstützt.

▲ Guter Praxisbereich „Empowerment"

Im Vordergrund der Arbeit steht die Befähigung der Familien, Schwangeren und Alleinerziehenden ihre Netzwerkstrukturen zu aktivieren und sich darin zu integrieren. Die Klientel wird dazu befähigt, nicht nur „Hilfe-Empfänger", sondern auch „Hilfe-Geber" in ihren Netzwerken zu sein. Durch die Selbstständigkeit und die Bewusstmachung der eigenen Ressourcen lernen die Betroffenen, für sich selbst zu sorgen und andere Personen wie zum Beispiel Familienmitglieder oder Freunde aktiv an ihrem Leben zu beteiligen. Schamgrenzen werden abgebaut. Durch die Möglichkeit, auf Netzwerke zurückzugreifen, verbessert sich zusätzlich der Gesundheitszustand und das Gesundheitsverhalten der Zielgruppen – es erfolgt der Perspektivwechsel von einer Defizit- zu einer Ressourcenorientierung. Es gilt dabei, eine Balance zwischen Ressourcen und Problemen herzustellen und beide Aspekte gemeinsam mit den Familien zu thematisieren. Dieser kooperative Prozess verstetigt die ressourcenorientierte Haltung bei der Klientel über die Einzelfallhilfe hinweg. Probleme wie Schulden können dann offener im sozialen Netzwerk thematisiert und Lösungsansätze entwickelt werden. Damit lassen sich längerfristig Spannungen und Konflikte im sozialen Netz der Familien verringern und der daraus entstehende negative Stress auf die Gesundheit minimieren. Der Prozess ist demnach als Empowerment von individuellen und privaten Netzwerken zu verstehen, der gleichzeitig die Personen befähigt, auch gezielter auf formelle Hilfestrukturen zurückzugreifen. Neben der Nutzung persönlicher Netzwerke werden die Familien, Alleinerziehenden und Schwangeren auch dafür sensibilisiert, Unterstützung und Hilfe zurückzugeben.

▲ Guter Praxisbereich „Innovation"

Die Arbeit der Familienlotsen zeichnet sich besonders durch ihre innovative, ressourcenorientierende und netzwerkaktivierende Arbeit mit den Familien aus – ein Ansatz, der sowohl die persönlichen Ressourcen als auch die individuellen sozialen Netzwerke systemisch in die Arbeit mit einbezieht. Dieses Vorgehen, das den Blick von der Defizit- auf die Ressourcenorientierung richtet, stellt eine neue Betrachtungsweise dar. Denn Netzwerkarbeit wird zumeist als Vernetzung der Hilfeeinrichtungen untereinander verstanden, oftmals ergänzt durch die soziale Integrierung der Klientinnen und Klienten im Stadtteil. Sozialpädagoginnen und -pädagogen, die mit der Betreuung der Familien beauftragt sind, haben deren Bezugspersonen selten im Blick und die persönlichen Bindungen zu Verwandten, Freunden/Freundinnen oder die Nachbarschaft werden kaum berücksichtigt, gefördert oder partizipativ entwickelt.

Die Idee der Aktivierung informeller Unterstützungsnetzwerke wird bereits seit einigen Jahren in den Niederlanden, Skandinavien und den USA angewandt. Der Grundgedanke dabei ist, die formellen Hilfeangebote nicht nur zu ergänzen, sondern auch ihre Nachhaltigkeit zu gewährleisten. Da jede staatliche Hilfeleistung zur Erziehung nach einem bestimmten Zeitpunkt beendet wird, muss es neben der Stärkung personaler Ressourcen in jeder Hilfeform auch darum gehen, die sozialen Ressourcen zu stärken, um so die Unterstützungsleistungen in das natürliche Netzwerk der Familien zurückzuverlagern (DJI-Online-Gespräch, September 2005 mit Dr. Sibylle Friedrich).

Vor fast zehn Jahren wurde die Idee der Ressourcenorientierung aus den USA nach Deutschland gebracht. Dort war sie bekannt unter dem Namen „Wraparound-Konzept". Im Englischen bedeutet „to wrap around" „herumwickeln". Dieses Konzept verfolgt in konsequenter Weise die Haltung der Ressourcenorientierung, die den damals defizitären Blick auf die Lebenssituation der Klientel ablöst. Mithilfe von Simulationen im Seminarkontext wurde die Idee umgesetzt. Es folgte die Dissertation von Sibylle Friedrich an der Universität Hamburg, die bereits eine Übertragung einzelner Bausteine auf das bundesdeutsche Hilfesystem vornahm. Zur Konzeption und den Ergebnissen dieser Dissertation siehe Abschnitt „Evaluation".

Daneben werden die Mitarbeiterinnen und Mitarbeiter der Alida-Schmidt-Stiftung bis heute zu verschiedenen Bausteinen wie Netzwerkmoderation und Konfliktklärung in der Netzwerkarbeit in zweitägigen Schulungen ausgebildet. Die Alida-Schmidt-Stiftung ist daher einer der ersten Träger in Hamburg, die das Konzept der Aktivierung informeller Unterstützungsnetzwerke zielstrebig umsetzen und versuchen, es in die tägliche Praxis der einzelfallbezogenen Familienberatung einzubinden.

Ein weiterer innovativer Aspekt der „Familienlotsen" ist eine Familienfibel, die künftig jede Familie von Beginn der Fallaufnahme an begleiten wird. Die Alida-Schmidt-Stiftung und Dr. Sibylle Friedrich haben sie entwickelt.

▲ Guter Praxisbereich „Evaluation"

Die Methodik und Wirksamkeit der „ressourcenorientierten Netzwerkarbeit" durch die „Familienlotsen" wurde zu Beginn ihrer Implementierung von 2003 bis 2004 wissenschaftlich begleitet und evaluiert. Dabei kamen quantitative und qualitative Forschungsmethoden zum Einsatz. So wurde versucht, Prozesse und Ergebnisse aus den Perspektiven der Familien sowie der Sozialpädagoginnen und -pädagogen zu analysieren.

Die Psychologin Sibylle Friedrich von der Universität Hamburg schrieb ihre Dissertation über „die Aktivierung sozialer Netzwerke innerhalb der sozialpädagogischen Familienhilfe". Deren Ziel war es, netzwerkorientierte Interventionsmethoden für die soziale Arbeit zu entwickeln und auf ihre Wirksamkeit und Konzepttreue zu überprüfen, ihre Nachhaltigkeit zu fördern sowie das Konzept anhand der Ergebnisse weiterzuentwickeln. Dazu wurden 20 Familienhelferinnen und Familienhelfer von acht Hamburger Trägern ambulanter Sozialarbeit, u.a. der Alida-Schmidt-Stiftung, in netzwerkorientierten Interventionsmethoden geschult. Diese lassen sich als Netzwerkcoaching mit den Elementen „Besprechung des Unterstützungsnetzwerks", „Entwicklung von Netzwerkzielen" und „Verfolgung dieser Ziele unter Berücksichtigung vorhandener Ressourcen" beschreiben. Diese Methoden wurden von den geschulten Familienhelferinnen und -helfern anschließend neun Monate lang in ihre Arbeit in 26 laufenden Fällen sozialpädagogischer Familienhilfe integriert. Zusätzlich wurde eine Kontrollgruppe eingesetzt (n = 23), in der mit traditioneller Familienhilfe gearbeitet wurde.

Die Erhebung fand jeweils vor und nach dem Interventionszeitraum von neun Monaten statt. In der quantitativen Erhebung wurden mithilfe einer Netzwerkkarte zuerst die sozialen Bezüge eines Familienmitglieds visualisiert. Anhand von standardisierten Fragebogen erfragte man, wie stark die soziale Unterstützung der Familie ist und wer sie aus ihrem Netzwerk unterstützt. Sozialpädagoginnen und -pädagogen und die Klientel wurden außerdem um ihre Einschätzung des Erreichungsgrades der Hilfeplanziele gebeten. Qualitative, problemzentrierte Interviews mit allen am Prozess Beteiligten ergänzten die quantitative Datenerhebung.

An dieser Evaluation zeigte sich, dass die Unterstützungsleistung, die die Familie aus ihrem sozialen Netzwerk ziehen konnte, in der Untersuchungsgruppe im Gegensatz zur Kontrollgruppe stärker war. Die Verfügbarkeit an Alltags- und Krisenunterstützung der Untersuchungsgruppe stieg, während die Unzufriedenheit mit dem aktuellen Ausmaß der Unterstützungsleistung um ein Drittel abnahm. Hinsichtlich der Effektivität der Familienhilfe wurden in der Untersuchungsgruppe aus Sicht der Klientel mehr schriftlich fixierte Hilfeplanziele erreicht. Nach Einschätzung der Sozialpädagoginnen und -pädagogen wurde der Einsatz der Methoden als erfolgreich bewertet, u. a. durch die als gelungen empfundene Aktivierung der Klientennetzwerke, durch einen persönlichen Gewinn aus der Weiterbildung sowie durch eine begonnene oder bereits erfolgte Haltungsänderung in Richtung Ressourcenorientierung.

Ein regelmäßiger Erfahrungsaustausch während der Untersuchung, die Rückmeldung der Interviewergebnisse an das sozialpädagogische Team und die Klärung eventuell entstandener Fragen ermöglichte eine Sicherung der Prozessqualität. Durch einen Abschluss- und Auswertungsworkshop, in dem vorläufige Ergebnisse ans Praxisfeld zurückgekoppelt wurden, konnte die Konzepttreue, die Nachhaltigkeit und die formative Evaluation gesichert werden. In einem Follow-up, drei Monate nach dem letzten Messzeitpunkt wurden die Familienhelferinnen und -helfer über den weiteren, selbstständigen Methodeneinsatz befragt. Daneben führte Dr. Friedrich in den folgenden drei Jahren in sechswöchigen Abständen Praxisbegleitungen durch und schulte zwischenzeitlich die Mitarbeiterinnen und Mitarbeiter. Dies gewährleistete eine kontinuierliche Optimierung und eine wachsende Integrierung der Methoden der „ressourcenorientierten Netzwerkaktivierung" in die tägliche Praxis der Hilfe durch die „Familienlotsen".

Im laufenden Prozess wird die Arbeit mit den Familien dokumentiert. Dabei reflektieren die Sozialarbeiterinnen und -arbeiter die Arbeit mit der Familie hinsichtlich eventueller Veränderungen und Zielsetzungen aufgrund neuer Anforderungen sowie hinsichtlich der Notwendigkeit der Hilfen. Darüber hinaus wurde auf der Grundlage der Erkenntnisse eine „Familienfibel" erstellt. Methoden der Netzwerkarbeit werden darin für die Familien niedrigschwellig aufbereitet und ihnen zu Fallbeginn ausgehändigt. Die Fibel soll die Familien zum einen inhaltlich im laufenden Beratungsprozess und zum anderen auch nach Abschluss der Beratung unterstützen und ihnen helfen, die Methoden der „ressourcenorientierten Netzwerkaktivierung" zu verinnerlichen.

Gesammelte Erfahrungen (Lessons Learned)

Die im Rahmen der „Familienlotsen" angewandte Netzwerkaktivierung stellt eine Methode dar, die sich von der vorherrschenden Defizitorientierung ablöst und auf eine Ressourcenorientierung abzielt. Dabei zieht diese Herangehensweise immer eine Haltungsänderung der Familienhelferinnen und -helfer sowie der Familien selbst nach sich. Eine Ressourcenorientierung allein lässt sich jedoch nicht ausführen, da die Familien gleichzeitig meist schwerwiegende Probleme haben, die von den Helferinnen und Helfern ebenso berücksichtigt werden müssen. Deshalb muss eine Balance zwischen bestehenden Problemen der Familien und deren Ressourcen hergestellt werden. Besonders der Aspekt der Visualisierung ist in der Arbeit mit den Familien von Bedeutung, denn es kommt vor, dass Familienmitglieder nicht in der Lage sind zu lesen oder zu schreiben.

Hinsichtlich des Methodeneinsatzes der Netzwerkaktivierung gibt es individuelle Unterschiede. Die Netzwerkaktivierung ist keine Methode, die ein starres Durchführungsschema oder aufeinander aufbauende Schritte anbietet. Sie besteht aus verschiedenen Elementen wie Netzwerkkarten, Unterstützungskarten, gemeinsamen Zielformulierungen und Familienkonferenzen, die individuell und unterschiedlich zur Anwendung kommen können. Grundsätzlich gilt: Je mehr Sicherheit man mit den Methoden der Netzwerkaktivierung hat, desto besser funktioniert die Umsetzung der Methode mit den Familien.

Literatur

Badura, B., Elkeles, T., Grieger, B. (Hrsg.) (1991): Zukunftsaufgabe Gesundheitsförderung. Mabuse-Verlag, Frankfurt am Main.

Bauer, U., Bittlingmayer, U. H., Richter, M. (Hrsg.) (2008): Health Inequalities. Determinanten und Mechanismen gesundheitlicher Ungleichheit. Verlag für Sozialwissenschaften, Wiesbaden.

Bundeszentrale für gesundheitliche Aufklärung (BZgA) (Hrsg.) (2007): Kriterien guter Praxis in der Gesundheitsförderung bei sozial Benachteiligten. Ansatz – Beispiele – Weiterführende Informationen. Bundeszentrale für gesundheitliche Aufklärung, Köln.

DJI (Deutsches Jugendinstitut) (2005): Online-Gespräch im September 2005 mit Sibylle Friedrich, DJI Stipendatin aus Hamburg. [http://www.dji.de/cgi-bin/projekte/output.php?projekt=538&Jump1=LINKS&Jump2=430] (01.05.2009).

Friedrich, S. (2008): Die Aktivierung sozialer Netzwerke in der Sozialpädagogischen Familienhilfe. Dissertation, Universität Hamburg. [http://www.sub.uni-hamburg.de/opus/volltexte/2008/3655/pdf/dissend.pdf] (01.05.2009).

Geyer, S. (2002): Sozialwissenschaftliche Grundlagen. In: Kolip, P. (Hrsg.): Gesundheitswissenschaften – Eine Einführung. Juventa Verlag, Weinheim, München.

House, J. S. (1991): Zum sozialepidemiologischen Verständnis von Public Health: soziale Unterstützung und Gesundheit. In: Badura, B., Elkeles, T., Grieger, B. (Hrsg.): Zukunftsaufgabe Gesundheitsförderung. Mabuse-Verlag, Frankfurt am Main.

Jungbauer-Gans, M. (2002): Ungleichheit, soziale Beziehungen und Gesundheit. Westdeutscher Verlag, Wiesbaden.

Kolip, P. (Hrsg.) (2002): Gesundheitswissenschaften – Eine Einführung. Juventa Verlag, Weinheim, München.

Statistisches Amt für Hamburg und Schleswig-Holstein (2007): Hamburger Stadtteilprofile 2007. NORD.regional, Band 3. Statistisches Amt für Hamburg und Schleswig-Holstein, Weinheim, München.

Weyers, S. (2008): Soziale Ungleichheit, soziale Beziehungen und Gesundheitsverhalten. In: Bauer, U., Bittlingmayer, U. H., Richter, M. (Hrsg.): Health Inequalities. Determinanten und Mechanismen gesundheitlicher Ungleichheit. Verlag für Sozialwissenschaften, Wiesbaden.

Kontakt
Martina Feistritzer
Alida-Schmidt-Stiftung
Bereich Frauen, Kinder und Familien
Bürgerweide 19
20535 Hamburg
Telefon: 040-2519680
Telefax: 040-25196820
E-Mail: feistritzer.b19@alida.de

4.1.2 Kita

Ausgewählt durch: *Hessische Arbeitsgemeinschaft für Gesundheitserziehung e. V. (HAGE)*
Regionaler Knoten Hessen
Autor/Autorin: *Uta Rodenkirchen, Heike Pallmeier und Rolf Reul (HAGE e. V.), Dr. Sicco H. van der Mei (Frühförder- und Beratungsstelle Marburg)*

Beratung für Eltern und Kinderbetreuungseinrichtungen mit Kindern von 0 bis 6 Jahren
Modellprojekt „Integration behinderter Kinder" des Landkreises Marburg-Biedenkopf

Themen- und Handlungsfelder
Kita – Frühförderung/Early Start

Gute Praxisbereiche
Niedrigschwellige Arbeitsweise – Empowerment – Innovation und Nachhaltigkeit

Veröffentlichungsjahr: 2008

Abstract

Beauftragt und finanziert vom Fachbereich Familie, Jugend und Soziales des Landkreises Marburg-Biedenkopf, bietet das Kinderzentrum Weißer Stein Marburg-Wehrda e. V. in zwei benachbarten Kommunen des Landkreises ein innovatives, flexibles und niedrigschwelliges Beratungsangebot an, das strukturell in enger Verbindung mit den ortsansässigen Kindertagesstätten steht. Ziel des Projekts ist die Verminderung von Entwicklungsverzögerungen und Verhaltensauffälligkeiten von Kindern im Vorschulalter durch frühzeitige Interventionen, möglichst noch vor Eintritt in den Kindergarten. Angesprochen werden Eltern von Kindern im Alter von null bis sechs Jahren wie auch pädagogische Fachkräfte aus den Betreuungseinrichtungen. Angeboten wird eine offene Beratung, die von Eltern ohne Wartezeiten in dafür vorgesehenen Räumlichkeiten und zu bestimmten Zeiten in den Kindertagesstätten wahrgenommen werden kann. Ergänzend gibt es Angebote für Eltern-Kind-Gruppen mit Kindern von null bis zwölf Monaten, einen offenen Infotreff für Eltern mit Babys und Kleinkindern sowie eine feste Spiel- und Kontaktgruppe für

Eltern und Kinder zwischen zwei und drei Jahren. Vorträge und Informationsveranstaltungen vervollständigen das Angebot. Gesundheitsfördernde Themen in Beratung, Gruppenangeboten und Informationsveranstaltungen sind Ernährung und Essverhalten, Bewegungsförderung, Umgang mit Schlafstörungen bei Kindern, gesunde Sprachentwicklung, Erziehungsfragen, soziales Lernen und Aspekte einer geschlechtsspezifischen Erziehung. Das Angebot ist offen für alle Eltern und Fachkräfte der Region, unabhängig von sozialer Zugehörigkeit. Zielsetzung ist, im Projektverlauf zunehmend auch sozial Benachteiligte zu erreichen.

Hintergrund

In Hessen werden auf der gesetzlichen Grundlage einer Rahmenvereinbarung zwischen dem Hessischen Städte- und Gemeindebund, dem Hessischen Städtetag, dem Hessischen Landkreistag und dem Landeswohlfahrtsverband Hessen Kinder mit Behinderung oder von Behinderung bedrohte Kinder im Alter von drei bis sechs Jahren in Regeleinrichtungen betreut. Die Träger der Einrichtungen erhalten eine Maßnahmenpauschale zur Finanzierung von Integrationsmaßnahmen, insbesondere zur Einstellung einer weiteren Fachkraft mit 15 Wochenstunden. Diese Rahmenvereinbarung trat 1999 in Kraft. Seitdem ist im Landkreis Marburg-Biedenkopf eine gleichbleibend hohe Anzahl durchgeführter Maßnahmen in den Kindertageseinrichtungen festzustellen. Annähernd 70 Prozent der Maßnahmen basieren nach Einschätzung des kinder- und jugendärztlichen Dienstes auf diagnostizierten Entwicklungsrückständen, häufig gepaart mit Verhaltensauffälligkeiten. Aufgrund dieser Entwicklung wurde das Modellprojekt „Integration behinderter Kinder" entwickelt. Dabei ist das Ziel, durch frühzeitige Beratung und Stärken von Ressourcen in Risikofamilien die Chancen der Zielgruppe – Kinder mit diagnostizierten Entwicklungsverzögerungen und Verhaltensauffälligkeiten – zu verbessern.

Die Projektidee eines präventiven Angebots der „Beratung für Eltern und Kinderbetreuungseinrichtungen mit Kindern zwischen 0 und 6 Jahren" wurde über den Fachbereich Familie, Jugend und Soziales an den Träger, das Kinderzentrum Weißer Stein Marburg-Wehrda e.V., mit der Bitte zur Umsetzung herangetragen. Die politische Entscheidung wurde im Jugendhilfeausschuss vom Jugenddezernenten, von Mitgliedern des Kreistags und Kreisausschusses sowie Vertreterinnen und Vertretern freier Träger der Jugendhilfe und der Liga der freien Wohlfahrtspflege getroffen. Integriert ist das präventive Bera-

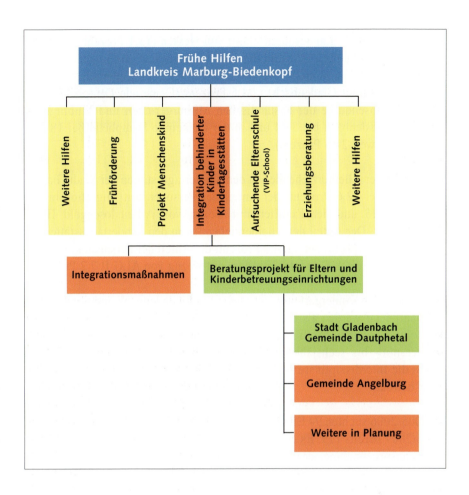

tungsprojekt in den Bereich der „Frühen Hilfen" des Landkreises Marburg-Biedenkopf. Für die Projektbetreuung und Durchführung der Beratungsangebote wurde eine pädagogische Fachkraft mit 29 Wochenstunden eingestellt.

Die Kommunen des Landkreises konnten sich für die Umsetzung des Modellprojekts bewerben und die konkrete Umsetzung und Finanzierung mitgestalten. Im Rahmen einer dreijährigen Modellphase wurde das Angebot in zwei Kommunen des Landkreises, der Stadt Gladenbach und der Gemeinde Dautphetal, zum 1. September 2005 umgesetzt (Laufzeit bis August 2008).

Die Situation in den Gemeinden Gladenbach und Dautphetal stellt sich folgendermaßen dar: Die allgemeine Arbeitslosenquote in den Modellgemeinden entspricht dem Landesdurchschnitt von Hessen (13,1 Prozent). Auffällig sind jedoch die Arbeitslosenquoten bei ausländischen Mitbürgerinnen und Mitbürgern in den Modellgemeinden. Bei einem Ausländeranteil im Juni 2008 von 8 (Stadt Gladenbach) und 6 Prozent (Gemeinde Dautphetal) liegt die Arbeitslosenquote der ausländischen Mitbürgerinnen und Mitbürger in der Stadt Gladenbach bei 38,4 und in der Gemeinde Dautphetal bei 18 Prozent (hessenweit 24,5 Prozent).

Der Anteil der Alleinerziehenden in den Kindertagesstätten der Stadt Gladenbach liegt bei 12,6 Prozent, der Anteil der Personen mit Migrationshintergrund bei 26 und der Familien mit Bezug von Arbeitslosengeld II bei 12,9 Prozent. Der Anteil der Alleinerziehenden in den Kindertagesstätten der Gemeinde Dautphetal beträgt 4,3 Prozent, der Anteil der Personen mit Migrationshintergrund 28,8 und der Familien mit Bezug von ALG II 7,2 Prozent.

4 Prozent aller Kindergartenkinder in der Stadt Gladenbach und der Gemeinde Dautphetal werden als behinderte und von Behinderung bedrohte Kinder im Rahmen einer Integrationsmaßnahme in ihrer Kindertagesstätte gefördert. 46 der null- bis sechsjährigen Kinder aus den beiden Kommunen werden durch die Interdisziplinäre Frühförder- und Beratungsstelle Marburg-Biedenkopf betreut.

In 2005/2006 suchten 94 Eltern und Erzieherinnen das Beratungsangebot auf, 2006/2007 bereits 119. Es gibt deutliche Hinweise für einen weiteren Anstieg der Inanspruchnahme, denn bereits im ersten Halbjahr des dritten Modelljahrs 2007/2008 kam es zu 68 neuen Anfragen. Aus den einzelnen Anfragen haben sich teils bis zu fünf weitere Beratungskontakte entwickelt. So kam es bis zum Ende des ersten Halbjahrs 2007/2008 – also in 2,5 Jahren Modelldauer – zu insgesamt 629 Beratungskontakten (zweites Halbjahr des dritten Modelljahrs 2007/2008 noch nicht ermittelt).

Bei erhöhtem Beratungs- bzw. festgestelltem therapeutischen Förderbedarf werden die Ratsuchenden an entsprechende Stellen (Ärztinnen und Ärzte, Therapeutinnen und Therapeuten, Frühförder- und Beratungsstellen, psychologische und psychosoziale Hilfsangebote) weitervermittelt. 74 Prozent der Erstkontakte waren Eltern von Kindern im Vorschulalter, 19 Prozent pädagogische Fachkräfte aus den Kindertagesstätten und 3 Prozent andere. Am häufigsten kam es zu persönlichen (Face-to-face-)Kontakten in den Anlaufstellen der Kindertagesstätten. In Fällen, in denen die Ratsuchenden anonym bleiben wollen, sind auch telefonische Kontakte möglich.

Vorgehen

In den Modellgemeinden werden die Zielgruppen
- Eltern und Fachkräfte aus Kinderkrippen von Kindern im Alter von null bis drei Jahren,
- Eltern von Kindern ab Kindergartenalter bis Schuleintritt,
- Erzieherinnen und Erzieher in den örtlichen Kindertagesstätten

sowie andere pädagogische Fachkräfte, zum Beispiel aus dem Tagespflegebereich, angesprochen.

Mit dem Beratungsangebot sollen Eltern im Umgang mit ihrem entwicklungs- und verhaltensauffälligen Kind frühzeitig Unterstützung finden, Hilfsmöglichkeiten aufgezeigt bekommen sowie fachliche Unterstützung für die Einleitung entsprechender Maßnahmen bei einer drohenden Behinderung erhalten. Die Erzieherinnen und Erzieher in den örtlichen Kindertagesstätten werden fachlich beraten und begleitet. Vervollständigt wird das Angebot durch Vermittlungsleistungen an örtliche Hilfsangebote und Dienste.

Im Fokus steht die gesundheitliche Förderung und Beratung der Eltern von Kindern im Alter von null bis drei Jahren im Sinne einer ressourcenorientier-

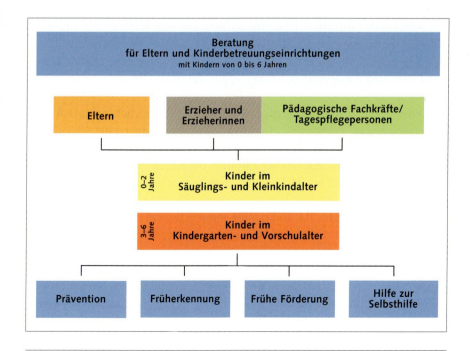

ten Primärprävention. Daher wird diese Altersgruppe verstärkt angesprochen mit dem Ziel der Früherkennung von Interaktionsstörungen zwischen Eltern und Kind, allgemeinen elterlichen Belastungsfaktoren und Entwicklungs- und Verhaltensauffälligkeiten des Kindes. Erreicht werden soll eine Sicherung und Stabilisierung einer positiven Eltern-Kind-Beziehung, Stärkung elterlicher Erziehungskompetenz, positive Beeinflussung der Befindlichkeit des Kindes und Schaffung entwicklungsfördernder Bedingungen für Kinder in der Familie. Ziel ist es, Eltern zu unterstützen, damit sie die ihnen vermittelten Informationen, Fertigkeiten und Fähigkeiten in ihrem Alltag auch weiterhin nutzen und ausbauen können, und sie so zu befähigen, sich selbst zu helfen.

Methodisch werden im Beratungsangebot auch Konzepte eingesetzt, die in der Praxis zur Elternberatung bereits erfolgreich waren, zum Beispiel die entwicklungspsychologische Beratung als Präventionsprogramm für die frühe Kindheit (Ziegenhain et al. 2006) mit beziehungs- und bindungsorientiertem Schwerpunkt sowie das „Prager-Eltern-Kind-Programm (PEKiP)©" mit ganzheitlichen Ansätzen zur frühkindlichen Entwicklungsbegleitung.

Neben der Einzelberatung der Familien und Erzieherinnen und Erzieher wird ein inhaltlich und dem Alter entsprechend aufeinander aufbauender Angebotsblock für Eltern mit Kindern unter drei Jahren angeboten, der zum einen auf bestehenden Angebotsstrukturen aufbaut und zum anderen die einzelnen Altersgruppen bis zum Kindergarteneintritt abdeckt. Es wurde damit ein Angebot entwickelt, das niedrigschwellig den unterschiedlichen Bedürfnissen von Eltern und Kindern aller Altersgruppen der unter Dreijährigen entgegenkommt:
- „Filu – Fit und Lustig" ist ein vierwöchiges Kursangebot in enger Anlehnung an das gruppenpädagogische Konzept „Prager-Eltern-Kind-Programm (PEKiP)©".
- „Räubernasen" ist ein offener Infotreff für Eltern mit Babys und Kleinkindern von zwölf bis 24 Monaten unter fachlicher Leitung.
- „Kleine Racker" ist eine konstante, regelmäßig stattfindende feste Spiel- und Kontaktgruppe für Eltern mit ihren Kindern im Alter von 24 bis 36 Monaten unter fachlicher Begleitung.

Zusätzlich wird die „Fledermaus", ein Elternkurs zum Umgang mit Schlafproblemen im Kindesalter, angeboten. Sechs bis acht Elternteile treffen sich hier an vier Terminen ohne ihre Kinder in der Kindertagesstätte. Der Fokus liegt auf dem Umgang mit in der Beratung von gehäuft berichteten kindlichen

Ein- und Durchschlafproblemen. Der Zugang erfolgt über das Beratungsangebot selbst sowie durch regionale Ankündigungen in Kindertagesstätten, Praxen etc. Außerdem wurde auch eine „Telefon-Aktion" in Kooperation mit der örtlichen Presse zum Thema „Einnässen und Einkoten" durchgeführt.

Eltern mit Kindern in der Altersgruppe ab drei Jahren bis zum Schuleintritt erfahren durch das Projekt Unterstützung und Beratung bei Entwicklungs- und Verhaltensauffälligkeiten von Kindern, Interaktions- und Kommunikationsproblemen innerhalb der Familie und bei allgemeinen elterlichen Belastungen wie Arbeitslosigkeit, finanzielle Schwierigkeiten, Trennungssituationen, Migration, Behinderung eines Kindes, chronische Erkrankungen in der Familie oder psychisch kranke Familienmitglieder. Weitere Beratungsthemen sind die positive Beeinflussung des Wohlbefindens von Kindern in den Familien, Schaffung fördernder Entwicklungsbedingungen, Stärkung elterlicher Erziehungskompetenz und Krisenintervention. Hierfür steht das offene Beratungssetting zur Verfügung, verortet in den Kindertagesstätten.

Das Beratungsangebot beinhaltet als einen dritten Aufgabenbereich noch die Beratung von pädagogischen Fachkräften aus den Kindertagesstätten. Diese können sich bei der Einschätzung von Entwicklungs- und Verhaltensauffälligkeiten von Kindern, bei kindlichen Interaktions- und Kommunikationsproblemen, bei Fragen zu konkreten Krankheitsbildern oder Behinderungsformen sowie bei Fragen im Zusammenhang mit der Durchführung von Integrationsmaßnahmen beraten lassen und Unterstützung holen. Darüber hinaus können auch Tagespflegepersonen das Angebot nutzen.

In der Regel stehen den Ratsuchenden bis zu fünf Beratungstermine zur Verfügung, bei jeweils 60 bis 90 Minuten Gesprächsdauer. Diese Termine können bei Bedarf auch als Verhaltensbeobachtung des Kindes und anschließendes Gespräch mit der zuständigen Erzieherin in der jeweiligen Kindertagesstätte durchgeführt werden. Eltern bringen ihre Kinder unter drei Jahren häufig mit in die Beratung.

In den beiden Kommunen Gladenbach und Dautphetal wurde für das Beratungsangebot je eine feste Anlaufstelle in einer der Kindertagesstätten eingerichtet, die für die Ratsuchenden einfach und unkompliziert zu erreichen sind. Beide Kindertagesstätten sind ebenfalls in Trägerschaft des Kinderzentrums Weißer Stein Marburg-Wehrda e.V. In beiden Anlaufstellen gibt es an festen Vormittagsterminen eine offene Sprechstunde, für die übrigen Zeiten gelten Terminvereinbarungen.

Für Eltern, Erzieherinnen und Erzieher, Tagesmütter und weitere Interessierte finden regelmäßig themenbezogene Elterninformationsabende statt. Inhalte und Termine dieser Abende werden in der örtlichen Presse und über Flyer veröffentlicht. Die Teilnehmenden können sich über das jeweilige Thema informieren und darüber hinaus in einem neutralen, unverbindlichen Rahmen die Mitarbeiterin des Beratungsangebots kennenlernen. Im Anschluss an Informationsveranstaltungen kommt es in der Regel zu einer vermehrten Anfrage nach Beratungsgesprächen.

▲ Guter Praxisbereich „Niedrigwellige Arbeitsweise"

Ein reguläres Beratungsangebot wäre in der Regel eher bei den Erziehungsberatungsstellen zu finden und würde die Zielgruppe nicht so umfassend erreichen, insbesondere nicht bei Eltern von Kindern vor Kindergarteneintritt. Mit Projekten wie einer Elternschule oder Elternkursen ist es in ländlichen Regionen wie der Modellregion problematisch, den Zugang zu sozial benachteiligten Familien zu finden. Neben der Frage der Motivation sind Hindernisse wie zum Beispiel eine unzureichende Verkehrsanbindung durch öffentliche Verkehrsmittel, die fehlende Versorgung der Kinder während der elterlichen Abwesenheit und fehlende finanzielle Ressourcen für eine Anfahrt Gründe dafür, dass klassische Beratungsangebote selten in Anspruch genommen werden. Angebote für Eltern müssen daher kostenneutral, wohnortnah und im sozialen Nahraum akzeptiert sein.

Das Konzept wurde durch die Interdisziplinäre Frühförder- und Beratungsstelle Marburg-Biedenkopf, in Trägerschaft des Kinderzentrums Weißer Stein Marburg-Wehrda e. V., im Auftrag des Landkreises entwickelt. Dabei prägten die langjährigen Erfahrungen der Mitarbeiterinnen und Mitarbeiter der Heilpädagogischen Kindertagesstättenfachberatung mit den Bedingungen vor Ort ganz wesentlich diesen Prozess. Im Rahmen der Konzeptentwicklung wurde schnell deutlich, dass mit dem Projekt die Eltern vor Ort, im sozialen Nahraum, angesprochen werden müssen. Es lag nahe, das Angebot räumlich in den Kindertagesstätten zu verorten, da diese auch bei der Zielgruppe sozial Benachteiligter weitestgehend gesellschaftlich akzeptiert sind und in Anspruch genommen werden.

In der Regel erfolgt die Kontaktaufnahme zu den Eltern der Zielgruppe sowie zu den Erzieherinnen und Erziehern über die jeweilige Kindertagesstätte. Hier wird mittels Flyern und Plakaten auf das Angebot an sich, die unterschiedlichen Gruppenangebote sowie auf Informationsveranstaltungen hingewiesen. Da viele betroffene Eltern über ihre Kinder Kontakt zur Kindertagesstätte haben, liegt eine gute Erreichbarkeit vor. Im Projektverlauf entwickelte sich eine zunehmende Bekanntheit des Beratungsangebots über eine funktionierende Mund-zu-Mund-Propaganda. Ein Teil der Zielgruppe wird auch über Veröffentlichungen in der örtlichen Presse, in regionalen Gemeindeblättern sowie über Hinweise von Kinderärztinnen und -ärzten, Therapeutinnen und Therapeuten, Hebammen, den sozialen Einrichtungen in der Region und Mitarbeiterinnen und Mitarbeitern der sozialpädagogischen Familienhilfe erreicht. Die Gruppenangebote werden von Eltern gern als Einstieg genutzt, um sich mit dem Angebot vertraut zu machen und anschließend auch einen Beratungskontext zu tiefer gehenden Fragestellungen zu suchen. Der gleiche Effekt lässt sich nach der Durchführung von Informationsabenden beobachten.

Eine Kindertagesstätte ist für Eltern der Zielgruppe in der Regel ein vertrauter Ort. Auf Wunsch der Eltern werden aber auch Hausbesuche durchgeführt. Vor allem beim Erstkontakt erweist es sich für viele Eltern als wichtig, dass die Inanspruchnahme der Beratung mit dem Besuch der Kindertagesstätte verknüpft ist. Hierdurch entfällt die wesentliche Hemmschwelle, eine externe Beratungsstelle aufsuchen zu müssen. Allerdings wird die offene Sprechstunde kaum in Anspruch genommen. Telefonische Terminabsprachen werden in den meisten Fällen vorher vorgenommen. Die Mitarbeiterin des Projekts steht regelmäßig und täglich telefonisch zur Verfügung. Termine für Beratungsgespräche werden individuell, zeitnah und nach Bedarf der Eltern abgesprochen. Es entstehen keine Wartezeiten. Die Beratung ist kostenfrei. Die Räumlichkeiten sind dafür eingerichtet, dass Eltern ihre Kinder zum Beratungstermin mitbringen können, das heißt, es muss keine gesonderte Betreuung für die Kinder gesucht werden. Hausbesuche sind bei Bedarf und auf Wunsch der Eltern ebenso möglich. Auch kann die Beratung anonym durchgeführt werden.

Für die regelmäßig zu festen Zeiten ebenfalls in den Kindertagesstätten stattfindenden altersspezifischen Gruppenangebote wird eine geringfügige Teilnahmegebühr erhoben, von der die Teilnehmenden in Einzelfällen auch unbürokratisch befreit werden können. Die Finanzierung erfolgt durch den auftraggebenden Landkreis und das Kinderzentrum Weißer Stein als Träger der Maßnahme. Neben der Terminabsprache werden keinerlei Anmeldeformalitäten gefordert. Auch die Anmeldung für die Gruppenangebote kann mündlich erfolgen.

Beispiele guter Praxis

▲ Guter Praxisbereich „Empowerment"

Das Beratungsangebot arbeitet in seiner gesamten Angebotsstruktur mit einer systemisch orientierten, wertschätzenden und ressourcenorientierten Grundhaltung gegenüber der Zielgruppe. Eltern sind selbst die Experten für ihre persönliche Befähigung und die Förderung des Wohlergehens ihrer Kinder. Ihnen werden keine Entscheidungen abgenommen, sondern man ermöglicht ihnen in den unterschiedlichen Angeboten eine Erweiterung ihres Erfahrungshorizonts und dessen Reflexion sowie durch Kontexterweiterung eine Veränderung der Sichtweise auf die Probleme in ihren Familien.

Neben Interventionen auf der Ebene der individuellen Verhaltensänderung lassen sich inzwischen auch erste Anzeichen einer Wirkung auf der Gemeinschaftsebene feststellen. Insbesondere Eltern mit sehr kleinen Kindern zeigen ein großes Interesse, die neu geknüpften Kontakte aus den Gruppenangeboten des Modellprojekts weiter auszubauen sowie Themen und Inhalte auch aus den Informationsveranstaltungen des Beratungsangebots in eigener Runde aufzugreifen. Dies ist vonseiten der Beratung für Eltern und Kinderbetreuungseinrichtungen angestrebt und wird von ihr unterstützt.

Eltern und Kinder treffen sich nach Kursabschluss mittlerweile in ersten selbst initiierten Gruppen und festigen damit ihr soziales Netz. Auf diesem Weg werden pädagogische und gesundheitsfördernde Inhalte, Ideen und Anregungen in private Eltern-Kind-Kreise transferiert, dort miteinander diskutiert und weitergegeben. Die Eltern gestalten ihre Angebote eigenständig und unterstützen sich dabei gegenseitig. Bei Bedarf ist hier immer wieder schnell der Kontakt zur Beratung für Eltern und Kinderbetreuungseinrichtungen hergestellt, wenn es beispielsweise um inhaltliche Fragen, Spielideen oder andere Formen organisatorischer Unterstützung geht. Darüber hinaus finden durch die selbst organisierten Eltern-Kind-Kreise auch neue Ratsuchende den Zugang zum Beratungsangebot.

Die Erzieherinnen in den Kindertagesstätten der Modellregion berichten, dass durch die Kooperation mit dem Modellprojekt die Auseinandersetzung mit pädagogischen Themen und Inhalten zwischen Eltern und Kindertagesstätte wieder lebhafter geworden ist. Beide Seiten erhalten hier einen ressourcenorientierten Beistand, entsprechend den jeweiligen Anforderungen.

▲ Guter Praxisbereich „Innovation und Nachhaltigkeit"

Das Projekt stellt einen innovativen Ansatz dar, mit der Problematik einer kontinuierlich hohen, zum Teil auch steigenden Anzahl von Integrationsmaßnahmen für Kinder mit Entwicklungsdefiziten und Verhaltensauffälligkeiten in den Kindertagesstätten präventiv umzugehen. Innovativ ist sicherlich für die betreffende Region die vorrangige Ansprache von Eltern mit Kindern im Alter von null bis drei Jahren im Hinblick auf die Verhinderung von Entwicklungsdefiziten. Ein besonderes Kriterium ist auch die Verortung des Angebots in den Kindertagesstätten. Das Angebot wurde flexibel konzipiert und immer wieder bedarfsorientiert ausgestaltet. Innovativ ist sicher auch die Kooperation von zwei benachbarten Kommunen, um ein gemeinsames Präventionsangebot möglich zu machen.

Die Entwicklung der Inspruchnahme lässt darauf schließen, dass sich das innovative Konzept bewährt hat. Es stellt insbesondere für ländliche, strukturschwache Regionen einen guten präventiven Ansatz zur Verminderung von Entwicklungsdefiziten bei Kindern und zur Stärkung von elterlichen Kompetenzen dar. Während im beschriebenen Projekt insbesondere pädagogische Fragestellungen in den Fokus gerückt werden, könnte dies sicherlich auch im Zusammenhang mit medizinisch-gesundheitlichen Fragestellungen umgesetzt werden – im Sinne der „Dorfschwester" oder der Mütterberatung früherer Jahre. Wichtig ist für das Gelingen, dass es eine verbindliche, feste Ansprechsituation vor Ort gibt, die in der Regel von einer Person wahrgenommen wird. Unabdingbar ist bei einem solchen Konzept eine wertschätzende, systemisch orientierte Grundhaltung gegenüber den Ratsuchenden – andernfalls wird das Angebot nicht als hilfreich empfunden und nicht in Anspruch genommen.

Aufgrund der guten Erfahrungen wurde 2008 eine Fortführung und eine Ausweitung des Modellprojekts auf weitere Kommunen im Landkreis Marburg-Biedenkopf beschlossen. Derzeit werden die finanziellen Rahmenbedingungen verhandelt.

Literatur

Cierpka, M. (1999): Kinder mit aggressivem Verhalten. Ein Praxismanual für Schulen, Kindergärten und Beratungsstellen. Hogrefe Verlag, Göttingen.

Döpfner, M. (1999): Wackelpeter und Trotzkopf. Hilfen bei hyperkinetischem und oppositionellem Verhalten. Beltz Verlag, Weinheim.

Herbert, M. (1999): Gefährdete Kinder. Spezielle Hilfe und wer sie braucht. Band 5. Verlag Hans Huber, Bern, Göttingen, Toronto, Seattle.

Körner, W., Hörmann, G. (2000): Handbuch der Erziehungsberatung. Band 2. Hogrefe Verlag, Göttingen.

Landkreis Marburg-Biedenkopf (Hrsg.) (2005): Leitfaden Integration. Marburg.

Landkreis Marburg-Biedenkopf (2007): Büro für Integration. Marburg.

Landkreis Marburg-Biedenkopf (2008): Abschlussbericht und Handlungsempfehlungen des Projekts „Demografischer Wandel" im Landkreis Marburg-Biedenkopf. Marburg.

Ministerium für Arbeit, Soziales, Familie und Gesundheit des Landes Rheinland-Pfalz (Hrsg.) (2006): Auf den Anfang kommt es an. Ein Kurs für junge Eltern. Ulm.

Papousek, M., Schieche, M., Wurmser, H. (Hrsg.) (2004): Regulationsstörungen der frühen Kindheit. Frühe Risiken und Hilfen im Entwicklungskontext der Eltern-Kind-Beziehungen. Verlag Hans Huber, Bern, Göttingen, Toronto, Seattle.

PEKiP – Das Prager-Eltern-Kind-Programm (o. J.). [http://www.pekip.de].

Plück, J., Wieczorrek, E., Metternich, R. W., Döpfner, M. (2006): Präventionsprogramm für Expansives Problemverhalten (PEP). Juventa Verlag, Weinheim.

Suchodoletz, W. v. (Hrsg.) (2004): Welche Chancen haben Kinder mit Entwicklungsstörungen? Hogrefe Verlag, Göttingen.

Suchodoletz, W. v. (Hrsg.) (2005): Früherkennung von Entwicklungsstörungen: Frühdiagnostik bei motorischen, kognitiven, sensorischen, emotionalen und sozialen Entwicklungsauffälligkeiten. Hogrefe Verlag, Göttingen.

Suchodoletz, W. v. (Hrsg.) (2006): Prävention von Entwicklungsstörungen. Hogrefe Verlag, Göttingen.

Trapmann, H., Rotthaus, W. (2004): Auffälliges Verhalten im Kindesalter. Handbuch für Eltern und Erzieher. Verlag modernes lernen, Dortmund.

Wünsche, M., Reinecker, H. (2005): Selbstmanagement in der Erziehung. Ein Training mit Eltern. Hogrefe Verlag, Göttingen.

Ziegenhain, U., Fries, M. et al. (2006): Entwicklungspsychologische Beratung für junge Eltern. Grundlagen und Handlungskonzepte für die Jugendhilfe. Juventa Verlag, Weinheim.

Kontakt

Dr. Sicco Henk van der Mei
Kinderzentrum Weißer Stein Marburg-Wehrda e. V.
Am Mühlgraben 2
35037 Marburg
Telefon: 06421-92520
Telefax: 06421-925240
E-Mail: s.h.v.d.mei@kize-weisser-stein.de
Website: http://www.kize-weisser-stein.de

Ausgewählt durch: *Landesvereinigung für Gesundheitsförderung Mecklenburg-Vorpommern e. V.*
Regionaler Knoten Mecklenburg-Vorpommern
Autorin: Roswitha Bley

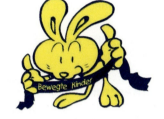

„Bewegte Kinder"

Themen- und Handlungsfelder
Kita – Ernährung/Bewegung/Stressbewältigung – Sozialraum/Quartier/Stadtteil

Gute Praxisbereiche
Niedrigschwellige Arbeitsweise – Qualitätsmanagement/Qualitätsentwicklung – Multiplikatorenkonzept

Veröffentlichungsjahr: 2008

Abstract

Die „Sportjugend MV" führt seit dem Jahr 2000 das Projekt „Bewegte Kinder" in den Kitas des Landes durch. Ziel des Projekts ist es, mit zusätzlichen Sportstunden Freude an der Bewegung zu wecken, Sport niedrigschwellig in den Alltag von Kindergartenkindern zu integrieren und sie langfristig als Mitglieder in die Sportvereine aufzunehmen. Dazu werden Kooperationen zwischen regionalen Sportvereinen und Kitas anhand festgelegter Bewirtschaftungsgrundsätze gebildet. Erzieherinnen und Erzieher werden im Rahmen des Projekts zu Übungsleiterinnen und -leitern qualifiziert.

2000 wurde mit sieben Kooperationen begonnen. Durch den kontinuierlichen Ausbau des Projekts gab es 2007 121 Kooperationen mit 3745 Kindergartenkindern, die mit Sportangeboten erreicht wurden. Im Landkreis Uecker-Randow beteiligt sich der Turnverein „Friedrich Ludwig Jahn" am Projekt, der hier beispielhaft vorgestellt wird. Er unterhält Kooperationsvereinbarungen mit fünf Kitas der umliegenden Kleinstädte undDörfer. 50 bis 70 Prozent der Plätze werden in diesen Einrichtungen vom Jugendamt finanziert (die Kinder stammen aus finanziell benachteiligten Familien). Da die Angebote in den Betreuungszeiten der Kinder stattfinden und 97 Prozent der Kinder eine Tagesstätte besuchen, werden auch die sozial benachteiligten Kinder erreicht. Der Turnverein hat ein breites regionales Netzwerk zur Unterstützung der

Kooperationen errichtet. Dazu zählen beispielsweise die Organisation zur Arbeitsförderung und Strukturentwicklung, die ARGE, die Volkssolidarität, der Verein für Handwerk und Gewerbe e.V. und der Tierpark Ueckermünde.

Hintergrund

Gesundheitliche Defizite, die durch Übergewicht und Adipositas begünstigt werden, sind umfangreich wissenschaftlich belegt worden. Es wurde auch nachgewiesen, dass bei Kindern aus niedrigen sozialen Schichten Probleme häufiger diagnostiziert werden als in der Mittel- und Oberschicht.

2004/2005 waren in Mecklenburg-Vorpommern zum Zeitpunkt der Einschulung 13,1 Prozent der Kinder übergewichtig und 5,8 Prozent adipös. Ein Vergleich mit Bundesländern, die Übergewicht und Adipositas ebenfalls dokumentieren, zeigt in Mecklenburg-Vorpommern vor allem bei Jungen einen hohen adipösen Anteil (8,3 Prozent Jungen, 5,3 Prozent Mädchen). Der Durchschnittswert von sechs Vergleichsländern beträgt insgesamt 4,6 Prozent (Gesundheitsministerium Mecklenburg-Vorpommern 2006).

Die Tendenz zu Übergewicht und Adipositas ist auch in den strukturschwachen Regionen von Mecklenburg-Vorpommern zu beobachten. Zum Beispiel leiden im Landkreis Uecker-Randow 22 Prozent der Einschüler unter Übergewicht oder Adipositas (Schuleingangsuntersuchung 2007/08). Der bundesweite Durchschnittswert beträgt 9,1 Prozent (Robert Koch-Institut 2006). Die Wirtschaftskraft in dieser Region sank 2005 das sechste Jahr in Folge. Ein Viertel der Menschen im berufsfähigen Alter ist arbeitslos. Außerdem ist hier der höchste Bevölkerungsrückgang in Mecklenburg-Vorpommern zu verzeichnen. Von 1990 bis 2007 ist die Anzahl von 96 571 auf 72 815 gesunken (–23 000 Personen).

Die Förderung der Kindergesundheit ist in strukturell schwachen Regionen besonders wichtig, da der Anteil an sozial benachteiligten Kindern hier besonders hoch ist. Das Projekt ist so konzipiert, dass alle Kinder der Einrichtungen mit den Angeboten erreicht werden, da die Angebote in der Betreuungszeit durchgeführt werden und für die Familien keine Kosten für die Sportstunden entstehen.

Ziel des Projekts ist es, möglichst viele Kinder in die Sportangebote einzubinden und neben der Verbesserung der motorischen Fähigkeiten vor allem auch die Persönlichkeitsentwicklung der Kinder zu fördern. Die „Sportjugend MV" unterstützt die Arbeit der regionalen Sportvereine, indem sie die Bildung von Kooperationen mit den Kindertagesstätten in die Wege leitet und Kontakte herstellt. Die Bedingungen für den Eintritt in die Sportvereine werden niedrigschwellig und kostengünstig gestaltet.

Vorgehen

Das Projekt „Bewegte Kinder" wurde von der „Sportjugend MV" initiiert, um die Kindergesundheit durch zusätzliche Sportstunden zu erhalten, zu verbessern und den Eintritt niedrigschwellig zu ermöglichen. Dazu werden Kooperationen zwischen den Sportvereinen und Kindertagesstätten gebildet; der Kindergartensport wird um zusätzliche Sport- und Bewegungsstunden erweitert. In Mecklenburg-Vorpommern besuchen 97 Prozent der drei- bis sechsjährigen Kinder eine Kindertageseinrichtung, daher ist eine hohe Erreichbarkeit aller Kinder mit den zusätzlichen Angeboten durch die regionalen Vereine gegeben.

Die Kooperationen zwischen den Sportvereinen und den Kindertagesstätten entstehen anhand festgelegter Bewirtschaftungsgrundsätze, die die Sportjugend Mecklenburg-Vorpommern erarbeitet hat.

Bewirtschaftungsgrundsätze (Auszug)
1. Zuwendungszweck, Gegenstand der Förderung
Die inhaltliche Umsetzung erfolgt über die Kreis- und Stadtsportjugend MV in Zusammenarbeit mit den Sportvereinen, Kindertagesstätten und allgemeinen Kindersportgruppen des Landes Mecklenburg-Vorpommern.
Die inhaltliche Gestaltung orientiert sich an folgenden Aufgaben:
- Aufbau einer Zusammenarbeit zwischen Sportverein, einer oder mehrerer Kindertagesstätte/n oder allgemeiner Kindersportgruppen des Vorschulbereichs unter Erarbeitung einer Zielstellung beider Partner. Die inhaltlichen Ziele, Aufgaben und der finanzielle Rahmen werden festgelegt,
- Durchführung wöchentlicher Bewegungsangebote durch den Sportverein mit mindestens einer Kindergruppe des Altersbereiches bis sechs Jahre,
- Schaffung der Voraussetzungen für die Übernahme und Weiterbetreuung von interessierten Kindern im Sportverein,
- Teilnahme der beteiligten Übungsleiterinnen und -leiter sowie Erzieherinnen und Erzieher am Fortbildungsprogramm des Landessportbundes und der „Sportjugend MV".

2. Zuwendungsempfänger

Zuwendungsempfänger sind Sportvereine, die Mitglied des Landessportbundes Mecklenburg-Vorpommern sind und über eine Jugendordnung verfügen.

3. Zuwendungsvoraussetzungen

Die Projekte dürfen ausschließlich mit Kindern des Altersbereiches bis sechs Jahre im Bundesland Mecklenburg-Vorpommern durchgeführt werden. Förderfähig sind regelmäßige wöchentliche Maßnahmen über den Zeitraum von einer Zeitstunde, an denen mindestens eine Kindergruppe mit mindestens zehn Kindern teilnimmt. Ausnahmen sind insbesondere bei integrativen oder behinderten Gruppen möglich. Das Bewegungsangebot wird von einer entsprechend qualifizierten Person (Trainerin/Trainer, Übungsleiterin/-leiter) mit einer gültigen Lizenz des Deutschen Sportbundes geleitet.

Einen besonderen Schwerpunkt bildet die Qualifizierung und Fortbildung aller am Projekt beteiligten Personen, also der Übungsleiterinnen und Übungsleiter und des pädagogischen Fachpersonals. Dazu wurde ein projektinternes Fortbildungsprogramm entwickelt, das jährlich aktualisiert wird. In den Fortbildungen werden die Teilnehmenden für eine Freude vermittelnde Gestaltung der Übungsstunden nach sportwissenschaftlichen Erkenntnissen geschult. Die planmäßige Ausbildung von Kursleiterinnen und Kursleitern vermittelt ein zeitgemäßes Verständnis von Bewegungserziehung. Die an den Fortbildungen Teilnehmenden erhalten die Möglichkeit, Prüfungen abzulegen, um Übungsleiterlizenzen zu erwerben, was auch immer wieder gewünscht wird. Alle zwei Jahre findet eine Fachtagung zu einem aktuellen Thema statt.

Im Ueckermünder Turnverein hat Vorschulturnen eine 40-jährige Tradition. Für drei- bis sechsjährige Kinder besteht das Angebot, samstags in der städtischen Sporthalle unter Anleitung zu turnen. Die Zusammenarbeit mit den Kindergärten wurde über die Jahre kontinuierlich ausgebaut. Kooperationsvereinbarungen bestehen mit den Ueckermünder Kindergärten „Mitte" und „Haffring", mit dem Kindergarten „Sanddüne" in Altwarp, „Wirbelwind" in Lübs und dem Kindergarten in Eggesin. Der Anteil an sozial benachteiligten Kindern ist in allen Einrichtungen sehr hoch. 50 und 70 Prozent der Kindergartenplätze werden zu 100 Prozent aus öffentlichen Mitteln finanziert (zum Beispiel im Kindergarten „Wirbelwind" in Lübs 55 Prozent, im Kindergarten „Sanddüne" in Altwarp 67 Prozent [Stand: August 2008]). Einmal wöchentlich werden alle Kinder einer Kindergartengruppe (in der Regel 18 Kinder) von den Mitarbeitern und Mitarbeiterinnen des Sportvereins während der

Betreuungszeiten aus den Kitas abgeholt, zur örtlichen Turnhalle begleitet und wieder zurückgebracht. Das Turnen wird von qualifizierten Übungsleitern durchgeführt. Um die Kosten zu decken wurden neben der „Sportjugend MV" noch weitere Partner zur Unterstützung gewonnen (siehe Abschnitt „Abstract"). Von der Organisation zur Arbeitsförderung und Strukturentwicklung werden in Zusammenarbeit mit der ARGE Ein-Euro-Jobber an den Sportverein vermittelt und dort als Übungsleiter bzw. -leiterinnen oder Betreuer bzw. Betreuerinnen qualifiziert.

▲ Guter Praxisbereich „Niedrigschwellige Arbeitsweise"

Der Ueckermünder Turnverein fördert 150 Vorschulturner. Die Übungsleiterinnen und -leiter des Sportvereins holen die Kinder von der Kita zum Sport ab und bringen sie in die Einrichtung zurück. Gemeinsam gehen bzw. fahren sie in die städtische Turnhalle, die von der Gemeinde kostenlos zur Verfügung gestellt wird. Die Sportstunden werden durch „Bewegte Kinder" und den oben genannten Kooperationspartnern finanziert (siehe Abschnitt „Abstract"); den Familien und Einrichtungen entstehen keine Kosten.

Eine enge Zusammenarbeit mit den Kitas wird durch den direkten Kontakt der Übungsleiter und -leiterinnen des Sportvereins zu den Einrichtungen erreicht. Informationen über Angebote und Veranstaltungen erhalten die Eltern und Erzieherinnen bzw. Erzieher aus erster Hand. Durch den unmittelbaren Informationsfluss und die persönlichen Ansprachen lassen sich die Familien unbürokratisch zur Teilnahme an laufenden Aktivitäten motivieren. Die Eltern werden über alle sportlich-kulturellen Höhepunkte informiert und nehmen auch gern daran teil, zum Beispiel an laufenden Meisterschaften und verschiedenen Stadtfesten (Hafenfest, Haffsail, Hafftage). Hier führen die Kinder Tänze und Übungen vor Publikum auf. Auch das Faschingsfest, Nikolausfest und die Veranstaltung „Kinder turnen vor den Eltern" werden zahlreich besucht. Die Veranstaltungen sind größtenteils kostenfrei.

Die Kooperationen ermöglichen durch die aufsuchende Tätigkeit der Vereine eine niedrigschwellige Erreichbarkeit der Kinder und Familien. Die Fortbildungen der Erzieherinnen und Erzieher bereichern den Kindergartensport mit neuen Ideen und fördern die Integration des Sports in den Alltag. Den Erfolg dieses Konzepts machen die Zugangszahlen der Kinder zu den Sportvereinen deutlich (siehe Tabelle auf Seite 78).

Die zusätzlichen Angebote fördern die Kondition, das Koordinationsvermögen und die allgemeine Gesundheit der Kinder. Vor allem Kinder aus sozial benachteiligten Familien brauchen Erfolgserlebnisse, die sie in ihrer Lebenskompetenz stärken. Sportliche Erfolge fördern das Selbstbewusstsein der Kinder. Den Eltern wird die Teilhabe an den Erfolgen der Kinder durch die Aufführungen und gemeinsamen Sportfeste gewährleistet.

▲ Guter Praxisbereich „Qualitätsmanagement/Qualitätsentwicklung"

Die Anzahl der Sportangebote und die Teilnehmerzahl wird regelmäßig von den beteiligten Sportvereinen dokumentiert und der zentralen Koordination des Projekts „Bewegte Kinder" übermittelt. Diese wertet aus, wie die Angebote durchgeführt werden. Die Ergebnisse fließen in die Konzeptionen und Weiterbildungsangebote ein. Die fortlaufenden Qualifizierungsangebote dienen der Weiterentwicklung der Prozess- und Strukturqualität.

Projekt „Bewegte Kinder" (Jahreszahl)	1998	2000	2001	2002	2003	2004	2005	2006	2007
Teilnehmende Kinder	0	237	347	558	887	1626	2419	2786	3745
Kinder 0–6 Jahre im Sportverein	2681	2857	3218	3863	5476	7309	8928	10564	noch keine Zahl

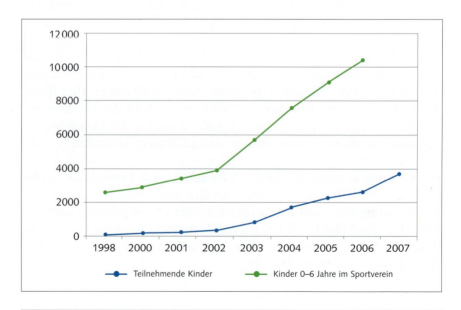

Zu Beginn des Projekts „Bewegte Kinder" im Jahr 2000 wurden mit sieben Kooperationen 237 Kinder mit den Sportangeboten erreicht. Es ist dem Projekt gelungen, diese Kooperationen kontinuierlich zu erweitern. Im Jahr 2007 gab es in Mecklenburg-Vorpommern 121 Kooperationen mit 3745 Kindern, 2008 ist die Zahl der Kooperationen auf 189 angestiegen. Während der Durchführung von „Bewegte Kinder" ließ sich ein erheblicher Zulauf in den Vereinen verzeichnen. Während im Jahr 1998 nur 2681 Kinder im Vorschulalter Mitglied in einem Sportverein waren, lag die Zahl im Jahr 2006 bei 10 564.

▲ Guter Praxisbereich „Multiplikatorenkonzept"

In den Qualifizierungen der Übungsleiterinnen und Übungsleiter sowie in den Fortbildungen für Erzieherinnen, Erzieher und Eltern werden die neuesten sportwissenschaftlichen Erkenntnisse vermittelt.

In vielen Einrichtungen ist der Anteil an sozial benachteiligten Kindern sehr hoch, ein besonderes pädagogisches Geschick ist daher notwendig. Bei der Qualifizierung werden folgende Schwerpunkte vermittelt:
- Grundlagen der elementaren Bewegungsformen,
- physische, psychomotorische, emotionale und soziale Entwicklungsprozesse bei Kindern,
- soziale Kompetenzen im Umgang mit (unterschiedlichen) Kindern,
- Gruppen mit unterschiedlichen Kindern leiten; soziale Kompetenzen, Umgang mit Konflikten,
- Planung, Durchführung und Auswertung von Bewegungsstunden,
- pädagogische, didaktisch-methodische und organisatorische Kenntnisse und Fähigkeiten für die Arbeit mit bewegungsauffälligen Kindern,
- Umsetzung neuer Ideen in die Praxis,
- Beobachtung und Beobachtungsverfahren, Bewegungsbeobachtung,
- Rolle, Verantwortung und Selbstverständnis der Übungsleiterin bzw. des Übungsleiters,
- Elternarbeit.

Die Teilnehmenden erhalten Anregungen zur Erweiterung der Sportangebote in den Einrichtungen. Ziel des projektinternen Fortbildungsprogramms ist es, das pädagogische Fachpersonal zu befähigen, in ihrer Einrichtung qualitativ hochwertige Sportstunden anzubieten. Dazu zählt auch, den Sport stärker in den Kindergartenalltag zu integrieren. Sport soll nicht nur durch zusätzliche

Turnstunden Einzug in den Kita-Alltag finden, sondern auch durch die Erweiterung der täglichen Bewegungseinheiten, die als fester Bestandteil im Tagesablauf verankert werden. Die Erziehenden erfahren, welchen Einfluss Bewegung und Sport auf das Wohlbefinden der Kinder haben. Bewegung durch Frühsport, Sportfeste, Entspannungsübungen oder zusätzliche Bewegungseinheiten im Innen- und Außenbereich der Einrichtung werden in den Ablauf integriert. Die enge Zusammenarbeit der Sportvereine mit dem pädagogischen Fachpersonal ermöglicht es, neue Ideen zu entwickeln und die Bewegungsbereiche in den Einrichtungen gemeinsam zu gestalten.

Die Lehrgänge werden in Blockveranstaltungen angeboten. So fand beispielsweise eine Multiplikatorenschulung der Sportjugend in Nordwestmecklenburg im September 2008 statt. In dieser Fortbildung wurden die Teilnehmenden zur Sinneswahrnehmung der Kindergartenkinder geschult. Themen der Veranstaltung waren:
- vestibuläre, kinästhetische, taktile, visuelle und optische Körperwahrnehmung, Orientierung im Raum,
- Darstellung von Bewegungsangeboten sowie Aufgaben zur Körperwahrnehmung und Körperbeherrschung.

Die Weiterbildungsgebühr beträgt 5 Euro für Mitglieder der Sportjugend und 10 Euro für Externe. Alle zwei Jahre wird eine landesweite Fachtagung durchgeführt. Im Jahr 2006 fand die Fachtagung unter dem Motto „Abenteuer Bewegung" statt. In 22 Arbeitsgruppen und Workshops konnten sich die Teilnehmenden der Tageseinrichtungen und Sportvereine über den Kindergartensport fachlich austauschen. Um Vernetzung, Erfahrungsaustausch und Weiterbildung geht es auch bei den jährlich stattfindenden landesweiten Sportfesten, die die Sportvereine gemeinsam mit den Kitas veranstalten. Außerdem sind die regionalen Sportvereine mit weiteren Partnern in der Region vernetzt und erhalten von dort vielfältige Unterstützung. In Ueckermünde geschieht dies beispielsweise durch die kostenlose Nutzung der städtischen Sporthallen.

Literatur

Robert Koch-Institut (2006): Studie zur Gesundheit von Kindern und Jugendlichen in Deutschland KiGGS. Robert Koch-Institut. Berlin.

15. Shell Jugendstudie (2006): „Jugend 2006 – Eine pragmatische Generation unter Druck". Fischer-Verlag, Frankfurt am Main.

Sozialministerium Mecklenburg-Vorpommern (2006): Gesundheitsberichterstattung des Landes Mecklenburg-Vorpommern, Umsetzung der Kindergesundheitsziele für Kinder und Jugendliche in Mecklenburg-Vorpommern. Schwerin.

Statistisches Landesamt Mecklenburg-Vorpommern (2007): Statistische Berichte 2007. [http://www.statistik-mv.de].

Zähle, G./Sportjugend Mecklenburg-Vorpommern (2006): Projektbericht „Bewegte Kinder" für die Kooperationspartner in Mecklenburg-Vorpommern. Schwerin.

Träger des Angebots
Ueckermünder Turnverein von 1861 e.V. Friedrich Ludwig Jahn

Kontakt
Grit Zähle (Sportjugend im Landessportbund Mecklenburg-Vorpommern)
Wittenburger Straße 116
19059 Schwerin
Telefon: 0385-76176-0
Telefax: 0385-76176-31
E-Mail: g.zaehle@lsb-mv.de
Website: http://www.sportjugend-mv.de

Ausgewählt durch: *Landesvereinigung für Gesundheitsförderung e. V. in Schleswig-Holstein*
Regionaler Knoten Schleswig-Holstein
Autorin: Bettina Steen

Leibeslust – Lebenslust

Themen- und Handlungsfelder
Kita – Ernährung/Bewegung/Stressbewältigung –
Schulkinder und Jugendliche/Setting Schule

Gute Praxisbereiche
Settingansatz – Multiplikatorenkonzept – Empowerment

Veröffentlichungsjahr: 2008

Abstract

Medienberichte der letzten Jahre, Erfahrungen aus der praktischen Ernährungsberatung sowie Rückmeldungen von Teilnehmenden aus Fortbildungsveranstaltungen zeigen, dass der Anteil essgestörter Kinder und Jugendlicher in den letzten Jahren zugenommen hat und weiter steigt. Insbesondere Kinder aus sozial benachteiligten Familien sind überdurchschnittlich oft übergewichtig (KiGGS 2007). Um diese Kinder mit präventiven Maßnahmen frühzeitig zu erreichen, ist es wichtig, die alltägliche Lebenswelt der Kinder mit einzubeziehen, zum Beispiel Kindertageseinrichtungen und Schulen, Pädagogen und Pädagoginnen sowie Eltern.

Das Projekt „Leibeslust – Lebenslust" verfolgt das Ziel, durch Fortbildung und Beratung der Multiplikatorinnen und Multiplikatoren in den Institutionen Orientierungshilfen und Maßnahmen für ein positives Essverhalten anzubieten, die Entscheidungsfähigkeit der Kinder in Bezug auf Ernährung zu fördern und alternative Handlungsmöglichkeiten mit problematischen Esssituationen im Kindergartenalltag aufzuzeigen. Die Ergebnisse der Modellphase des Projekts belegen, dass bei einer klaren Festlegung von Regeln das Essverhalten der Kinder deutlich verbessert wird. Gefährdete Kinder können gezielt in der Lebensmittelauswahl unterstützt und damit latente Essstörungen bereits im Vorfeld abgefangen werden. Die persönliche und fachliche Kompetenz der einzelnen Mitarbeiterinnen und Mitarbeiter wird gestärkt und fördert und erleichtert somit die Arbeit des gesamten Teams.

Hintergrund

Die Zahl der Kinder und Jugendlichen mit einem problematischen oder bereits gestörten Essverhalten hat in den letzten Jahren zugenommen und steigt weiter. Dies wird durch die aktuellen Ergebnisse des bundesweiten Kinder- und Jugendgesundheitssurveys (KiGGS) eindrucksvoll belegt. Die KiGGS-Studie zeigt darüber hinaus, dass das Ernährungswissen übergewichtiger Kinder mangelhaft ist. Neben dem zunehmenden Problem der sich häufig im Jugendalter manifestierenden Essstörungen in Form von Anorexia nervosa, Bulimia nervosa, Binge eating und latenter Esssucht steht auch die steigende Zahl der bereits im Grundschulalter adipösen Kinder immer mehr im Blickpunkt. In Schleswig-Holstein gelten derzeit 10 Prozent der Jungen und 11 Prozent der Mädchen zum Zeitpunkt der Einschulung als übergewichtig, 4,5 Prozent der einzuschulenden Jungen und 4,2 Prozent der Mädchen sind bereits adipös (Ministerium für Soziales, Gesundheit 2004). Übergewicht birgt Gesundheitsrisiken, die nicht nur für die Kinder und deren Familien eine enorme Belastung darstellen, sondern auch hohe Behandlungskosten und damit eine zunehmende Belastung der Volkswirtschaft mit sich bringen. Da der Anteil übergewichtiger Kinder in Familien mit niedrigem sozioökonomischem Status deutlich höher liegt als in Familien mit einem hohen Bildungsniveau, bietet neben dem Setting Kindertageseinrichtung das Setting Grundschule ideale Voraussetzungen für eine frühe Ansprache, besonders auch der problematischen Zielgruppen.

Das Projekt „Leibeslust – Lebenslust" wurde von der Landesvereinigung für Gesundheitsförderung in Kooperation mit der Deutschen Gesellschaft für Ernährung Schleswig-Holstein und einer freiberuflichen Ökotrophologin entwickelt; es wird seit 2003 mit großem Erfolg in 24 Kindertageseinrichtungen und auch aufgrund der konkreten Nachfrage in sechs Mutter-Kind-Kureinrichtungen durchgeführt. Es wird als ein Leitprojekt im Rahmen der Kampagne des schleswig-holsteinischen Sozialministeriums „Optikids – kinderleicht" aktuell in sieben Kitas in der sozial eher schwachen Modellregion Neumünster angeboten und zusätzlich evaluiert. Bisher wurden 1787 Kindergartenkinder sowie 207 pädagogische und hauswirtschaftliche Mitarbeiterinnen erreicht. Nach einer Anschubfinanzierung durch verschiedene Krankenkassen (Barmer, TK, IKK, Dräger & Hanse, Landwirtschaftliche KK, GEK) wird die Durchführung des Programms inzwischen insbesondere durch die Techniker Krankenkasse finanziert. 2007 wurde das Programm auf den Schulbereich zugeschnitten und wird zunächst in fünf Grundschulen und einer Gesamtschule erprobt.

Mit dem Programm werden alle Kinder erreicht, unabhängig von ihrem individuellen Sozial- und Gewichtsstatus. Zielsetzung des Projekts ist es, durch entsprechende Beratung und Fortbildung der Multiplikatorinnen und Multiplikatoren, zu denen auch die Eltern gehören, die Kinder in ihrem Essverhalten soweit zu unterstützen, dass keine Essverhaltensstörungen entstehen und eine Verschiebung des Gewichts der Kinder in einen problematischen Body-Mass-Index-Bereich (oberhalb der 90er Perzentile) verhindert wird. Neben dem primärpräventiven Ansatz hat das Projekt zugleich auch eine Frühwarnfunktion: Es werden in ihrem Essverhalten auffällige Kinder, die übergewichtig sind, gezielt wahrgenommen und an entsprechende Therapieangebote verwiesen.

Vorgehen

„Leibeslust – Lebenslust" beinhaltet sechs Module und wird in einem Zeitraum von sechs bis zwölf Monaten in Kindertagesstätten und Grundschulen durchgeführt. Im Mittelpunkt steht dabei die individuelle Beratung der einzelnen Tageseinrichtungen und Schulen und die Fortbildung der jeweiligen Teams mit dem Ziel einer individuell angepassten Organisationsentwicklung durch eine Ökotrophologin und eine geschulte Kraft aus dem Bereich der betrieblichen Gesundheitsförderung.

Methodischer Schwerpunkt des Programms ist das Angebots- und Entscheidungsmodell, das die Kinder darin unterstützt, selbstbestimmt und bewusst zu entscheiden, ob, was und wie viel der angebotenen Nahrungsmittel sie essen möchten. Im Rahmen des Projekts lernen die Kinder eine Vielfalt an frischen und gesunden Lebensmitteln kennen, aus der sie auswählen können. Darüber hinaus werden sie in ihrer Sinneswahrnehmung und ihrem Körperbewusstsein gestärkt und in ihrer Entscheidungsfähigkeit trainiert.

Um den Kindern diesen Lernprozess zu ermöglichen, sind die Gestaltung der Esssituationen, das Nahrungsangebot und die aufgestellten Regeln von Seiten der Erzieherinnen und Erzieher von zentraler Bedeutung. Das Grundprinzip des Modells der geteilten Verantwortung – die Erzieherinnen machen das Angebot und die Kinder treffen die Entscheidung – ermöglicht allen Beteiligten im Alltag der Kindertagesstätte ein wesentlich entspannteres und positiveres Esserlebnis als dies bei immer wiederkehrenden Auseinandersetzungen am Essstisch der Fall ist.

Modul 1: Einführungsfortbildung
Dies ist eine eintägige kita- bzw. schulinterne Fortbildungsveranstaltung für das gesamte Team bzw. Kollegium, bei der aus Gründen der Vernetzung und des Austausches untereinander sowie zur Kostensenkung möglichst zwei Kindertageseinrichtungen oder Schulen zusammengefasst werden. Zu den inhaltlichen Schwerpunkten dieser Fortbildung gehören:
- Sensibilisierung der Erwachsenen der Einrichtung für das eigene Essverhalten und ihre Vorbildfunktion,
- Informationen zur bedarfsgerechten Kinderernährung,
- Einflussfaktoren auf die Entwicklung des Essverhaltens und Auffälligkeiten sowie Ziele und Maßnahmenplanung,
- Vorbereitung der Gründung eines einrichtungsinternen Arbeitskreises.

Modul 2: Entwicklung und Aufbau einer geeigneten Kommunikationsstruktur, Koordination und Vernetzung
Hierzu findet eine individuelle Beratung und Begleitung der Kindertageseinrichtung oder Schule, verteilt auf ca. neun Folgemonate, statt. Wesentliche Bausteine dieses Moduls sind die Gründung eines Arbeitskreises/Qualitätszirkels, Erarbeitung gemeinsamer Ziele und deren Durchführungsmaßnahmen, Festlegung der Zuständigkeiten, Öffentlichkeitsarbeit, Koordinierung und Vernetzung aller beteiligten Gruppen, Besprechung von „Problemfällen" und Verweis an andere Einrichtungen, Erarbeitung individueller Materialien und die Dokumentation des Projekts.

Modul 3: Auswertungstagung
Im Rahmen einer gemeinsamen Auswertung werden die Ergebnisse der Projektdurchführung präsentiert und es findet ein Erfahrungsaustausch untereinander statt. Zentrale Fragestellungen sind hierbei: Welche Veränderungen wurden beim Essverhalten beobachtet? Was lief gut? Welche Schwierigkeiten sind aufgetaucht? Was könnte bei der Projektdurchführung verbessert werden? Hier können erneut zwei Kindertageseinrichtungen oder Schulen zusammengefasst werden. Es werden Perspektiven hinsichtlich einer eigenständigen Fortführung bzw. Weiterentwicklung des Projekts in der Schule oder Tageseinrichtung erarbeitet. Den teilnehmenden Institutionen werden nach dem Ende des Projektdurchlaufs weiterhin Unterstützungen in Form von einmal jährlich stattfindenden Nachtreffen angeboten.

Modul 4: Unterstützung bei der Elternarbeit
Die Wirkung des Projekts kann nachhaltig verbessert werden, wenn auch die Eltern, die die Esssituationen im häuslichen Umfeld häufig als extrem stress-

belastet schildern, bezüglich des Bausteins „Angebot und Entscheidung" geschult werden. Durch Elterninformation/-schulung sowie Eltern-Kind-Aktionen – zum Beispiel Eltern-Kind-Kochkurse, gemeinsame Büfetts etc. – werden die Eltern für die Thematik sensibilisiert und es wird ihnen ein guter Einblick in das Essverhalten ihrer Kinder außerhalb ihres Einflussbereichs ermöglicht. Zusätzlich erhalten Lehrkräfte, Erzieherinnen und Erzieher im Zuge solcher Angebote meist einen wesentlich entspannteren Zugang zu den Eltern.

Modul 5: Unterstützende Angebote aus den Bereichen Bewegung/ Entspannung
Hier findet eine Zusammenarbeit mit der Sportjugend Schleswig-Holstein und örtlichen Sportvereinen sowie der Unfallkasse Schleswig-Holstein statt. Es sollen Schnupperangebote in den Kitas und Schulen gemacht werden, um Anreize für die Teilnahme an regelmäßigen Vereinsangeboten zu schaffen.

Modul 6: Weitervermittlung
Familien mit bereits übergewichtigen Kindern bzw. in ihrem Essverhalten auffälligen Kindern werden über Beratungs- oder Kursangebote vor Ort (zum Beispiel individuelle Ernährungsberatung über die Deutsche Gesellschaft für Ernährung, Fördekids o. Ä.) informiert bzw. direkt dorthin vermittelt.

▲ Guter Praxisbereich „Settingansatz"

Für das Projekt „Leibeslust – Lebenslust" wurden als Settings Kindertageseinrichtung und Schule gewählt. Da der Anteil übergewichtiger Kinder in Familien mit einem niedrigen sozioökonomischen Status deutlich höher liegt als in Familien mit einem hohen Bildungsniveau, bieten Ansätze wie diese ideale Voraussetzungen, um besonders gefährdete Zielgruppen frühzeitig zu erreichen. Bei der Durchführung des Projekts in sozial benachteiligten Regionen, wie dies in Neumünster im Rahmen von „Optikids – kinderleicht" der Fall ist, werden überdurchschnittlich viele dieser Kinder erreicht, ohne dabei stigmatisiert zu werden.

Im Rahmen des Organisationsentwicklungsansatzes werden für die Implementierung von „Leibeslust – Lebenslust" einrichtungsinterne Arbeitskreise gebildet. Gemeinsam mit der Projektleitung entwickeln die Teams in Kita und Grundschule auf der Basis des Angebots- und Entscheidungsmodells von „Leibeslust – Lebenslust" ein maßgeschneidertes Esskonzept (Angebotsformen, Essregeln, Lebensmitttelauswahl etc.) für die Institution. Durch die Weiterbildung der beteiligten Fachkräfte und die verantwortliche Beteiligung einzelner Mitarbeiterinnen und Mitarbeiter an der Projektgestaltung wird eine nachhaltige Einbindung der Thematik und der Erwerb praktischer Handlungskompetenzen im Bereich Ernährung in den Lebenswelten der Kinder erreicht, die eine dauerhafte Arbeitsgrundlage zur Prävention von Essstörungen gewährleistet.

▲ Guter Praxisbereich „Multiplikatorenkonzept"

Unmittelbare Zielgruppen des Programms sind Multiplikatorinnen und Multiplikatoren der Kinder im Alter von drei bis zehn Jahren in Kindertagesstätten und Grundschulen, aber beispielsweise auch Mitarbeiterinnen in Mutter-Kind-Kurheimen. Diese werden im Rahmen des Projekts fortgebildet, um die Kinder in ihrer Entscheidungskompetenz beim Essen so weit zu unterstützen, dass ein gesundes, maßvolles Essverhalten gefördert und auf diese Weise einer Essstörung vorgebeugt wird. Es werden Prinzipien einer kindgerechten Ernährung nach den Empfehlungen der Deutschen Gesellschaft für Ernährung e. V. vermittelt, u. a. Basiswissen zu Essverhalten von Kindern und möglichen Ursachen für Fehlernährung sowie Indikatoren zur Erkennung von Essstörungen. Weitere Fortbildungsinhalte sind die Schulung von Körper- und Sinneswahrnehmungen; beispielsweise werden die Pädagoginnen und Pädagogen angeregt, ihre eigene Essbiografie und Vorbildfunktion zu reflektieren.

Die Eltern werden im Rahmen eines Elternabends und mithilfe eines Infoflyers über die Thematik und den Ansatz des Angebots- und Entscheidungsmodells informiert und bekommen praktische Hilfestellung im Umgang mit schwierigem Essverhalten ihrer Kinder.

Von Seiten der Projektverantwortlichen wird der Aufbau eines landesweiten Multiplikatorinnenteams angestrebt. Als Projektdurchführende, die nach der Methode von „Leibeslust – Lebenslust" geschult werden, kommen Ökotrophologinnen, Fachkräfte aus den Gesundheitsämtern und Fachfrauen für Ernährung infrage. Es hat sich bewährt, bei der Fortbildung der Pädagoginnen und Pädagogen und der Durchführung des Projekts jeweils zwei Einrichtungen zusammenzufassen, da diese sich untereinander zusätzlich austauschen und vernetzen können im Sinne einer nachhaltigen Implementierung der Thematik und Methodik in den Einrichtungen.

▲ Guter Praxisbereich „Empowerment"

Durch die Fortbildung werden die Pädagoginnen und Pädagogen befähigt, Auffälligkeiten und bereits behandlungsbedürftige Essstörungen zu erkennen und bei Bedarf an professionelle Hilfeeinrichtungen zu verweisen. Viele Erzieherinnen haben durch das Projekt neue Handlungskompetenzen erworben und das eigene Bewusstsein für Ernährungsfragen gestärkt.

Essensentscheidungen konnten nach Durchführung des Projekts gegenüber den Eltern besser pädagogisch begründet werden. Übergeordnete Zielsetzung des Empowermentansatzes ist es, die Kindergartenteams bzw. Lehrerkollegien der Grundschule nach der Projektphase zu befähigen, die weitere Umsetzung des Projekts in Eigenregie zu übernehmen und selbstständig das Essverhalten der Kinder zu beeinflussen. Hierfür dienen auch die jährlich stattfindenden Nachtreffen, bei denen zwischenzeitlich aufgetretene Unklarheiten oder Probleme thematisiert und bearbeitet werden.

Die Evaluation des Modellprojekts hat gezeigt, dass aufseiten der Kinder ein deutlicher Anstieg der Entscheidungsfähigkeit während der Durchführung erfolgt ist. Von der Phase des „alles haben wollen und sich nicht entscheiden können" gelang es den Kindern unter Anleitung der Erzieherinnen und Erzieher, Schritt für Schritt auszuwählen und Mengen einzuschätzen. Die Kinder lernten neue Lebensmittel kennen und entwickelten Neugierde, Unbekanntes zu erproben. Im Ergebnis aßen die Kinder besser, das Essen fand in einer ruhigeren Atmosphäre statt und die Tischsitten verbesserten sich. Durch das Projekt wird für die Kinder ein Lernprozess angeregt, Konsumentscheidungen hinsichtlich des Essens reflektiert, selbstbestimmt und qualitätsorientiert zu treffen. Dieser Lernprozess lässt einen nachhaltigen gesundheitsfördernden Effekt erwarten.

Literatur

Hoffmann-Steuernagel, S., Schulze-Lohmann, P. (2004): Leibeslust – Lebenslust. Ein Pilotprojekt zur Prävention von Essstörungen im Kindergarten. KiTa spezial (1), S. 45–47.

Kurth, B.-M., Robert Koch-Institut (2006): Symposium zur Studie zur Gesundheit von Kindern und Jugendlichen in Deutschland. Bundesgesundheitsblatt 10–2006 (KiGGS-Studie).

Ministerium für Soziales, Gesundheit, Familie, Jugend und Senioren des Landes Schleswig-Holstein (2004): Bericht über die Untersuchungen des Kinder- und Jugendärztlichen Dienstes in Schleswig-Holstein im Jahr 2004. Kiel.

Robert Koch-Institut (2007): KiGGS-Studie zur Gesundheit von Kindern und Jugendlichen in Deutschland. Berlin.

Kontakt
Sabine Hoffmann-Steuernagel
Landesvereinigung für Gesundheitsförderung e. V.
in Schleswig-Holstein
Flämische Straße 6–10
24103 Kiel
Telefon: 0431-94294
Telefax: 0431-94871
E-Mail: hoffmann-steuernagel@lvgfsh.de
Website: http://www.lv-gesundheit-sh.de

Ausgewählt durch: *Landesinstitut für Gesundheit und Arbeit NRW,
in Kooperation mit dem Zentrum für Öffentliche Gesundheit, Bielefeld
Regionaler Knoten Nordrhein-Westfalen*
Autorin: *Monique Faryn-Wewel (IPG)*

Mo.Ki – Monheim für Kinder

Themen- und Handlungsfelder
Kita – Sozialraum/Quartier/Stadtteil

Gute Praxisbereiche
Niedrigschwellige Arbeitsweise – Multiplikatorenkonzept –
Integriertes Handlungskonzept/Vernetzung

Veröffentlichungsjahr: 2008

Abstract

Das Projekt „Mo.Ki – Monheim für Kinder" leistet durch effektive Vernetzung gezielte Präventionsarbeit. Ziel ist es, ein kommunales Gesamtkonzept zu initiieren, um negative Auswirkungen von familiärer Armut auf die Lebenslage und die Entwicklungschancen von Kindern zu vermeiden. Eltern und Kinder im sozial benachteiligten Monheimer Stadtteil Berliner Viertel sollen Unterstützungs- und Beratungsangebote erhalten. Im Rahmen des kommunalen Gesamtkonzepts wird eine Präventionskette von der Geburt bis zur Berufsausbildung angestrebt. Familien werden über institutionelle Übergänge hinweg – und angepasst an erschwerte gesellschaftliche Bedingungen – begleitet. Das beinhaltet, Eltern in ihren Erziehungskompetenzen zu unterstützen und deren Kindern damit eine gleichberechtigte Teilhabe am gesellschaftlichen Leben zu gewährleisten.

Im Mittelpunkt stehen die Kindertageseinrichtungen des Berliner Viertels. Als öffentliches Angebot für Bildung, Erziehung und Betreuung ab dem frühen Kindesalter bieten sie die Möglichkeit, Kinder früh zu fördern und ihre Eltern zu unterstützen.

Mit der Einrichtung der Mo.Ki-Regiestelle direkt im Berliner Viertel wurde ein ganz neuer Ansatz sozialer Vor-Ort-Arbeit konzipiert, der einen engen Kontakt zu pädagogischen Einrichtungen und Fachkräften verschiedener

Arbeitsfelder ermöglicht. Mo.Ki besteht aus mehreren Teilbausteinen, die zum Großteil präventionsorientierte Aktionen für Kinder, Eltern, Kita-Fachkräfte und andere Personen im Sozialraum sind. Die präventiven und pädagogischen Angebote werden von der Regiestelle initiiert. Ansprechpartnerin ist die Jugendamtsmitarbeiterin Inge Nowak. Mo.Ki wurde mit dem Präventionspreis ausgezeichnet.

Hintergrund

In Deutschland wachsen immer mehr Kinder und Jugendliche mit sozialer, armutsbedingter Benachteiligung auf. Die Folgen für die betroffenen Kinder sind nach Erkenntnissen aus der AWO-ISS-Studie, die das Institut für Sozialarbeit und Sozialpädagogik (ISS) im Auftrag der Arbeiterwohlfahrt (AWO) durchgeführt hat, eklatant: Zum einen sind sie in ihrer Grundversorgung teilweise erheblich eingeschränkt. Dies äußert sich durch mangelhafte Ernährung, unzureichende Hygiene und schlechte Wohnverhältnisse. Zum anderen haben sie oftmals nur geringe Bildungschancen und -niveaus und weisen Defizite in ihrer kognitiven und kulturellen Entwicklung auf.

Im Jahr 2001 stieg in Monheim aufgrund zunehmender familiärer Belastungen sowie wachsender Überlastung und Überforderung der Eltern die Zahl der Heimunterbringungen drastisch an. Eine interne Untersuchung des Monheimer Jugendamtes zeigte, dass bei vielen betroffenen Kindern schon im Kindergarten Auffälligkeiten und Entwicklungsstörungen bemerkt werden. 80 Prozent der Fälle betreffen Kinder aus armen, sozial schwachen Familien. Aufgrund dieser Erkenntnisse entschied sich die Stadt Monheim, die Jugendhilfe neu zu organisieren. Die Prävention der gesundheitlichen Folgen von Armut sollte gezielt gefördert und Familien möglichst früh bei allen auftretenden Problemen unterstützt werden (Holz et al. 2005).

Das Berliner Viertel steht als Stadtteil mit besonderem Erneuerungsbedarf hierbei im Mittelpunkt des Projekts. Hier leben 34,6 Prozent der Monheimer Minderjährigen. Das sind 28 Prozent aller Monheimer Minderjährigen deutscher Herkunft und 76,3 Prozent der Minderjährigen nichtdeutscher Herkunft. 40 Prozent der Sozialhilfebezieherinnen und -bezieher Monheims sind jünger als 18 Jahre (Holz et al. 2005).

Vor diesem Hintergrund legte Ende 2000 der AWO Bezirksverband Niederrhein den neuen Aufgabenschwerpunkt „Kinderarmut" für Monheim und weitere Städte des Kreises Niederrhein fest. Das gemeinsame Leitziel lautet daher „Armutsprävention". Vor diesem Hintergrund entstand 2002 das Modellprojekt „Mo.Ki – Monheim für Kinder".

Vorgehen

Im Mittelpunkt des Projekts stehen die fünf Kindertagesstätten des Berliner Viertels. Sie bieten als erste öffentliche Bildungseinrichtung einen frühen und besonders niedrigschwelligen Zugang zu sozial benachteiligten Kindern und ihren Eltern (Altgeld 2003). So ist ein positiver Zugang zu sozial benachteiligten Familien möglich, ohne diese sozial zu stigmatisieren. Außerdem kann hier ein Settingansatz verfolgt werden, der alle Akteure und Akteurinnen gleichermaßen als Zielgruppe einschließt.

Zentraler Ort des Projekts ist die Regiestelle. Sie hat ihr Büro in der AWO-Kita Grünauer Straße im Berliner Viertel. Zu den Aufgaben gehören Moderation, Präsentation, Koordinierung, Initiierung, Motivation und Öffentlichkeitsarbeit. Neben der Initiierung eines kommunalen Gesamtkonzepts zur Armutsvermeidung strebt die Regiestelle zusammen mit dem Stadtteilmanagement im Berliner Viertel den Aufbau eines Kooperationsnetzwerks „Monheim für Kinder" an. Im Projektverlauf von Mo.Ki bildeten sich daher diesbezüglich zwei Säulen heraus: a) der Aufbau einer Präventionskette für Kinder und deren Familien und b) die systematische Entwicklung eines Trägernetzwerks (Holz et al. 2005, Schlevogt und Nowak 2007).

In Rahmen der Projektarbeit von Mo.Ki wird eine Vielzahl von Angeboten in Form von präventiven Bausteinen für Kinder, Eltern sowie für pädagogische Fachkräfte gemacht. Sie werden in den Kindertages- und Familieneinrichtungen, Beratungsdiensten, Schulen und in kommunalen Behörden umgesetzt. Hinter diesem Bausteinsystem verbirgt sich die Idee, dass Erfolge in der pädagogischen und präventiven Arbeit nur erzielt werden können, wenn alle Beteiligten miteinbezogen werden (Holz et al. 2005, Schlevogt und Nowak 2007). Folgende Bausteine wurden u. a. im Rahmen von Mo.Ki für die verschiedenen Zielgruppen entwickelt:

Präventive Bausteine für Kinder (Beispiele)
Baustein „Rucksack"
Das Programm „Rucksack" ist eine systemische Förderung von Kindern im Elementarbereich: Es berücksichtigt die Entwicklung der Kinder in Bezug

auf ihre Lebenswelt und ihre Familie und hat ebenso das Bildungssystem Kita im Blick. Mütter, Erzieherinnen und Erzieher werden Partner für die Sprachförderung der Kinder. Es zielt ab auf die Förderung der Muttersprachenkompetenz, der deutschen Sprache und der allgemeinen kindlichen Entwicklung. Dabei werden die Mütter als Expertinnen für das Erlernen der Erstsprache angesprochen, orientiert an ihren Stärken. Durch Anleitung und mithilfe von Arbeitsmaterialien werden sie auf die Förderung der Muttersprache vorbereitet. Mütter werden so in ihrer Sozialisationskompetenz gestärkt. Sie treffen sich einmal in der Woche für zwei Stunden zu gemeinsamen Aktivitäten, die sie in der Woche mit ihren Kindern zu Hause durchführen sollen. Mit der kontinuierlichen Vermittlung des Programms über neun Monate wächst auch ihre muttersprachliche Kompetenz – ein Zuwachs, der sich unmittelbar auf die Sprachentwicklung ihrer Kinder auswirkt.

Baustein „Lott Jonn"
Bewegung nicht nur als ein elementares Bedürfnis von Kindern zu begreifen, sondern auch als eine wesentliche Voraussetzung für eine gesunde Persönlichkeitsentwicklung, ist das Hauptanliegen des Bausteins „Lott Jonn". Durch Bewegung (be-)greifen Kinder ihre Umwelt und sammeln Erfahrungen. Hierbei kommt neben dem Elternhaus (bzw. den Kitas) als elementarem Bildungs- und Betreuungssystem den Kitas (bzw. dem Elternhaus) eine entscheidende Rolle zu. Ziel von „Lott Jonn" ist es, Kitas dahingehend zu fördern, Bewegung als unabdingbare Voraussetzung für eine positive kindliche Entwicklung in den Kita-Alltag zu integrieren und Kooperation und Vernetzung verschiedener Akteure voranzubringen. „Lott Jonn" unterstützt dabei die Eigeninitiative der Kita-Leitung sowie der Erziehenden. Diese praktizieren und reflektieren hierbei bewegungsorientierte ganzheitliche Aspekte von Gesundheitsförderung wie Bewegung, Entspannung und Ernährung und verknüpfen damit Aspekte der Bewegungs- und Gesundheitsförderung miteinander.

Präventive Bausteine für Eltern (Beispiele)
Bausteine zur Familienberatung und Familienbildung
Für eine frühzeitige und schnelle Hilfe in der Kita existieren niedrigschwellige Unterstützungsangebote. Die Erzieherinnen und Erzieher sorgen für eine schnelle Beratung in den Kitas. Sie stellen den Kontakt zu diesen Angeboten her, begleiten im Bedarfsfall oder sorgen für eine Beratung in der Kita.

Baustein „Multikulturelle Mutter-Kind-Gruppen"
Die „Multikulturellen Mutter-Kind-Gruppen" finden einmal pro Woche im Haus der Jugend sowie in einer Kita im Berliner Viertel statt. Ziel der „Mul-

tikulturellen Mutter-Kind-Gruppen" ist es, die Kinder vor Eintritt in die Kita in ihrer Muttersprache zu stärken, spielerisch eine zweite Sprache kennenzulernen und sie mit anderen Kindern und Gruppenregeln vertraut zu machen. Zum festen Bestandteil der Mutter-Kind-Gruppenstunde gehört die Mütterrunde. Hier erhalten die Mütter Informationen, Tipps und Unterstützung in Fragen der Erziehung, Sprache, kostenloser Freizeitgestaltung und Förderungsmöglichkeiten für ihre Kinder.

Baustein „FAM-Tische" (Frauen aus Monheim sprechen über Familie)
Ziel der „FAM-Tische" ist es, Frauen zusammenzubringen, die sich in ungezwungenen Diskussionsrunden in privatem Rahmen mit Fragen zu Erziehung, Rollenverhalten und Gesundheit austauschen wollen. Dieser Erfahrungs- und Meinungsaustausch soll helfen, Alltagssituationen in der Familie besser zu verstehen und zu bewältigen. Eine Gastgeberin lädt hierzu fünf bis sieben Gäste zu sich nach Hause ein. Die Moderatorin, eine engagierte Mutter aus dem Viertel, regt einleitend ein ausgewähltes Thema an und führt die Gesprächsrunde. Die Frauen, die als Moderatorinnen tätig sind, werden speziell für die Gesprächsführung ausgebildet. Sie müssen keine Expertinnen sein und auch keine pädagogische Ausbildung besitzen. Geschult und begleitet werden sie von der AWO-Suchtberatungsstelle, Erziehungsberatungsstelle und Mo.Ki.

Baustein „Unter 3 dabei"
„Unter 3 dabei" ist ein präventiv ausgerichteter Projektbaustein von Mo.Ki, der in einem offenen Frauencafés stattfindet. Die Leiterin des Frauencafés ist eine Deutsche türkischer Herkunft und hat keine pädagogische Ausbildung. Den türkischen Frauen wird so ein persönlicherer Zugang zum Angebot ermöglicht. Parallel zum „Interkulturellen Fraueninfotreff" findet eine Hebammensprechstunde und Babymassage für alle interessierten Schwangeren und Mütter im Berliner Viertel statt. Ziel des Teilbausteins ist es, die angestrebte Präventionskette so früh wie möglich zu beginnen und die unter Dreijährigen verstärkt in die Präventions- und Unterstützungsmaßnahmen von Mo.Ki einzubeziehen.

Präventive Bausteine für Fachkräfte (Beispiele)
Baustein „Leitungsrunde des Kita-Kooperationskreises"
Die fünf Kindertagesstätten des Berliner Viertels gründeten zu Beginn der Modelllaufzeit eine Projektleitungsrunde. Dort treffen sich sowohl die Kita-Leitungen sowie interessierte Fachkräfte der Kitas zum Austausch. So entstand der Effekt, dass Letztere stark in das Modell hineingewachsen sind und

sich aktiv für Mo.Ki einsetzten. Dazu beigetragen haben u. a. Fortbildungen, die einrichtungs- und trägerübergreifend stattfanden und von vielen Erzieherinnen und Erziehern genutzt wurden. Hinzu kamen einrichtungsübergreifende Elternaktionen. Die Gruppe der Kita-Leiterinnen und -Leiter sowie der interessierten Fachkräfte treffen sich für die „Kita-Leitungsrunde" im vierzehntägigen Rhythmus abwechselnd in einer der fünf Kitas im Berliner Viertel. Es wird eine große Bandbreite von Themen bearbeitet, wie zum Beispiel „Gesundheitsförderung", „Sprachförderung", „Integration von Migrantinnen und Migranten", „Elternarbeit" und „Qualifizierung der Erzieherinnen und Erzieher". Dabei werden die vor Ort tätigen Institutionen einbezogen und miteinander vernetzt.

Baustein „MarteMeo – Videotraining für pädagogische Fachkräfte"
Das Programm „MarteMeo" soll Erzieherinnen und Erzieher insbesondere für die hohen Anforderungen qualifizieren, die Kinder mit Entwicklungsrückständen oder verhaltensauffällige Kinder an sie stellen. Es vermittelt mithilfe von Videobildern praktisches Wissen darüber, welches natürliche unterstützende Verhalten erforderlich ist, um die Entwicklung von Kindern zu begleiten, und wie Erziehungssituationen dabei genutzt werden können. Das Video ist hierbei das wichtigste Hilfsmittel für die Analyse der Kommunikation. Stärken der Kinder, Erziehungsprobleme und soziale Entwicklungsprobleme eines Kindes können konkret benannt werden.

Mit „MarteMeo" ist zu beobachten, in welcher Weise ein Kind die Initiative ergreift; es wird gezeigt, wie dieses Kind in seiner Entwicklung unterstützt werden kann. Alltägliche Kommunikationssequenzen werden per Videokamera aufgenommen und später detailliert analysiert. Hierbei wird die soziale, emotionale, sprachliche und intellektuelle Entwicklung des Kindes berücksichtigt.

Baustein „Erzieherinnenfortbildung zur Gesprächsführung bei Elterngesprächen"
Jährlich findet eine zweitägige Fortbildung für neue und interessierte Erzieherinnen und Erzieher statt. Durchgeführt wird die Veranstaltung von Leitungs- und Fachkräften der Monheimer Beratungsstelle für Eltern, Kinder und Jugendliche. Der Schwerpunkt des Angebots liegt auf der praxisnahen Vermittlung von Basismethoden der Gesprächsführung. Die Fortbildung ist durch Kooperationsvereinbarungen für die Fachkräfte kostenfrei.

▲ Guter Praxisbereich „Niedrigschwellige Arbeitsweise"

Der Projekterfolg von Mo.Ki ist wesentlich durch seine niedrigschwellige Arbeitsweise begründet. Durch die Kitas, aber auch durch das Frauencafé und die Familienberatungsstelle, wird ein aufzusuchendes Setting geschaffen. Es wird versucht, die präventiven Angebote vor Ort in die Alltagsstrukturen der Kinder und Familien zu integrieren, da das Projekt auf räumlicher Nähe und Freiwilligkeit beruht.

Zentraler Knotenpunkt von Mo.Ki sind fünf Kitas im Berliner Viertel von Monheim. Kitas haben als erste Ebene des Bildungssystems eine besondere Stellung (Altgeld 2003). Über präventive Angebote zur Elternkompetenzerweiterung in den Kitas erhält beispielsweise die Jugendhilfe einen ganz neuen Zugang zu benachteiligten Familien. Dies war für Monheim neu, da die Kitas unterschiedliche Träger haben. Sie waren daher nie eingebunden in einen integrierten Ansatz von Hilfeleistung. Mit Mo.Ki und dem besonderen Zugang des Projekts änderte sich das.

Die zahlreichen unterschiedlichen Projektbausteine von Mo.Ki sind auf eine niedrigschwellige Arbeitweise ausgerichtet. Sie setzen am Lebensmittelpunkt der betroffenen Kinder und ihrer Familien an. Zudem sind sie so aufgebaut, dass sie eine Präventions- und Versorgungskette von der Schwangerschaft bis zum Abschluss der Schulzeit bilden. Dies soll helfen, die Zielgruppe während der gesamten Kindheit und Jugend über die verschiedenen biografischen und institutionellen Übergänge hinweg zu begleiten und zu stärken.

Zu den präventiv und niedrigschwellig ausgerichteten Projektbausteinen von Mo.Ki gehört „Unter 3 dabei" (Projektbeschreibung siehe oben). Das Müttercafé für interessierte Schwangere und Mütter des Berliner Viertels bietet kostenfreien, interkulturellen Austausch über verschiedene Themen. Dort finden zudem eine Hebammensprechstunde und ein Babymassagekurs statt, die von ansässigen Fachkräften durchgeführt werden. Somit stellt das Müttercafé einen guten Übergang zur Kita dar. Die Wegstrecken zwischen Müttercafé, Kitas und Beratungsstellen sind im Berliner Viertel kurz, sodass ein niedrigschwelliger und unkomplizierter Zugang ermöglicht wird.

Niedrigschwellig ist auch der sprachliche Zugang, um Sprachbarrieren zu überbrücken und Schwellenängste abzubauen. In fast allen fünf Kitas gibt es zweisprachige Erzieherinnen. Wegen des hohen Migrantenanteils von bis zu 80 Prozent der Kinder erfolgen viele schriftliche Ankündigungen in zwei

Sprachen. Unterstützung erhalten die Kitas vom „MultiMo-Team – Frauen als Sprach- und Kulturmittlerinnen". Das sind zwei- und mehrsprachige Frauen mit verschiedenen Migrationshintergründen, die bei sprachlichen und kulturellen Problemen von Zuwandererfamilien im Berliner Viertel übersetzen oder vermitteln. Hinzu kommen weitere, sehr unterschiedliche Angebote, die auf Bedürfnisse von Migrantinnen und Migranten ausgerichtet sind. Integration hat somit einen hohen Stellenwert in den Kitas und trägt maßgeblich dazu bei, die Zielgruppe zu erreichen.

Die „Multikulturellen Mutter-Kind-Gruppen" (Beschreibung siehe oben) sollen auch nicht deutsch sprechenden Müttern die Möglichkeit geben, sich mit anderen Müttern in ähnlicher Situation auszutauschen. Dabei wird Wert auf den Einsatz beider Sprachen und die Vermittlung beider Kulturen gelegt. Zudem werden während der Kindergartenzeit Deutschkurse für nicht deutsch sprechende Mütter angeboten.

Kooperierende Organisationen sind die Stadt Monheim, das Jugend- und Gesundheitsamt, Familienberatungsstellen, Kitas und das Müttercafé. Der Zugang zu den Mo.Ki-Angeboten wird dadurch erleichtert, dass den Teilnehmenden der verschiedenen Projektbausteine weder Kosten für die Inanspruchnahme entstehen noch aufwendige bürokratische Formalitäten nötig sind. Ausgenommen hiervon sind die Kosten der Kita-Plätze sowie die Kosten für die Teilnahme an den „Multikulturellen Mutter-Kind-Gruppen".

▲ Guter Praxisbereich „Multiplikatorenkonzept"

Die Weiterqualifizierung der Kita-Fachkräfte ist ein wesentliches Element von Mo.Ki, da der Umgang mit bildungsfernen Eltern und deren Kindern ein hohes Maß an Motivationsarbeit, Wissen über die Auswirkungen von Armut sowie Durchhaltevermögen erfordern.

Die Erzieherinnen und Erzieher erhalten Schulungen über die theoretischen und praktischen Inhalte von Prävention und Gesundheitsförderung sowie über Elternkommunikation. Außerdem werden Fortbildungsprogramme für die Kita-Kräfte angeboten, zum Beispiel in der „MarteMeo"-Methode, im „Lott Jonn"-Bewegungsprogramm oder zur Gesprächsführung bei Elterngesprächen (siehe oben). So hat das Jugendamt Monheim eine Mitarbeiterin zur „MarteMeo"-Therapeutin ausbilden lassen, damit sie ihrerseits die Erzieherinnen und Erzieher ausbilden kann.

Die Erziehungsberatungsstellen bieten darüber hinaus Programme zur Kompetenzstärkung für Eltern sowie Erzieherinnen und Erzieher an.

Die Qualifikationen der Erzieherinnen und Erzieher in den verschiedenen Bereichen tragen dazu bei, Akzeptanz und Verständnis für die Umsetzung der einzelnen Projektbausteine zu gewinnen. Die Inhalte lassen sich gut in den Kita-Alltag integrieren, wovon die Kinder in einem hohen Maße profitieren.

Ziel von Mo.Ki ist es, ein kommunales Gesamtkonzept zu initiieren. Daher wird versucht, alle Träger und Institutionen des Berliner Viertels in das Projekt einzubinden. Die Koordination dieser Aufgabe übernimmt hierbei die Mo.Ki-Regiestelle. Sie organisiert regelmäßige Treffen der Kita-Fachkräfte, damit sie sich austauschen, aktuelle Themen besprechen und gemeinsame Aktionen planen können (siehe oben). Bei der Bearbeitung von Themen werden die vor Ort tätigen Institutionen einbezogen und somit miteinander vernetzt und zum Teil weiterqualifiziert. Auch in anderen Bereichen werden Multiplikatorinnen und Multiplikatoren in vielfacher Hinsicht durch Mo.Ki ausgebildet. Dazu gehört das bereits erwähnte „MultiMo"-Team mit seinen unterschiedlichen Sprach- und Kulturmittlerinnen (Beschreibung siehe oben). Die Sprach- und Lernfördergruppen des Bausteins „Rucksack" (Beschreibung siehe oben) fördern ein verbessertes Sprachverständnis in der deutschen und in der Muttersprache. Dabei werden ausländische Vorschulkinder-Mütter in ihrer Sprache angeleitet, wie sie ihre Kinder auf die Schule vorbereiten und andere Mütter anleiten können.

Die Multiplikatorinnen und Multiplikatoren werden in allen Kleinprojekten von der Regiestelle begleitet, unterstützt und motiviert. Die Motivation ist sehr wichtig, da vieles in den einzelnen Bausteinen über ehrenamtliche Arbeit geleistet wird. Besonders großes freiwilliges Engagement wird nach Möglichkeit mit einem kleinen Honorar belohnt. Für die einzelnen Kleinprojekte von Mo.Ki stehen den Multiplikatorinnen und Multiplikatoren kleinere Handlungsanleitungen zur Verfügung. Dass sie teilweise gemeinsam ausgearbeitet wurden, bietet ihnen einen hohen Selbsterfahrungswert.

▲ Guter Praxisbereich „Integriertes Handlungskonzept/ Vernetzung"

Kennzeichnend für Mo.Ki ist die intensive Zusammenarbeit und Vernetzung zahlreicher Akteure und Akteurinnen unterschiedlicher Institutionen und Einrichtungen. Unter der Federführung von Mo.Ki. begannen die Kitas, die von unterschiedlichen Trägern betrieben werden, intensiv zusammenzuarbeiten. Die Vernetzungsarbeit wird von der Regiestelle geleistet, die in der AWO-Kita Grünauer Straße angesiedelt und deren Ansprechpartnerin eine Jugendamtsmitarbeiterin ist (Beschreibung der Tätigkeiten siehe oben).

Mo.Ki hat zudem alle mit Jugend- und Familienarbeit befassten Institutionen des Berliner Viertels in die Projektarbeit einbezogen. Die Zusammenarbeit von Jugend-, Sozial- und Gesundheitsamt, Erziehungsberatung und Familienbildungsstätten verkürzt Dienstwege, bündelt Angebote und ermöglicht es, jedem Einzelfall persönlich gerecht zu werden. Das Kreisgesundheitsamt hat für die Kooperationspartner einen wichtigen Stellenwert, da es viele Angebote – von Ernährung bis zu Bewegung – direkt in die Kitas einbringen kann. Weitere Kooperationspartner sind punktuell Ärztinnen und Ärzte, Hebammen und Entbindungspfleger, Kinderkrankenschwestern und Kinderkrankenpfleger sowie Sportvereine. Elternbildung und Kompetenzstärkung wird in Form von Elternabenden oder Beratungsgesprächen durch unterschiedliche Institutionen angeboten, die inzwischen kooperieren. Solche Kooperationen führen zu verstärktem Austausch im Vorfeld.

Mo.Ki wirkt im Stadtteilmanagement in einigen Bereichen sehr erfolgreich mit, zum Beispiel bei unterschiedlichen Stadtteilveranstaltungen wie dem Sommerfest, dem „Gänseliesellauf" u. a. Durch die Netzwerkarbeit werden Synergieeffekte freigesetzt. Sowohl die Erzieherinnen und Erzieher, als auch die Beratungsstellen können sich nun zielgerichteter austauschen und kommen sich auf einer anderen Ebene näher. Die Akteure kennen ihre Ansprechpartnerinnen und Ansprechpartner. Das macht es ihnen einfacher, im Problemfall persönlichen Kontakt aufzunehmen, um Unterstützung zu erbitten.

Zudem werden einrichtungsübergreifend Elternabende zu Themen wie Sprachförderung, Taschengeld oder Gesundheitsfragen von jeweils zwei Kitas organisiert. Die Elterabende sind zum größten Teil zweisprachig angelegt und stehen allen interessierten Eltern im Berliner Viertel offen.

Literatur

Altgeld, T. (2003): Kindertagesstätten – Ein vernachlässigtes Setting mit Handlungsbedarf und Zukunftschancen. In: Hamburgische Arbeitsgemeinschaft für Gesundheitsförderung e. V. (Hrsg.): Ressourcen stärken – Benachteiligung ausgleichen. Gesundheitsförderung in Kindertagesstätten unter Berücksichtigung besonderer Lebenslagen. HAG-Verlag, Hamburg.

Helfferich, C. (2002): Zugangswege zu Kindern aus unterschiedlichen sozialen Lagen. In: Bundeszentrale für gesundheitliche Aufklärung (Hrsg.): „Früh übt sich ...". Gesundheitsförderung im Kindergarten. Impulse, Aspekte und Praxismodelle. Bundeszentrale für gesundheitliche Aufklärung, Köln.

Holz, G., Schlevogt, V., Kunz, T., Klein, E. (2005): Armutsprävention vor Ort – „Mo.Ki – Monheim für Kinder". Evaluation des Modellprojekts von Arbeiterwohlfahrt Niederrhein und Stadt Monheim durch das Institut für Sozialarbeit und Sozialpädagogik e.V., Frankfurt am Main. AWO Bezirksverband Niederrhein e.V., Essen.

Schlevogt, V. (2003): Problemanalyse und mögliche Handlungsfelder. Erster Sachstandsbericht der wissenschaftlichen Begleitung des Instituts für Sozialarbeit und Sozialpädagogik e.V,. Institut für Sozialarbeit und Sozialpädagogik e.V., Frankfurt am Main.

Schlevogt, V. (2003): Veränderungen in der kommunalen Kinder- und Jugendhilfe in Monheim. Der Aufbau einer Präventionskette zur Verhinderung von Armutsfolgen. Zusammenfassung der Evaluationsergebnisse. Institut für Sozialarbeit und Sozialpädagogik e.V., Frankfurt am Main.

Schlevogt, V. (2004): Mo.Ki – Monheim für Kinder. Aufbau einer Präventionskette zur Verhinderung von Armutsfolgen. Zweiter Sachstandsbericht der wissenschaftlichen Begleitung. Institut für Sozialarbeit und Sozialpädagogik e.V., Frankfurt am Main.

Schlevogt, V., Nowak, I. (Hrsg.) (2007): Best Practice Familienzentrum. Mo.Ki – Monheim für Kinder. Das Familienzentrum der fünf Kindertagesstätten im Berliner Viertel. Jugendamt der Stadt Monheim am Rhein, Frankfurt am Main, Monheim.

Kontakt
Inge Nowak
Stadt Monheim
Grünauer Straße 10
40789 Monheim am Rhein
Telefon: 02173-687514
E-Mail: inowak@monheim.de
Website: http://www.monheim.de/moki

Ausgewählt durch: *Landeszentrale für Gesundheit in Bayern e. V.*
Regionaler Knoten Bayern
Autorin: *Iris Grimm*

Nürnberger Netzwerk Bewegungspädagogik
Förderung der Bewegungsentfaltung in Krippen und Kindergärten

Themen- und Handlungsfelder
Kita – Ernährung/Bewegung/Stressbewältigung

Gute Praxisbereiche
Settingansatz – Multiplikatorenkonzept – Innovation und Nachhaltigkeit

Veröffentlichungsjahr: 2008

Abstract

Bewegungsmangel wird häufig schon im Kleinkind- und Kindergartenalter beobachtet, dies zeigen auch die Ergebnisse der Schuleingangsuntersuchungen von 1999–2004 in Nürnberg. Defizite in Wahrnehmung, Motorik und Koordination, Haltungsschäden und Unfälle können die Folge sein. Kinderkrippen und Kindergärten können einen wesentlichen Beitrag dazu leisten, die notwendigen Erfahrungsimpulse für eine gesunde Entwicklung der Kinder zu ermöglichen. Als Datengrundlage werden Daten aus der Sozialraumanalyse, Kenntnisse der Einrichtungen, der Nürnberger Armutsbericht und die Auswertung der Schuleingangsuntersuchung zusammengeführt. Beispielsweise ergaben sich aus den knapp 4000 Einschulungsuntersuchungen im Jahr 2003 15,8 Prozent überprüfungsbedürftige Befunde im Hinblick auf motorische Koordinationsstörungen.

Die am Projekt teilnehmenden Einrichtungen befinden sich größtenteils in innenstadtnahen Gebieten, die charakterisiert sind durch eine dichte Bebauung, kinderreiche und junge Familien, einen hohen Anteil an Kindern aus sozial schwachen Familien und Familien mit Migrationshintergrund sowie ein überdurchschnittliches oder stark überdurchschnittliches Armutspotenzial.

Ziele des Projekts sind die Förderung der Bewegungsentfaltung von Kindern in Nürnberger Krippen und Kindergärten sowie die Unfallprävention durch

Schulung der Selbstsicherungsfähigkeit der Kinder. Wichtig sind zudem die bewegungspädagogische Aus- und Weiterbildung der Erzieherinnen sowie der Aufbau eines Netzwerks.

Im Rahmen des Projekts erhalten die Einrichtungen die Möglichkeit, den Bewegungsansatz mit den von der Hengstenberg-Pikler-Gesellschaft entwickelten Geräten in ihren Alltag zu integrieren. Kooperationspartner sind das Institut für Sportwissenschaft und Sport der Friedrich-Alexander-Universität Erlangen-Nürnberg, der Gemeindeunfallversicherungsverband Bayern, die Berufsgenossenschaft für Gesundheitsdienst und Wohlfahrtspflege und die Techniker Krankenkasse. Das Projekt wird fachlich-pädagogisch von der Hengstenberg-Pikler-Gesellschaft e.V. betreut und vom Gesundheitsamt Nürnberg organisiert.

Zusammenfassend ergibt sich laut der Evaluationsstudie ein heterogenes Bild: Die „harten Daten" zeigen keine nachweisbare Beeinflussung des motorischen Verhaltens der untersuchten Kinder, sie weisen aber auf mögliche Tendenzen hin. Demgegenüber stehen vielfältige, durch die beteiligten Erzieherinnen und Erzieher beobachteten Veränderungen im motorischen, kognitiven und sozialen Verhalten der Kinder. Die Kinder wirken vor allem mutiger, gewandter und motorisch geschickter.

Hintergrund

Aufgrund beengter Lebensräume und verkehrsreicher Straßen haben immer weniger Kinder die Möglichkeit, sich in ihrer Bewegung frei zu entfalten. Es besteht nur noch selten die Gelegenheit, auf Bäume zu klettern, über Stämme zu balancieren und über Gräben zu springen. Zunehmende Haltungsschäden, Verhaltensauffälligkeiten und Einschränkungen der Bewegungs- und Konzentrationsfähigkeit sind die Folgen. In den letzten Jahrzehnten haben die Technisierung der Umwelt und die zunehmende Nutzung neuer Medien auch bei Kindern zu einem veränderten Freizeitverhalten geführt. Dies ist mit deutlichen Einschränkungen ihrer Bewegungserfahrungen im Alltag verbunden. Folgen dieses Bewegungsmangels zeigen sich in der Zunahme von Haltungs- und Koordinationsstörungen und einer abnehmenden Ausdauer.

Die innenstadtnahen Gebiete, in denen sich die Projekteinrichtungen (städtische und freie Kindertagesstätten) befinden, sind charakterisiert durch eine dichte Bebauung, kinderreiche und junge Familien, einen hohen Anteil an

Kindern aus sozial schwachen Familien und Familien mit Migrationshintergrund sowie ein überdurchschnittliches oder stark überdurchschnittliches Armutspotenzial.

Als Datengrundlage werden Daten aus der Sozialraumanalyse, Kenntnisse der Kindertageseinrichtungen, der Nürnberger Armutsbericht und die Auswertung der Schuleingangsuntersuchung zusammengeführt. Beispielsweise ergaben sich aus den knapp 4000 Einschulungsuntersuchungen im Jahr 2003 15,8 Prozent überprüfungsbedürftige Befunde im Hinblick auf motorische Koordinationsstörungen. Kindergärten und -krippen können einen wesentlichen Beitrag leisten, die notwendigen Entfaltungsimpulse für eine gesunde Entwicklung der Kinder zu geben.

Von der Hengstenberg-Pikler-Gesellschaft wurden Bewegungsmaterialien entwickelt, die als vielseitige und bewegliche Bauelemente aus massivem Buchenholz (zum Beispiel Rutsch- und Kippelbrett, 240 cm × 220 cm × 260 cm; Balancierstange, ca. 190 cm lang, Ø 4,5 cm) einzeln oder miteinander kombiniert eingesetzt werden können. Kinder werden dazu angeregt, selbstständig ihre Bewegungsfähigkeiten zu entdecken und zu entwickeln. Im Mittelpunkt steht die „behutsame bewegungspädagogische Unterstützung des kindlichen Eroberungs- und Bewegungsdranges" nach Hengstenberg und Pikler. Die aus diesem Ansatz entstandenen Bewegungsmaterialien dienen als vielseitige und bewegliche Bauelemente. Sie bieten den Kindern einerseits die Möglichkeit, sich Bewegungslandschaften zu bauen, die ihrem Mut und ihrer Geschicklichkeit Raum bieten und dadurch Selbstbewusstsein und Standhaftigkeit fördern. Andererseits müssen sich die Kinder in ihrem Bewegungsverhalten mit allen ihren Sinnen auf die „Lebendigkeit" der Bewegungslandschaft (zum Beispiel Kippelbrett, Rutsch- und Schaukelbrett) einstellen. Dadurch finden sie ein inneres und äußeres Gleichgewicht. Gleichzeitig hilft das Material den Kindern, ihr Risikoverhalten auszuloten, es selbstverantwortlich zu dosieren und dadurch die Fähigkeit zur Selbstsicherung zu erwerben. Der Hengstenberg'sche Spiel- und Bewegungsansatz stellt eine wichtige und notwendige Ergänzung zum herkömmlichen Psychomotorik-Trainingsangebot dar.

Das Projekt wird durch das Institut für Sportwissenschaft und Sport der Friedrich-Alexander-Universität Erlangen-Nürnberg evaluiert. Das Nürnberger Netzwerk Bewegungspädagogik wird mit insgesamt 22 200 Euro finanziert durch den Gemeindeunfallversicherungsverband Bayern, die Berufsgenossenschaft für Gesundheitsdienst und Wohlfahrtspflege und die Techniker

Krankenkasse. Die fachlich-pädagogische Betreuung liegt bei der Hengstenberg-Pikler-Gesellschaft e. V., die organisatorische Betreuung beim Gesundheitsamt Nürnberg.

Vorgehen

Das Nürnberger Netzwerk Bewegungspädagogik wurde im Frühjahr und Sommer 2006 als eine Kooperation des Gesundheitsamtes Nürnberg, der Aktive Kinderwerkstatt gGmbH, der Fachakademien in Nürnberg (evangelische bzw. städtische Fachakademie für Sozialpädagogik) und der Hengstenberg-Pikler-Gesellschaft e. V. entwickelt. Die Projektleitung liegt bei der Hengstenberg-Pikler-Gesellschaft. Im Anschluss an eine Informationsveranstaltung des Gesundheitsamts Nürnberg im Oktober 2006 für alle Nürnberger Krippen und Kindergärten haben sich insgesamt neun Krippen und elf Kindergärten mit zusammen 777 Kindern für eine Teilnahme an dem Projekt gemeldet, die sich hauptsächlich im Innenstadtbereich befinden (siehe Abschnitt „Hintergrund").

Die Verzahnung verschiedener Komponenten schafft eine optimale Voraussetzung für eine erfolgreiche Umsetzung dieser herausfordernden Bewegungsarbeit. Dazu gehören sowohl Alltagserfahrung als auch Selbsterfahrung der Erzieherinnen und Erzieher (zum Beispiel im Rahmen des Sportunterrichts an den Fachakademien), der Erfahrungsaustausch zwischen den Kindergärten und -krippen und die fachliche Reflexion über die Arbeit mit den eingesetzten Bewegungsmaterialien. Bei dieser Reflexion wirken Pädagoginnen und Pädagogen bzw. Therapeutinnen und Therapeuten mit, die in der Regel telefonisch zur Verfügung stehen. Nach sechs Monaten entscheiden die Einrichtungen dann darüber, ob sie mit dem Material weiterarbeiten wollen.

Die Bewegungsentfaltung der Kinder in den beteiligten Krippen und Kindergärten wird gefördert. Die Schulung der Selbstsicherungsfähigkeit der Kinder beugt Unfällen vor, indem sie durch Gleichgewichtstraining beispielsweise lernen, wie sie sich verhalten, wenn es wacklig wird, wie sie fallen sollen und wie sie mehr Sicherheit und Stabilität bekommen. Die Erzieherinnen und Erzieher erhalten eine bewegungspädagogische Weiterbildung im Rahmen eines eintägigen Einführungskurses, der die Grundlagen des Spiel- und Bewegungskonzepts nach Hengstenberg und Pikler erarbeitet. Darüber hinaus gibt es einen Vertiefungstag, an dem sich die Teilnehmerinnen und Teilnehmer weiter in den pädagogischen Ansatz einarbeiten, ihre Erfahrung vertiefen und sich über die in der Einrichtung gemachten Erfahrungen austauschen können. Hier werden Impulse für die weitere Arbeit gegeben, zum Beispiel mit Eltern. Der Ansatz wird durch spezielle Bewegungsmaterialien und Qualifikation des Personals in die Struktur der Einrichtungen eingebunden. Das Projekt soll außerdem den Bewegungsmangel bei Kindern verhindern, die Entwicklung fördern sowie Beruhigung und Konzentration schenken. Es ist kommunikationsfördernd, gleicht Defizite aus, stärkt das Selbstbewusstsein und kommt jedem Kind zugute. Der von Hengstenberg entwickelte Bewegungsansatz möchte Kinder dazu anregen, selbstständig ihre Bewegungsfähigkeiten entdecken und entwickeln zu können. Kindergärten und -krippen, die sich die Ausstattung nicht leisten können, werden von einer privaten Stiftung unterstützt. Derzeit werden sieben Innenstadteinrichtungen mit größtenteils sozial benachteiligten Kindern gefördert.

Die Elemente der ersten Projektphase bestehen aus zwei ganztägigen Fortbildungen für jeweils zwei Erzieherinnen und Erzieher der beteiligten Kindergärten und Krippen sowie der Organisation von Austauschtreffen. Die Kindergärten können das Bewegungsmaterial ausleihen. Die Geräte haben einen Wert von jeweils ca. 1750 bzw. 2500 Euro, die Leihgebühr beträgt für Kindergärten 500 Euro, für Krippen 350 Euro. Bei Übernahme der Geräte wird die Leihgebühr voll auf den Kaufpreis angerechnet. Es besteht die Möglichkeit, dass der Gemeindeunfallversicherungsverband Bayern, die Berufsgenossenschaft für Gesundheitsdienst und Wohlfahrtspflege sowie die Techniker Krankenkasse den überwiegenden Anteil der Kosten übernehmen. Die Evangelische Fachakademie für Sozialpädagogik wird ebenfalls mit den Bewegungsmaterialien auf Leihbasis für zwei Jahre ausgestattet, damit der Ansatz in den Unterricht für Erzieherinnen und Erzieher an den beiden Fachakademien einbezogen wird. Schülerinnen und Schüler der Fachakademie können Praktika in Einrichtungen des Projekts absolvieren. Eine Evaluation wird über das Institut für Sportwissenschaft und Sport der Universität Erlangen durchgeführt. Hierfür werden in vier Testkindergärten und vier Kontrollkindergärten jeweils ca. zehn Kinder im Alter zwischen vier und fünf Jahren (insgesamt 57 bzw. 53 Kinder) zweimal sportmotorischen Tests unterzogen. Außerdem wird eine Prozess- und Strukturevaluation des Projekts durch Befragung des pädagogischen Personals durchgeführt. Eine zusätzliche Dokumentation erfolgt über eine Dissertation und zwei Diplomarbeiten, wobei die durch die Fachhochschule betreute Diplomarbeit speziell die Netzwerkentstehung bei den Krippen dokumentieren und unterstützen soll. Ein Informationsaustausch ist über Infobriefe an die Einrichtungen gewährleistet.

Von den Einrichtungen gibt es überwiegend positive Rückmeldungen; die meisten werden mit den Materialien zukünftig weiterarbeiten. Erfolge, die durch die Verwendung der Bewegungsmaterialien erzielt wurden, sind beispielsweise, dass Kinder sich selbst sehr gut einschätzen können und sich oft mehr zutrauen. Die Kinder überfordern sich nicht, erkennen ihre Grenzen, sind ausdauernd beim Überwinden neuer Herausforderungen und haben eine große Frustrationstoleranz bei Misserfolgen.

▲ Guter Praxisbereich „Settingansatz"

Bereits die Schulung der Erzieherinnen und Erzieher und die feste Einbindung der Bewegungsmaterialien in den Krippen- und Kindergartenalltag bedeutet eine dauerhafte strukturelle Veränderung in den Einrichtungen. Dazu ergänzend werden durch die Qualifikation des Personals weitere Anreize für eine längerfristige Arbeit mit dem Bewegungsmaterial und -ansatz geschaffen. Die Qualifikation ist sichergestellt durch die Einbindung des pädagogischen Ansatzes in die Ausbildung an den Fachakademien, Praktika in den Einrichtungen und eine Vernetzung zwischen den Einrichtungen, die am Projekt teilnehmen. Die angehenden Erzieherinnen und Erzieher können über ihre Eigenerfahrung Zugang zur Bewegungsentfaltung der Kinder finden. Das Projekt geht damit in seiner Wirkung deutlich über Ansätze hinaus, die sich nur auf einzelne dieser Elemente beziehen.

Zahlreiche Elemente der Bildungsempfehlung des Bayerischen Bildungs- und Erziehungsplans für Kinder in Tageseinrichtungen finden sich in diesem Projekt wieder, zum Beispiel:
- Bewegungserfahrungen sammeln,
- motorische und koordinative Fähigkeiten und Fertigkeiten erproben und verfeinern,
- eigene körperliche Grenzen erkennen und durch Üben erweitern,
- Körpergefühl und -bewusstsein entwickeln,
- Selbstwertgefühl durch mehr Bewegungssicherheit steigern,
- Selbstwirksamkeit erfahren durch selbstständiges Lösen von Bewegungsaufgaben,
- Bewegungsfreude und Aktivitätsbereitschaft erhalten,
- Neugier auf neue Bewegungsabläufe und motorische Herausforderungen entwickeln,
- Teamgeist und Kooperation bei gemeinsamen Bewegungsaufgaben ausbauen,

- Freude an der gemeinsamen Bewegung mit anderen erwerben,
- Üben von Rücksichtnahme, Fairness und Verantwortungsbereitschaft,
- Konzentration auf bestimmte Bewegungsabläufe,
- Fantasie und Kreativität durch Ausprobieren neuer Bewegungsideen,
- Problemlösungsstrategien durch den Umgang mit Bewegungsalternativen entdecken,
- Stärkung des Haltungsapparates u. a.

Die Qualifikation der Erzieherinnen und Erzieher in der Begleitung der Kinder bei ihrer Bewegungsentwicklung spielt im Bayerischen Bildungs- und Erziehungsplan eine zentrale Rolle. Bewegungskompetenz ist eine elementare Grundlage aller Bildungsprozesse. Darüber hinaus ist die Bedeutung der Bewegungserziehung für Unfallprävention und Gesundheitsvorsorge unumstritten. Durch die Integration des Ansatzes in die Einrichtung wird langfristig die Entwicklung und die Gesundheit der Kinder gefördert, ebenso die Selbstsicherungskompetenz der Kinder. Unfallverhütung steht im Vordergrund und das Selbstbewusstsein der Kinder wird gestärkt. Die Kinder werden durch den Bewegungsansatz zu mehr Bewegung motiviert. Einige Einrichtungen haben die „Bewegungsbaustelle" dauerhaft eingerichtet und es besteht für die Kinder täglich die Möglichkeit, diese zu nutzen. Andere Einrichtungen führen ein- oder zweimal wöchentlich Bewegungsstunden in Kleingruppen nach dem Hengstenberg-Konzept durch.

▲ Guter Praxisbereich „Multiplikatorenkonzept"

Das Multiplikatorenkonzept ist dadurch gesichert, dass das Material der Fachakademie für Sozialpädagogik für zwei Jahre zur Verfügung gestellt und in der Ausbildung der Erzieherinnen und Erzieher eingesetzt wird. So können diese bereits erste Erfahrungen damit sammeln. Für Praktikantinnen und Praktikanten besteht die Möglichkeit, das Material im Rahmen ihres Praktikums in teilnehmenden Einrichtungen kennenzulernen und auszuprobieren.

Durch die Zusammenarbeit des Gesundheitsamts mit den Kindergärten und -tagesstätten vor Ort wird das Projekt durch deren Medien, Öffentlichkeitsarbeit und Mundpropaganda bekannt gemacht. Beispielsweise berichten die Einrichtungen auf ihren Internetseiten über die Verwendung des Bewegungsansatzes und die Mitwirkung im Projekt. Neben der Evaluation in vier Test- und vier Kontrollkindergärten, in denen sportmotorische Tests stattfanden, wird eine Prozess- und Strukturevaluation des Projekts durchgeführt. Eine zusätzliche Dokumentation erfolgt über eine Dissertation und zwei Diplomarbeiten, wobei die durch die Fachhochschule betreute Diplomarbeit speziell die Netzwerkentstehung bei den Krippen dokumentieren und unterstützen soll, indem die beteiligten Einrichtungen zusammengeführt und vernetzt werden. Die Sicherung der Projektergebnisse dient ebenfalls dem Multiplikatorenkonzept des Projekts. Bevor die Einrichtungen das Material erhalten, findet eine Schulung statt, in der über die Hengstenberg-Pikler-Gesellschaft für jeweils zwei Erzieherinnen und Erzieher u. a. eine Aufbauanleitung und eine Einführung in den Umgang mit dem Material gegeben wird. Nach zwei bis drei Monaten wird eine Vertiefungsschulung für die Erzieherinnen und Erzieher, die bereits mit dem Material arbeiten, durchgeführt. Als erster Erfolg für die Multiplizierbarkeit zeigt sich, dass im Nachgang zu bereits erfolgten Schulungen nun auch Schulungen in anderen Einrichtungen des gleichen Trägers stattfinden.

Im Rahmen des Netzwerks wird einmal jährlich eine Fachtagung veranstaltet, in der von ein bis zwei Einrichtungen Erfahrungen weitergegeben und diskutiert werden. Zudem gibt es einen regelmäßigen Erfahrungsaustausch im Netzwerk, dem bisher 40 Einrichtungen angehören. Ebenso werden Austauschtreffen während des Projekts organisiert. Ziel des Netzwerks ist der dauerhafte Einsatz der Materialien und des pädagogischen Ansatzes sowie die Qualitätssicherung. Die teilnehmenden Einrichtungen befinden sich größtenteils in der Innenstadt – in dicht bebauten Wohnbereichen mit einem hohen Anteil an Kindern aus sozial schwachen Familien und Familien mit Migrationshintergrund.

▲ Guter Praxisbereich „Innovation und Nachhaltigkeit"

Das Nürnberger Netzwerk Bewegungspädagogik zeichnet sich dadurch aus, dass in ihm in besonderer Weise eine nachhaltige Wirkung über die Projektdauer hinaus gesichert werden soll. Dies geschieht durch die Schulung der Erzieherinnen und Erzieher und die feste Einbindung der Bewegungsmaterialien in den Krippen- und Kindergartenalltag, was zu einer dauerhaften strukturellen Veränderung in den Einrichtungen führt. Die Einbindung des pädagogischen Ansatzes in die Ausbildung der Erzieherinnen und Erzieher an den Fachakademien sowie Praktika in den teilnehmenden Einrichtungen sichern eine längerfristige Arbeit mit dem Bewegungsmaterial und dem Bewegungsansatz. Das Projekt geht in seiner Wirkung deutlich über die Ansätze hinaus, die sich nur auf einzelne dieser Elemente beziehen. Mit vorgeschriebenen

Übungen und Korrekturen von außen kann meist keine wesentliche, anhaltende Verbesserung von Haltungsschäden erzielt worden, da die Kinder bereits eine scheue, entmutigte Verhaltensweise entwickelt hatten. Der Ansatz im Projekt berücksichtigt den engen Zusammenhang zwischen der Bewegungsentwicklung und der Persönlichkeitsentfaltung. So können Kinder erlernen, eine Beziehung zwischen dem zu schaffen, was sie in der Bewegungsstunde mit dem Material üben, und dem, was sie zu ihrer freien Entfaltung im täglichen Leben nötig haben.

Unterstützt wird die Nachhaltigkeit des Projekts durch den Aufbau eines Netzwerks durch das Gesundheitsamt Nürnberg. Unter den derzeit 40 Einrichtungen sind solche aus dem Projekt und andere Nürnberger Einrichtungen, die bereits mit den Bewegungsmaterialien arbeiten. Das Netzwerk soll künftig noch ausgeweitet werden. Ziel ist der dauerhafte Einsatz der Materialien und des pädagogischen Ansatzes sowie die Qualitätssicherung. Elemente des Netzwerks sind der gegenseitige Erfahrungsaustausch, Weiterbildungen und Vertiefungen des pädagogischen Ansatzes sowie eine stärkere Verknüpfung mit der Ausbildung an den Fachakademien. Die erste Projektphase ist bereits abgeschlossen. Sie lief von Februar bis Juli 2007. Die meisten Einrichtungen übernehmen das Material und arbeiten mit dem Ansatz weiter.

Im Anschluss an das über Drittmittel finanzierte Projekt findet nun ein Folgeprojekt statt. Damit befasste sich ein Fachtag im April 2008, der vom Gesundheitsamt Nürnberg in Kooperation mit Fachkräften der Universitäten Bayreuth und Erlangen, der Unfallkasse Nord aus Hamburg sowie der Hengstenberg-Pikler-Gesellschaft organisiert wurde. Bei diesem neuen Projekt werden über eine neu gegründete Stiftung sieben Einrichtungen aus der Innenstadt gefördert, die sich das Material selbst nicht leisten könnten und die vorwiegend Kinder aus sozial schwachen Familien und Familien mit Migrationshintergrund betreuen. Die Stifter hierfür wurden vom Gesundheitsamt Nürnberg gesucht.

Literatur

Bayerisches Landesamt für Gesundheit und Lebensmittelsicherheit (Hrsg.) (2006): Ergebnisse der Schuleingangsuntersuchung zum Schuljahr 2004/2005 – Statistisch epidemiologischer Bericht. Erlangen. [www.lgl.bayern.de/gesundheit/doc/schuleingangsuntersuchung_04_05.pdf].

Gesundheitsamt der Stadt Nürnberg (2006): Basisbericht zum Gesundheitszustand der Nürnberger Bevölkerung. Nürnberg.

Gesundheitsamt der Stadt Nürnberg (2006): Ergebnisse der Schuleingangsuntersuchungen 1999–2004, Nürnberg. [http://online-service.nuernberg.de/eris/downloadPDF.do;jsessionid=BE5F6894960279A09A5D9A6D59FF680A?id=397173].

Kahl, H., Emmel, J. (2002): Der Untersuchungsteil Motorik im Pretest des Kinder- und Jugendgesundheitssurveys, in: Gesundheitswesen 64, Sonderheft 1, S. 114–118. [www.kiggs.de/experten/downloads/dokumente/Sonderheft114.pdf].

Rothe, D., Pfeifer, K. (o.J.): Evaluation des Nürnberger Netzwerks Bewegungspädagogik – Ein Pilotprojekt zur Untersuchung von Wirkungen der Bewegungsförderung nach Hengstenberg in Nürnberger Kindertagesstätten. Unveröffentlichtes Manuskript.

Stadt Nürnberg, Referat für Jugend, Familie und Soziales (Hrsg.) (2004): Sozialbericht der Stadt Nürnberg, Band I: Die soziale Lage in Nürnberg, Struktur und Entwicklung der Armut. Nürnberg: Stadt Nürnberg. [www.soziales.nuernberg.de/pdf/Sozialbericht_Band_1.pdf].

Kontakt
Birgitta Rabenstein
Gesundheitsamt Stadt Nürnberg
Burgstraße 4
90403 Nürnberg
Telefon: 0911-2312238
Telefax: 0911-2313847
E-Mail: birgitta.rabenstein@stadt.nuernberg.de
Website: http://www.gesundheit.nuernberg.de

Ausgewählt durch: *Landesvereinigung für Gesundheitsförderung e. V. in Schleswig-Holstein*
Regionaler Knoten Schleswig-Holstein
Autorin: Dorothee Michalscheck

Rück(g)rat

Themen- und Handlungsfelder
Kita – Ernährung/Bewegung/Stressbewältigung

Gute Praxisbereiche
Settingansatz – Empowerment – Multiplikatorenkonzept

Veröffentlichungsjahr: 2008

Abstract

Bei Kindern ist eine steigende Tendenz von Haltungsschwächen und Bewegungsauffälligkeiten festzustellen. Zugleich ist die körperliche Belastung von Erzieherinnen und Erziehern am Arbeitsplatz Kindergarten überdurchschnittlich hoch. Untersuchungen haben gezeigt, dass der Anteil an Muskelskeletterkrankungen bei dieser Berufsgruppe im Vergleich zur Gesamtbevölkerung um 49 Prozent erhöht ist (Buch und Frieling 2001). Das Projekt „Rück(g)rat" setzt deshalb im Setting Kindertagesstätte an und bezieht alle Akteure der Lebenswelt Kindergarten mit ein. Kinder, Erzieherinnen und Erzieher sowie Eltern werden für die Bedeutung von Bewegung, Körperhaltung und Ergonomie im Alltag sensibilisiert, um Erkrankungen des Muskelskelettsystems vorzubeugen.

Da Kindertagesstätten sehr unterschiedliche Voraussetzungen haben, wird das Konzept nach einer individuellen Bedarfsanalyse den Bedingungen des Kindergartens angepasst. Es setzt sowohl auf verhaltens- als auch auf verhältnispräventiver Ebene an und verfolgt einen Organisationsentwicklungsansatz. Die pädagogischen Fachkräfte werden in diesem Rahmen als Multiplikatorinnen und Multiplikatoren ausgebildet und befähigt, die Inhalte des Projekts auch im Anschluss weiterzuführen.

Entwickelt wurde „Rück(g)rat" von der Landesvereinigung für Gesundheitsförderung in Kooperation mit der Unfallkasse und der Techniker Krankenkasse in Schleswig-Holstein. Im Rahmen des Modellprojekts wurde „Rück-

(g)rat" in vier Kindertagesstätten durchgeführt. Die Evaluation der ersten Projektphase hat gezeigt, dass es sich um ein effizientes Konzept handelt, das besonders auch sozial benachteiligte Kinder und Familien durch Angebote in sozialen Brennpunkten wie Kiel-Mettenhof gut erreichen kann.

Hintergrund

In unserer „sitzenden" und von Medien geprägten Gesellschaft leiden auch Kinder schon unter Übergewicht und Bewegungsmangel und den damit verbundenen gesundheitlichen Risiken und Folgeerscheinungen. Untersuchungen zufolge haben 20 Prozent der Kinder im Alter von elf bis 16 Jahren wöchentlich Rückenschmerzen. Bereits 36 Prozent der Grundschülerinnen und -schüler weisen leichte Haltungsschwächen, 37 Prozent deutliche Fehlhaltungen und Koordinationsstörungen auf. Bei 16 Prozent der Befragten waren bereits beginnende Haltungsschäden festzustellen (Kempf 2004). Auch wenn ein Großteil der Kinder im Alter von drei bis zehn Jahren einmal pro Woche Sport treibt, kommen die Kinder, die sich nicht sportlich betätigen, überproportional häufig aus Familien mit niedrigem Sozialstatus und mit Migrationshintergrund – so die Ergebnisse des Kinder- und Jugendgesundheitssurveys (Robert Koch-Institut 2007).

Betrachtet man die gesundheitliche Situation von Erzieherinnen und Erziehern am Arbeitsplatz Kindergarten, wird erkennbar, dass sie während ihrer Arbeitszeit erheblichen Belastungen durch Lärm, Arbeiten in ungünstigen Körperhaltungen und durch psychosoziale Faktoren ausgesetzt sind. 27 Prozent der Ausfallzeiten des Personals in Kindergärten sind durch Rückenleiden verursacht. Der Anteil an Muskelskeletterkrankungen gegenüber der Gesamtbevölkerung ist in diesem Zusammenhang um 49 Prozent erhöht (Buch und Frieling 2001).

In Kooperation und mit finanzieller Unterstützung des Ministeriums für Soziales, Gesundheit, Familie, Jugend und Senioren, der Techniker Krankenkasse und der Unfallkasse Schleswig-Holstein wurde von der Landesvereinigung für Gesundheitsförderung im Jahr 2005 das Modellprojekt „Rück(g)rat" initiiert. Ziel dieses Projekts ist die Vorbeugung von Erkrankungen des Muskelskelettsystems bei Kindern im Alter von drei bis sechs Jahren und Erwachsenen im Setting Kindertagesstätte. Durch eine ausreichende und gezielte Bewegungsförderung sowie eine ergonomische – also den Bedürfnissen des Menschen angepasste – Gestaltung der Umwelt sollen die gesundheitlichen

Risikofaktoren der Kinder und Erwachsenen in Kindertageseinrichtungen reduziert werden.

In 2006 wurde „Rück(g)rat" im Rahmen des Modellprojekts in vier Kindertagesstätten in Schleswig-Holstein durchgeführt und begleitend evaluiert. Einer der beteiligten Kindergärten liegt in einem sozialen Brennpunkt in Kiel und betreut rund 100 Kinder, die alle durch das Projekt erreicht werden konnten. Die zentralen Ergebnisse der Evaluation lauten: Die Kinder nehmen die Informationen wissbegierig auf und übertragen diese in den Alltag. Die Bewegungsangebote werden freudig angenommen. Die Erzieherinnen bekommen neue Anregungen für die Arbeit mit den Kindern und setzen diese um. Hinweise für Verhaltens- und Verhältnisänderungen für den Erhalt der eigenen Gesundheit werden angenommen und umgesetzt. Die Eltern bewerten die angebotenen Informationen als „interessant" und das Projektthema als „wichtig".

Seit 2007 wird „Rück(g)rat" als feststehendes Programm angeboten; es wurde 2007 in neun Kindertagesstätten durchgeführt.

Vorgehen

Das Projekt „Rück(g)rat" hat die Gesunderhaltung aller Akteure und Akteurinnen der Lebenswelt Kindertagesstätte zum Ziel. Das Programm beinhaltet eine Reihe von Maßnahmen, die dazu beitragen, Kinder und Erwachsene für die Bedeutung von Ergonomie und Körperhaltung zu sensibilisieren, dadurch frühzeitig Belastungen zu reduzieren und – arbeitsbedingten – Erkrankungen vorzubeugen. Damit die Veränderungen und Maßnahmen auch langfristig nachhalten, werden alle Beteiligten – das heißt die Kinder, Erzieherinnen und Erzieher sowie die Eltern – mit einbezogen.

Die Durchführung des „Rück(g)rat"-Projekts in einem Kindergarten dauert ca. neun Monate und besteht aus sechs Bausteinen:

1. Begehung des Kindergartens (2–4 Stunden)
Bei der Begehung werden die Voraussetzungen und Bedürfnisse der einzelnen Einrichtungen geklärt (zum Beispiel Ausstattung, Bewegungsangebote, Arbeitszeiten, Sitzzeiten der Kinder und des Personals etc.). Dazu werden persönliche Gespräche mit den Mitarbeiterinnen und Mitarbeitern geführt, ergonomische Probleme abgeschätzt und eine Situationsanalyse vorgenom-

men, die in einem Kurzbericht festgehalten wird, sodass eine individuelle Anpassung der Maßnahmen an die Gruppenstruktur vorgenommen werden kann.

2. Informationsabend für Eltern, Erzieherinnen und Erzieher (2 Stunden)
Im Rahmen dieser Veranstaltung werden das Projekt, seine Hintergründe, Ziele und Inhalte erläutert sowie die Bedeutung von Ergonomie und Bewegung für die kindliche Entwicklung und Möglichkeiten zur Prävention von Bewegungs- und Haltungsauffälligkeiten erarbeitet. Mithilfe einer Checkliste erhalten die Eltern die Möglichkeit, ihre eigenen Gewohnheiten und die häuslichen Bedingungen im Hinblick auf die Thematik zu reflektieren.

3. Kinderrückenschule für Vorschulkinder (7 × 1 Stunde)
Inhaltliche Schwerpunkte der Kinderrückenschule sind das Wahrnehmen und Bewerten der eigenen Körperhaltung sowie Bewegungs- und Wahrnehmungsförderung. Durchgeführt wird sie von einem Physiotherapeuten bzw. einer Physiotherapeutin mit der Zusatzqualifikation „Rückenschullehrer/-lehrerin". Der letzte Termin findet zeitlich verzögert im Sinne einer „Refresher"-Veranstaltung statt. Im Hinblick auf Nachhaltigkeit werden diese Einheiten von einer Mitarbeiterin bzw. einem Mitarbeiter aus der Einrichtung begleitet.

4. Bewegungsförderung für die 3- bis 5-Jährigen (6 × 1 Stunde)
Dieser Baustein fördert auf spielerische Weise die motorische Entwicklung der Kinder. Insbesondere die motorischen Grundfähigkeiten wie Gleichgewicht, Reaktion, Koordination und die Oberflächen- und Tiefensensibilität werden angeregt, um eine gute Körperwahrnehmung zu ermöglichen.

5. Erzieherfortbildung (3 × 3 Stunden)
Die Erzieherinnen und Erzieher werden geschult, die eigenen körperlichen Belastungen an ihrem Arbeitsplatz zu erkennen und Möglichkeiten der Verhaltens- und Verhältnisprävention zu entdecken und zu erproben.

6. Das Rückenfest (3 Stunden)
Das Rückenfest bildet den Abschluss des Projekts für den gesamten Kindergarten und findet vorzugsweise am späten Nachmittag oder am Wochenende statt, damit möglichst viele Eltern daran teilnehmen können. Das Angebot reicht von Bewegungsaktivitäten bis hin zu Informationen über ergonomische Gestaltung von künftigen Schülerarbeitsplätzen.

7. Zusatzmodul bei Bedarf: Eltern-Kind-Kurs „Bewegte Familie" der Techniker Krankenkasse außerhalb der Kindergartenzeit

▲ **Guter Praxisbereich „Settingansatz"**

Das Projekt „Rück(g)rat" findet im Setting Kindertagesstätte statt. Der Settingansatz beinhaltet Maßnahmen zur Schaffung einer gesunden Umwelt sowie die Integration von Gesundheitsförderung, Bildung und Erziehung in die Prozesse des Alltags. Sozial benachteiligte Personengruppen können mit Angeboten zur Gesundheitsförderung und Prävention in den sogenannten Settings gut erreicht werden, ohne dabei stigmatisiert zu werden. „Rück(g)rat" beinhaltet sowohl verhaltenspräventive als auch verhältnispräventive Maßnahmen, die die Kita zu einem gesundheitsförderlichen Ort für alle Beteiligten machen. Neben der Anpassung äußerer Rahmenbedingungen und Angeboten zur Gesundheitsförderung für die pädagogischen Fachkräfte werden diese auch als Multiplikatorinnen und Multiplikatoren ausgebildet. Für die Kinder werden verschiedene Angebote in den Bereichen Ergonomie und Bewegung gemacht.

Die konkreten Maßnahmen reichen von Einzelgesprächen mit den Fachkräften, einer mehrtägigen Teamfortbildung über Kinderrückenschule bis hin zu einer Anpassung der Ausstattung und Arbeitsabläufe sowie einer anschließenden Integration neuer Bewegungsangebote in den Kindergartenalltag. Zu diesem Zweck wird zu Beginn des Projekts der Kindergarten besichtigt, um das Projekt optimal auf die jeweiligen Bedingungen vor Ort abzustimmen. Hierbei wird besonders auf die Umgebung, Räumlichkeiten, Ausstattung, Konzeption und Arbeitsweise des Kindergartens geachtet. Es werden persönliche Gespräche mit den Erzieherinnen und Erziehern geführt, um ergonomische Probleme der Einrichtung zu ermitteln und gegebenenfalls Lösungen zu erarbeiten.

Darüber hinaus werden alle am Kindergartenalltag Beteiligten für die Bedeutung von Bewegung, Körperhaltung und Ergonomie im Alltag sensibilisiert und geschult. Auf diese Weise werden sie befähigt, für ihre Gesundheit einen aktiven Beitrag zu leisten. Somit kann durch das Projekt „Rück(g)rat" das Thema Gesundheitsförderung in den Alltag der jeweiligen Kindergärten nachhaltig integriert werden.

▲ **Guter Praxisbereich „Empowerment"**

Das Projekt „Rück(g)rat" ermöglicht es den dort tätigen Fachkräften, sich innerhalb des Settings Kindertagesstätte im Bereich Bewegung und Ergonomie weiterzubilden und den Arbeitsplatz Kita einerseits und zugleich Lebensraum der Kinder andererseits zu einem gesundheitsförderlichen Ort zu gestalten. Ergonomie ist eine Disziplin der Arbeitswissenschaften; ihr Ziel ist es, die Belastungen am Arbeitsplatz so gering wie möglich zu halten, damit arbeitsbedingte Erkrankungen vermieden werden können. Die Erzieherinnen und Erzieher werden durch das Projekt befähigt, die Verantwortung für ihre eigene Gesundheit zu reflektieren und zu übernehmen. Im Zuge der Einrichtungsbegehung, der Einzelgespräche mit den pädagogischen Fachkräften und der Teamfortbildung lernen die Mitarbeiterinnen und Mitarbeiter, Risikofaktoren in ihrer täglichen Arbeitsverrichtung zu erkennen und alternative Verhaltensweisen zu entwickeln bzw. äußere Rahmenbedingungen zu verändern, um auf diese Weise ihre Gesundheit zu fördern.

Die Kinder werden beim „Rück(g)rat"-Projekt maßgeblich durch die Bausteine „Kinderrückenschule" und „Bewegte Familie" mit einer gezielten, auf die jeweilige Altersstufe abgestimmten Wahrnehmungs- und Bewegungsförderung in ihrer Entwicklung unterstützt und für ihren eigenen Körper und ihre Gesundheit sensibilisiert. Im Rahmen dieser Module werden Grundkenntnisse über das menschliche Bewegungssystem vermittelt und auf kindgerechte Weise Impulse für die Wahrnehmung der eigenen Körperhaltung und rückengerechte Bewegungsabläufe gesetzt. Des Weiteren werden motorische Grundfähigkeiten wie Gleichgewicht, Reaktion, Koordination und die Oberflächen- und Tiefensensibilität angeregt. So lernen die Kinder zum Beispiel, spielerisch in kleinen Geschichten und Rollenspielen ihre Blicke für die Körperhaltung anderer zu schulen und ihre eigene Haltung bewusst wahrzunehmen.

Jeweils eine Erzieherin bzw. ein Erzieher der Einrichtung wird durch die Teilnahme an diesen Angeboten für die Kinder in die Lage versetzt, Informationen und Kenntnisse aus den Bereichen Bewegung und Ergonomie in den Kita-Alltag zu integrieren und Teile des Bewegungsangebots mit den Kindern weiterfortzuführen.

Auch die Eltern werden explizit in das Konzept mit eingebunden und können am Baustein „Bewegte Familie" sowie am abschließenden Rückenfest teilnehmen. Der Informationsabend zu Beginn des Projektdurchlaufes stärkt neben der Vermittlung von grundlegenden Kenntnissen in den Bereichen Ergonomie und Bewegung die Selbstwahrnehmung des Bewegungsverhaltens der Eltern und das ihrer Kinder.

▲ Guter Praxisbereich „Multiplikatorenkonzept"

Dem Projekt „Rück(g)rat" liegt ein Multiplikatorenkonzept zugrunde. Die Erzieherinnen und Erzieher sowie die Eltern der jeweiligen Einrichtung werden in mehreren Unterrichtseinheiten zum Thema Ergonomie und Bewegung geschult. Die Ausbildung wird von speziell fortgebildeten Physiotherapeuten und Physiotherapeutinnen, Diplom-Sportlehrern und -lehrerinnen sowie Motopädagogen und -pädagoginnen durchgeführt.

Im Rahmen dieser Fortbildung werden die Multiplikatorinnen und Multiplikatoren in ihrer Wahrnehmungsfähigkeit für das eigene Bewegungsverhalten und das der Kinder geschult. Sie lernen rückenschonende Verhaltensweisen kennen und werden durch Vermittlung von ergonomischen Aspekten befähigt, Anpassungen der Rahmenbedingungen im Lebens- und Arbeitsalltag in der Kindertagesstätte vorzunehmen. Durch die zusätzliche Teilnahme von mindestens jeweils einer Multiplikatorin bzw. einem Multiplikator an den Angeboten für die Kinder (Kinderrückenschule, Bewegte Familie) können Elemente dieser Projektbausteine anschließend in den Kita-Alltag integriert und die erworbenen Kenntnisse auch nach Ende des Projekts an die Kinder weitergegeben werden.

Als weitere Multiplikatorinnen und Multiplikatoren dienen auch die Eltern, die im Rahmen einer Abendveranstaltung in das Thema eingeführt werden und im Weiteren durch Hospitation bei den Kinderangeboten und das gemeinsame Rückenfest in das Projekt eingebunden sind. Auf diese Weise kann ein Transfer in das häusliche Umfeld erfolgen, sodass zwischen Kindern und Eltern ein Austausch über die Thematik in Gang gebracht wird und die Eltern in die Lage versetzt werden, einen bewegten und rückengesunden Alltag ihrer Kinder mitzugestalten.

Literatur

Buch, M., Frieling, E. (2001): Belastungs- und Beanspruchungsoptimierung in Kindertagesstätten. Universität Kassel, 2001.

Kempf, H.-D. (2004): Rückenschule für Kinder. Die Säule, 04.

Landesvereinigung für Gesundheitsförderung e.V. Schleswig-Holstein, Techniker Krankenkasse, Unfallkasse Schleswig-Holstein (2007): Rück(g)rat – Ergonomie und Bewegung im Kindergarten. Kiel.

Robert Koch-Institut (2007): KiGGS-Studie zur Gesundheit von Kindern und Jugendlichen in Deutschland. Berlin.

Kontakt
Dorothea Wilken-Nöldeke
Landesvereinigung für Gesundheitsförderung e. V.
in Schleswig-Holstein
Flämische Straße 6–10
24103 Kiel
Telefon: 0431-94294
Telefax: 0431-94871
E-Mail: wilken-noeldeke@lvgfsh.de
Website: http://www.lv-gesundheit-sh.de

4.1.3 Schulkinder und Jugendliche/Setting Schule

Ausgewählt durch: *Landesvereinigung für Gesundheit und Akademie für Sozialmedizin Niedersachsen e. V.*
Regionaler Knoten Niedersachsen
Autorin: *Dr. Antje Richter*

Gesund leben lernen

Themen- und Handlungsfelder
Schulkinder und Jugendliche/Setting Schule

Gute Praxisbereiche
Settingansatz – Partizipation – Dokumentation und Evaluation

Veröffentlichungsjahr: 2008

Abstract

Zum Bildungsauftrag der Schulen in Niedersachsen gehört es, Schülerinnen und Schüler dazu zu befähigen, sich eine gesundheitsbewusste Lebensweise anzueignen. Lehren und Lernen lassen sich gesünder gestalten, wenn bereits bei organisatorischen und verwaltungstechnischen Entscheidungen an das Thema Gesundheitsförderung gedacht wird, etwa bei der Gestaltung der Klassen- und Aufenthaltsräume, aber auch bei der Planung des Schultags. Das Projekt „Gesund leben lernen" folgt dem Settingansatz und nutzt die in der betrieblichen Gesundheitsförderung gewonnenen Erkenntnisse über den Zusammenhang von Arbeit und Gesundheit. Dabei sollten die Strategien des betrieblichen Gesundheitsmanagements, Ganzheitlichkeit, Partizipation, Integration und Projektmanagement auf ihre Eignung für den Einsatz in der Schule überprüft, überarbeitet und gegebenenfalls angepasst werden. Hauptzielgruppe sind Grund-, Förder- und Hauptschulen in strukturschwachen Regionen und sozial benachteiligten Stadtteilen. Ziel ist es, die Entwicklung der Schule, die Verbesserung ihrer Erziehungs- und Bildungsarbeit und Gesundheit so zu verbinden, dass sie sich gegenseitig ergänzen und unterstützen.

Hintergrund

„Gesund leben lernen" startete 2003 als Kooperationsprojekt zwischen den Spitzenverbänden der gesetzlichen Krankenkassen und den Landesvereinigungen für Gesundheit in Niedersachsen, Sachsen-Anhalt und Rheinland-Pfalz. Die jeweiligen Länder führten ihre Projekte eigenständig durch und unterschieden sich in ihren Ansätzen. Während Rheinland-Pfalz die Ausbildung von Gesundheitsmoderatoren und -moderatorinnen in den Schulen forcierte, wählten Sachsen-Anhalt und Niedersachsen einen projektbezogenen Ansatz, bei dem mit den Instrumenten des betrieblichen Gesundheitsmanagements direkt in den Schulen gearbeitet wurde.

Die Projektlaufzeit war auf drei Jahre angelegt. Die Ziele, die die gesetzliche Krankenversicherung mit dem Projekt verbunden hat, finden sich in der Präambel des „Leitfaden Prävention" der Spitzenverbände, 2. korrigierte Auflage vom 15. Juni 2006: „Die Krankenkassen haben seit dem Jahr 2000 mit dem § 20 Abs. 1 und 2 SGB V wieder einen erweiterten Handlungsrahmen in der Primärprävention und der betrieblichen Gesundheitsförderung erhalten. Die zur Umsetzung dieser Normen unternommenen Aktivitäten wurden seither kontinuierlich ausgeweitet und optimiert. Maßnahmen zur Primärprävention sollen den allgemeinen Gesundheitszustand verbessern und insbesondere einen Beitrag zur Verminderung sozial bedingter Ungleichheit von Gesundheitschancen leisten. Die Spitzenverbände der Krankenkassen begrüßen die Wiedereinführung dieser Leistungen. Dadurch wird es den Krankenkassen möglich, den Gesundheitszustand der Versicherten unter deren aktiver Beteiligung zu verbessern und gesundheitlichen Beeinträchtigungen frühzeitig und wirksam entgegenzuwirken, anstatt sie kostenintensiv zu kurieren."

Zum Projektbeginn im Jahr 2003 informierten die Projektinitiatoren in Niedersachsen Förder-, Haupt- und Grundschulen aus benachteiligten Stadtteilen bzw. strukturschwachen Regionen über das Modellprojekt „Gesund leben lernen". Acht Schulen erklärten sich bereit, daran teilzunehmen. Die Landesvereinigung für Gesundheit übernahm die Beratung und Betreuung dieser ersten acht Modellschulen. Eine Länderberatergruppe – bestehend aus Vertreterinnen und Vertretern des niedersächsischen Kultusministeriums, des niedersächsischen Ministeriums für Soziales, Frauen, Familie und Gesundheit, der gesetzlichen Krankenkassen des Landes, des niedersächsischen Landesamtes für Lehrerbildung und Schulentwicklung, der gesetzlichen Unfallkassen und der Landesvereinigung für Gesundheit Niedersachsen e.V. – steuerte das Projekt und entwickelte es weiter.

Als die Modellphase im Juni 2006 endete, zeigte sowohl die externe (durch die Spitzenverbände der gesetzlichen Krankenkassen) wie die interne Evaluation (durch leitfadengestützte Interviews der Sprecherinnen der Steuerungskreise Gesundheit in den Schulen), dass das in „Gesund leben lernen" vertretene Konzept eines integrierten Gesundheitsmanagements zu guten Erfolgen in den Schulen führt. Es gelingt mit diesem Ansatz, die Weiterentwicklung der Schule zu einer gesundheitsförderlichen Lern- und Arbeitswelt anzustoßen. Sowohl Schülerinnen und Schüler als auch Lehrkräfte erlebten im Projekt, dass sie mithilfe der vorgeschlagenen Ansätze und Instrumente und der kontinuierlichen externen Beratung relativ schnell zu positiven Veränderungen in ihrer Schule kamen (siehe Abschnitt „Guter Praxisbereich Evaluation"). Deshalb beschlossen die Kooperationspartner in Niedersachsen, das Projekt auf Landesebene weiterzuführen und allen niedersächsischen Schulen anzubieten; die Spitzenverbände der Krankenkassen beteiligten sich mit einer Anschlussförderung an der Verbreitung des Ansatzes. Um eine deutlich größere Zahl von Schulen unterstützen zu können, bot die Landesvereinigung für Gesundheit Niedersachsen allen Projektpartnern an, Fachkräfte für schulisches Gesundheitsmanagement fortzubilden, was die AOK Niedersachsen in großem Umfang sowie der Landesverband der IKK Niedersachsen für ihre Präventionsfachkräfte nutzten. So konnten 2008 67 Schulen in ganz Niedersachsen für die Dauer von zwei Jahren von diesen Personen betreut werden. Im Durchschnitt arbeiten die Fachkräfte acht Wochenstunden in und für die Schulen, unterschiedlich intensiv zu verschiedenen Zeiten im Schuljahr und auch abhängig von den Anforderungen der Schulen und vom persönlichen Engagement der jeweiligen Fachkraft.

Vorgehen

In der Modellphase wurden nur Schulen mit sozial benachteiligten Schülerinnen und Schülern in das Projekt aufgenommen (Grund-, Haupt- und Förderschulen in strukturschwachen Stadtteilen/Gebieten). Mittlerweile können sich Schulen aus ganz Niedersachsen und alle Schulformen in jedem Jahr für das Projekt und damit für eine zweijährige Begleitung eines gesundheitsförderlichen Schulentwicklungsprozesses bei der Koordinationsstelle der Landesvereinigung für Gesundheit bewerben. Bei der Auswahl werden Schulen mit sozial benachteiligter Schülerklientel weiterhin bevorzugt. Die Ausschreibung wird in jedem Frühjahr im niedersächsischen Schulverwaltungsblatt veröffentlicht.

Die Fachkräfte für schulisches Gesundheitsmanagement unterstützen die Schulen dabei, eine Projektstruktur für schulisches Gesundheitsmanagement aufzubauen. Kernelement dabei ist die Steuerungsgruppe, in der idealerweise

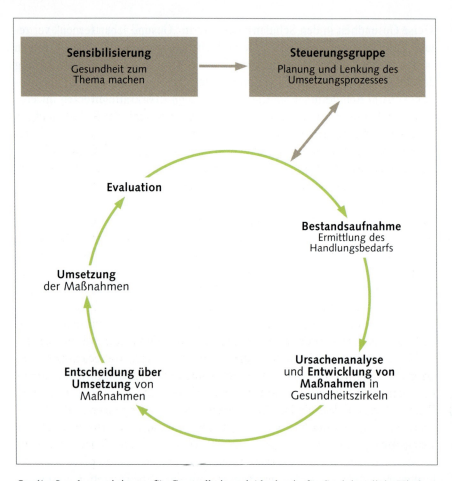

Quelle: Landesvereinigung für Gesundheit und Akademie für Sozialmedizin Niedersachsen e.V. „Gesunde Schulentwicklung"

Lehrkräfte, Schülerinnen und Schüler sowie Eltern vertreten sind. Aus der betrieblichen Gesundheitsförderung abgeleitet, bestimmt die Steuerungsgruppe die schulinternen Ziele, erstellt einen Projektplan, koordiniert den Projektverlauf vor Ort und bewertet die Ergebnisse. Dabei werden sie von den Fachkräften für Gesundheitsmanagement begleitet und unterstützt.

Die Schulen orientieren sich innerhalb des Projekts am Lernzyklus (wie in Abbildung oben gezeigt), der sich stark an dem prozessorientierten Vorgehen aus dem Bereich des betrieblichen Gesundheitsmanagements orientiert.

Die konkrete Entwicklung einzelner Maßnahmen übernehmen dann die Gesundheitszirkel, die sich jeweils eines bestimmten Themas annehmen: u. a. Neugestaltung des Schulhofs und der Klassenzimmer, saubere und menschenwürdige Toiletten, Verbesserung der allgemeinen Arbeits- und Lernatmosphäre, die von gegenseitigem Respekt geprägt sein soll, oder bessere Kommunikation innerhalb des Lehrerkollegiums und mit der Schulleitung. In einer berufsbildenden Schule beispielsweise, an der Schülerinnen und Schüler nur an bestimmten Tagen unterrichtet werden, muss die Kommunikation auf anderen Wegen erfolgen als in einer Gesamtschule, in der der Unterricht jeden Tag stattfindet und das gesamte Lehrerkollegium anwesend ist.

Ein Thema, das in einem Gesundheitszirkel einer Förderschule behandelt wurde, war die Leistungsüberprüfung. Die Lehrkräfte in der Schule suchten nach alternativen Möglichkeiten, um die Leistungen ihrer Schülerinnen und Schüler zu bewerten. Hat ein Schüler bzw. eine Schülerin zum Beispiel 100 Fehler in einem Diktat gemacht, setzt er bzw. sie sich dann hin und übt und hat danach nur noch 80 Fehler, dann ist das eine Verbesserung um 20 Prozent. Das deutsche Leistungsbewertungssystem mit Noten von 1 bis 6 bietet in diesem Fall aber keine Möglichkeit, die Bemühungen und den Erfolg solcher Schüler und Schülerinnen zu würdigen, denn auch 80 Fehler im Diktat bedeuten immer noch unweigerlich die Note 6. Deshalb wollten die Lehrkräfte eine Möglichkeit erarbeiten, ihren Schülerinnen und Schülern auf eine andere Art und Weise zu zeigen, dass sie ihre Bemühungen und Anstrengungen schätzen und anerkennen. Insgesamt lässt sich zeigen, dass (wie auch im betrieblichen Gesundheitsmanagement) besonders hohe Effekte für Gesundheit und individuelles Wohlbefinden erreicht werden, wenn es einer Schule gelingt, eine Kultur der gegenseitigen Wertschätzung aufzubauen, die Kommunikationsstrukturen zwischen allen Gruppen zu verbessern und so das Schulklima zu optimieren.

Die Schulen gehen bei ihrer Arbeit problemorientiert vor: Sie analysieren mögliche Ursachen für bestehende Schwierigkeiten und suchen nach Lösungswegen. Hier unterstützen die Fachkräfte für schulisches Gesundheitsmanagement die Schulen bei der Befragung von Lehrkräften und Schülerinnen/Schülern beispielsweise zur gegenwärtigen Situation an der Schule und helfen bei der Moderation von Gesundheitszirkeln.

Nachdem ein Gesundheitszirkel zu einem bestimmten Thema gearbeitet hat und Lösungsansätze entwickelt wurden, geht es dann um die Umsetzung dieser Maßnahmen. Vieles kann oftmals in Eigenregie entwickelt und umgesetzt werden. Hierzu zwei Beispiele aus den Projektschulen:

- Neugestaltung und Verschönerung des Schulhofbereiches durch Schülerinnen und Schüler innerhalb einer Projektwoche,
- Entwicklung von Vereinbarungen zur verbesserten Informationsweitergabe und gezielteren Absprachen innerhalb eines Kollegiums.

Auch die Zusammenarbeit mit den Eltern hat sich in einigen Projekten als sehr erfolgreich herausgestellt. Oftmals sind in der Elternschaft Ressourcen vorhanden, die für die Umsetzung von Maßnahmen ausgesprochen hilfreich sind. Auch hier wieder ein Beispiel aus einer Projektschule:
- Die Mutter einer Schülerin war bereit, ihre Kenntnisse aus dem Bereich des Feng-Shui kostenlos bei der Umgestaltung eines Klassenraumes zur Verfügung zu stellen. Dieser Raum gilt nun als Vorzeigeexemplar der Schule.

Die Bedeutung der räumlichen Innen- und Außengestaltung der Schulen für das Schulklima, aber auch für Lernen und Erziehung, ist gar nicht hoch genug einzuschätzen. In der Architekturpsychologie gilt der Raum als „der dritte Lehrer" (neben den Peers und der Lehrkraft), der nicht nur ein erwünschtes Sozialverhalten, sondern auch Lernen ermöglicht bzw. verhindert durch die Wirkung von Farbe, Akustik, Beheizung/Kühlung, Sonnenschutz, ergonomische Einrichtung, individuelle Möblierung etc.

Bei der Umsetzung der Maßnahmen werden die Schulen dazu ermutigt, sich verschiedener Unterstützungsmöglichkeiten zu bedienen. Dabei wird je nach Thema die Zusammenarbeit mit Schulträgern, den Beratungsangeboten der Landesschulbehörden, regionalen Unternehmen, Fachhochschulen etc. empfohlen.

Die Landesvereinigung für Gesundheit und die Projektpartner organisieren zudem Informationsveranstaltungen für die Projektschulen, in denen sie Kenntnisse zum integrierten Gesundheitsmanagement vermitteln. Sie bieten darüber hinaus Workshops zu den Themen Ressourcenmanagement, Sponsoring sowie Presse- und Öffentlichkeitsarbeit an. Ziel ist es stets, die Selbstständigkeit der Schulen zu fördern und sie langfristig von der Beratung unabhängig zu machen.

Dabei werden verschiedene Zielgruppen angesprochen. So gibt es Fortbildungen für Schulleiterinnen und -leiter, Tagungen für Schülerinnen und Schüler oder auch Informationsveranstaltungen für Steuerungskreissprecherinnen und -sprecher.

Auf Landesebene unterstützt die Länderberatergruppe die Arbeit der Schulen. Dabei ging es vorwiegend darum, bereits vorhandene Angebote und Netzwerke für die Schulen verfügbar zu machen bzw. sie so zu verändern, dass die Schulen sie besser nutzen können. Die Landesvereinigung für Gesundheit Niedersachsen und die Projektpartner treten dabei als Beratungs- und Vermittlungsagenturen für die Modellschulen auf.

▲ Guter Praxisbereich „Settingansatz"

Die Basis des Projekts „Gesund leben lernen" bildet der Settingansatz. Das Projekt bezieht sich direkt auf die Lebenswelt Schule. Die Interventionen und Maßnahmen setzen am Gesundheitsverhalten der Beteiligten an (Lehrerschaft, Schülerschaft, nichtlehrendes Personal, Einbezug von Eltern). Hier wird darauf Wert gelegt, dass nicht nur das Verhalten der Personen, sondern auch die Bedingungen und Strukturen in der Schule in den Blick genommen werden.

In den Projekten wurden bereits Veränderungen im Bereich der Räumlichkeiten, der Arbeitsorganisation oder der Regelungen zur Pausengestaltung durchgeführt. In einer Schule nahm sich beispielsweise ein Gesundheitszirkel des Problems an, dass Lehrkräften und Schülern bzw. Schülerinnen bei weit auseinanderliegenden Schulgebäuden häufig nicht ausreichend Zeit bleibt, in der Pause zwischen zwei Unterrichtsstunden das Klassenzimmer für die nächste Stunde zu erreichen.

Hier erarbeiteten die Mitglieder des Gesundheitszirkels Vorschläge für einen besseren zeitlichen Rhythmus von Unterricht und Pause. Die von dem Problem betroffenen Personen erarbeiteten so eigenständig für ihr Umfeld eine für sie geeignete Lösung des Belastungsphänomens.

In einer Grundschule in einem sozial benachteiligten Gebiet wurde deutlich, wie wertvoll und wichtig die Ressourcen von Eltern bei einer gesundheitsfördernden Schulentwicklung sind. Einige Väter organisieren dort für Jungen jeden Freitagnachmittag gemeinsame Unternehmungen wie Fußball spielen, in den Wald gehen oder Werken. Hintergrund dafür ist die Tatsache, dass viele Jungen allein von den Müttern betreut werden und es an der Schule auch nur weibliche Lehrkräfte gibt – eine männliche Bezugsperson fehlt dort oftmals. Durch die Thematisierung dieses Problems konnten aus eigener Kraft aus dem Umfeld der Schule wichtige Ressourcen genutzt werden.

▲ Guter Praxisbereich „Partizipation"

Das Projekt gibt den Schulen ein Vorgehen und Instrumente an die Hand, mit denen ein hoher Grad an Partizipation erreicht werden kann. Durch die Erprobung der beteiligungsorientierten Instrumente des betrieblichen Gesundheitsmanagements (Bildung einer Steuerungsgruppe und Arbeit in Gesundheitszirkeln) innerhalb der Schulen kann die Partizipation der betroffenen Gruppen eingefordert und zunehmend erreicht werden. Insbesondere können Schülerinnen und Schüler zum Beispiel durch Befragungen oder Gesundheitszirkel konkret ihre Problembereiche benennen und an der Lösungsfindung mitarbeiten. Die Schulen machen die Erfahrung, dass die Einbeziehung der Schülerperspektive zu einer Ressource im Umgestaltungsprozess wird.

An einer Schule gab es beispielsweise große Unzufriedenheiten mit dem tristen und vernachlässigten Schulhof. Sowohl die Schülerinnen und Schüler als auch die Lehrkräfte wurden befragt, welche Ideen sie zur Umgestaltung des Schulhofs haben. Diese Ideen waren der Ausgangspunkt dafür, dass von der Stadt Wipp- und Schaukelgeräte sowie Baumstämme zum Balancieren auf dem Schulhof aufgestellt und Sitzgelegenheiten installiert wurden. Die graue Mauer des Schulhofs wurde zusammen mit den Schülerinnen und Schülern weiß gestrichen und anschließend im Kunstunterricht kreativ gestaltet. Ein Spieleverleih (Feder- und Fußbälle, Schläger, Kleingeräte) wurde von den Schülerinnen und Schülern eingerichtet; er wird inzwischen von ihnen selbst organisiert.

Auch in der Lehrerschaft werden durch Belastungsanalysen und die Bearbeitung von identifizierten Problembereichen gesundheitsfördernde Arbeitsbedingungen angestrebt. An einer Förderschule erarbeitete das Lehrerkollegium, dass es weitere Kompetenzen im Umgang mit schwierigen und aggressiven Schülern und Schülerinnen benötigt. Um auf diesem Gebiet mehr Selbstsicherheit zu erlangen, entschied das Kollegium, dass eine entsprechende Fortbildung notwendig ist und organisierte die Teilnahme daran.

Auf der Ebene des Gesamtprojekts wird vonseiten der Projektkoordination das gesamte Thema der Beteiligung von Schülerinnen und Schülern noch einmal in den Fokus genommen. Mit der regelmäßigen Durchführung von Schülertagungen, auf denen alle Projektschulen vertreten sind, soll den teilnehmenden Kindern und Jugendlichen ihr eigenes Handlungsvermögen deutlich gemacht werden. In Schülerworkshops stellen die Schülerinnen und Schüler jeweils den anderen Schulen ihre Schule vor und erarbeiten in einem weiteren

Schritt Bereiche, in denen sie Verbesserungs- bzw. Änderungsbedarfe sehen. Diese Ergebnisse nehmen die Kinder und Jugendlichen anschließend mit in ihre Schule und stellen sie dort vor (zum Beispiel in der Steuerungsgruppe oder vor dem Schulvorstand). Angestrebt wird dabei, dass mindestens eine Idee während des Projekts umgesetzt wird. Einige Ergebnisse der Schülertagungen sind hier genannt:

Eine Grundschule
Das finden wir gut: Gesundes Frühstück, das Winterkino, die langen Pausen, Bücherei, Betreuung, grünes Klassenzimmer.
Das wünschen wir uns: Kiosk, Klettergarten, Schaukel auf dem Schulhof, „wieder mal eine Pizza aus der Schulküche".

Eine Förderschule
Das finden wir gut: Spielplatz, Backhaus, Musik-AG, Apfelfest.
Das wünschen wir uns: Pausen attraktiver gestalten (Bälle zum Ausleihen, Tischkicker, Kioskverkauf), Pausenhofgestaltung (Basketballkörbe, mehr Grünflächen zum Spielen), Gestaltung der Klassenräume (Wände farbig streichen, Pflanzen und Blumen, mehr Steckdosen), Bushaltestelle näher an der Schule.

▲ Guter Praxisbereich „Dokumentation und Evaluation"

Evaluation in der Modellphase
In der Modellphase 2003 bis 2006 ist das Gesamtprojekt „Gesund leben lernen" im Auftrag der Spitzenverbände der gesetzlichen Krankenkassen evaluiert worden (GESOMED und UKE). Zentrale Ergebnisse zum niedersächsischen Teilprojekt sind u. a. folgende:
- Je mehr Zeit in die Projektarbeit investiert wurde, desto besser sind die Ergebnisse.
- Professionelle und kontinuierliche Unterstützung von außen wirkt sich auf den Projektverlauf positiv aus.
- Je schlechter die strukturelle Ausgangslage der Schule ist, desto größer sind die spürbaren Verbesserungen.

Durch die Projektteilnahme während der dreijährigen Modellphase sind deutliche Veränderungen in den Schulen in Gang gekommen (die acht Modellschulen haben ca. 90 Teilprojekte durchgeführt), besonders auch in den angestrebten Bereichen Schulklima, Identifikation mit der Einrichtung, Selbstwirksamkeit. Von großer Bedeutung für die Schulen war die langfristige und kontinuierliche externe Betreuung und Unterstützung. Dieses Ergebnis hat in Niedersachsen dazu geführt, dass im laufenden Projekt jeder Projektschule zwei Jahre lang eine Fachkraft für schulisches Gesundheitsmanagement zur Verfügung gestellt wird.

Neben der externen wurde bei der Landesvereinigung eine weitere interne Evaluation durchgeführt. Eine Praktikantin hat für ihre Examensarbeit leitfadengestützte Interviews mit allen Sprecherinnen der Steuerungskreise in den Modellschulen durchgeführt. Diese qualitative Befragung kam zu ähnlichen Ergebnissen.

Evaluation/Dokumentation im laufenden Projekt
Im laufenden Projekt sind die Fachkräfte, die die Schulen betreuen, verpflichtet, ihre Arbeit in den Schulen zu dokumentieren. Am Ende des ersten Jahres müssen sie einen Zwischenbericht an die Landesvereinigung schicken, am Ende der Betreuungszeit nach zwei Jahren einen Abschlussbericht. Diese Berichte werden ausgewertet.

Zukünftige Evaluation mit der Medizinischen Hochschule Hannover
Zusammen mit der Medizinischen Hochschule Hannover ist eine weitere Evaluation in den nächsten drei Jahren geplant unter dem Titel „Schulentwicklung durch Gesundheitsmanagement. Entwicklung einer Kennzahlentoolbox, Bewertung der Zielerreichung, der Wirksamkeit und der Kosten". Die Mittel dazu kommen vom Bundesforschungsministerium.

Kontakt
Irmtraut Windel
Landesvereinigung für Gesundheit und Akademie
für Sozialmedizin Niedersachsen e. V.
Fenskeweg 2
30165 Hannover
Telefon: 0511-388118932
Telefax: 0511-3505595
E-Mail: irmtraut.windel@gesundheit-nds.de
Website: http://www.gesundheit-nds.de

Ausgewählt durch: *Landesinstitut für Gesundheit und Arbeit NRW, in Kooperation mit dem Zentrum für Öffentliche Gesundheit, Bielefeld Regionaler Knoten Nordrhein-Westfalen*
Autorin: *Monique Faryn-Wewel (IPG)*

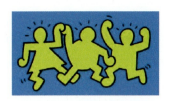

Gesund mit Grips: das Body-&-Grips-Mobil

Themen- und Handlungsfelder
Schulkinder und Jugendliche/Setting Schule

Gute Praxisbereiche
Niedrigschwellige Arbeitsweise – Innovation und Nachhaltigkeit

Veröffentlichungsjahr: 2008

Abstract

Das Body-&-Grips-Mobil ist ein mobiles Projekt in Form eines Stationenparcours zum Thema Gesundheit, das mit Aktion, pfiffigen Ideen und Informationen Kinder und Jugendliche für das Thema Gesundheit interessieren will. Es handelt sich um ein Projekt des Jugendrotkreuzes in Zusammenarbeit mit der BARMER und wird seit 1989 eingesetzt. Das Angebot verfolgt das Ziel, für die Themen der Gesundheitsförderung aufzuschließen und zu motivieren und sich auch längerfristig damit zu beschäftigen. Die erreichten Schulen und Einrichtungen der Jugendarbeit können dann auf dieser Motivationslage weiterarbeiten.

Das Body-&-Grips-Mobil richtet sich an Jugendliche der Jahrgangsstufe 6 bis 10 (Elf- bis 16-Jährige) und wird bei Veranstaltungen zur Gesundheitsförderung, Projekten zur Gesundheitserziehung in Schulen oder Ferienfreizeiten und Aktionen rund um das Thema Gesundheit und Wohlbefinden eingesetzt. Das Body-&-Grips-Mobil ist dabei äußerst flexibel einsetzbar, da es für kleine und große Gruppen, für feste Gruppen und Laufpublikum, für drinnen und draußen, für viel und wenig Platz geeignet ist.

Das Mobil beinhaltet einen Stationenparcours: An insgesamt 15 Stationen werden spielerisch angelegte Inhalte zur Ernährung, Bewegung, Sucht, Sexualität und sozialem Miteinander vermittelt. Konfliktfähigkeit, selbstständiges und zielorientiertes Arbeiten und Lernen, Kommunikationsstärke, Handlungskompetenzen und Selbstvertrauen sollen erlernt werden. Eine Reduzierung des Blickwinkels auf mögliche Defizite wird vermieden, stattdessen steht das Erlernen sowie das eigenverantwortliche Erproben gesundheitlichen Handelns auf spielerische Weise im Vordergrund.

Die 15 Stationen behandeln fünf gesundheitsrelevante Themen. An den Stationen besteht ein ausgewogenes Verhältnis aus spielerisch-praktischer Wissensvermittlung und der Stärkung der gesundheitlichen Handlungskompetenz, das sich an den Bedürfnissen der Kinder und Jugendlichen orientiert. Der Zielgruppe werden beim Durchlaufen des Parcours vielfältige Möglichkeiten angeboten, Erlebnisse und Erfahrungen zu machen, sich mit der Umwelt auseinanderzusetzen, Neues kennenzulernen und Zusammenhänge zu erfassen. Kennzeichnend für das Projekt sind die unterschiedlichen Lernzugänge, die für die einzelnen Standorte gewählt wurden. Finanziert wird das Angebot über das Jugendrotkreuz, über die BARMER sowie durch einen Eigenanteil der Veranstalter.

Hintergrund

Die Mitverantwortung für die Gesundheit ist einer der festgeschriebenen Arbeitsschwerpunkte des Jugendrotkreuzes. Vor diesem Hintergrund wurde bereits 1989 die Kampagne „Gesund mit Grips" konzipiert, die im Sinne einer ganzheitlichen Gesundheitsförderung die Teilbereiche Körper, Geist und Gefühl sowie soziale und natürliche Umwelt in den Fokus nimmt. Teil der genannten Kampagne ist das Angebot des „Body-&-Grips-Mobils", das neben der Region Westfalen-Lippe auch in den Bundesländern Rheinland-Pfalz, Sachsen-Anhalt und dem Saarland zum Einsatz kommt. Obwohl bereits seit Anfang der 1990er-Jahre gute Erfahrungen mit dem Mobil existieren, wurde das Body-&-Grips-Mobil in einem zweijährigen andauernden Prozess neu konzipiert und beinhaltet seit 2006 einen neuen Stationenparcours, der insgesamt 15 Stationen zu fünf zentralen und jugendrelevanten Gesundheitsthemen beinhaltet. Die Themen: Bewegung, Ernährung, Ich & Du, Sexualität und Sucht wurden aufgrund wissenschaftlicher Erkenntnisse ausgewählt. Nicht zuletzt durch den Kinder- und Jugendgesundheitssurvey (KiGGS) (Robert Koch-Institut 2007) wurde deutlich, dass Bewegungsmangel, Fehlernährung und Alkohol- und Nikotinkonsum erhebliche gesundheitliche Missverhältnisse bei Kindern und Jugendlichen im Alter von bis zu 17 Jahren darstellen.

Die KiGGS-Daten zeigen, dass in Deutschland zurzeit 20,5 Prozent der 11- bis 17-jährigen Jungen und 20,3 Prozent der gleichaltrigen Mädchen rauchen. Alkohol haben 64,8 Prozent der Jungen und 63,8 Prozent der Mädchen schon einmal getrunken. Etwa ein Drittel der Jungen und ein Viertel der Mädchen gaben an, zurzeit mindestens einmal in der Woche Alkohol zu konsumieren (RKI 2007). Werden die ohnehin schon erschreckenden Ergebnisse zusätzlich im Hinblick auf den Sozialstatus ausgewertet, zeigt sich ein deutlicher Interventionsbedarf. Beispielsweise verdeutlichen die Ergebnisse der KiGGS-Studie, dass Kinder, die nicht regelmäßig Sport treiben, überproportional häufig aus Familien mit niedrigem Sozialstatus kommen oder über einen Migrationshintergrund verfügen. Die Ergebnisse unterstreichen somit die Bedeutung zielgruppenspezifisch ausgerichteter Maßnahmen und Programme im Kindes- und Jugendalter, wie sie durch das Body-&-Grips-Mobil umgesetzt werden.

In dem Projekt wird ein ganzheitliches Verständnis von Gesundheit zugrunde gelegt: Körperliche, seelische und soziale Aspekte machen das Wohlbefinden des Menschen aus. Das Body-&-Grips-Mobil lädt Kinder und vor allem Jugendliche dazu ein, sich kreativ und aktiv mit sich selbst, ihrem Körper, ihrer Umwelt und ihrem Gesundheitsverhalten auseinanderzusetzen.

Vorgehen

Bei dem Body-&-Grips-Mobil handelt es sich um einen Stationenparcours. Das Angebot verfolgt das Ziel, für die Themen der Gesundheitsförderung aufzuschließen und zu motivieren und sich auch längerfristig damit zu beschäftigen. Überwiegend wird das Mobil an Schulen eingesetzt und richtet sich an Jugendliche der Jahrgangsstufe 6 bis 10. Die Zielgruppe bilden somit Kinder und Jugendliche zwischen elf und 16 Jahren, wobei ein Fokus auf Kindern zwischen zwölf und 14 Jahren liegt. Zudem will das Body-&-Grips-Mobil Eltern, Lehrkräfte und andere in der Jugendarbeit Tätige zur Reflexion des eigenen Gesundheitsverhaltens ermutigen. Das Jugendrotkreuz unterstützt in diesem Zusammenhang auch über das Mobilangebot hinaus die Veranstalter zu Einzelthemen ebenso wie zur Umsetzung eines ganzheitlichen Konzepts zur Gesundheitsförderung.

An den unterschiedlichen Stationen können pro Einsatz 60 bis maximal 75 Jugendliche an einem Tag methodisch abwechslungsreich zu den Themen Bewegung, Ernährung, Ich & Du, Sexualität und Sucht ihr Wissen auf spiele-

Thema	Station	Ziel
Ernährung	„Das Tagesmenü"/Wahrnehmung	Zusammenstellung einer ausgewogenen Ernährung anhand einer Spielfigur
	„Die Ernährungspyramide"/Information	Information über gesunde ausgewogene Ernährung anhand der Pyramide
	„Mein neues Frühstück"/Experiment	Sensibilisierung des Geschmackssinns durch das Zusammenstellen und Essen unterschiedlicher Müslizutaten
Bewegung	„Das Bewegungsquiz"/Information	Quiz mit Wissens-, Schätz- und Meinungsfragen zu fünf Themenfeldern der Bewegung
	„Mini-Fitness-Test"/Wahrnehmung	Praktische Ausdauer und Kraftübungen
	„Der Drahtseilakt"/Experiment	Praktische Koordinationsübungen in Teamarbeit und Stärkung des Vertrauens- und Verantwortungsgefühls
Ich & Du	„Ich sehe das, was du (nicht) siehst!"/Information	Vermittlung des Zusammenhangs von psychischer und körperlicher Gesundheit; Sensibilisierung für den zwischenmenschlichen Umgang (Selbst- und Fremdwahrnehmung)
	„Der zweite Blick"/Wahrnehmung	Bewusstmachung von Vorurteilen und Hinterfragen eigener Einstellungen und Meinungen
	„Das laufende A"/Experiment	Förderung von Teamgeist, Vertrauen und gegenseitiger Unterstützung
Sexualität	„Das Herzklopfen"/Information	Wissens-, Schätz- und Meinungsfragen zu den Themenfeldern Verhütung, Krankheiten, Liebe & Gefühle, Körper & Sexualität
	„Die Beziehungsgalerie"/Wahrnehmung	Beziehungsvielfalt anhand von Fotos für eine fiktive Ausstellung veranschaulichen und für verschiedene Beziehungsformen sensibilisieren
	„Der Verhütungssafe"/Experiment	Sensibilisierung für den eigenverantwortlichen Umgang mit Verhütungsmitteln
Sucht	„Die Suchtlandschaft"/Information	Wissensvermittlung, Überprüfung und Vertiefung vorhandenen Wissens über stoffgebundene und stoffungebundene Süchte
	„Das Sucht-Activity"/Wahrnehmung	Spielerische Auseinandersetzung mit den Themen Alkohol und Rauchen – ohne pädagogischen Zeigefinger
	„Die Alkohol-Story"/Experiment	Hinterfragen von gesellschaftlichen Normen im Hinblick auf Alkoholkonsum mithilfe eines fiktiven Partyabends

rische Art erweitern. Das Body-&-Grips-Mobil will Jugendliche animieren, sich aktiv und kreativ mit sich selbst, ihrem Körper, ihrer Umwelt und ihrem Gesundheitsverhalten auseinanderzusetzen. Die fantasievolle Auseinandersetzung mit gesundheitsbezogenen Verhaltensweisen steht dabei im Vordergrund, sodass neben Wissen auch Geschick und Teamarbeit gefragt sind.

An den 15 Stationen des Parcours geht es darum, alle Sinne bewusst wahrzunehmen. Aufgrund des unterschiedlichen Lernzugangs der Teilnehmenden werden unterschiedliche Lernebenen eingebracht. In allen fünf Themenbereichen gibt es jeweils drei Stationen, die auf den Ebenen Informieren, Wahrnehmen und Experimentieren den Teilnehmenden einen Themenzugang verschaffen. In nebenstehender Tabelle werden die einzelnen Stationen und ihre Zielstellung verkürzt dargestellt.

Aufgrund der unterschiedlich intensiv-verbindliche Aktionskomponenten der Stationen, die verschiedene Aspekte der Persönlichkeit ansprechen, sind je nach Anlass und Intention die genannten Stationen vielfältig kombinierbar. Im Vorfeld erhalten die Veranstalter ein Regieheft, in dem die Durchführung der Aktionen und Spiele genau erläutert werden. Zudem wird bei der Planung und der praktischen Durchführung der Aktionen und Veranstaltungen rund um das Thema Gesundheit beraten. Ergänzt wird der Parcours durch Fragebogen zu den unterschiedlichen Aspekten der Gesundheit und des Parcours, der einerseits der Evaluation und andererseits der Nachbereitung/Vertiefung seitens der Veranstalter dient.

Darüber hinaus werden neben dem Body-&-Grips-Mobil vom Jugendrotkreuz Infomaterialien zu verschiedenen gesundheitsrelevanten Themen für Jugendliche und Erwachsene mitgebracht, ebenso werden bei jedem Einsatz weitere Informationen zum Thema Gesundheit und Fitness sowie zusätzliche Aktionsideen und Erläuterungen mitgebracht. Abgerundet wird das Angebot durch ein Öffentlichkeitspaket mit Ankündigungsplakaten, Presseinfo und Pressefoto. Auch wird eine Projektmappe zur Verfügung gestellt, die Multiplikatoren und Multiplikatorinnen im Anschluss zahlreiche Ideen zur vertiefenden Arbeit in den oben genannten Themenspektren bietet.

▲ Guter Praxisbereich „Niedrigschwellige Arbeitsweise"

Das Angebot richtet sich an Kinder und Jugendliche, die überwiegend in Settings wie beispielsweise Schulen oder Jugendzentren anzutreffen sind. Aus dem Jahresbericht 2007 wird deutlich, dass überwiegend Real- und Hauptschulen von dem Stationenparcours profitieren konnten. Durch das mobile Angebot werden Jugendliche in ihrer unmittelbaren Lebens- und Lernrealität angesprochen. Allein im Jahr 2007 wurden über 20 000 Kinder und Jugendliche in fünf Bundesländern erreicht.

Mit dem Ziel, gerade Jugendlichen mit geringer sprachlich-kognitiver Prägung und Migranten bzw. Migrantinnen mit mangelnden Sprachkenntnissen eine sinnvolle Lernplattform zu bieten, wurde methodisch bewusst ein stark erlebnis- und aktionsorientierter Ansatz gewählt. Die Stationen sind dementsprechend einfach und gut verständlich aufgearbeitet. Durch dieses Vorgehen können alle Kinder und Jugendlichen einbezogen werden, ohne dass sozial Benachteiligte dabei stigmatisiert werden. Individuelle Negativerlebnisse sollen vermieden werden – vielmehr können die Kinder bei den geforderten Aufgaben gegenseitig voneinander profitieren. Über die spielerisch angelegte Konzeption des Body-&-Grips-Mobils werden Hemmschwellen abgebaut bzw. niedrig gehalten. Die gesundheitsrelevanten Aspekte sind dabei an den Stationen so aufbereitet, dass sie weitestgehend selbsterklärend funktionieren. Bei Bedarf ist es aber auch möglich, dass Mitarbeiter oder auch Jugendliche nach dem Peer-Education-Prinzip Unterstützung an den Stationen leisten. Seitens des Jugendrotkreuzes sind zwei Mobilbegleiterinnen und -begleiter als kompetente Ansprechpartnerinnen und Ansprechpartner beim Aufbau, bei der Einweisung der Stationenbetreuer und -betreuerinnen sowie bei der Durchführung der Veranstaltung behilflich.

Bestes Argument für die niedrigschwellige Arbeitsweise ist jedoch die Erfahrung, dass der Stationenparcours der Zielgruppe Spaß bereitet und sie auf gesundheitliche Themen neugierig macht. Dies ist nicht zuletzt auf das didaktisch-methodische Konzept zurückzuführen, in dem eine Konzentration auf die „erfahrbare" Gesundheitsförderung gelegt wird und nicht allein die kognitive Wissensvermittlung im Fokus steht. Zur Gestaltung des Angebots wurden Wünsche und Bedarfe der Zielgruppe durch vorangegangene „Spielproben" im Vorfeld erhoben. Begünstigt durch diese Vorgehensweise erfahren die Themen ebenso wie die Aufbereitung der einzelnen Standorte eine hohe Akzeptanz.

Die Stationen sind darauf ausgelegt, die Zielgruppe in der gesundheitsfördernden Gestaltung ihrer Lebensbedingungen zu unterstützen und zu bestärken. Dabei wird die Entwicklung der Persönlichkeit unterstützt und es werden soziale Fähigkeiten ausgebaut. Insbesondere für sozial benachteiligte oder auch lernbehinderte Kinder und Jugendliche besteht der Bedarf einer Stärkung sozialer Handlungskompetenzen und des Selbstwertgefühls. Das Body-&-Grips-Mobil versucht an diesem Problem anzusetzen.

▲ Guter Praxisbereich „Innovation und Nachhaltigkeit"

Der besondere innovative Charakter des Body-&-Grips-Mobils liegt darin, dass bei den Standorten der spielerische Ansatz im Vordergrund steht. Das Body-&-Grips-Mobil konzentriert sich auf die positiven Fähigkeiten und nicht auf Wissensdefizite oder mangelndes Können bzw. moralisch-belehrende Vorträge. Hervorzuheben ist das Prinzip der Selbsterklärung, das hinter der Methodik steckt. Die Informationen und relevanten Botschaften erschließen sich den Kindern selbstgesteuert durch den aktiven Umgang mit den Stationsaufgaben.

Es bedarf hier keines erklärenden pädagogischen Zeigefingers. Damit kann das Body-&-Grips-Mobil einen zeitgemäßen Ansatz von Gesundheitsförderung vermitteln. Body-&-Grips-Mobil bereitet den Kindern große Freude, da es ein sehr innovatives, spannendes, attraktives und spektakuläres Angebot ist und Gesundheitsförderung auf mehreren Ebenen leistet. Es trägt „spielerisch" zur Steigerung von kognitiven, sozialen, emotionalen und motorischen Kompetenzen bei.

Nachhaltigkeit ist aufgrund der Angebotsart zunächst schwer zu gewährleisten. Allerdings beweist das Body-&-Grips-Mobil einerseits durch die lange Praxiserfahrung und andererseits durch die Ausbreitung auf mehrere Bundesländer eine Kontinuität des Angebots. Zudem wird erkennbar, dass die Zusammenarbeit zwischen den angefahrenen Schulen und dem Body-&-Grips-Mobil nicht nur punktuell erfolgt. Allein in der Region Westfalen-Lippe sind rund 50 Prozent der kooperierenden Schulen Mehrfachkunden.

Durch das Angebot wird eine Motivationslage geschaffen, auf deren Basis die besuchten Institutionen weiterarbeiten. Unterstützt wird die erwünschte Nachhaltigkeit durch die Entwicklung eines laufenden Gesundheitsprogramms an Schulen und durch eine Projektmappe, die auf der Basis der Themenschwerpunkte des Parcours weiterführende Projekte erleichtert und in der Umsetzung unterstützt. Auch die geringen Kosten für die Nutzer des Angebots wirken sich positiv aus: Die Kosten für einen Einsatz mit dem Body-&-Grips-Mobil belaufen sich auf 150 Euro pro Einsatztag.

Literatur

Robert Koch-Institut (Hrsg.) (2007): Ergebnisse des Kinder- und Jugendgesundheitssurveys. In: Bundesgesundheitsblatt, 50. Jg., Heft 5–6. Heidelberg.

Kontakt
Christoph Schründer
Jugendrotkreuz Landesverband Westfalen-Lippe
Sperlichstraße 25
48151 Münster
Telefon: 0251-9739220
E-Mail: christoph.schruender@drk-westfalen.de
Website: http://www.jugendrotkreuz-westfalen.de

Ausgewählt durch: *Landesvereinigung für Gesundheitsförderung Thüringen e. V.*
Regionaler Knoten Thüringen
Autorin: Daniela Fritsch

Kooperationsprojekt Kleeblatt
Teilstationäres und flexibles, ambulantes Angebot von Jugendamt und Schule

Themen- und Handlungsfelder
Schulkinder und Jugendliche/Setting Schule – Seelische Gesundheit einschließlich Sucht

Gute Praxisbereiche
Innovation und Nachhaltigkeit – Empowerment – Integratives Handlungskonzept/Vernetzung

Veröffentlichungsjahr: 2009

Abstract

Das Erfurter Projekt „Kleeblatt" ist eine sozialpädagogische Fördereinrichtung für Kinder, die wegen seelischer Behinderung mit Beeinträchtigungen im Lernen und Verhalten im öffentlichen Schulsystem scheitern. Meist stammen sie aus Familien mit niedrigem Sozialstatus. Einzelunterricht und eine intensive sonderpädagogische Betreuung leiten die Kinder dazu an, ihre Ressourcen zu entdecken und zu mobilisieren. Das Projekt trägt maßgeblich dazu bei, die Gesundheit der Kinder und Jugendlichen zu verbessern. Zum einen geschieht dies durch die Steigerung psychosozialer Kompetenzen; zum anderen sind sie meist wesentlich entspannter, weil zum Beispiel der Alltag strukturierter ist. Dies soll den Kindern ermöglichen, später wieder in die alte Schule zurückzukehren. Ihr Alltag wird durch die Teilnahme am Projekt, das ganz auf ihre individuellen Bedürfnisse ausgerichtet ist, stabilisiert. Etwa 80 Prozent der Schülerinnen und Schüler, die größtenteils aus sozial benachteiligten Familien stammen, können nach der (Re-)Integrationsphase wieder in die Regelschule entlassen werden. Die Arbeit erfolgt multiprofessionell.

Das Lernprojekt erfüllt den Rechtsanspruch auf Eingliederungshilfe bei gesundheitlicher Beeinträchtigung, der Kindern und Jugendlichen nach § 35 a SGB VIII zusteht, und schließt Lücken in vorhandenen Betreuungssystemen.

Getragen wird das „Kleeblatt" von Jugendamt, Schulamt und Amt für Bildung der Stadt Erfurt sowie der Arbeiterwohlfahrt AJS gGmbH.

Ziele und Zielgruppen

Kinder und Jugendliche, die aufgrund seelischer Behinderung im Lernen beeinträchtigt sind und deshalb im öffentlichen Schulsystem scheitern, sind die Zielgruppe des Projekts. Die Teilnahme am Projekt mit seiner individuellen Förderung soll es ihnen ermöglichen, stabil zu werden und später in die Herkunftsschule zurückzukehren. Den Kindern und Jugendlichen fehlt es an vielen Alltagskompetenzen, die für die herkömmliche Beschulung grundlegend sind. Hier setzen die Maßnahmen des Projekts an.

Hintergrund

Die Zahl der Kinder und Jugendlichen mit Beeinträchtigungen im Lernen und Verhalten und mit seelischer Behinderung oder in der Gefahr einer solchen Behinderung ist hoch. Aus dem Zwölften Kinder- und Jugendbericht der Bundesregierung (BFSFJ 2005) geht hervor, dass immer mehr Kinder und Jugendliche von Verhaltensproblemen, emotionalen Problemen und Hyperaktivitätsproblemen betroffen sind. So zeigen 11,9 Prozent der Mädchen und 17,6 Prozent der Jungen Probleme im Verhalten; 9,7 Prozent der Mädchen bzw. 8,6 Prozent der Jungen zeigen emotionale Probleme. Bei den Hyperaktivitätsproblemen liegen die Werte bei den Mädchen mit 4,8 Prozent und bei den Jungen mit 10,8 Prozent mehr als doppelt so hoch (Robert Koch-Institut 2007). Die Gründe hierfür sind zum einen in der sozialen Situation der Kinder und Jugendlichen und zum anderen in den fehlenden Ressourcen und Möglichkeiten der Familien zu finden. Die Diagnosen korrelieren mit einem niedrigen Sozialstatus. Kinder aus Familien mit niedrigem Sozialstatus zeigen häufiger Sprachauffälligkeiten, psychomotorische Defizite, psychiatrische Erkrankungen sowie emotionale und soziale Störungen. Die Werte für psychische Probleme betragen bei Befragten mit hohem sozioökonomischem Status etwa 8,1 Prozent. Demgegenüber liegen die Werte bei mittlerem und niedrigem Sozialstatus bei 13,4 und 23,2 Prozent (Robert Koch-Institut 2007).

Die Langzeitfolgen psychischer Probleme sind besonders für Kinder schwerwiegend, da diese sich in einer sensiblen Entwicklungsphase befinden. Für

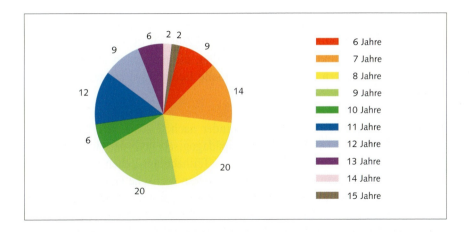

Alter der Kinder bei Einschulung ins Projekt „Kleeblatt" (n = 66). Angaben in Prozent

den Bildungserfolg gelten Wohlbefinden und Zufriedenheit als ausschlaggebende Faktoren. Besonders Kindern aus sozial benachteiligten Familien bleiben damit Bildungs- und Lebenschancen versagt (BDP 2007).

Kinder werden laut Konzeption im Projekt „Kleeblatt" von der ersten bis zur sechsten Klasse beschult. Sie können aber teilweise auch bis zu 15 Jahre alt sein und sind dann meist aus pädagogischen Gründen versetzt.

Die Kinder zeigen hauptsächlich Störungen im Sozialverhalten, hier vor allem oppositionelles, aufsässiges bis aggressives Verhalten, weiterhin Aufmerksamkeitsstörungen (ADHS) und emotionale Störungen. Sie weisen ebenfalls eine geringe psychische Belastbarkeit, Affektlabilität, Steuerungsschwäche, Leistungsversagen oder -verweigerung und Schulangst auf, wobei die Ausprägungen auf einer Skala von „akut" bis „chronisch" beschrieben werden können.

Die Kinder sind aufgrund ihrer Lebensverhältnisse und Beziehungen den Alltagsanforderungen häufig nicht gewachsen. Oftmals werden wesentliche Bedürfnisse – zum Beispiel nach emotionaler Bindung, Sicherheit, Kreativität, Partizipation Identität – unzureichend befriedigt. Teilweise fehlen den Kindern grundlegende Alltagskompetenzen wie regelmäßiges Waschen und Essen. Damit fehlen auch die Grundlagen für ein normales Lernen.

Das Projekt ist aufgrund des Anliegens einer Arbeitsgruppe aus verschiedenen Fachbereichen im Jugendamt entstanden. Ziel war es, für seelisch behinderte Kinder im Grund- und Regelschulalter, die momentan im öffentlichen Schulsystem scheitern, eine auf individuelle Bedürfnisse ausgerichtete Einrichtung zu schaffen.

Im Erfurter „Kleeblatt" werden die Kinder nach § 27 ff. des Kinder- und Jugendhilfegesetzes (SGB VIII) sozialpädagogisch gefördert und nach der Thüringer Schulordnung unterrichtet. Die Teilhabe am Leben in der Gesellschaft gilt bei Kindern und Jugendlichen, deren seelische Gesundheit länger als sechs Monate von dem für das Lebensalter typischen Zustand abweicht, als eingeschränkt. Der Rechtsanspruch, der Kindern und Jugendlichen nach § 35 a SGB VIII auf Eingliederungshilfe bei gesundheitlicher Beeinträchtigung zusteht, wird durch das Projekt realisiert. Kinder, denen es zeitweise nicht möglich ist, in einer Grund-, Regel- oder Förderschule zu lernen, werden im „Kleeblatt" individuell beschult. Darüber hinaus erfolgt eine sonderpädagogische Förderung. Die Betreuung geht dabei weit über die Beschulung und sonderpädagogische Förderung hinaus.

Das Projekt „Kleeblatt" entstand aus der Zusammenarbeit von vier Institutionen und erhielt daraus seinen Namen. Beteiligt sind das Staatliche Schulamt der Stadt Erfurt, das Jugendamt der Stadt Erfurt, das Amt für Bildung der Stadt Erfurt und die Arbeiterwohlfahrt AJS gGmbH. Die Räumlichkeiten des „Kleeblatts" befinden sich in einem alten Schulgebäude in Erfurt und liegen etwas vom Stadtzentrum entfernt in einer ruhigeren Wohngegend.

Das Jugendamt übernimmt die finanzielle Versorgung über eine bewilligte Hilfe zur Erziehung im Rahmen eines Hilfeplanverfahrens für den Einzelfall, das Amt für Bildung stellt die räumliche Ausstattung zur Verfügung und beteiligt sich zudem an den Sachkosten. Das Staatliche Schulamt setzt das schulische Personal ein. Der Arbeiterwohlfahrt (AWO AJS gGmbH) als freiem Träger der Einrichtung obliegt sowohl die organisatorische, betriebswirtschaftliche und personelle wie auch die konzeptionelle, qualitative und inhaltliche Ausgestaltung des Projekts. Die AWO greift dabei auf hochqualifiziertes und multiprofessionelles Personal zurück: Grund-, Regelschul- und Förderschullehrerinnen, eine Musiktherapeutin, Erzieherinnen und Erzieher, sonderpädagogische Fachkräfte, eine Heilpädagogin/Spieltherapeutin, eine Motologin sowie Ergo-/Reittherapeuten und -therapeutinnen arbeiten als Team zusammen.

Vorgehen

Im Vorfeld der Aufnahme einer Schülerin oder eines Schülers in das Projekt kommt es zu Gesprächen mit dem Jugendamt, den Eltern, dem Kind, Lehrkräften und dem Mobilen Sonderpädagogischen Dienst (MSD) der Herkunftsschule sowie gegebenenfalls mit Mitarbeiterinnen und Mitarbeitern medizinischer Einrichtungen. In der Regel werden vor der Aufnahme auch Gutachten eingeholt. Dazu zählen sozialpädagogische Diagnosen, ein Genogramm/Soziogramm, therapeutische Vorbefunde und ein Auftrag vom Jugendamt sowie die Schülerakte und Auskünfte zum Schulweg seitens der Schule. Anschließend findet eine Aufnahmekonferenz unter Beteiligung des Jugendamtes, der Herkunftsschule, der Eltern und Vertretern bzw. Vertreterinnen von „Kleeblatt" statt.

In einer Probephase, die der Aufnahme- und Eingewöhnung dient, werden zur Erarbeitung eines individuellen Förderungsplans eine Aufnahmediagnostik durchgeführt und Entscheidungen und Prognosen gefällt. Diese fließen in den individuellen Hilfeplan ein. Darin werden sonder- und sozialpädagogische Förderschwerpunkte festgelegt. Ferner erfolgt eine Orientierung an der Gesamtstundenzahl der Thüringer Schulordnung. Der Hilfeverlauf wird kontinuierlich in der Hilfeplanfortschreibung dokumentiert. So soll langfristig die geplante reibungslose Integration in den Alltag der Herkunftsschule gefördert werden.

Ziel ist eine Annäherung des Verhaltens der Kinder an das Normverhalten, zur späteren Integration in die (Herkunfts-)Schule. Die Kinder transferieren ihre erlernten Kompetenzen in ihr soziales Umfeld und ihre alltäglichen Lebensräume wie Familie, Horte, Spielplätze und Vereine. In der Hilfeplanfortschreibung werden Integrationsumfang und -bedingungen sowie der Beginn mit den Eltern, dem Kind und den Pädagoginnen und Pädagogen besprochen und dokumentiert. Die (Re-)Integration in die Schule erfolgt letztendlich nach der ganzheitlichen Stabilisierung der Persönlichkeit der Schülerinnen und Schüler.

Die Erfolgsquote nach der (Re-)Integrationsphase liegt bei 80 Prozent. Dazu finden pädagogische Beratungen zwischen der Schulleitung und Beratungslehrkräften der Integrationsschule sowie den Pädagoginnen und Pädagogen des „Kleeblatts", weiterhin Elterngespräche und eine Klassenkonferenz statt. Die Integrationslehrkräfte werden zudem in das Projekt eingeladen. Zum einen werden dabei die Ressourcen dokumentiert, zum anderen wird der Förderplan zur Integration in die (Herkunfts-)Schule fortgeschrieben. In der Ablösephase wird die Eigenverantwortung wenn nötig durch niedrigschwellige Hilfen gestützt. Abschließend erfolgen eine Nachbetreuung und ein Abschlussgespräch, das die Hilfe durch das „Kleeblatt" beendet.

Das Projekt bietet den Kindern eine feste Tagesstruktur mit regelmäßigen Abläufen und Unterricht. Den Unterricht gestalten jeweils eine Lehrerin bzw. ein Lehrer gemeinsam mit einer Sozialarbeiterin oder einem Sozialarbeiter nach spezifischen Tages- und Wochenplänen. In einer Gruppe befinden sich nie mehr als sechs Kinder. Der Tag beginnt mit einer offenen Eingangsphase, in der die Kinder ankommen können und sich auf den Unterricht vorbereiten. Die erste von drei Lerneinheiten mit Kernunterricht umfasst auch eine gemeinsame Auswertung der Lerneinheit sowie die Vorbereitung auf die zweite. Nach dem Frühstück und der zweiten Lerneinheit steht „Kreatives Spielen" auf dem Tagesplan. Das Spiel oder auch „Erlebnissachholen" findet auf dem Außengelände oder auf Projektfahrten statt, auch bei schlechtem Wetter. Die dritte Lerneinheit bietet die Möglichkeit einer Mittagsruhe, an die sich das Mittagessen anschließt. Hausaufgaben und sozialpädagogische Gruppenarbeit, gemeinsame Vesper und eine offene Schlussphase bilden den Abschluss des Schultages, danach werden viele Kinder durch Fahrdienste wieder nach Hause gebracht. Ältere Kinder können nach vorübergehend pädagogisch betreutem „Wegetraining" bereits allein nach Hause gehen.

Neben dem Kernunterricht im individuellen kindgerechten Tagesplan stehen wöchentlich Lehrgänge, zum Beispiel zur Verkehrserziehung und zur Fahrradausbildung, oder auch Präsentationen der Kinder zu einem bestimmten Thema auf dem Programm. Dabei liegt dann das Hauptaugenmerk auf der Selbstwertstärkung der Kinder zur seelischen Gesundung. Bei den Angeboten zum Schwimmen, Wandern u. Ä. ist die Verknüpfung von seelischer und körperlicher Stärkung wichtig.

Die Arbeit mit den einzelnen Kindern setzt immer an den persönlichen Fähigkeiten, Fertigkeiten und Kompetenzen an. Dabei wird großer Wert auf die Wertschätzung der individuellen Kenntnisse und Fähigkeiten gelegt. Das Selbstbewusstsein und das Selbstwertgefühl sollen bestmöglich gefördert und gestärkt werden. Dazu finden regelmäßig Teambesprechungen über die Gegebenheiten und die Möglichkeiten statt. Um die Alltags- und Erziehungskompetenz der Eltern zu fördern, erhalten auch sie die größtmögliche Unterstützung.

▲ **Guter Praxisbereich „Innovation und Nachhaltigkeit"**

Das Projekt setzt seinen Schwerpunkt auf Grund- und Regelschulkinder. Auch deren Eltern werden in die therapeutischen Hilfen mit einbezogen, erhalten auch im eigenen Zuhause Erziehungsberatung und sind zu wöchentlichen Treffen im Kleeblatt eingeladen. Im sogenannten Pendelheft findet schriftlicher Informationsaustausch zwischen den Eltern und den Mitarbeiterinnen und Mitarbeitern des „Kleeblatts" statt. Weiterhin erhalten die Eltern Schulungen in Alltagsfragen wie Kochen, Zubereitung von gesundem Frühstück und Körperpflege; darüber hinaus treffen sie sich zu Elternwandertagen und zum Elternfrühstück.

Für jedes Kind besteht zum einen ein individueller Hilfeplan in Form einer Vereinbarung zwischen Jugendamt, Eltern und Kind. Zum anderen wird im Alltag auf die Bedürfnisse des Kindes hingearbeitet. Nach dem persönlichen Hilfeplan jedes Kindes, der neben dem Soziogramm und Genogramm die Ressourcen, Stärken und Schwächen enthält, erstellt das Team einen Strukturplan, der neben Lernphasen auch persönliche Bedürfnisse festhält, die im Projekt bearbeitet werden. Zunächst erfolgt eine Anfrage an das Projekt durch das Jugendamt, die Schule oder die Eltern. Je nach Situation der Familie wird auch aufsuchend gearbeitet. Hochengagierte und -qualifizierte Mitarbeiterinnen und Mitarbeiter arbeiten sehr eng als multiprofessionelles Team zusammen. Die regelmäßige Weiterbildung der einzelnen Mitarbeiterinnen und Mitarbeiter und der Austausch von Wissen nehmen einen hohen Stellenwert ein. Die Teammitglieder haben zwölf regelmäßige Supervisionstermine jährlich, in Krisensituationen auch umgehend einberufene zusätzliche Termine.

Für jede Schülerin und jeden Schüler wird halbjährlich ein individueller Förder- und Entwicklungsplan erstellt, den die Eltern und die Schule erhalten. Darin wird neben der Förderung der sozial-emotionalen Entwicklung entsprechend der aktuellen Bildungssituation die Förderung kognitiver Fähigkeiten geplant. Zudem sind darin sonderpädagogische und sozialpädagogische Förderungsschritte festgehalten.

Für den professionellen Umgang mit Krisen der Kinder und Teammitglieder im Projekt wurden seit 2003 schrittweise folgende Punkte bearbeitet:
- pädagogische Handlungsstrategien im Umgang mit traumatisierten Kindern und Jugendlichen,
- Strategien in Abstimmung mit Kindern und Eltern für unvorhergesehene Krisensituationen,
- Erweiterung der Arbeit mit Eltern auf die aufsuchende Arbeit,

- praktisches Konflikt- und Krisenmanagement,
- pathologische Hintergründe und Krankheitsbilder.

Außer an Weihnachten und eine Woche in den Sommerferien ist eine durchgängige Ferienbetreuung im gesamten Schuljahr gewährleistet.

Ein Aufenthalt im Projekt „Kleeblatt" vermeidet Manifestationen und Folgeschäden und eine (noch) ungünstigere Entwicklung der Kinder. Das Projekt besteht seit 1997 und wurde von einer Elterninitiative ins Leben gerufen. Die Planung und das Vorgehen wurden ständig hinterfragt, angepasst, überprüft und verbessert. Es wurde damals als Erstes seiner Art gegründet, um Kindern und deren Eltern einen Ort zu schaffen, an dem sie mit ihren individuellen Fähigkeiten eine stufenweise (Re-)Integration in das reguläre Schulsystem – bei lebenspraktischen und erzieherischen Hilfen im Umgang mit den medizinischen Diagnosen und deren Besonderheiten im Alltag – erreichen können.

Ein weiteres zentrales Projektziel ist es, den Verbleib der Kinder in ihren Herkunftsfamilien zu sichern. Von den bereits 66 Kindern und Jugendlichen, die seit Bestehen des Projekts im „Kleeblatt" gefördert und beschult wurden, mussten erst 13 in stationäre Einrichtungen abgegeben werden. Hier sind die Gründe unterschiedlich zu betrachten, auch in Abhängigkeit der vorherigen Auftragslage für den Einzelfall. So haben zum Beispiel Eltern der häuslichen Belastung nicht mehr standhalten können, da sich das Krankheitsbild, etwa wegen hinzukommender Pubertätserscheinungen, erheblich verschlimmert hatte. Es kam auch vor, dass das Jugendamt die Einrichtung von vornherein als Clearingstelle für eine geplante stationäre Aufnahme beauftragt hat, oder die Kinder wurden bei geplanter Inobhutnahme vorübergehend in den Schutzraum „Kleeblatt" überstellt, bis eine geeignete Pflegestelle gefunden war. Finanziert ist das Projekt über die §§ 27 ff. SGB VIII, selten auch über den § 35 a SGB VIII.

▲ Guter Praxisbereich „Empowerment"

Die persönlichen, familiären und sozialen Ressourcen sind bei psychisch auffälligen Kindern geringer ausgeprägt. Daher ist ihre gesundheitsbezogene Lebensqualität deutlich eingeschränkt. Deshalb ist es sehr wichtig, die vorhandenen Ressourcen nicht nur zu berücksichtigen, sondern verstärkt zu fördern. Häufig fehlen den Kindern Alltagskompetenzen wie regelmäßiges Waschen, gemeinsames Essen, aber auch die Fähigkeit, sich auszudrücken, ihre Bedürfnisse zu äußern und anderes mehr. Die Kinder und Jugendlichen im Projekt kommen nicht ausschließlich aus sozial schwachen Familien, jedoch größtenteils. Soziale Benachteilung besteht auch durch die vorhandene oder drohende seelische Behinderung der Kinder. Im Projekt werden, orientiert am jeweiligen (Entwicklungs-)Stand des einzelnen Kindes, zum Beispiel über Rituale beim Ankommen am Morgen, ganz alltägliche Dinge wie Frühstücken und Händewaschen oder das Zubereiten einer gesunden, vollwertigen Mahlzeit eingeübt. Die Kinder lernen dabei, Alltagsfertigkeiten zeitgleich auch im häuslichen Umfeld oder in der Freizeit eigenverantwortlich und selbstbestimmt umzusetzen.

Die schulische Integration in die allgemeinbildende Schule und die Reintegration in das Wohnumfeld sind die primären Ziele des Projekts. Wie lange die Kinder und Jugendlichen im Projekt bleiben, richtet sich nach den individuellen Fortschritten im Bezug auf das kognitive und soziale Lernen. Die Verweildauer liegt im statistischen Durchschnitt bei ungefähr zweieinhalb Jahren. Dabei kann es durchaus Einzelfälle geben, die weit darunter oder auch darüber liegen, da keine adäquate Hilfeleistung gefunden wird. Die effektive Aufenthaltsdauer beträgt zwischen einem Jahr und vier Jahren. Ausschlaggebend ist hierbei die halbjährliche Abklärung aller am Hilfeprozess Beteiligten in einer „Kollegialen Fallberatung". Hier spielt das ganze Netzwerk zusammen, darunter auch die medizinisch-therapeutische Betreuung von beispielsweise an Borderline erkrankten Erziehungsberechtigten. Daraus ergeben sich als Arbeitsaufgaben im „Kleeblatt":

- die Anbahnung eines kontinuierlichen Schulbesuchs,
- das Erlernen von Gemeinschaftsfähigkeit und Sozialkompetenz,
- die Orientierung an Leistungsanforderungen und Lernzielen der allgemeinbildenden Schulen,
- der Aufbau und die Stabilisierung von Lernfreude, -willen und -motivation und
- die Förderung von Erziehungstüchtigkeit der personensorgeberechtigten bzw. Herkunfts- oder Pflegefamilien.

Die Kinder werden dabei immer in die Planung einbezogen und haben Mitspracherecht in allen Belangen. Auch die Eltern sind intensiv an der Hilfeplanung beteiligt, werden ernst genommen, durch die aktive Teilhabe an den Entscheidungen in ihren eigenen (Erziehungs-)Kompetenzen bestärkt und ermutigt, ihre Lebenssituation und die ihrer Kinder zu verbessern. Für den Erfolg des Projekts ist die Unterstützung durch die Eltern ausschlaggebend. Erfolgt keine Unterstützung, können die Kinder nicht am Projekt teilnehmen.

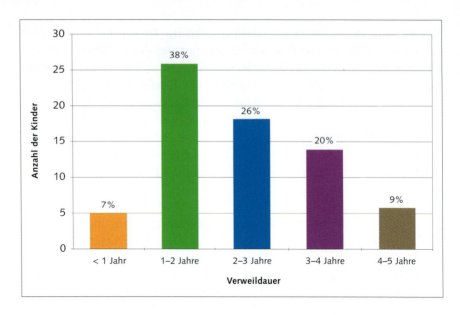

Verweildauer der Kinder

▲ Guter Praxisbereich „Integriertes Handlungskonzept/ Vernetzung"

Bereits in der Entstehungsphase des Projekts wurden die Akteure und Akteurinnen des Staatlichen Schulamts der Stadt Erfurt, des Jugendamtes der Stadt Erfurt, des Amtes für Bildung der Stadt Erfurt und die Arbeiterwohlfahrt AJS gGmbH in die Planung einbezogen.

Finanzielle Ressourcen stellt das Jugendamt zur Verfügung. Die Räume stehen über das Amt für Bildung zur Verfügung, das sich auch an den Sachkosten beteiligt. Die Arbeiterwohlfahrt (AWO) setzt die Projektarbeit unter der qualitativen inhaltlichen Ausstattung um.

Das soziale Netz der Hilfen zur Erziehung kann über diese Träger weiter vervollständigt werden und somit die Lücken in vorhandenen Betreuungssystemen schließen. Die Eltern sind am Projekt intensiv beteiligt und werden durch das Projekt individuell unterstützt.

Neben der alltäglichen Zusammenarbeit der Mitarbeiterinnen und Mitarbeiter unterschiedlicher Professionen wie Grund-, Regelschul- und Förderschullehrerinnen, einer Musiktherapeutin, Erzieherinnen und Erzieher, sonderpädagogischer Fachkräfte, einer Heilpädagogin und Spieltherapeutin sowie einer Motologin werden regelmäßig ressourcenorientierte kollegiale Fallberatungen durchgeführt. Für alle Mitarbeiterinnen und Mitarbeiter ist die Teilnahme an Supervisionen und Weiterbildungen selbstverständlich. Das multiprofessionelle Team tauscht intensiv Informationen nicht nur während der Dienstberatungen aus.

Allen Mitarbeiterinnen und Mitarbeitern stehen Materialien aus Schulungen, von Vorträgen und Tagungen sowie eigens erstellte Materialien zum Beispiel über Verhaltensmodifikationen zur Verfügung. Ein Resultat der Zusammenführung aller Professionen ist ein Krisenplan, der den Umgang mit Kindern, die sich nicht mehr steuern können und provozieren, für alle Beteiligten handhabbar macht. Regelmäßig findet Austausch, Abstimmung und Vernetzung im Sozialraum der Kinder statt, das heißt mit deren Familien, den Lehrkräften und Mitarbeiterinnen und Mitarbeitern der Herkunftsschule sowie des Schul- und Jugendamtes.

Darüber hinaus besteht eine interdisziplinäre Zusammenarbeit mit
- Erziehungs- und Familienberatungsstellen,
- therapeutischen Einrichtungen (Psychomotorik, Logopädie, Ergotherapie, Musiktherapie),
- fachmedizinischen Einrichtungen (Klinikum) und niedergelassenen kinderpsychiatrischen Praxen,
- Jugendhilfeeinrichtungen anderer Träger mit flexibler und ambulanter Hilfe zur Erziehung (Erziehungsbeistand, Betreuungshelferinnen und -helfer, sozialpädagogische Familienhilfe, intensive sozialpädagogische Einzelbetreuung) und dem eigenem Fahrdienst sowie dem Fahrdienst des Schulverwaltungsamtes (Malteser).

Gesammelte Erfahrungen (Lessons Learned)

Die Erfahrungen am Projektanfang haben gezeigt, dass der eigentliche Förderunterricht bei neuen Projektteilnehmern und -teilnehmerinnen zunächst in den Hintergrund tritt. Die Offenheit für individuellen Unterricht scheitert bereits an mangelhaft befriedigten Grundbedürfnissen. Zum Beispiel haben die Kinder und Jugendlichen nicht ausreichend gefrühstückt oder keine frische und sauber Kleidung an. Des Weiteren fallen die Schülerinnen und Schüler im herkömmlichen Schulunterricht aufgrund ihrer gering ausgeprägten sozialen Kompetenzen auf. Daher ist es notwendig, zunächst mit der Förderung alltäglicher Kompetenzen zu beginnen. Hierbei ist ein sensibles Abwägen zwischen sehr großem Entgegenkommen und Sanktionen notwendig. Ein weiteres zentrales Anliegen ist zudem die Einbeziehung der Eltern, die sich nicht immer unproblematisch zeigt, da oftmals zum Beispiel kein großes Interesse vorhanden zu sein scheint.

Literatur

Bundesministerium für Familie, Senioren, Frauen und Jugend (BFSFJ) (2005): Zwölfter Kinder- und Jugendbericht: Bericht über die Lebenssituation junger Menschen und die Leistungen der Kinder und Jugendhilfe in Deutschland. Bundestags-Drucksache 15/6014. Berlin.

Robert Koch-Institut (2007): KiGGS-Studie. [http://www.kiggs.de] (03.05.2009).

Vorstand des Berufsverbandes Deutscher Psychologinnen und Psychologen e.V. (BDP) (Hrsg.) (2007): Bericht zur Kinder- und Jugendgesundheit in Deutschland. [http://www.bdp-verband.de/bdp/politik/2007/70330 _ kiju-gesundheitsbericht.html] (03.05.2009).

Kontakt

Anke Weller
Arbeiterwohlfahrt Alten-, Jugend- und Sozialhilfe gGmbH
Stadtweg 6
99099 Erfurt
Telefon: 0361-5664366
Telefax: 0361-6008269
Website: http://www.awo-thueringen.de

Ausgewählt durch: *Landesvereinigung für Gesundheitsförderung Thüringen e. V.*
Regionaler Knoten Thüringen
Autorin: Daniela Fritsch

Mentor – Die Leselernhelfer

Themen- und Handlungsfelder
Schulkinder und Jugendliche/Setting Schule

Gute Praxisbereiche
Niedrigschwellige Arbeitsweise – Multiplikatorenkonzept – Innovation und Nachhaltigkeit

Veröffentlichungsjahr: 2009

Abstract

Das Ziel des Projekts „Mentor" ist es, die Sprach- und Lesekompetenzen von sozial benachteiligten Kindern und Jugendlichen durch individuelle Förderung zu verbessern und ihre Lesemotivation zu erhöhen. Zu diesem Zweck lädt das Projekt vorwiegend Seniorinnen und Senioren, aber beispielsweise auch Studierende dazu ein, sich ehrenamtlich als Leselernhelfer und -helferinnen zu engagieren. Sie vermitteln Kindern und Jugendlichen bis Klassenstufe 10 in Einzelbetreuung ohne Leistungsdruck Lesefähigkeiten und Freude am Lesen. Etwa jeder fünfte Schulanfänger in Erfurt weist Sprachentwicklungsprobleme auf, die förderungs- und behandlungsbedürftig sind (Stadtverwaltung Erfurt 2004).

Das Projekt, das seit 2003 besteht, baut dieses Problem ab und setzt bei den Sprachentwicklungsproblemen von Kindern und Jugendlichen an, die förderungs- und behandlungsbedürftig sind. Es ist beim Schutzbund der Senioren und Vorruheständler Thüringen e. V. in Erfurt angesiedelt. Das vom Schutzbund getragene „Kompetenzzentrum für aktive Senioren und bürgerschaftliches Engagement" organisiert das Projekt und kooperiert dabei eng mit Schulen und Lehrkräften. Die Mentorinnen und Mentoren werden in ihrer Projektarbeit regelmäßig durch Fortbildungsveranstaltungen unterstützt. Die Eltern der Schülerinnen und Schüler werden in die Projektarbeit einbezogen. Die Finanzierung setzt sich aus Mitteln des Trägervereins, der Sozialen Stadt und Spenden zusammen. Das Angebot des Projekts beschränkt sich ausschließlich auf die Zielgruppe sozial benachteiligter Kinder und Jugendlicher. So sind die Leselernhelferinnen und -helfer überwiegend in sozialen Brennpunktgebieten tätig.

Ziele und Zielgruppen

Die Zielgruppe des Projekts „Mentor" sind Kinder und Jugendliche, die sich im Unterricht mit dem Lesen und Schreiben schwertun. Aktuell nehmen hauptsächlich Kinder das Angebot wahr. Insgesamt nehmen 14 Schulen aus dem gesamten Stadtgebiet am Projekt teil, 13 von ihnen sind Grundschulen. Alle Schülerinnen und Schüler der Regelschule haben einen meist russischen Migrationshintergrund. Erreicht werden sollen allein sozial benachteiligte Schülerinnen und Schüler. Dies vermeidet zum einen Konkurrenzsituationen zum Nachhilfeunterricht und eröffnet zum anderen Zugänge zu denjenigen, für die Nachhilfe aus finanziellen Gründen nicht möglich ist. Indem die Kinder bzw. Jugendlichen die Freude am Lesen wiederentdecken und dadurch die Motivation zum Lesen erhöht wird, verbessert sich relativ schnell die Lesefähigkeit; auch Sprachfähigkeiten können dadurch verbessert werden. So verringern sich allmählich die Sprachentwicklungsprobleme, was zur Verbesserung der psychischen Gesundheit führt. Eine Schülerin konnte nach zweieinhalbjähriger Teilnahme am Projekt den zuvor gefährdeten Schulabschluss erreichen.

Hintergrund

Lesekompetenz ist eine Grundlage für den Erfolg von Bildung und damit für lebenslanges Lernen. Laut PISA-Studie steigt die Lesekompetenz deutscher Schüler und Schülerinnen. Der Anteil 15-Jähriger, die täglich zum Vergnügen lesen, verzeichnet ebenfalls einen Zuwachs. Betrachtet man die Lesekompetenz der Kinder und Jugendlichen jedoch im Einzelnen, werden große Unterschiede sichtbar. Der Leistungsabstand zwischen den Schülern und Schülerinnen liegt oft in der sozialen Herkunft begründet. Besonders benachteiligt sind Schülerinnen und Schüler mit Migrationshintergrund. Die Abhängigkeit der Leseleistung von der sozialen Herkunft hat sich zwar kontinuierlich verringert, ist aber laut PISA-Studie immer noch hoch. Deutschland gehört zu denjenigen Staaten, in denen die Unterschiede zwischen schwachen und starken Schülerinnen und Schülern am größten sind. Mädchen schneiden, wie auch in anderen OECD-Staaten, deutlich besser ab (OECD 2006).

Abhängig sind die Leseleistungen von den Sprachkompetenzen. Sie bilden damit eine Grundlage für gute Kommunikation. Seit Mitte der 1990er-Jahre ist der Anteil der Erfurter Kinder mit sprachlichen Auffälligkeiten bzw. Sprachentwicklungsrückstand deutlich gestiegen. Etwa jeder fünfte Schulanfänger und jede fünfte Schulanfängerin in Erfurt weist Sprachentwicklungsprobleme auf, die förderungs- oder behandlungsbedürftig sind (Stadtverwaltung Erfurt 2004). Daneben zeigen ungefähr 10 Prozent der Schulanfängerinnen und -anfänger Verhaltensauffälligkeiten, die oft mit psychomotorischer Unruhe, Wahrnehmungsdefiziten und Konzentrationsproblemen einhergehen, zu denen sich im Zeitverlauf oftmals dissoziales Verhalten mit Aggressivität und emotionalen Störungen einstellen.

In der Untersuchung des Landesgesundheitsamtes Brandenburg (Landesgesundheitsamt Brandenburg 2005) zeigen etwa 15 Prozent der Kinder aus Familien mit niedrigem Sozialstatus Sprach-, Sprech- und Stimmstörungen, während nur 4,4 Prozent der Kinder aus Familien mit hohem Sozialstatus diese Störungen aufweisen. Ähnlich sind die Angaben für psychische Erkrankungen und emotionale/soziale Störungen: 4 Prozent bei sozial Schwachen gegenüber 2,2 Prozent bei hohem Sozialstatus und 3,8 Prozent bei sozial Schwachen gegenüber 0,4 bei hohem Sozialstatus (Ministerium für Arbeit, Soziales, Gesundheit und Frauen des Landes Brandenburg 2004). Es ist zu vermuten, dass sich die Zusammenhänge für ganz Thüringen ähnlich gestalten. Die Erfurter Kinder zeigen einen Anteil an Verhaltensauffälligkeiten zwischen 6,4 und 12 Prozent.

Die Störung von einzelnen Grundfunktionen wie der Sprach- und Sprechfähigkeit verursacht mit hoher Wahrscheinlichkeit Lernprobleme und damit die Entwicklung von psychosomatischen Erkrankungen durch chronische Überforderung und Fehlbelastung. Für eine gesunde psychische Entwicklung ist die Ausprägung eines guten Selbstwertgefühls grundlegend. Das Selbstwertgefühl wächst durch Erfolgserlebnisse und positive Rückmeldungen. Anerkennung für gutes Lesen und Sprechen stärkt das Selbstvertrauen und ist bedeutend für die Schlüsselkompetenz Sprache.

Die Verbesserung von schriftlicher und mündlicher Sprachkompetenz wirkt im Hinblick auf die Bildungschancen der Kinder und Jugendlichen sozialkompensatorisch. Demgegenüber ist das Lesen in der Freizeit ein wirksames Mittel, um Benachteiligungen zu überwinden, die mit der sozialen Herkunft einhergehen. Der Lesemotivation kommt daher eine Schlüsselrolle zu.

Der Verbesserung der Sprach- und Lesekompetenz und der Erhöhung der Lesemotivation widmet sich das Projekt „Mentor – Die Leselernhelfer". In dieser Initiative von Freiwilligen engagieren sich hauptsächlich Seniorinnen und Senioren, Vorruheständlerinnen und Vorruheständler. Trägerverein ist der Schutzbund der Senioren und Vorruheständler Thüringen e. V., Stadtverband Erfurt. Organisiert wird das Projekt „Mentor" durch das dem Trägerverein angegliederte Kompetenzzentrum für aktive Senioren und bürgerschaftliches Engagement.

Das Kompetenzzentrum ist ein Kontakt-, Beratungs- und Informationsbüro für Bürgerinnen und Bürger aller Generationen, die ein Ehrenamt ausfüllen und anderen damit helfen wollen. Besonders Menschen ab 50 Jahren sollen hier zu einem sozialen Engagement sowie zum Erhalt und zur weiteren Aktivierung erworbener Erfahrungen, Fähigkeiten, Qualifikationen und Interessen motiviert werden. Das Kompetenzzentrum ist an die Bundesarbeitsgemeinschaft Seniorenbüros e. V. Bonn (Bas e. V.) angeschlossen und wird von der Bundesarbeitsgemeinschaft der Freiwilligenagenturen e. V. Berlin (bagfa e. V.) wissenschaftlich begleitet.

Ausgangspunkt des Projekts war 2004 die Initiative einer Seniortrainerin im Schutzbund der Senioren und Vorruheständler Thüringen e. V., Stadtverband Erfurt. Die Initiative stand unter dem Motto „Alt für Jung – ein Plus für alle". Die ehrenamtlich tätigen Leselernhelferinnen und -helfer sind überwiegend in Grundschulen in sozialen Brennpunktgebieten tätig und arbeiten ausschließlich mit sozial benachteiligten Kindern und Jugendlichen zusammen. Etwa 25 bis 30 Prozent der Schülerinnen und Schüler haben einen Migrationshintergrund – sie stammen aus türkischen, pakistanischen, tschechischen, russischen und vietnamesischen Familien.

Die Beschränkung auf die Zielgruppe sozial benachteiligte Kinder und Jugendliche hat zwei Hauptgründe. Zum einen soll so eine Konkurrenzsituation zu Nachhilfelehrern und -lehrerinnen vermieden werden, zum anderen sollen nur Kinder und Jugendliche erreicht werden, deren Familien sich eine Nachhilfe nicht leisten können. Hauptziel ist die Verbesserung der Sprach- und Lesekompetenz der Schülerinnen und Schüler, aber auch die Erhöhung des Selbstbewusstseins. Der Zeitaufwand für den einzelnen Leselernhelfer beträgt dabei ca. zwei bis drei Stunden pro Woche. Die Senioren bzw. Seniorinnen und Vorruheständler arbeiten mit den Kindern und Jugendlichen eigenverantwortlich. Dabei wird großer Wert darauf gelegt, dass die Schüler ohne den üblichen Schulleistungsdruck arbeiten. Das Projekt macht eine bessere individuelle Förderung der Schülerinnen und Schüler möglich. Der Zeitraum, in dem die Lesestunden stattfinden, erstreckt sich über mindestens ein halbes Jahr.

Im Projekt sind mittlerweile mehr als 45 Mentorinnen und Mentoren tätig, die ca. 115 Lesekinder und fünf Jugendliche in 14 Erfurter Schulen betreuen. Der Bedarf und die Nachfragen steigen. Händeringend werden weitere Interessierte gesucht. Zu Beginn des Projekts 2003 waren gerade drei Mentoren tätig. Ursprünglich wurde diese Projektidee durch eine Seniortrainerin aus Hannover übernommen. Sie informierte das Kompetenzzentrum für aktive Senioren über das Projektanliegen mit dem Vorschlag zur gemeinsamen Umsetzung.

Seit dem Projektstart wurde das Leselernprojekt kontinuierlich weiterentwickelt und die Bildung eines Leitungsteams wurde notwendig. Das Leitungsteam setzt sich aus zwei ehrenamtlich tätigen Mitarbeiterinnen zusammen – einer ehemaligen Sonderschulpädagogin und einer Seniortrainerin –, die selbst als Leselernhelferinnen tätig sind. Aus einem Gebiet der „Sozialen Stadt", einem Wohngebiet mit hoher Arbeitslosigkeit und hohem Ausländeranteil, fanden die Akteurinnen eine aufgeschlossene Projektpartnerin – die Johannesschule. Das Leitungsteam hält regelmäßigen Kontakt zu den Schulen, in denen das Projekt stattfindet. Die Seniorinnen und Senioren entscheiden sich nach einem ausführlichen Gespräch, ob sie am Projekt teilnehmen möchten. Nach dem Einführungsgespräch assistieren sie zunächst bei anderen Leselernhelfern. Später arbeiten sie selbstständig mit der Zielgruppe. Seit ca. einem Jahr sind nicht mehr nur Grundschülerinnen und -schüler als Lesekinder im Projekt, sondern auch fünf Schüler bis zur Klassenstufe 10.

Vorgehen

Die Projektleiterin und die Seniortrainerin stellen das Projekt interessierten Schulleiterinnen und -leitern sowie Lehrerinnen und Lehrern vor, aber auch die Senioren und Seniorinnen/Vorruheständler bewerben das Projekt an Schulen und in ihren sozialen Netzwerken. Weiterhin werden Tagungen für die Öffentlichkeitsarbeit genutzt.

Wenn aus der Sicht von Schulleitern und -leiterinnen bzw. Lehrkräften bei einem Schüler oder einer Schülerin der Bedarf eines Leselernhelfers besteht, wenden sie sich an das Projekt. Zunächst wird jedoch dem Kind bzw. dem

Jugendlichen das Angebot vorgestellt. In der Regel zeigen die Kinder und Jugendlichen großes Interesse und sind neugierig darauf, was sie erwartet. In diesem Fall informieren die Lehrkräfte die Eltern über die Möglichkeiten des Projekts und bitten um Einwilligung. Nachdem der organisatorische Rahmen geklärt ist, finden ein- bis zweimal wöchentlich Treffen zwischen einem Leselernkind oder Jugendlichen und einem Leselernhelfer bzw. einer -helferin statt. Die Teilnahme ist selbstverständlich freiwillig. Der Leseort ist immer die Schule des Kindes bzw. des Jugendlichen als vertrauter Ort. Der Leselernhelfer bzw. die -helferin ist in dieser wöchentlichen Stunde nur für dieses Kind oder diesen Jugendlichen da und richtet sich nach dessen Bedürfnissen und Möglichkeiten. Die Treffen sind verbindlich und sollten, außer in den Ferien, mindestens sechs Monate lang stattfinden.

Die Johannesschule in Erfurt ist der Stützpunkt des Projekts. Hier steht allen Teilnehmenden dauerhaft ein Raum für die monatlichen Treffen der Leselernhelfer und -helferinnen zur Verfügung. Bei diesen Treffen werden neben organisatorischen Dingen pädagogische Fragen geklärt. Dafür steht eine der beiden Projektleiterinnen, eine ehemals sonderpädagogisch tätige Seniorin, zur Verfügung. Sie hat früher u. a. an der Pädagogischen Hochschule in Erfurt gelehrt. Einmal jährlich treffen auch die Vertreter und Vertreterinnen der Schule und Eltern mit den Leselernhelferinnen und -helfern zusammen.

Die Leselernhelferinnen, die von den Kindern „Lesetanten" oder „Leseomas" genannt werden, treffen das Lesekind ein- bis zweimal wöchentlich für etwa 45 bis 60 Minuten. Die individuelle Förderung des Kindes oder des Jugendlichen ist je nach Interesse und Fähigkeiten sehr unterschiedlich. Im Vordergrund steht, die Begeisterung für das Lesen zu wecken und damit die Lesemotivation zu steigern. Nach der Kennenlernphase, in der zunächst der persönliche Austausch im Blickpunkt steht, beginnt der Einstieg zum Beispiel mit kleinen Geschichten aus vorhandenen Lesebüchern. Das Kind bestimmt, was es lesen und wie es vorgehen möchte. Meist treten schon nach wenigen Wochen Verbesserungen ein, vor allem beim lauten Vorlesen. Die Lehrerinnen und Lehrer der Kinder unterstützen die Leselernhelferinnen u. a. durch Informationen zum Unterrichtsinhalt und -stand, zu Ressourcen und Unterstützungsbedarf des Kindes. Im Gegenzug informieren die Mentorinnen und Mentoren die Lehrerinnen und Lehrer über Fortschritte, aber auch Sorgen der Lesekinder und Lesejugendlichen. Im Mittelpunkt steht immer der Spaß bei den gemeinsamen Aktionen. Die Mentorinnen und Mentoren sollten gut zuhören können und die Schüler und Schülerinnen als Partner auf gleicher Ebene ansehen.

In einem „Leseheft" werden Inhalte wie zum Beispiel kleine Geschichten, Zungenbrecher, Zeitungsausschnitte, Witze, Bilder und anderes gesammelt. Dadurch wird die Vorgehensweise als Erinnerungsstütze für Lesekind und Leselernhelfer bzw. -helferinnen dokumentiert. Im weiteren Verlauf können Bücher der Schul- und Stadtteilbibliothek, eigene Bücher, Berichte in Zeitungen, Illustrierten etc. als Lesematerial eingesetzt werden.

Zum Beginn bedarf es bei einigen Kindern bzw. Jugendlichen noch der Motivation zum Lesen und der Überwindung von Hemmungen. Oft ist auch die Ausdauer zum Lesen noch wenig ausgeprägt. Hier sind motivierende Spiele wie Memory, Scrabble oder Konzentrations- und Bewegungsübungen hilfreich. Die Leselernhelferinnen und -helfer erhalten auch hier Anregungen in den Beratungszeiten, durch die monatlichen Treffen der Leselernhelferinnen und -helfer untereinander und die monatlichen Fortbildungsveranstaltungen. Die Fortbildungsveranstaltungen sind nach Bedarf themenspezifisch aufgebaut. Mit der Zielgruppe wird zum Beispiel das Darstellen und Handeln nach Anleitung geübt. Als Material werden auch Bilder verwendet, beispielsweise um das Sprechen zu trainieren.

Die Erfahrungen der Mentorinnen und Mentoren zeigen, dass mit der Zeit der soziale Bezug des Kindes zu seinem Leselernhelfer wächst, nachdem bei einigen Kindern und Jugendlichen anfangs Berührungsängste bestehen oder Misstrauen herrscht. Möglicherweise sind sie es nicht gewohnt, dass in dieser Stunde jemand nur für sie da ist.

Motiviert werden die Schülerinnen und Schüler auch durch kleine Belohnungen. Oft bringen die Senioren bzw. Seniorinnen und Vorruheständler den Kindern Kleinigkeiten zum Essen wie beispielsweise Obst mit. Einige von ihnen kommen leider hungrig in die Stunde, weil sie nichts oder zu wenig zu essen mit in die Schule genommen haben. Finanziert wird das Projekt vom Trägerverein, aus Mitteln der „Sozialen Stadt" und aus Spenden wie zum Beispiel des Lions Clubs, des Rotary Clubs und der Ehrenamtsstiftung. Mittlerweile ist die Projektarbeit auch in der Stadt Suhl aufgenommen worden. Daneben gab es Anfragen aus Weimar und Jena.

▲ **Guter Praxisbereich „Niedrigschwellige Arbeitsweise"**

Stimmt die von der Projektleiterin ausgewählte Schule einer Projektvorstellung zu und finden sich interessierte Lehrer und Lehrerinnen, steht einer

Umsetzung des Projekts nichts im Wege. Die Lehrer und Lehrerinnen, Erzieher und Erzieherinnen kennen den Bedarf dieser Hilfen. Unterstützen sie das Projekt, ist lediglich die Zustimmung der Kinder und deren Familien notwendig. Je nach Stundenplan des einzelnen Schülers bzw. der einzelnen Schülerin kann eine Stunde, etwa nach Schulschluss, eine Freistunde oder der Nachmittag zum Lesen genutzt werden. Dazu wird ein zu diesem Zeitpunkt ungenutzter Raum vom Schüler bzw. der Schülerin und seinem Leselernhelfer bzw. seiner -helferin aufgesucht. Die Klassenlehrer bzw. Klassenlehrerinnen melden die infrage kommenden Kinder und Jugendlichen an das Projekt und nehmen Kontakt zu den Erziehungsberechtigten sowie den Leselernhelfern und -helferinnen auf. Die Lesestunde wird dann gemeinsam festgelegt.

Nicht nur Seniorinnen und Senioren, auch jüngere Menschen, die gerade keiner Arbeit nachgehen oder sich im Erziehungsurlaub befinden, können sich engagieren. Ebenso können Studierende, die in ihrer künftigen Laufbahn mit Kindern und Schulen arbeiten möchten, als Leselernhelfer bzw. -helferinnen praktische Erfahrungen sammeln. Die bestehenden Kontakte zwischen dem Leitungsteam und der Pädagogischen Hochschule in Erfurt unterstützen eine Weiterentwicklung und machen einen Austausch mit Dozenten bzw. Dozentinnen und Studierenden möglich. So wurde das Projekt beispielsweise im Rahmen einer Lehrveranstaltung vorgestellt.

Meistens sind die Lehrer, Lehrerinnen, Erzieher und Erzieherinnen sehr begeistert und unterstützen das Projekt, indem sie den Mentoren und Mentorinnen Rückmeldung über Schwierigkeiten im Unterricht geben. Die Mentoren und Mentorinnen können so gezielter auf die Fähigkeiten der einzelnen Kinder und Jugendlichen eingehen. Im Gegenzug werden die Pädagoginnen und Pädagogen in ihrer Arbeit in der Schule und mit den Eltern unterstützt und entlastet.

Das „Kompetenzzentrum für aktive Senioren und bürgerschaftliches Engagement", in dem Haupt- und Ehrenamtliche zusammenarbeiten, organisiert das Projekt „Mentor". Das Kompetenzzentrum vermittelt interessierte Neueinsteiger. Die Leselernhelfer und -helferinnen fördern grundlegende Schlüsselkompetenzen. Sie unterstützen die Voraussetzungen für den Schulbesuch, speziell den Deutschunterricht. Sie sind keine Hilfs- und Nachhilfelehrer/-innen. Sie wollen Kenntnisse und Fähigkeiten auf spielerische Weise vermitteln bzw. erweitern. Die Freude am Lesen soll geweckt oder erhalten werden.

▲ Guter Praxisbereich „Multiplikatorenkonzept"

Das Projekt „Mentor" arbeitet nicht nur mit dem Kompetenzzentrum für aktive Senioren und bürgerschaftliches Engagement und dem Trägerverein – dem Schutzbund der Senioren und Vorruheständler Thüringen e.V., Stadtverband Erfurt – zusammen, sondern auch mit externen Partnern. In erster Linie bestehen Kooperationen mit den einzelnen Schulen und dem Schulamt. Weiterhin besteht eine ständige Zusammenarbeit mit der zentralen Kinder- und Jugendbibliothek, der Universität und dem Kultusministerium.

Der Verein bietet den Leselernhelferinnen und -helfern neben Beratungen zu Fragen und Problemen Starthilfen an. So wurden zum Beispiel Schulungen zu Spielen, dem Internet und Anvolint-Programmen durchgeführt. Ein Praxisworkshop „Kreativer Umgang mit Büchern ..." fand in Kooperation mit der Bibliothek statt. Jährliche Treffen zwischen den Leselernhelfern und -helferinnen sowie Lehrkräften und Eltern dienen dem Erfahrungsaustausch und dem Feedback. Die hier entstandenen Kontakte fördern die Nachhaltigkeit des Projekts.

Neben der organisatorischen Unterstützung durch das Kompetenzzentrum bzw. den Verein und der Bereitstellung von Lesematerialien, Spielen, Anregungen, kopierten Materialien für die Lesestunden werden Fortbildungsveranstaltungen in Zusammenarbeit mit der zentralen Kinder- und Jugendbibliothek, der Universität und dem Kultusministerium angeboten. Die monatlichen Treffs der Leselernhelfer und -helferinnen geben Gelegenheit, Fragen zu bearbeiten, Probleme zu klären und methodisch-didaktische Anleitungen zu geben. Durch die Zusammenarbeit mit der Kinder- und Jugendbibliothek erhalten die Leselernkinder und -jugendlichen sowie die Lesementoren und -mentorinnen kostenfrei eine Besucherkarte für die Bibliothek. Beworben wird das Projekt regelmäßig mit Anzeigen und Artikeln in der Zeitung, aber vor allem auch durch Mund-zu-Mund-Propaganda.

Die Mentorinnen und Mentoren betreuen ein bis sieben Schülerinnen und Schüler ein- bis dreimal wöchentlich. Um der Nachfrage weiterer Schulen gerecht zu werden, informieren die Mitarbeiter und Mitarbeiterinnen des Kompetenzzentrums die Interessenten und Interessentinnen am Ehrenamt über die spezifische Möglichkeit des bürgerschaftlichen Engagements. Die Vorbereitung und Begleitung der Leselernhelfer und -helferinnen erfolgt durch individuelle Beratungen und zusätzliche Schulungsangebote und dient der Qualitätssicherung. Die Projektidee stammt ursprünglich aus Hannover.

Um die Erfahrungen des Projekts in Hannover nutzen zu können, wurde ein Erfahrungsaustausch mit den dortigen Mitarbeitern und Mitarbeiterinnen organisiert mit dem Ziel, für Erfurt bzw. Thüringen eine den veränderten Gegebenheiten angepasste Strukturreform zu entwickeln. Die finanziellen Belange wie das Bearbeiten von Förderanträgen und Sammeln von Spenden managt ebenfalls der Verein.

Spezielle pädagogische Anforderungen an die Leselernhelfer und -helferinnen werden nicht gestellt, jedoch werden in einem intensiven Gespräch viele wichtige Aspekte besprochen. Die Leselernhelfer und -helferinnen sollten
- selbst gern lesen, auch Kinder- und Jugendbücher,
- gern mit Kindern und Jugendlichen umgehen,
- Spaß an sprachlicher Betätigung haben, gern erzählen und zuhören,
- jungen Menschen helfen wollen, erfolgreich zu sein und weiterzukommen,
- sich auch über kleine Erfolge freuen können und bereit sein, sich weiter fortzubilden.

Die Schülerinnen und Schüler haben teilweise starke Sprachprobleme. Das Sprechen nimmt einen großen Raum der Lesestunden ein. Zwischen dem Lesekind und dem Leselernhelfer bzw. der -helferin werden verbindliche Vereinbarungen getroffen. Der Lesezeitraum beträgt mindestens ein halbes Jahr und findet, außer in den Ferien, jede Woche statt. Im Falle einer Verhinderung muss das Kind das Treffen rechtzeitig absagen.

Interessierte Mentorinnen und Mentoren werden intensiv nach Interessenlage und Ressourcen befragt, um einen konstanten Kontakt gewährleisten zu können. Die Kinder und Jugendlichen bauen Vertrauen zu ihren Leselernhelfern und -helferinnen auf und gewöhnen sich an die individuelle Unterstützung. Bei Ausfällen wird Ersatz organisiert. Manche Leselernhelferinnen oder -helfer setzen bei Bedarf auch aus und melden sich später wieder oder müssen die Projekttätigkeit, zum Beispiel aufgrund ihrer gesundheitlichen Situation, beenden.

▲ Guter Praxisbereich „Innovation und Nachhaltigkeit"

Ein guter gesundheitlicher Zustand des Einzelnen bis ins hohe Alter bei längerer Lebenszeit ist eine Ressource, von der die Gesellschaft profitieren kann. Insofern können die beteiligten Seniorinnen und Senioren u. a. Zeit und Engagement einbringen, während sie dieser Beschäftigung nachgehen, sich gebraucht fühlen, fit halten, gesellschaftlichen Kontakt und ihre sozialen Netzwerke pflegen. Die in das Projekt involvierten Seniorinnen und Senioren arbeiten ehrenamtlich. Sie kommen für entstehende Fahrtkosten eigenständig auf. Von Beginn an ist die Zahl an Leselernhelferinnen und -helfern kontinuierlich gestiegen. Zum einen hat sich die Möglichkeit dieses Engagements „herumgesprochen", zum anderen wurden viele durch die Aktivitäten im Rahmen der Öffentlichkeitsarbeit des Kompetenzzentrums für aktive Senioren und bürgerschaftliches Engagement zum Mitmachen motiviert. Der Fortbestand des Projekts ist insofern gesichert, da regelmäßig sowohl neu interessierte Seniorinnen und Senioren als auch neue Kinder das Projekt anfragen. Da das Lesen ausschließlich im schulischen Umfeld stattfindet, entstehen keinerlei Mietkosten. Kopien, Bastelmaterial und anderes werden aus Spenden finanziert. Der Aufwand gestaltet sich sowohl für die Leselernhelferinnen und -helfer als auch für die Lesekinder relativ gering. Nach der Kennenlernphase findet sich in der Regel schnell eine positive Routine in den Ablauf der Lesestunden ein.

Die das Projekt nutzenden Mädchen und Jungen können in ihrem gewohnten Umfeld ihre Ressourcen einsetzen und ausbauen. Die Fähigkeit, sich sprachlich auszudrücken, die Fantasie zu beflügeln und sich konzentrieren zu können, sind Eigenschaften, die das gesamte Leben bestimmen. Gesundheitsressourcen können damit auf beiden Seiten gewährt und gestärkt werden. So lassen sich auch Benachteiligungen aufgrund der sozialen Herkunft ausgleichen und zentrale Voraussetzungen für schulischen und damit auch beruflichen Erfolg und lebenslanges Lernen schaffen.

Die Kinder und Jugendlichen werden selbstsicherer und profitieren auch in den anderen Schulfächern und im Alltag von den sprachlichen Verbesserungen. Eine höhere Selbstsicherheit im Sprechen und Lesen kann Lernprobleme und Verhaltensauffälligkeiten abschwächen und damit potenziellen psychosomatischen Erkrankungen durch chronische Überforderung und Fehlbelastung entgegenwirken. Hat das Kind ein Interesse am Lesen gefunden oder wiederentdeckt, ist davon auszugehen, dass es auch im Erwachsenenalter lesen wird.

Das Projekt ist längst etabliert und findet großes Interesse sowohl bei den Schülerinnen und Schülern, Seniorinnen und Senioren, Vorruheständlerinnen und Vorruheständlern als auch bei anderen Einrichtungen. Der Trägerverein betreibt Öffentlichkeitsarbeit und hält Kontakt zu relevanten Stellen der Stadtverwaltung und anderen für diese Arbeit wichtigen Institutionen. Regelmäßig finden Lernwerkstätten in der Johannesschule und der Kinder- und

Jugendbibliothek statt, in denen zum Beispiel ein Minimärchen entwickelt wird, das die Kinder später aufführen können.

In der Projektdurchführung ist es sehr wichtig, kontinuierlich und ausdauernd mit den Kindern zu üben. Darüber hinaus ist auch ein regelmäßiger Kontakt zu den Eltern, der Schule und dem Verein bedeutend. Auch die Angebote für Weiterbildungen anzunehmen, ist für die durchführenden Seniorinnen und Senioren unabdingbar. Fortbildungen bieten einerseits die Möglichkeit der Reflexion und andererseits eine kontinuierliche Weiterentwicklung der eigenen Arbeit im Hinblick auf die Qualität der Lesestunden. Im Projekt wurden und werden regelmäßig neue Wege diskutiert und gegangen, um die bestmöglichen Lösungen und Entwicklungen zu erreichen.

Eine bereits vorliegende Dokumentation zum Projekt soll als Grundlage der Öffentlichkeitsarbeit dienen, um Interessierten die Möglichkeit zu bieten, sich mit dem Projekt vertraut zu machen und zur eigenen Entwicklung der Qualität beizutragen. Um die Nachhaltigkeit des Projekts zu verbessern erscheint eine Zusammenarbeit mit dem öffentlichen Gesundheitsdienst sinnvoll, bei der zum Beispiel die Veränderung der Sprachkompetenz bei den Teilnehmenden geprüft werden könnte.

Gesammelte Erfahrungen (Lessons Learned)

Wichtig für den Erfolg des Projekts ist die Verbindlichkeit der Verabredung zum Lesen. Nur durch kontinuierliches Arbeiten stellen sich bald Verbesserungen in der Leseleistung bei allen Kindern und Jugendlichen ein. Das leichtere Lesen ermöglicht es den Schülerinnen und Schülern, sich im Unterricht besser auf die Inhalte zu konzentrieren. Oftmals ist erst eine für das Zusammenarbeiten günstige Ausgangssituation zu schaffen, das heißt, dass die Kinder beispielsweise nicht hungrig oder gestresst mit dem Lesen, Erzählen oder Basteln beginnen. Die Auswahl der Mentorinnen und Mentoren ist ein weiterer wichtiger Punkt. Da keine pädagogische Ausbildung verlangt wird, müssen Interessenlage, Absichten und Einstellungen eingehend überprüft werden, um den Kindern und Jugendlichen bestmögliche Partnerinnen und Partner zur Verfügung zu stellen. Es hat sich gezeigt, dass die Einbeziehung der Eltern in den Prozess sehr unterstützend wirken kann. Um dies zu ermöglichen, werden Veranstaltungen wie Theatervorführungen und Feste organisiert.

Literatur

Bos, W., Hornberg, S., Arnold, K.-H., Faust, G., Fried, L., Lankes, E.-M., Schwippert, K., Valtin, R. (Hrsg.) (2007): IGLU 2006. Lesekompetenzen von Grundschulkindern in Deutschland im internationalen Vergleich. Waxmann, Münster.

Bundesministerium für Bildung und Forschung (Hrsg.) (2006): Schulerfolg von Jugendlichen mit Migrationshintergrund im internationalen Vergleich. Bildungsforschung Band 19. Berlin.

Bundesministerium für Bildung und Forschung (Hrsg.) (2007a): Förderung von Lesekompetenz – Expertise. Bildungsforschung Band 17. Berlin.

Bundesministerium für Bildung und Forschung (Hrsg.) (2007b): Vertiefender Vergleich der Schulsysteme ausgewählter PISA-Staaten. Bildungsforschung Band 2. 3., unveränderte Auflage. Bonn, Berlin.

Gesundheitsamt Erfurt (2004): Kindergesundheitsbericht Erfurt 2004. Vergleichende Betrachtungen zum Gesundheitsstatus der Erfurter Kinder zur Einschulung. Erfurt.

Landesgesundheitsamt Brandenburg (Hrsg.) (2005): Brandenburger Sozialindikatoren 2004. Aktuelle Daten zur sozialen Lage im Land Brandenburg. Wünsdorf.

Ministerium für Arbeit, Soziales, Gesundheit und Frauen des Landes Brandenburg (Hrsg.) (2001): Soziale Lage und Gesundheit von jungen Menschen im Land Brandenburg 2001. Potsdam.

Ministerium für Arbeit, Soziales, Gesundheit und Frauen des Landes Brandenburg (Hrsg.) (2004): Einschüler in Brandenburg: Soziale Lage und Gesundheit 1999. 3. Auflage. Potsdam.

OECD (2007): PISA 2006: Naturwissenschaftliche Kompetenzen für die Welt von morgen. Kurzzusammenfassung.

Robert Koch-Institut (2006/2007): Studie zur Gesundheit von Kindern und Jugendlichen in Deutschland (KiGGS). [http://www.kiggs.de/experten/erste_ergebnisse/index.html] (31.03.2009).

Stadtverwaltung Erfurt – Gesundheitsamt (Hrsg.) (2004): Kindergesundheitsbericht Erfurt 2004. Vergleichende Betrachtungen zum Gesundheitsstatus der Erfurter Kinder zur Einschulung.

Kontakt

Andrea Zerull
Schutzbund der Senioren und Vorruheständler Thüringen e. V.
Juri-Gagarin-Ring 64
99084 Erfurt
Telefon: 0361-78929901
Telefax: 0361-78929900
E-Mail: info@seniorenschutzbund.org
Website: http://www.seniorenschutzbund.org

4.1.4 Familien/Eltern/Alleinerziehende

Ausgewählt durch: *Landesvereinigung für Gesundheitsförderung Mecklenburg-Vorpommern e. V.*
Regionaler Knoten Mecklenburg-Vorpommern
Autorin: Roswitha Bley

Mobiler Sozialpädagogischer Dienst der Stadt Neubrandenburg

Themen- und Handlungsfelder
Familien/Eltern/Alleinerziehende – Sozialraum/Quartier/Stadtteil – Frühförderung/Early Start

Gute Praxisbereiche
Niedrigschwellige Arbeitsweise – Integriertes Handlungskonzept/Vernetzung – Dokumentation und Evaluation

Veröffentlichungsjahr: 2008

Abstract

Bildung hat für die soziale Gerechtigkeit einer Gesellschaft einen zentralen Stellenwert. Für Kinder aus sozial benachteiligten Familien lässt sich jedoch feststellen, dass Entwicklung und schulische Laufbahn eng mit dem Sozialstatus bzw. dem Bildungsgrad der Eltern verknüpft sind. Es ist nachgewiesen, dass sich fehlende Bewältigungsressourcen und fehlende Kenntnisse hinsichtlich der Bedürfnisse der Kinder negativ auf deren Entfaltungsmöglichkeiten auswirken. Hinzu kommt die mangelnde Inanspruchnahme von Präventionsangeboten und Vorsorgeuntersuchungen, durch die rechtzeitig Fördermaßnahmen in die Wege geleitet werden können. Zum Zeitpunkt der ärztlichen Schuleingangsuntersuchungen treten dann bei den Kindern gehäuft Defizite in der Grob- und Feinmotorik, der räumlichen Wahrnehmung, der Sprachentwicklung, der Merkfähigkeit von Zahlen und Wörtern und des Konzentrationsvermögens auf. All diese Defizite sind für die Durchführung von Frühförderungsmaßnahmen relevant. Es ist wichtig, die Kinder und Familien mit den vorhandenen Angeboten vertraut zu machen, damit sie diese dann rechtzeitig in Anspruch nehmen. Wenn Defizite vorhanden sind, sollten sie schon vor Eintritt der Kinder in die Schule abgebaut werden. Ziel des Projekts ist es, Kinder aus sozial benachteiligten Familien in solche Maßnahmen einzubinden, die den Entwicklungsdefiziten zum Zeitpunkt der ärztlichen Schuleingangsuntersuchung entgegenwirken.

2001 wird auf Beschluss von Vertretern und Vertreterinnen aus Politik und Verwaltung die Initiierung eines Projekts beschlossen, das neue Zugangswege zur Einbindung der Kinder aus sozial benachteiligten Familien in die vorhandenen Hilfs- und Frühförderungsangebote erprobt. Vor allem Kinder, die keine Kindertagesstätte besuchen, stehen im Fokus. Im Mittelpunkt des Projekts steht der „mobile sozialpädagogische Dienst" (MSPD), der wohnortnah den bedürftigen Familien zur Verfügung steht und den Eltern in Form von Hausbesuchen als Beratungsstelle Hilfsangebote unterbreitet. Durch die aufsuchende Beratung ist es möglich, zu den bedürftigen Kindern und deren Familien einen sehr niedrigschwelligen Kontakt aufzubauen und schnell und unbürokratisch Hilfe in die Wege zu leiten. In Zusammenarbeit mit einem interdisziplinärem Fachteam (I-Team) und verschiedenen Netzwerkpartnern werden gezielte Interventionsmaßnahmen und Hilfsangebote umgesetzt. Unterstützung findet der MSPD auch durch Spenden einer breiten Öffentlichkeit und verschiedener Vereine, Verbände und Firmen, die damit den Bildungs- und Erlebnisbereich der Familien fördern und in Notsituationen unbürokratisch Hilfe leisten. Der MSPD ist derzeit durch eine angestellte Mitarbeiterin als fester Bestandteil des Jugendamtes in die bereits bestehenden Angebote integriert.

Hintergrund

Neubrandenburg ist mit 67 000 Einwohnern die drittgrößte Stadt des Bundeslandes Mecklenburg-Vorpommern. Die Bevölkerungsentwicklung der kreisfreien Stadt ist seit Mitte der 1990er-Jahre negativ verlaufen. Im Zeitraum von 1995 bis 2003 lag der Wert bei −14,9 Prozent (zum Vergleich: Landesdurchschnitt Mecklenburg-Vorpommern −5,7 Prozent, Bundesmittelwert 0,8 Prozent). Auch wenn die Arbeitslosenquote in Neubrandenburg im letzten Jahr leicht zurückgegangen ist (−2,6 Prozent), betrug sie im August 2007 immer noch 17,9 Prozent. Damit liegt sie weiterhin über dem Landesdurchschnitt, der 15,7 Prozent beträgt und über dem Bundesdurchschnitt von 8,8 Prozent. In Neubrandenburg gab es im Jahr 2006 12 057 Personen, die öffentliche Sozialleistungen gemäß SGB II erhielten. Das entspricht einer Quote von 18 Prozent. (Datenquelle: Statistisches Landesamt Mecklenburg-Vorpommern 2004, Internetseite Stadtportal Neubrandenburg 2007)

Die Zahl der Empfängerinnen und Empfänger von Sozialhilfe zeigte in den Jahren vor Beginn des Projekts hohe Steigungsraten, sie ist zwischen 1994 und 2000 um 264 Prozent gestiegen (von 1136 auf 4144). Der Anteil der Kinder bis zu sieben Jahren, die von Sozialhilfe leben, ist im gleichen Zeitraum um 124 Prozent (von 313 auf 702) gestiegen. Der Vergleich von Sozialhilfe beziehenden null- bis siebenjährigen Kindern gegenüber Gleichaltrigen, die keine Sozialhilfe beziehen, stieg in diesem Zeitraum von 6,2 Prozent auf 21,8 Prozent (Datenquelle: Evaluationsbericht der Hochschule Neubrandenburg 2005). Aufgrund dieser Zahlen lässt sich feststellen, dass der Anteil der Arbeitslosen und der Familien, die Sozialleistungen beziehen, sehr hoch ist.

Der Anteil der Kinder, die in Neubrandenburg nicht in eine Regelgrundschule aufgenommen werden konnten, ist stetig angestiegen. Während im Schuljahr 1990/91 der Anteil der Kinder, die nicht in die Grundschule eingeschult werden konnten, 2 Prozent betrug, so lag er im Schuljahr 2000/2001 schon bei 11,8 Prozent. Im Jahr 2003 ließ sich ermitteln, dass von den Kindern mit sonderpädagogischem Förderbedarf 25 Prozent der Kinder in den Grundschulklassen 1–3 vor der Einschulung nicht an besonderen Fördermaßnahmen teilgenommen haben. (Datenquelle: Evaluationsbericht der Hochschule Neubrandenburg 2005)

Anhand der Zahlen wird deutlich, dass in Neubrandenburg großer Handlungsbedarf besteht, um dieser negativen Entwicklung entgegenzuwirken. Besonderes Augenmerk wird vonseiten des Projekts auf die verbesserte Früherkennung von Defiziten bei Kindern aus Familien gelegt, die „Hilfe zum Lebensunterhalt" beantragen, und auf deren Vermittlung an die regionale Frühförderstelle.

Der „mobile sozialpädagogische Dienst" (MSPD) ist mittlerweile seit fast sieben Jahren zusammen mit dem interdisziplinären Fachteam (I-Team) tätig. Gemeinsam wird über die notwendigen Hilfsangebote beraten. Die zutreffenden Maßnahmen werden mit den Familien abgestimmt und in die Wege geleitet. Aufgrund des guten Erfolgs der Arbeit des MSPD wurde beschlossen, die Modellphase 2004 abzuschließen und den MSPD als feste Stelle fortzuführen.

Vorgehen

Dadurch, dass der MSPD die betroffenen Familien in ihrem häuslichen Umfeld aufsucht, werden Hemmschwellen abgebaut und Hilfsangebote – insbesondere eine frühzeitige Betreuung durch eine Frühförderstelle – leichter angenommen. Vor allem für sozial benachteiligte Familien ist ein direkter Kontakt für eine vertrauensvolle Zusammenarbeit eine gute Basis. Ein erstes Zusammentreffen mit den Familien fand in der ersten Projektphase über die Vermittlung durch das Sozialamt statt. Seit 2005 entstehen die Kontakte hauptsächlich über die Geburtenmeldung durch die Stadt, das Klinikum und Schwangerschaftsberatungsstellen. Viele Familien erfahren vom MSPD auch durch Empfehlung von anderen Familien, die bereits mit ihm zusammengearbeitet haben. Als Erfolg kann verbucht werden, dass 33,14 Prozent der Familien, die mit dem MSPD zusammenarbeiten, von sich aus den Kontakt hergestellt haben.

Entweder meldet sich der MSPD telefonisch an oder sucht die Familien bei akuten Problemen unangemeldet in ihrer Wohnung auf. Beim Hausbesuch stellt die Mitarbeiterin sich vor und versucht, einen Eindruck über mögliche Problemlagen zu gewinnen. Dabei informiert sie die Eltern gleichzeitig über mögliche Hilfeangebote (zum Beispiel Kleiderkammer, Möbelbörse, Schuldnerberatungsstelle). Im Vordergrund dieser ersten Beratung steht das Angebot einer umfassenden Hilfe für die Familien mit Blick auf den Entwicklungsstand der Kinder. Für die Kinder, bei denen nach Einschätzung des MSPD Handlungsbedarf besteht, werden in Abstimmung mit dem I-Team die notwendigen Maßnahmen eingeleitet. Das I-Team setzt sich zusammen aus einer Vertreterin des Sozialamtes, einer Vertreterin des Jugendamtes, einer Kinder- und Jugendärztin und einer Kinderpsychologin, beide vom Gesundheitsamt. In Form von Fallanalysen werden aus verschiedenen professionellen Blickwinkeln die Förderungen und andere notwendige Schritte eruiert. Bei bereits bekannten Familien wird im Betreuungsverlauf gemeinsam beurteilt, ob die empfohlenen Maßnahmen erfolgreich waren bzw. welche weiteren Handlungsbedarfe bestehen. Die unterbreiteten Vorschläge werden von den Eltern in der Regel gern angenommen. Da der MSPD meistens freiwillig von den Familien als Unterstützung in Anspruch genommen wird, wählen sie ihn bei neu auftretenden Problemen wieder als ersten Ansprechpartner. Seine Tätigkeit ist mittlerweile auch kaum noch auf Anmeldungen durch das Sozialamt begrenzt – dies ist hauptsächlich noch bei geistig und körperlich behinderten Müttern der Fall –, sondern er nimmt unbürokratisch Anmeldungen durch andere Fachpersonen oder die Bedürftigen selbst auf.

Viele der aufgesuchten Familien – hauptsächlich die alleinerziehenden Mütter – leben mit ihren Kindern in sozialer Isolation. Die Arbeit des MSPD liegt daher auch im Bemühen, den Familien/Frauen Möglichkeiten der Selbsthilfe aufzuzeigen und ihnen eine bessere Integration in den Sozialraum zu ermöglichen. Dazu gehört, sie über die Angebote im Stadtteil zu informieren, Kontakte aufzubauen und beim Stellen von Anträgen behilflich zu sein, beispielsweise bei der Beantragung eines Kita-Platzes.

Im Zeitraum des ersten Projektjahres 2001 wurden 121 Familien mit 220 Kindern erfasst, von denen 181 im Alter von null bis zehn Jahren waren. Hilfebedarf bestand bei 67 Familien. Auffälligkeiten wurden bei 38 Kindern diagnostiziert – auch hinsichtlich ihrer „sozialen Entwicklung". 45 Prozent der Kinder waren im Krippenalter. 37 Prozent der Kinder waren im Kita-Alter, allerdings besuchten die meisten keine Kindertagesstätte.

Insgesamt suchte der MSPD von Februar 2001 bis September 2007 709 Familien mit 1176 Kindern im Alter zwischen null und zehn Jahren auf. 265 Kindern wurden daraufhin dem Gesundheitsamt vorgestellt. Je nach Diagnose wurden Einzelmaßnahmen eingeleitet. Weiterführende Hilfen wie etwa Frühförderung, Physiotherapie und Logopädie nahmen bisher 146 Kinder in Anspruch. Bei 53 Prozent der Familien, die bisher vom MSPD aufgesucht wurden, handelt es sich um alleinerziehende Eltern, bei 5 Prozent um Familien mit Migrationshintergrund. Hilfebedarf bestand in unterschiedlicher Konstellation bei 394 Familien, das entspricht einem Anteil von 55,57 Prozent.

2005 wurde das Projekt in Zusammenarbeit mit der Hochschule Neubrandenburg umfassend evaluiert. Die Resultate wurden in einem ausführlichen Bericht dargelegt. Anhand der Ergebnisse stimmten die Partner die weitere Vorgehensweise erneut miteinander ab.

▲ Guter Praxisbereich „Niedrigschwellige Arbeitsweise"

Im Vordergrund des Projekts stehen die Verminderung der Chancenungleichheit zum Zeitpunkt der ärztlichen Schuleingangsuntersuchung bei sozial benachteiligten Kindern sowie die vielfältige Unterstützung der Familien bei verschiedenen Problemlagen. Dadurch, dass der MSPD die Familien in ihrem häuslichen Umfeld aufsucht und ihnen dort Unterstützungs- und Hilfsangebote vorstellt, ist der Zugangsweg niedrigschwellig.

Wenn Hilfe notwendig und gewünscht ist, werden die Familien an spezielle Fachdienste und Beratungsstellen weitervermittelt. Durch die aufsuchende

Form gelingt es, die Familien in vertrauensvollen Gesprächen individuell zu beraten. Der MSPD geht allen Informationen über scheinbar bedürftige Familien nach. Entweder meldet er sich telefonisch an oder er sucht die Familien bei akuten Problemen unangemeldet in ihrer Wohnung auf. Beim Hausbesuch stellt die Mitarbeiterin des MSPD sich vor und versucht, einen Eindruck über mögliche Problemlagen zu gewinnen. Dabei informiert sie zuerst über vorhandene Hilfsangebote, die im Wohnumfeld bestehen. Im Vordergrund dieser ersten Beratung steht das Angebot einer umfassenden Hilfe für die Familien mit Blick auf den Entwicklungsstand der Kinder. Wird durch den MSPD bei den Kindern Förderbedarf vermutet, werden die Kinder nach Abstimmung mit dem interdisziplinären Fachteam den Ärzten und Ärztinnen des Gesundheitsamtes vorgestellt. Den Eltern werden im weiteren Verlauf und nach genauer Diagnose Vorschläge unterbreitet, anschließend wird die beste Verfahrensweise besprochen.

Viele der aufgesuchten Familien leben mit ihren Kindern oftmals in sozialer Isolation. Die Arbeit des MSPD liegt daher auch in dem Bemühen, den Familien Möglichkeiten der Selbsthilfe aufzuzeigen und ihnen eine bessere Integration in den Sozialraum zu ermöglichen. Vor allem die Familien, die selbst den Kontakt zum MSPD aufbauen, haben oft das Bedürfnis, aktiv zu werden und sich den vorhandenen Angeboten zu öffnen. Wichtig ist es, die Isolation der Familien aufzubrechen und durch die Vermittlung von Kontakten einen Zugang zum öffentlichen Raum herzustellen. Das Ziel besteht darin, sie in ihren Stadtteil zu integrieren und sie zur Selbstaktivität zu motivieren. Dabei erfährt der MSPD Unterstützung durch ein breit gefächertes Netzwerk von Kooperationspartnerinnen und -partnern, die miteinander Hand in Hand arbeiten, um den Familien schnell und unbürokratisch zu helfen.

Der unkomplizierte Kontakt, der durch den MSPD hergestellt wird, hilft den Familien Berührungsängste abzubauen. Die Familien erfahren durch den MSPD, dass sie mit ihren Bedürfnissen ernst genommen werden und lernen durch die Vermittlung an Fachstellen und karitativen Hilfseinrichtungen (Kleiderkammer, Möbelbörse, Eltern-Kind-Treffs, Ausbildungseinrichtungen, Kindertagesbetreuungseinrichtungen u. a.), diese auch gegenüber den verantwortlichen Stellen selbst zu artikulieren. Einige Familien finden durch die Kontaktaufnahme zu verschiedenen Vereinen und Verbänden Möglichkeiten, sich mit ihren Kompetenzen einzubringen und aktiv ihr Lebensumfeld mitzugestalten.

▲ Guter Praxisbereich „Integriertes Handlungskonzept/ Vernetzung"

Der MSPD arbeitet mit einem interdisziplinären Fachteam (I-Team) zusammen. Dieses I-Team besteht aus einer Vertreterin des Sozialamtes, der Mitarbeiterin des MSPD, einer Vertreterin des Jugendamtes, einer Kinder- und Jugendärztin und einer Kinderpsychologin, beide vom Gesundheitsamt. Durch das I-Team gelingt es innerbehördlich, verschiedene fachliche und administrative Ansätze miteinander zu verknüpfen und somit Kompetenzen unterschiedlicher Berufsgruppen zu einem permanenten Austausch zusammenzuführen. Während sich der MSPD durch seine Wohnortnähe in den sozialen Brennpunkten etabliert hat und von einem Großteil der Familien als mobile Beratungsstelle angenommen wird, gelingt es in der Zusammenarbeit mit dem Fachteam, die Zielstellung „Verminderung der Chancenungleichheit zum Zeitpunkt der ärztlichen Schuleingangsuntersuchung bei Kindern insbesondere aus sozial benachteiligten Familien" umzusetzen. Aus verschiedenen Blickwinkeln und mit professionellem Fachwissen wird eine Fallanalyse vorgenommen, die als Basis für die folgenden Interventionsmaßnahmen dient. Wenn innerhalb des I-Teams vermutet wird, dass bei einem Kind Störungen oder Entwicklungsverzögerungen auftreten, werden die Eltern ins Gesundheitsamt eingeladen. Bei Wunsch oder Bedarf finden auch Hausbesuche statt. Bei der folgenden Untersuchung durch die Kinder- und Jugendärztin des Gesundheitsamtes – gegebenenfalls gemeinsam mit der Kinderpsychologin – wird die Diagnose erstellt und ein Behandlungsplan empfohlen.

Im Verlauf der Tätigkeit des MSPD ist es außerdem gelungen, diverse Kooperationspartner in das Projekt einzubinden und ein Netzwerk aufzubauen, das sich aus Vertretern und Vertreterinnen verschiedener Einrichtungen, Verbände, Vereine und Institutionen zusammensetzt. Zu nennen sind hier u. a.
- Schwangerschaftsberatungsstellen,
- Ärzte und Ärztinnen (Kinderärzte und -ärztinnen, Zahnärzte und -ärztinnen sowie Ärzte und Ärztinnen für Allgemeinmedizin, Gynäkologie, Kinder- und Jugendpsychiatrie),
- Kindertagesbetreuungseinrichtungen,
- Erziehungsberatungsstellen,
- Klinikum Neubrandenburg,
- freie Hebammen,
- Schuldnerberatungsstellen,
- Kleider- und Möbelbörse,
- Eltern-Kind-Treffs.

▲ **Guter Praxisbereich „Dokumentation und Evaluation"**

Im Jahr 2005 wurde das Projekt durch die Hochschule Neubrandenburg evaluiert und die Ergebnisse wurden in einem umfassenden Bericht dargestellt. Aufgabe war es, einen Vergleich zwischen der Konzeption des Projekts und der praktischen Umsetzung in Form einer Bestandsaufnahme durchzuführen. Bei einem Vergleich und der Darstellung der formalen Abläufe wurde bewusst von der Elternperspektive ausgegangen. Bis zum Erreichen der in der Konzeption im Mittelpunkt stehenden Zieleinrichtung „Frühförderstelle" durchlaufen Kinder und Familien verschiedene institutionelle Stationen.

Die Eltern und Anlaufstellen wurden bzgl. ihrer Einbindung in das Projekt befragt, und es wurden Beobachtungsfelder auf mehreren Ebenen vollzogen:
- Auswertung der Aktenlage des MSPD,
- Elterngespräche mithilfe eines Leitfadens,
- Auswertung der Protokolle des Fachteams,
- Befragung der Frühförderstelle Neubrandenburg,
- Befragung des Förderausschusses der Stadt Neubrandenburg.

Durch die umfassende Bearbeitung der einzelnen Arbeitsabläufe konnten mögliche Abstimmungsprobleme und Hemmschwellen transparent gemacht werden. Auch die Aufgabenverteilung innerhalb des Projekts auf die verschiedenen Dienste wurde in dem Bericht genau erläutert. Die detaillierte Auswertung ermöglichte es einerseits, die Erfolge und positiven Ergebnisse herauszuarbeiten und anderseits, Modifizierungsnotwendigkeiten offenzulegen sowie Ansatzpunkte für eine fachliche und strukturelle Weiterentwicklung zu benennen. Die Auswertung des Zahlenmaterials machte deutlich, dass durch den erfolgreichen Aufbau des MSPD und durch die Zusammenarbeit mit dem I-Team die Teilnahme der Kinder aus sozial benachteiligten Familien an Frühförderungsmaßnahmen verbessert werden konnte.

Im Fazit des Evaluationsberichtes heißt es: „Wir haben ein Projekt vorgefunden, in dem sich zahlreiche Fachpersonen mit großem Engagement darum bemühen, Entwicklungsgefährdungen frühzeitig zu erkennen und diesen mit gezielten Förderungen zu begegnen. Wir haben aber auch gerade bei dem mobilen sozialpädagogischen Dienst ein starkes Bemühen um Hilfen bei strukturellen und finanziellen Problemen der Eltern feststellen können. Darüber hinaus fanden wir in den einzelnen Institutionen eine stetige Gesprächs- und Kooperationsgemeinschaft." (Evaluationsbericht der Hochschule Neubrandenburg 2005, S. 15)

Beispiele guter Praxis

Die Transparenz, die durch die Evaluation geschaffen wurde, machte es möglich, die Zusammenarbeit der einzelnen Projektpartner und -partnerinnen erneut abzustimmen und die Arbeit in optimierter Form fortzuführen.

Literatur

Auszüge aus dem projektinternen Evaluationsbericht, erstellt von der Hochschule Neubrandenburg, 2005.

Datenmaterial „Frühestmögliche Erfassung und Förderung von Kindern zur Verminderung der Chancenungleichheit zum Zeitpunkt der ärztlichen Schuleingangsuntersuchung" durch das Jugendamt Neubrandenburg, September 2007.

Internetseite Stadtportal Neubrandenburg: [http://www.neubrandenburg.de] (August 2007).

Statistisches Landesamt Mecklenburg-Vorpommern, Statistischer Bericht K113, Sozialhilfe 2004.

Kontakt

Petra Maischak
Stadt Neubrandenburg
Fachbereich Schule, Kultur, Jugend und Sport
Weidegang 9–11 (Bürgerhaus)
17034 Neubrandenburg
Telefon: 0395-4691796
Telefax: 0395-4691796
E-Mail: Jugendamt@Neubrandenburg.de

4.1.5 Ältere Menschen/Hochbetagte

Ausgewählt durch: *Hamburgische Arbeitsgemeinschaft für Gesundheitsförderung e. V. (HAG)*
Regionaler Knoten Hamburg
Autorinnen: Petra Hofrichter, Wiebke Sannemann

Nachbarschaftsheim St. Pauli

Themen- und Handlungsfelder
Ältere Menschen/Hochbetagte – Migration

Gute Praxisbereiche
Niedrigschwellige Arbeitsweise – Empowerment – Innovation und Nachhaltigkeit

Veröffentlichungsjahr: 2009

Abstract

Die Bevölkerungsentwicklung ist in Deutschland wie auch in Hamburg rückläufig. Es wird daher immer notwendiger, die Zielgruppe der älteren Menschen in den Fokus von gesundheitsfördernden Maßnahmen und Interventionen zu stellen und den Nachbarschaftsgedanken bei der Gesundheitsförderung zu berücksichtigen.

Im Hamburger Stadtteil St. Pauli leben verhältnismäßig viele Menschen mit Migrationshintergrund (27,9 Prozent); die Anzahl der über 65-jährigen Bewohnerinnen und Bewohner steigt stetig (Melderegister 2007b).

Das Nachbarschaftsheim St. Pauli arbeitet seit mehr als 55 Jahren mit Älteren und legt dabei den Schwerpunkt speziell auf Migrantinnen und Migranten. Das Angebot berücksichtigt deren besondere Problemlagen und lebensweltliche Hintergründe durch eine niedrigschwellige, integrative Struktur. Ziel ist es, die soziale, psychische, geistige und körperliche Gesundheit der Besucherinnen und Besucher zu stabilisieren. Die 33 414 Kontakte (davon ca. ein Drittel Migrantinnen und Migranten) aus dem Jahr 2007 zeigen deutlich die gute Resonanz der Einzel- und Gruppengespräche, Spiele, Aktivitäten und Ausflüge, mit denen die Isolation der Menschen aufgebrochen und ihre Eigenverantwortung und Selbstständigkeit gestärkt werden sollen.

Hintergrund

St. Pauli gilt als bekanntester Stadtteil Hamburgs – auf der einen Seite großes Vergnügungsviertel und Wirtschaftszweig, auf der anderen Wohngebiet und Lebensbereich für Jung und Alt. St. Pauli gehört von seiner Lage her zum Bezirk Hamburg-Mitte, hier leben auf einer Fläche von 2,6 km^2 27 706 Menschen. Mit 10 731 Einwohnerinnen und Einwohnern je km^2 weist er im Vergleich zum Hamburger Durchschnitt (2294 Einwohnerinnen und Einwohner je km^2) eine hohe Bevölkerungsdichte auf (Melderegister 2007a). In Bezug auf die Altersstruktur von St. Pauli zeigt sich eher eine jüngere Ausrichtung, der Anteil von 9,3 Prozent der über 65-Jährigen liegt im Verhältnis zu Hamburger Zahlen (18,8 Prozent) deutlich darunter (Statistisches Amt für Hamburg und Schleswig-Holstein 2007). Dennoch lässt sich ein Anstieg der Menschen über 65 Jahre verzeichnen. Durch die stadtteiltypischen Biografien sowie die starke Durchmischung verschiedener Nationalitäten ist eine große Palette von Problemlagen vorhanden.

Der Anteil von Menschen mit Migrationshintergrund im Stadtteil St. Pauli liegt mit 27,9 Prozent (7522) im Vergleich zu Hamburg (14,8 Prozent) sehr hoch. Türkische Migrantinnen und Migranten bilden neben den vielen verschiedenen Nationalitäten die größte im Stadtteil lebende Gruppe (insgesamt: 2402) (Melderegister 2007b). Betrachtet man die Altersverteilung mit Blick auf die Personengruppe ab 45 Jahre aufwärts, ist ca. ein Drittel der Migrantinnen und Migranten von Hamburg dort anzusiedeln, wobei der Männeranteil etwas über dem der Frauen liegt (Melderegister 2007b).

Was die ausländischen Besucher und Besucherinnen des Nachbarschaftsheimes betrifft, so haben insbesondere die türkischen Seniorinnen durch den Wegfall des durch die Arbeit strukturierten Tagesablaufs wenig Anbindung an das gesellschaftliche Leben im eigenen, aber auch in anderen Stadtteilen Hamburgs. Der Kontakt richtet sich ausschließlich auf die Familie; andere Möglichkeiten, soziale Bindungen einzugehen, werden aufgrund der mangelnden Erfahrungen und begrenzten finanziellen und kulturellen Möglichkeiten nicht in Betracht gezogen. Darüber hinaus sind viele Migrantinnen und Migranten durch eine Schwäche in ihrer Lesekompetenz – ca. 90 Prozent der Gäste sind nach Schätzungen der Projektleitung Analphabeten – eingeschränkt, sich auch über den ihnen bekannten Lebensbereich hinaus zurechtzufinden oder aktiv am sozialen Leben teilzunehmen. Dazu tragen auch körperliche Beeinträchtigungen bei, u. a. häufiges Übergewicht bei den türkischen Seniorinnen.

Neben dem hohen Migrationsanteil zeigte die Sozialstruktur der Bevölkerung auf St. Pauli im Juni 2007, dass 9,9 Prozent der 15- bis unter 65-Jährigen arbeitslos waren; Arbeitslose nach SGB II machten in der gleichen Kategorie 8,2 Prozent aus. Die Hamburger Arbeitslosenquote liegt mit 6,8 Prozent insgesamt und nach SGB II mit 5,1 Prozent deutlich unter den Angaben aus diesem Stadtteil. Die Prozentzahl der Leistungsempfängerinnen und -empfänger nach SGB II lag ungefähr zum selben Zeitpunkt bei 13,5 Prozent (Hamburg: 12 Prozent) (Statistisches Amt für Hamburg und Schleswig-Holstein 2007). Frühinvalidität und Erwerbsminderung – oftmals verursacht durch die schwere körperliche Arbeit – sowie Langzeitarbeitslosigkeit führen bei vielen Menschen in diesem Stadtteil zu einem frühen Ausscheiden aus dem Erwerbsleben und damit in die Altersarmut. Zusätzlich entsteht ein Verlust eines durch die Arbeit strukturierten Alltags und eines damit verbundenen sozialen Lebens. Die unterschiedlichen Facetten der Problemlagen, die mit einer Erwerbslosigkeit einhergehen, verursachen des Weiteren in Form einer Kausalkette vielfach Sucht- und psychische Erkrankungen, zum Beispiel Alkohol-, Nikotin-, Medikamenten- oder andere Drogenabhängigkeiten sowie Essstörungen.

Die Heterogenität der bunten Nachbarschaft auf St. Pauli wird zu einem besonderen Problem, wenn es sich – wie es die Zahlen zeigen – um unfreiwillige, beengende und problembelastete Nachbarschaftsverhältnisse handelt. Diese „überforderten Nachbarschaften" zeichnen sich durch eine hohe Zahl einkommens- und bildungsschwacher Haushalte, Arbeitslose, Menschen mit psychosozialen Auffälligkeiten und Migrantinnen und Migranten aus. Das Belastungsniveau in solchen Nachbarschaften ist daher eine direkt die Gesundheit beeinträchtigende Variable (Richter und Groeger-Roth 2007). Neben diesen allgemeingültigen Indizien für „überforderte Nachbarschaften" existieren im Stadtteil typische Problemlagen, die die Klientel von St. Pauli zu einer hochsensiblen und schwer erreichbaren Gruppe machen. Eine zielgruppenspezifische und niedrigschwellige Arbeitsweise muss demnach die Problembereiche der Menschen berücksichtigen und das Leben im Stadtteil gesundheitsfördernd gestalten.

Vorgehen

Das Nachbarschaftsheim St. Pauli existiert seit 55 Jahren auf der Rechtsgrundlage des § 71 SGB XII und wurde speziell als Träger für Kinder-, Jugend- und Altenarbeit im sozialen Brennpunkt St. Pauli-Süd gegründet.

Wegen der besonderen Problemlagen der Klientel konnte die Seniorentagesstätte nicht ehrenamtlich geführt werden; deshalb kommt die Sozialbehörde heute für 1,78 sozialpädagogische Stellen zu diesem Zweck auf.

Die Seniorentagesstätte wendet sich an Bewohnerinnen und Bewohner aus St. Pauli und den direkt angrenzenden Gebieten Neustadt, Altona und Schanzenviertel. Die Zielgruppe liegt in der Altersgruppe ab ca. 55 Jahren, wobei sich generationsübergreifende Angebote auch an Jüngere richten. Der Männeranteil liegt bei ungefähr 30 Prozent. Darüber hinaus werden spezielle interkulturelle Interventionen für Seniorinnen und Senioren mit Kindern, Enkeln oder Urenkeln angeboten. Diese Klientel und speziell die älteren Migrantinnen und Migranten gehören der sozialen Struktur des Stadtteils entsprechend überwiegend zur Arbeiterschicht, die in ihrem Berufsleben schwere körperliche Arbeit leisten musste – sei es am Hafen, in der Seefahrt, der Gastronomie oder im Reinigungsgewerbe. Ein Drittel der Gäste stammt zusätzlich aus dem typischen „Kiezmilieu", war in der Prostitution oder den dazugehörigen „Gewerben" als Wirtschafterin, Zuhälter, Türsteher, Straßenkellner bzw. -kellnerin oder anderswo tätig. Vereinzelt suchen jedoch auch Akademikerinnen und Akademiker in besonderen Lebens- und Problemlagen wie Sucht, psychischen Erkrankungen, Demenz, Insolvenz und Flucht Rat und Unterstützung im Nachbarschaftsheim. Ein Augenmerk liegt bei dessen Arbeit u. a. auf der Zielgruppe der Migrantinnen und Migranten, die mittlerweile rund 50 Prozent der Besucherinnen und Besucher darstellen. Die seit dem Jahr 2000 praktizierte systematische Arbeit in diesem Bereich richtet sich vor allem an Türken und hier besonders an türkische Frauen.

Der Lebensweg der unterschiedlichen Gäste des Nachbarschaftsheims St. Pauli weist somit einige prägende Gemeinsamkeiten auf, die bei allen Unterschieden zu ähnlichen Problemlagen geführt haben. Diese gemeinsamen Lebenserfahrungen, zu denen Armut von Kindheit an, Kinderarbeit, ein niedriger oder kein Schulabschluss, körperliche und vielfach auch sexuelle Gewalt und der Zerfall familiärer Strukturen zählen, sowie die damit verbundene Vereinsamung und Isolation bilden die Basis der integrativen Arbeit der Einrichtung.

Das umfassende Ziel des Nachbarschaftsheims St. Pauli ist die soziale, psychische, geistige und körperliche Stabilisierung der Besucherinnen und Besucher. Das bedeutet zuerst, das Interesse am Leben zu fördern – die Auseinandersetzung mit der Gegenwart, aber auch der eigenen Vergangenheit. Dem Rückzugsverhalten und der Erstarrung entgegenzuwirken, ist eine entscheidende Voraussetzung, damit Probleme angegangen und bewältigt werden können, Eigenverantwortung und Selbstständigkeit gestärkt sowie die Isolation aufgebrochen werden kann. Ein weiteres Ziel ist die Integration von psychisch Kranken, Migrantinnen und Migranten und ausgegrenzten Minderheiten in das soziale und gesellschaftliche Leben. Konkret will das Nachbarschaftsheim St. Pauli Kommunikation, Geselligkeit und gegenseitiges Verständnis zwischen seinen Gästen generationen- und kulturenübergreifend fördern, zu ihrer Lebensbewältigung mit Information und Aufklärung beitragen, zu einem gesundheitsbewussten Lebensstil anregen und beim Erlernen moderner Techniken und der Anwendung neuer Kommunikationsmittel helfen. Darüber hinaus bietet die Einrichtung Unterstützung bei der Aufarbeitung von Traumata.

Die Umsetzung der einzelnen Teilziele erstreckt sich über eine Palette vielfältiger Herangehensweisen. Neben der Bereitstellung eines Treffpunkts werden integrative Prozesse durch betreute Spiel- und Gesprächsangebote sowie kommunikationsfördernde Strukturen geschaffen. In Form eines umfangreichen Beratungs- und Hilfeangebots finden des Weiteren eine Sozialberatung, Begleitung zu Ämtern oder Ärztinnen und Ärzten sowie Netzwerkarbeit u. a. mit Pflegediensten im Rahmen von Case- und Caremanagement statt. Informationsveranstaltungen, kulturelle und generationenübergreifende Angebote, Computer- und Medienarbeit sowie gesundheitsbezogene Interventionen stellen weitere Aktivitäten dar. Eine Partizipation der Besucherinnen und Besucher wird darüber hinaus durch die Einbindung in Entscheidungsprozesse bei der Planung von Ausflügen und Themenfindungen für Gesprächsrunden angeregt. Dieses Angebot spiegelt die vielfältigen Arbeitsbereiche des Nachbarschaftsheims wider. Existenzielle Hilfen bieten zusätzlich die Lebensmittelverteilung und der Mittagstisch.

▲ Guter Praxisbereich „Niedrigschwellige Arbeitsweise"

Das Projekt des Nachbarschaftsheims St. Pauli zeichnet sich durch eine besonders niedrigschwellige Arbeitsweise aus, die aufsuchend und begleitend, aber auch nachgehend angelegt ist (BZgA 2007b). Da das Projekt bereits seit 55 Jahren im Stadtteil existiert, kann es zum Teil als „Selbstgänger" bezeichnet werden, der auf eine Vielzahl von Strukturen zurückgreifen kann. Trotz der gefestigten und verankerten Elemente im Stadtteil wird die Arbeitsweise jedoch ständig den sich verändernden Entwicklungen angepasst, sodass beispielsweise weitere Zielgruppen in den Aufgabenbereich rücken.

Dazu gehört die systematische Arbeit mit älteren Migrantinnen und Migranten und hier besonders mit der Zielgruppe der türkischen Frauen. Um diese Zielgruppe zu erreichen und die Problemlagen kennenzulernen, führte die Projektleitung eine Vor-Ort-Begehung durch und suchte Moscheen und kulturspezifische Treffpunkte auf. Aufgrund der hohen Zahl von Analphabeten wirbt das Projekt nicht mit Flyern, sondern setzt auf „Mund-zu-Mund-Werbung", die die stetig steigenden Besuchszahlen als gute Methode bestätigen.

Die niedrigschwellige Arbeit innerhalb der Seniorentagesstätte gliedert sich in Angebote am Vormittag, die sich speziell an Migrantinnen und Migranten richten, und in Aktionen am Nachmittag, die allen Besucherinnen und Besuchern offenstehen. Insbesondere der Aufbau und die Förderung von Gemeinschaft zeichnen den offenen Nachmittag aus. Hierbei werden niedrigschwellige Angebote in einem klar strukturierten Rahmen zum Beispiel in Form von betreuten Einzel- und Gruppenspielen oder Gesprächsgruppen unterbreitet. Dadurch ist es möglich, psychisch Kranke und ältere Migrantinnen und Migranten in die Gemeinschaft des Nachbarschaftsheims zu integrieren und Barrieren abzubauen. Die Arbeit im offenen Treffpunkt mit einer Besuchergruppe von ungefähr 45 Personen orientiert sich an den individuellen Fähigkeiten der Teilnehmenden.

Auch am Vormittag besteht eine Palette von unterschiedlichen niedrigschwelligen Angeboten. Seit dem Jahr 2000 trifft sich zum Beispiel jeden Mittwochvormittag eine türkische Frauengruppe, die Ausflüge unternimmt, kulturelle Veranstaltungen besucht oder gezielte Informationen erhält. Die Schaffung eines öffentlichen Bereichs dient den türkischen Frauen als Entlastung und gibt ihnen auch außerhalb ihrer Wohnung die Möglichkeit, ihren Kontaktkreis zu erweitern. Es besteht ein guter und vertrauter Zusammenhalt innerhalb der Gruppe, sodass auch sensible Themen in Bezug auf Familie, Partnerschaft oder Krankheiten diskutiert werden. Die Themenbereiche richten sich nach den Bedürfnissen, die von rechtlichen Themen bis hin zu Fragen nach Gesundheit, Ernährung und Bewegung reichen. Für die Gesprächsrunden werden auch Experten und Expertinnen als Referenten und Referentinnen eingeladen.

Zweimal in der Woche – einmal davon mit Übersetzer – findet am Vormittag eine Sozialberatung für türkische Seniorinnen und Senioren statt, die jedoch auch anderen Generationen offensteht. Des Weiteren ist es allen Nationalitäten über die Sprechstunden hinaus möglich, Fragen zu stellen oder Termine für vertiefende Gespräche zu vereinbaren. Darin werden Hilfestellungen bei sozialen und Altersproblemen gegeben und zusammen mit den Klientinnen und Klienten die eigenen Möglichkeiten zur Bewältigung thematisiert. Weitere generationenübergreifende Aktivitäten ohne Anmeldeformalitäten und ohne Leistungsorientierung reichen von musik- und ergotherapeutischen Maßnahmen wie dem Chor und der Bastelgruppe bis hin zu Wassergymnastik, Gartennutzung, Videoprojekten, kulturellen Angeboten, Feiern und Ausflügen. Die niedrigschwellige Arbeitsweise fördert die individuelle Konzentration, Gedächtnisfunktion und Feinmotorik. So erfahren die Besucher und Besucherinnen Unterstützung im Aufbau von sozialen Bindungen und bei Erkundungen der Umgebung sowie bei der Verarbeitung von Lebensgeschichten und Traumata.

Neben der Arbeit innerhalb des Nachbarschaftsheims St. Pauli wird eine aufsuchende bzw. begleitende Hilfe vermittelt. Begleitet wird zum Beispiel zu Ämtern, Behörden oder Ärzten und Ärztinnen, wenn nötig auch als Krisenintervention. Dieses Angebot richtet sich an alle Seniorinnen und Senioren, speziell auch an immobile Personen.

Der Erstkontakt zu immobilen Personen wird dabei über Bekannte und Freunde bzw. Freundinnen hergestellt. Bei Migrantinnen und Migranten wird zusätzlich ein Übersetzer oder eine Übersetzerin zuhilfe genommen. Die Mitarbeiterinnen führen zum Beispiel bei Krankenhausbesuchen vermittelnde Gespräche zwischen der Ärzteschaft und den Pflegediensten, erklären den Patientinnen und Patienten ihre Krankheits- und Therapieverläufe niedrigschwellig und informieren Angehörige. Überschreiten komplexe Problemlagen den Kompetenzbereich der Mitarbeiterinnen, vermitteln diese die Klientinnen und Klienten an andere Einrichtungen wie den Sozialpsychiatrischen Dienst, die Seniorenberatung oder „Barrierefrei Wohnen" weiter, mit denen eine enge Zusammenarbeit besteht.

Des Weiteren soll durch die aufsuchende Unterstützung in Form von Haus-, Pflegeheim- und Krankenhausbesuchen der soziale Kontakt zwischen „Kranken" und „Gesunden" aufrechterhalten werden. Besucherinnen und Besucher werden motiviert, bei kranken Nachbarn anzurufen oder sie zu begleiten. Auch Sterbebegleitungen betreuen die Mitarbeiterinnen im Nachbarschaftsheim St. Pauli. Zusätzlich wird durch die Vermittlung von kleinen, angeleiteten Arbeitsschritten in offener Einzel- und Gruppenkommunikation versucht, dass die Menschen Gefühle wie Identität, Sicherheit, Stabilität und Verwurzelung wiedererlernen und in ihren Lebensalltag integrieren. Das Engagement für die hilfebedürftigen Nachbarn kann eine verbesserte soziale Integration in das Umfeld und einen quantitativen wie qualitativen Zuwachs an sozialen Beziehungen bewirken, was sich wiederum positiv auf das Wohlbefinden des Einzelnen und der Gemeinschaft auswirkt (Richter und Wächter 2007).

▲ Guter Praxisbereich „Empowerment"

Es erfolgt eine gezielte Befähigung und Qualifizierung der Zielgruppe sozial Benachteiligter, die an ihren Stärken ansetzt und auf ihren Ressourcen aufbaut (BZgA 2007b). Innerhalb des Projekts werden diesbezüglich unterschiedliche Zugangswege geschaffen. Einmal werden die Klientinnen und Klienten bei der Schilderung ihrer Problemlagen bzw. Krankheiten in Einzel- oder Gruppengesprächen aktiv in den Lösungsprozess einbezogen. Durch eine direkte und zielgerichtete Kommunikation werden ihnen ihre Probleme zurückgespiegelt und – mit Blick auf ihre Möglichkeiten und Ressourcen – Lösungswege und -ansätze skizziert. Das Team und die unterschiedlichen Kooperationspartnerinnen und -partner unterstützen die Betroffenen und benennen ihnen die eigenen Möglichkeiten, ihre Lebenslage oder -situation zu verändern, da eine Verbesserung der Lebenssituation ohne ihre Mithilfe sonst schwer möglich wäre. Oft müssen diese Personengruppen – gerade Frauen mit Migrationshintergrund – erst lernen, Probleme oder auch Krankheiten deutlich zu benennen, um alte Kreisläufe zu durchbrechen. Diese empowermentbezogene Strategie kann als aktivierende Sozialberatung bezeichnet werden und zieht sich durch das gesamte Konzept des Nachbarschaftsheims St. Pauli.

Grundsätzlich werden neben diesen meist individuellen Strategien auch Konzepte zum Gemeinschaftsleben etabliert. Dazu gehören gemeinschaftliche Aktivitäten wie zum Beispiel Schwimmen oder Ausflüge. Um diese Angebote an den Bedürfnissen der Zielgruppe auszurichten, bezieht das Team die Besucherinnen und Besucher in die Entscheidungsfindung darüber mit ein. Diese Aktivitäten holen die Menschen aus ihrer Isolation. Die Bewegungsangebote regen darüber hinaus zu gesundheitsförderndem Verhalten an. Die Kontakte führen zu selbstorganisatorischen Prozessen wie zum Beispiel zusätzlichen Treffen auch außerhalb dieses Raums. Durch teilweise vorgegebene und gelebte Strukturen innerhalb des Nachbarschaftsheims werden die Gäste ermutigt, Aufgaben wie Krankenbesuche oder -anrufe zu übernehmen oder zu begleiten. Dies unterstützt sie dabei, verschiedene, für sie teilweise fremde gesellschaftliche Rollenbilder zu entwickeln und zu erlernen. Die

Förderung der Gemeinschaft schafft ein Zusammengehörigkeitsgefühl, das Missverständnisse und Berührungsängste zwischen Nationalitäten und Berufsgruppen abbaut und Ausgrenzungsprozessen vorbeugt.

Neben den sozialpädagogischen Unterstützungs- und Befähigungsleistungen werden innerhalb des Projekts auch instrumentelle Hilfen gewährleistet. Dazu gehören die Bereitstellung von Räumen, finanzielle Zuschüsse, beispielsweise für Ausflüge oder andere Aktivitäten, sowie ein regelmäßiges Frauenfrühstück und der Mittagstisch zweimal pro Woche.

▲ Guter Praxisbereich „Innovation und Nachhaltigkeit"

Ein wichtiger Aspekt innerhalb des Projekts ist die Nachhaltigkeit, sowohl hinsichtlich der Angebotsstrukturen als auch der Wirkungen bei den Zielgruppen (BZgA 2007b). Was zunächst die wirtschaftlichen Aspekte angeht, so ist die Tagesaufenthaltsstätte dauerhaft von der Sozialbehörde finanziert; eine Grundfinanzierung für die Räumlichkeiten und die beiden Arbeitsstellen ist unbegrenzt sichergestellt. Darüber hinaus werden viele Aktivitäten über zusätzlich initiierte Projekte (Schwimmprojekt, Kochprojekt) oder Spenden finanziert. Spenden werden beispielsweise über bereits existierende Kooperationen oder durch die Öffentlichkeitsarbeit akquiriert.

Nachhaltigkeit bei der Zielgruppe drückt sich darüber hinaus in Veränderungen hin zu gesundheitsbewussten Lebensweisen, im Gewinn an Lebensfreude und Aktivität, aber auch in einer Stabilisierung im Alltag aus. Eine nachhaltige Unterstützung geben zusätzlich auch die in die Abläufe involvierten Besucherinnen und Besucher des Nachbarschaftsheims. So übernehmen sie Aufgaben zum Beispiel als Dolmetscher bzw. Dolmetscherin und können anderen Menschen ihre Fähigkeiten weitervermitteln. Nachbarschaft knüpft an der Bereitschaft zu sozialem Handeln an, um eine nachhaltige Verankerung der Projektstrukturen im Stadtteil zu erzielen und die Idee des Projekts zusätzlich weiter bekannt zu machen. Ziel der Entwicklung muss es sein, langfristig Netzwerke zwischen heterogenen Bevölkerungsgruppen aufzubauen, um gesundheitsfördernde Lebensweisen und Strukturen im Stadtteil zu etablieren.

Da das Projekt auch settingübergreifend und vernetzend agiert, können die seit langer Zeit bestehenden Strukturen ebenfalls als nachhaltig bezeichnet werden. Durch Kooperationen und Rücksprachen mit verschiedenen Diensten aus dem Stadtteil werden zum einen Hilfen punktuell von den Besucherinnen und Besuchern – beispielsweise in Form von Beratungen – in Anspruch genommen. Zum anderen können die regionalen Akteure und Akteurinnen über verschiedene Arbeitskreise ihre Erfahrungen und Ideen untereinander austauschen und neue Vernetzungsstrategien entwickeln. So lässt sich der Gedanke des Nachbarschaftsheims im Stadtteil weiter verankern und auch in andere Stadtteile Hamburgs tragen. Eine gute Kooperation der verschiedenen Akteure und Akteurinnen sowohl im Quartier als auch in der Gesamtstadt ist eine entscheidende Voraussetzung für den Erfolg und für die Nachhaltigkeit des Projekts (BZgA 2007a).

Die angesprochenen Klientel – Angehörige des speziellen „Kiezmilieus" sowie ältere Migrantinnen und Migranten – ist eine hochsensible und vulnerable Gruppe. Hierbei gelingt es dem Projekt, mit einer niedrigschwelligen und bedürfnisorientierten Arbeitsweise besonders viele Männer (nach Schätzungen der Projektleitung ca. 30 Prozent der Klientel) über Sozialberatungen sowie Einzel- und Gruppengespräche zu erreichen. Dieser Aspekt kann – neben der seit langer Zeit erfolgreich durchgeführten Arbeit mit Menschen mit Migrationshintergrund – als besonderes Merkmal des Projekts Nachbarschaftsheim St. Pauli gedeutet werden.

Literatur

Bundeszentrale für gesundheitliche Aufklärung (BZgA) (Hrsg.) (2007a): Seniorenbezogene Gesundheitsförderung und Prävention auf kommunaler Ebene – Eine Bestandsaufnahme. Bundeszentrale für gesundheitliche Aufklärung, Köln.

Bundeszentrale für gesundheitliche Aufklärung (BZgA) (Hrsg.) (2007b): Kriterien guter Praxis in der Gesundheitsförderung bei sozial Benachteiligten. Ansatz – Beispiele – Weiterführende Informationen. Bundeszentrale für gesundheitliche Aufklärung, Köln.

Kawachi, I., Berkman, L. F. (2003): Neighbourhoods and Health. Oxford University Press, Oxford.

Melderegister (2007a): Ausländische Bevölkerung in Hamburg nach Stadtteilen, Familienstand und ausgewählten Staatsangehörigkeiten zum 31.12.2007. Melderegister, Staatsangehörigkeit wie im Register geführt.

Melderegister (2007b): Bevölkerung insgesamt nach Alter und Geschlecht. Melderegister, Stand: 31.12. 2007.

Richter, A., Groeger-Roth, F. (2007): Nachbarschaft und Gesundheit. Hannover.

Richter, A., Wächter, M. (2007): Expertise zum Zusammenhang von Nachbarschaft und Gesundheit, erstellt im Auftrag der Bundeszentrale für gesundheitliche Aufklärung (BZgA). Unveröffentlicht.

Statistische Ämter des Bundes und der Länder (2007): Demografischer Wandel in Deutschland. Heft 1: Bevölkerung und Haushaltsentwicklung im Bund und den Ländern. Statistisches Bundesamt, Wiesbaden.

Statistisches Amt für Hamburg und Schleswig-Holstein (2007): Hamburger Stadtteilprofile 2007. NORD.-regional, Band 3. Statistisches Amt für Hamburg und Schleswig-Holstein, Hamburg.

Statistisches Bundesamt (Hrsg.) (2006): Bevölkerung Deutschlands bis 2050. 11. koordinierte Bevölkerungsvorausberechnung. Wiesbaden.

Kontakt
Hanna Blase
Nachbarschaftsheim St. Pauli
Silbersackstraße 14
20359 Hamburg
Telefon: 040-3195478
Telefax: 040-33396718
E-Mail: info@nbhstpauliat.de

4.1.6 Frauen und Mädchen

Ausgewählt durch: *Gesundheit Berlin-Brandenburg e. V.*
Regionaler Knoten Berlin
Autor: *Stefan Bräunling*

AKARSU e. V. – Gesundheitsetage in Berlin-Kreuzberg

Themen- und Handlungsfelder
Frauen und Mädchen – Migration

Gute Praxisbereiche
Integriertes Handlungskonzept/Vernetzung – Qualitätsmanagement/ Qualitätsentwicklung – Innovation und Nachhaltigkeit

Veröffentlichungsjahr: 2009

Abstract

AKARSU e. V. setzt sich seit über 20 Jahren für die Gesundheitsförderung und die gesundheitliche Integration sozial benachteiligter Frauen, insbesondere von Frauen und Mädchen mit Migrationshintergrund unterschiedlicher Altersstufen ein. AKARSU bedeutet übersetzt „Kaskade" oder „fließendes Wasser". Trotz der türkischen Bezeichnung und der türkischstämmigen Gründerinnen von AKARSU ist die Einrichtung keine türkische, sondern ein interkultureller Verein. Ziel des Projekts ist die Stärkung von Gesundheitsressourcen und -kompetenzen, wobei die Verbesserung gesundheitsrelevanter Lebensweisen (Gesundheitshandeln) und gesundheitsrelevanter Lebensbedingungen (Gesundheitsstrukturen) gleichermaßen angestrebt wird. Die Arbeitsweise der „Gesundheitsetage" basiert auf einem ganzheitlichen Gesundheitsverständnis, das sich besonders durch interkulturelle Kompetenz, Niedrigschwelligkeit, Vernetzung und langjährige Erfahrungen bei der Förderung der Integration im Sinne eines Ausgleichs von Defiziten und gesundheitlichen wie auch sozialen Beeinträchtigungen auszeichnet.

Hintergrund

Die „Gesundheitsetage" befindet sich mitten in Kreuzberg, einem der ärmsten Stadtteile Berlins mit einer überproportional hohen Anzahl von ALG-II-

Empfängerinnen und -empfängern, Alleinerziehenden und einkommensschwachen Familien. Friedrichshain-Kreuzberg hat die höchste Einwohnerdichte aller Berliner Bezirke von 133 Einwohnern bzw. Einwohnerinnen je Hektar (Amt für Statistik Berlin-Brandenburg 2008a), weist mit dem Wert 7 auf einer Skala von 1 bis 7 den schlechtesten Sozialindex auf (Bandelin 2005) und ist bezüglich der Erwerbslosenquote und des Einkommens in Berlin am stärksten belastet (Bandelin 2003).

Genutzt wird die „Gesundheitsetage" von Frauen aus den Stadtteilen Friedrichshain-Kreuzberg, Mitte und Neukölln, die sich durch einen hohen Anteil an Menschen mit Migrationshintergrund auszeichnen. In Friedrichshain-Kreuzberg liegt der Anteil an Menschen mit Migrationshintergrund bei 36,6 Prozent (Amt für Statistik Berlin-Brandenburg 2008b). Laut Sachbericht der „Gesundheitsetage" nutzten 2006 insgesamt 1185 Frauen (davon 790 Frauen mit Migrationshintergrund) die Angebote der „Gesundheitsetage", wovon 721 Frauen auf ALG II angewiesen waren. Gut die Hälfte der Nutzerinnen hat einen türkischen Migrationshintergrund, je etwa ein Fünftel stammt aus Deutschland und aus anderen Ländern (arabisch, lateinamerikanisch und andere).

Das Leben in verschiedenen kulturellen Lebenszusammenhängen erfordert besonders für Frauen mit Migrationshintergrund ein hohes Maß an psychischer Energie und Auseinandersetzung. Normen, Werte, Sitten und religiöse Weltanschauungen des Heimatlandes differieren von denen der deutschen Gesellschaft. Die psychische Belastung wird durch die Generationsunterschiede in den Familien noch erhöht. Hinzu kommen Schwierigkeiten mit Ämtern und Behörden wie auch zum Teil aufenthaltsrechtliche Probleme. Folgen der Migration wie Akkulturationsprozesse und Ungleichbehandlung erhöhen mögliche gesundheitliche Schwierigkeiten. Die Frauen sind es nicht gewohnt, Vorsorgeuntersuchungen in Anspruch zu nehmen, und kennen die hiesigen Angebote der Gesundheitsprävention nicht. Die Mitarbeiterinnen der „Gesundheitsetage" haben die Erfahrung gemacht, dass viele Frauen mit türkischer und arabischer Herkunft einen unzureichenden Zugang zu Gesundheitsthemen haben. Daher ist eine Prävention hinsichtlich zahlreicher Beschwerden, auch wegen Chronifizierungsgefahren, notwendig. Sie müssen kultursensibel auf die Bedürfnisse der Frauen mit Migrationshintergrund abgestimmt sein.

Zur gesundheitlichen Lage
Die Bezirke Friedrichshain-Kreuzberg, Neukölln und Mitte, aus denen der Großteil der Nutzerinnen stammt, gehören zu den Bezirken mit dem höchsten

Anteil an Menschen mit Migrationshintergrund. Diese Familien weisen eine höhere soziale Benachteiligung der Lebens- und Arbeitsbedingungen auf, was an unterschiedlichen Beschwerdemustern und Krankheitsdaten sowie dem Gesundheitsverhalten deutlich wird.

Man nimmt an, dass ein Migrationshintergrund Einfluss auf die Gesundheit der Betroffenen hat: Dieser kann sich einerseits auf das Risiko auswirken zu erkranken. So sind beispielsweise Frauen mit Migrationshintergrund oft Mehrfachbelastungen ausgesetzt, etwa durch ungünstige Arbeitsbedingungen, Anforderungen in der Familie und Anpassung an eine fremde Kultur, was zu erhöhter gesundheitlicher Belastung führen kann. Andererseits kann ein Migrationshintergrund die Chance beeinträchtigen, eine adäquate Therapie zu erhalten, wenn beispielsweise Probleme mit der deutschen Sprache bestehen (Robert Koch-Institut, in Zusammenarbeit mit dem Statistischen Bundesamt 2008).

Zur psychosozialen und sozialen Situation der Zielgruppe
Die Nutzerinnen der „Gesundheitsetage" sind zu über 80 Prozent sozial benachteiligte Frauen, die über ein unterdurchschnittliches Haushaltseinkommen verfügen und auf ergänzende Transferleistungen angewiesen sind. Häufig leben sie zudem in schlechten Wohnverhältnissen und haben ein niedriges Bildungsniveau. Diese gesundheitsgefährdenden Faktoren erhöhen die ungleichen Gesundheitschancen. Hinzu kommen noch die migrationsbedingten körperlichen und seelischen Belastungen wie beispielsweise der Integritätsverlust, Diskriminierungserfahrungen oder zerrissene Familienkonstellationen. Das Vermeiden und Unterdrücken ihres emotionalen Erlebens führt bei den Frauen häufig zu körperlichen Reaktionen und Beschwerden, die sich im Laufe der Jahre summieren.

Da die bereits bestehenden präventiven und gesundheitsfördernden Maßnahmen der öffentlichen Einrichtungen von Migrantinnen aufgrund von kulturellen und sozioökonomischen Barrieren jedoch kaum wahrgenommen werden, ergab sich hier ein spezifischer Handlungsbedarf. Die „Gesundheitsetage" wurde aus diesem Bedarf heraus konzipiert und setzt durch ihre niedrigschwellige, frauenspezifische und kultursensible Vorgehensweise genau an den persönlichen Bedürfnissen, gesundheitlichen Interessen und Voraussetzungen der sozial benachteiligten Frauen mit Migrationshintergrund an. Da der Bedarf der Zielgruppe über reine Gesundheits- und Bewegungsangebote wie beispielsweise Rückenschule oder Beckenbodengymnastik hinausgeht, schafft die „Gesundheitsetage" den benötigten Raum für intensive Gespräche,

Informationen und Erfahrungsaustausch. Sprachliche Defizite erschweren Arztbesuche und behindern somit die Aufklärung. Hier wird deutlich, dass Frauen und Mädchen mit Migrationshintergrund mehrsprachige Informations- und Aufklärungsveranstaltungen und Materialen über die Entstehung, Behandlung und Prävention von Krankheiten und Beschwerden brauchen. Dies haben auch die Nutzerinnenbefragungen der „Gesundheitsetage" gezeigt.

Die Einrichtung ist als frauenspezifischer Raum bzw. als frauenspezifische Struktur angelegt. Auch streng gläubigen und traditionell orientierten Frauen und Mädchen wird der Zugang möglichst leicht gemacht und die Möglichkeit eingeräumt, ihre individuellen Bedürfnisse ohne Einschränkungen zu artikulieren und durchzusetzen.

Vorgehen

Die „Gesundheitsetage" arbeitet in enger Vernetzung mit vielen Einrichtungen in Berlin, vor allem in Kreuzberg. Auf die Zielorientierung und kontinuierliche Qualitätsentwicklung wird sehr viel Wert gelegt. Nachhaltige Effekte und die langjährige stabile Existenz der „Gesundheitsetage" konnten so sichergestellt werden.

Die Genderperspektive und das Genderverständnis werden als Schlüssel des Zugangs zu den Frauen gesehen und stehen im Fokus der Arbeit der „Gesundheitsetage". Intention der „Gesundheitsetage" ist es, Migrantinnen eine auf ihre geschlechts- und kulturspezifischen Bedürfnisse ausgerichtete Anlaufstelle anzubieten, in der sie unter Einbeziehung des psychischen und sozialen Wohlbefindens in erster Linie aktiv für ihre Gesundheit sorgen können. Daher bietet das Projekt niedrigschwellige Zugangsmöglichkeiten wie zum Beispiel Kinderbetreuung, muttersprachliche Anleiterinnen, kostenlose oder preisgünstige Kurse, Räume für gemeinsame Treffen mit einer Wohlfühlatmosphäre und das kostenlose Frauenfrühstück an. Die Angebote reichen von regelmäßig stattfindenden Gesundheitskursen, Gruppenveranstaltungen über Beratungen, offener Treffpunktarbeit und Freizeitaktivitäten bis hin zu Sonderveranstaltungen und Aktivitäten, die Wissen vermitteln sowie Kompetenzen und soziale Fähigkeiten stärken.

Die Gesundheitskurse werden jeweils von einer qualifizierten Dozentin angeleitet und beinhalten neben der Vermittlung kursspezifischer Kenntnisse und

Fähigkeiten eine integrierte Beratung und Aufklärung über Körperfunktionen, eine gesunde Körperhaltung und ein Gesundheitsbewusstsein. Das Kursangebot reicht von „Gesundheitsinformationen aus dem Internet" über Kreatives Gestalten/Kunsttherapie bis hin zu Wen-Do-Training, dem Kampftanz Capoeira, verschiedenen Gymnastikgruppen, Radfahr- und Schwimmkursen.

Die Gruppenveranstaltungen werden von einer professionellen Fachkraft initiiert und angeleitet und können anschließend selbstständig fortgeführt werden. Hierzu zählen themenspezifische Gruppen (Gesprächskreise), Selbsterfahrungsgruppen, Selbsthilfegruppen (Anfang 2009 gab es eine stetig laufende Gruppe für von Brustkrebs betroffene Frauen) sowie Kontakt- und Informationsveranstaltungen.

Unter dem Gesichtspunkt der Beratung konzentriert sich die „Gesundheitsetage" im Einzelnen auf folgende Maßnahmen:
- Die soziale Beratung umfasst Themen wie Unterhaltsfragen, Informationen über Ansprüche und Hilfestellungen bei der Anspruchsdurchsetzung sowie ausländerrechtliche Fragen.
- Die psychosoziale Beratung hilft bei Erziehungsschwierigkeiten, innerfamiliären Problemen, persönlichen Problemen oder aber Suchtproblemen.
- Die allgemeine Gesundheitsberatung unterstützt bei Fragen zu Krankheitsbildern und Therapien, Reha-Maßnahmen, Arztbesuchen, Medikamenteneinnahme und Verhütung.
- Die spezifische Gesundheitsberatung gibt Aufklärung über Krankheiten, Gewichtsprobleme oder Diabetes. Mithilfe von Feldenkrais-Übungen wird durch koordinierte Körperbewegungen ein besseres Bewusstsein für Körper und Seele erzielt.
- Die medizinische Gesundheitsberatung umfasst die Beratung und Begleitung bei klinischen Untersuchungen und ärztlicher Beratung bei gesundheitlichen Problemen. Weiterhin ist noch die naturheilkundliche Beratung zu nennen.

In der offenen Treffpunktarbeit wird besonders Interessierten und neuen Nutzerinnen die Möglichkeit gegeben, die Angebotsvielfalt der „Gesundheitsetage" kennen zu lernen, Informationen zu erhalten und Bedürfnisse und Interessen einzubringen. Die offene Sprechstunde bietet Frauen die Gelegenheit, allein zu kommen. Freizeitaktivitäten unterstützen die Kommunikation der Nutzerinnen untereinander durch ihre persönliche Atmosphäre. Sie fördern und aktivieren zudem gruppendynamische Prozesse und erweitern soziale Kompetenzen.

Über die Kinderbetreuung können auch Frauen erreicht werden, die wegen ihrer Kinder die Angebote der „Gesundheitsetage" sonst nicht nutzen könnten. Dies bietet den Frauen die Möglichkeit, entspannt und sorgenfrei Außenkontakte zu pflegen und etwas für ihre Gesundheit zu tun, was auch ihr psychisches Wohlergehen unterstützt. Dabei verfolgt die Betreuung für die Kinder zusätzlich das pädagogische Ziel, deren Motorik zu fördern sowie durch Bewegungsübungen eine Verbesserung der Raumorientierung zu erreichen. Die zeitweise Einbeziehung der Mütter fördert die Kommunikation zwischen Mutter und Kind und eröffnet Spiel- und Fördermöglichkeiten für zu Hause.

Die Angebote werden im Internet sowie in Flyern in deutscher, englischer, türkischer und arabischer Sprache bekannt gemacht. Wichtiger ist allerdings – auch vor dem Hintergrund, dass unter den Nutzerinnen Analphabetinnen sind – die persönliche Ansprache. Das Programm wird nach Möglichkeit sehr konstant gehalten, da viele Nutzerinnen sich die Termine über lange Zeit merken, ohne sie erneut nachzulesen.

Die Mitarbeiterin an der „Rezeption" spricht deutsch, türkisch und arabisch. Auch unter den anderen Mitarbeiterinnen finden sich vielfältige Sprachkenntnisse.

▲ Guter Praxisbereich „Integriertes Handlungskonzept/ Vernetzung"

Ein wichtiges Anliegen der „Gesundheitsetage" stellt die Einbeziehung von Kooperationspartnern sowie die Vernetzung der beteiligten Einrichtungen und Akteure bzw. Akteurinnen dar, um Themen der Gesundheitsförderung auch nachhaltig im Bezirk und in den Einrichtungen zu integrieren.

Dank ihrer langjährigen aktiven Außentätigkeit verfügt die „Gesundheitsetage" über gut vernetzte Kooperationsbeziehungen, zu der auch die Mitarbeit und die Mitgliedschaft in zielgruppenspezifischen Gremien zählen. Die strukturell eingebundene und festgelegte Zusammenarbeit stellt Vernetzungsaktivitäten sicher, optimiert die inhaltliche Arbeit, vermeidet unkoordiniert laufende Doppelangebote, schafft mehr Transparenz, erleichtert die fachliche Arbeit und fördert eine qualifizierte Weiterentwicklung.

Die Einbeziehung der Kooperationspartner erleichtert den Frauen den Zugang zum öffentlichen Gesundheitswesen und stellt somit eine wichtige Grundlage für das Gelingen des Projekts dar. So kann beispielsweise das donnerstags stattfindende kostenlose Frühstück zur Vorstellung von öffentlichen Einrichtungen genutzt werden, um den Frauen einen niedrigschwelligen Zugang zu bieten. Dies hilft ihnen, Ängste zu mindern, und baut Barrieren ab.

Daher kooperiert die „Gesundheitsetage" kontinuierlich bedarfsorientiert und gegebenenfalls fallbezogen mit Krankenhäusern, Krankenkassen, niedergelassenen Praxen, diversen Trägern aus dem Sozial- und Gesundheitsbereich wie beispielsweise Geburtshäusern, Beratungsstellen, Frauenprojekten, Bezirksämtern und Wohlfahrtsverbänden. Durch diese Kontakte wird das Projekt weiterverbreitet und die Kooperationspartnerinnen und -partner nehmen auch Impulse mit, die sie in ihre Arbeit einfließen lassen. So arbeiten beispielsweise in Arztpraxen im Bezirk muslimische Mitarbeiterinnen mittlerweile auch mit Kopftuch.

Mit folgenden Institutionen bestehen schriftliche Kooperationsvereinbarungen:
- Robert Koch-Institut, Charité, Tumorzentrum Berlin,
- Bezirksämter Friedrichshain-Kreuzberg, Neukölln, Mitte,
- Türkischer Bund Berlin-Brandenburg, Caritas-Migrationsdienst,
- AOK Berlin,
- Arbeiterwohlfahrt Landes- und Bundesverband,
- Berliner Hebammenverband,
- Familienplanungszentrum, Selbsthilfetreffpunkt Friedrichshain,
- Alice-Salomon-Fachhochschule Berlin, Evangelische Fachschule Berlin, Fachhochschule Potsdam.

Im Rahmen dieser Kooperationsbeziehungen werden diverse Initiativen, Tagungen und Projekte vorbereitet und umgesetzt. Dazu zählen beispielsweise die Broschüre „Gewalt gegen Frauen" in Zusammenarbeit mit dem Netzwerk Frauengesundheit, eine Medikamentensammlung für Nichtversicherte in Zusammenarbeit mit dem Bezirksamt Friedrichshain-Kreuzberg – Abteilung Gesundheit und Soziales, eine Informationsveranstaltung über ein türkisches Pflegehaus in Zusammenarbeit mit Türk Bakim Evi Berlin, die Tagung „Türkische Gesundheitstage" in Zusammenarbeit mit dem Türkischen Bund und dem Bezirksamt Mitte sowie dem Bezirksamt Friedrichhain-Kreuzberg und eine gemeinsame Kampagne mit dem Forum Kultursensible Altenhilfe.

In den Gremien werden Projekte, Initiativen und Kampagnen initiiert, die der oftmals strukturell bedingten Benachteiligung von Menschen mit Migrationshintergrund entgegenwirken. Hier entstehen neben dem fachlichen Austausch auch Synergieeffekte, die die Fachkompetenzen erweitern, Leistungen reflektieren lassen und innovatives Handeln fördern. Die „Gesundheitsetage" ist aktives Mitglied in 13 kontinuierlich stattfindenden Gremien wie beispielsweise dem Frauengesundheitsnetzwerk Berlin, dem Arbeitskreis Migration, Integration und Gesundheit von Gesundheit Berlin e.V. sowie im Ausschuss Gesundheit und Soziales des Bezirksamtes Friedrichshain-Kreuzberg.

All diese Kooperationen und die Gremienarbeit tragen zur Erhöhung der Effizienz und der Reichweite des Projekts bei und vervielfältigen das Spektrum an Kompetenzen der „Gesundheitsetage". Als weiteres Beispiel der Niedrigschwelligkeit ist zu nennen, dass eine Ergotherapeutin einmal im Monat ihre Sprechstunde in der „Gesundheitsetage" anbietet.

Durch verschiedene Aktivitäten trägt das Projekt dazu bei, die Frauen mit Kooperationspartnern und Gesundheitseinrichtungen im Bezirk und auch über den Bezirk hinaus in Kontakt und Austausch zu bringen. In diesen Rahmen gehört etwa, dass die Radgruppe – ein Projekt des Vereins „FrauSuchtZukunft" zur Hilfe für suchtmittelabhängige Frauen – gemeinsam das Café Seidenfaden besucht oder Einrichtungen des Gesundheitswesens des Stadtteils sich in der „Gesundheitsetage" vorstellen.

▲ Guter Praxisbereich „Qualitätsmanagement/ Qualitätsentwicklung"

Die „Gesundheitsetage" hat sich folgende Qualitätsziele gesetzt: Effizienz der Angebote und Methoden im Sinne der Zielgruppe, Verbesserung der Angebotsqualität, Ausschöpfung vorhandener Ressourcen, Transparenz, Zufriedenheit der Zielgruppe und der Mitarbeiterinnen, Optimierung der Kooperationsbeziehungen und Niedrigschwelligkeit der Angebote.

Die „Gesundheitsetage" überprüft ihre Leistungen und Ergebnisse anhand diverser Qualitätssicherungsmaßnahmen:
- Einbeziehung der Mitarbeiterinnen in den Prozess der Qualitätssicherung,
- Führung und Weiterentwicklung eines Qualitätshandbuches,
- Dokumentation der Leistungen,
- Evaluation der Statistiken und Teambesprechungen,
- Evaluation der mündlichen sowie schriftlichen Nutzerinnenfragebogen,
- Soll/Ist-Vergleich, Teambesprechungen,

- regelmäßige Supervision, bei Bedarf auch extern,
- Fortbildungen,
- Evaluation der Befragungen von Mitarbeiterinnen und Kooperationspartnern.

Das Qualitätssicherungsverfahren zielt auf eine Verbesserung der Leistungsergebnisse ab. Zur praktikablen und realistischen Umsetzung dieser Verfahren führt die „Gesundheitsetage" ein Qualitätshandbuch zur regelmäßigen Bewertung ihrer Arbeit und nimmt eine institutionsinterne Qualitätssicherung vor. Das Qualitätshandbuch wird regelmäßig überprüft sowie vierteljährlich überarbeitet und enthält Informationen über Angebotsziele, Aufgaben, Verantwortlichkeiten und Arbeitsabläufe.

Im wöchentlich stattfindenden Qualitätszirkel und in den Fallbesprechungen werden Qualitätsziele, Voraussetzungen und Ergebnisse reflektiert und besprochen. Diese Besprechungen dienen dazu, aktuelle Schwierigkeiten zu beheben und Arbeitsabläufe zu optimieren. Ein klar gegliedertes Aufgabenprofil sieht die „Gesundheitsetage" als Grundvoraussetzung für das Erreichen ihrer Ziele an. Dies spiegelt sich auch darin wider, dass alle Mitarbeiterinnen der „Gesundheitsetage" in die Qualitätsentwicklung und -sicherung mit eingebunden werden und regelmäßig an themenspezifischen Fortbildungen teilnehmen.

Im Rahmen der Qualitätssicherung wird die Ist-Situation regelmäßig anhand von entwickelten Statistiken und Nutzerinnenfragebogen analysiert und den Qualitätszielen gegenübergestellt. Weiterhin wird jährlich ein Sachbericht verfasst, der einen Überblick über Dauer und Anzahl der Leistungen und Kooperationen sowie der Intensität der Öffentlichkeitsarbeit gibt. Die oben angesprochenen Nutzerinnenfragebogen sind sehr einfach gehalten. Spezielle Informationen über die Kurse werden in Einzel- oder Gruppengesprächen und über Mitarbeiter- oder Kursleiterbefragungen erzielt. Dies bedarf eines guten Feingefühls und einer kontinuierlichen Beobachtung durch die Betreuerinnen.

Die „Gesundheitsetage" befindet sich seit 2007 in einem zweijährigen Zertifizierungsverfahren zur Erlangung des paritätischen Testats, das 2009 abgeschlossen sein wird. Das paritätische Qualitätssystem ist ein speziell auf den Sozial- und Pflegebereich zugeschnittenes System, das auf der Methodik der DIN EN ISO 9001 und der Weiterführung des EFQM-Modells für Excellence beruht. Es besteht aus drei zentralen Säulen: Analyse und Beratung, Schulung sowie Materialien. Ein Merkmal des paritätischen Qualitätssystems besteht in der Kombination von interner Qualitätsentwicklung sowie interner und externer Qualitätsüberprüfung.

▲ Guter Praxisbereich „Innovation und Nachhaltigkeit"

Die „Gesundheitsetage" konnte 2008 auf eine 25-jährige Praxiserfahrung in einem sozial benachteiligten Stadtteil zurückblicken. Die Finanzierung muss jährlich neu beantragt werden. Die langjährige Existenz beruht auf dem gut ausgebauten Qualitätsmanagement, den geschaffenen Netzwerken und Kooperationen, dem Transfer in die Praxis und der engen Ausrichtung auf Nutzerinneninteressen.

Das verantwortliche Engagement des multikulturellen Teams der „Gesundheitsetage", das sich aus Mitarbeiterinnen mit unterschiedlichen Qualifikationen zusammensetzt, ist weiterhin als wichtige Voraussetzung für den Erfolg und das Weiterbestehen zu nennen. Die Mitarbeiterinnen haben es geschafft, durch gesundheitspolitische Arbeit Einfluss auf die Strukturen der Gesundheitsversorgung in Kreuzberg zu nehmen, machen mit ihrer Arbeit auf das Versorgungsproblem bei Migrantinnen aufmerksam und geben Hinweise zur Verbesserung. Hierzu zählt auch der Einsatz für eine kultursensible Gesundheitsversorgung von Migrantinnen, da es bei Weitem nicht ausreichend ist, Angebote für Migrantinnen nur sprachlich anzupassen. Sie müssen vielmehr der sozialen Lage und dem Bildungsstand der Nutzerinnen entsprechen.

Viele Frauen kommen in die „Gesundheitsetage", weil sie die Ärztin oder der Arzt geschickt hat. Bei der Beratung achten die Mitarbeiterinnen darauf, dass die Frauen langsam an die Gesundheitsangebote herangeführt werden, da sie gewohnt sind, für andere zu sorgen und den Blick auf ihr eigenes Wohlbefinden kaum kennen. Die Frauen sollen in erster Linie ein Gefühl für Bewegung, Atmung und für ihre Gesundheit im Allgemeinen entwickeln und die natürliche Beschaffenheit ihres Körpers kennenlernen. Sie lernen, wie der Körper reagiert, was er verlangt und wie er sich äußert, wenn er nicht mehr richtig funktioniert. Durch diese ganzheitliche Betreuung erzielen die Kursteilnehmerinnen nachhaltig gute Ergebnisse, die durch die Auswertungen der Nutzerinnenfragebogen belegt werden. Die Frauen gaben in diesen Fragebogen folgende Effekte an:
- verbessertes Wohlbefinden,
- geringeres Auftreten von Infektionskrankheiten,

- dauerhafte Linderung und Vermeidung von Krankheiten und Beschwerden,
- Krankheiten und Beschwerden treten seltener auf,
- gesundheitsbewusster Umgang mit der eigenen Gesundheit, mit dem Körper und der Ernährung,
- erhöhtes Gesundheitsbewusstsein und verbessertes Gesundheitswissen,
- Reduktion von Stress und Stressfaktoren im Leben,
- Steigerung der Kompetenzen in der Interaktion mit Gesundheitsfachkräften.

Darüber hinaus ist eine Steigerung der sozialen Kompetenz zu verzeichnen wie zum Beispiel eine bessere Sprach- und Kommunikationskompetenz, höhere Konfliktfähigkeit und höhere Copingvariabilität.

Die Erfahrungen der Mitarbeiterinnen der „Gesundheitsetage" zeigen, dass die Beziehungsarbeit mit den Frauen hierbei eine wichtige Rolle spielt. Denn bei Migrantinnen mit sozialer Benachteiligung werden Entscheidungen über die Teilnahme an einem Kurs und die Weiterführung dieses Kurses meistens über das Gefühl von Vertrauen bestimmt. Viele Frauen können sich zudem auch untereinander in ihrer Muttersprache austauschen, was zusätzlich das Vertrauensverhältnis stärkt. Hierdurch entsteht eine gewisse Kontinuität, die für die Frauen sehr wichtig ist.

Literatur

Amt für Statistik Berlin-Brandenburg (2008a): Die kleine Berlin-Statistik 2008. [http://www.statistik-berlin-brandenburg.de/produkte/KleineStatistik/kBEst_2008.pdf] (12.03.2009).

Amt für Statistik Berlin-Brandenburg (2008b): Pressemitteilung vom 01.07.2008 – Nr. 170. [http://www.statistik-berlin-brandenburg.de/pms/2008/08-07-01b.pdf] (12.03.2009).

Bandelin, U. (2003): Zur sozialen und gesundheitlichen Situation der Kinder und Jugendlichen in Friedrichshain-Kreuzberg. Bezirksamt Friedrichshain-Kreuzberg von Berlin, Abteilung Soziales und Gesundheit, Plan- und Leitstelle Gesundheit, Berlin.

Bandelin, U. (2005): Sozialstruktur im Bezirk Friedrichshain-Kreuzberg. Bezirksamt Friedrichshain-Kreuzberg von Berlin, Abteilung Soziales und Gesundheit, Plan- und Leitstelle Gesundheit, Berlin.

David, M., Borde, T., Kentenich, H. (Hrsg.) (2000): Migration – Frauen – Gesundheit. Perspektiven im europäischen Kontext. Mabuse-Verlag, Frankfurt am Main.

Gold, C., Möllmann, A., Franke, A. (Hrsg.) (2003): Interkulturelle Öffnung des Gesundheitswesens – Wie funktionieren gute Netzwerke? Gesundheit Berlin, Berlin.

Robert Koch-Institut, in Zusammenarbeit mit dem Statistischen Bundesamt (2008): Schwerpunktbericht der Gesundheitsberichterstattung des Bundes: Migration und Gesundheit. Robert Koch-Institut, Berlin.

Senatsverwaltung für Gesundheit, Soziales und Verbraucherschutz (Hrsg.) (2003): Bericht über die gesundheitliche Situation von Frauen in Berlin. Senatsverwaltung für Gesundheit, Soziales und Verbraucherschutz, Berlin.

Senatsverwaltung für Gesundheit, Soziales und Verbraucherschutz (Hrsg.) (2004): Sozialstrukturatlas Berlin 2003 – Kurzfassung. Senatsverwaltung für Gesundheit, Soziales und Verbraucherschutz, Berlin.

Kontakt
AKARSU e.V.
Oranienstraße 25
10999 Berlin
Telefon: 030-616769-30
Telefax: 030-61401533
E-Mail: gesundheitsetage@akarsu-ev.de
Website: http://www.akarsu-ev.de

Ausgewählt durch: *Landeszentrale für Gesundheit in Bayern e. V.*
Regionaler Knoten Bayern
Autorin: *Iris Grimm*

Bewegung als Investition in Gesundheit: Das BIG-Projekt

Themen- und Handlungsfelder
Frauen und Mädchen – Ernährung/Bewegung/Stressbewältigung

Gute Praxisbereiche
Partizipation – Qualitätsmanagement/Qualitätsentwicklung – Dokumentation und Evaluation

Veröffentlichungsjahr: 2008

Abstract

Die Zielgruppe „Frauen in schwierigen Lebenslagen" ist nach den Ergebnissen des Bundesgesundheitsberichts deutschlandweit am wenigsten sportlich aktiv. Sie hat daher erhöhte Risikofaktoren für chronisch-degenerative Erkrankungen.

Zielsetzung des Projekts ist es, gemeinsam mit der Zielgruppe Bewegungsaktivitäten zur Gesundheitsförderung zu entwickeln und nachhaltig umzusetzen. Die Frauen sollen befähigt werden, Einfluss auf die Determinanten ihrer Gesundheit auszuüben. Die Beteiligung von Präventionsanbietern am Projekt zielt auf strukturelle Veränderungen der Kapazitäten für Gesundheitsförderung.

In drei Settings sind Bewegungsaktivitäten – angepasst an die Bedürfnisse der Frauen – in einem partizipativen Planungsprozess entwickelt und umgesetzt worden: Fitness- und Gesundheitssportprogramme, Frauenbadezeiten, Schwimmkurse, Übungsleiterinnenausbildung und Projektbüros.

Projektträger ist das Bundesministerium für Bildung und Forschung. Die Finanzierung erfolgt über die Bürgerstiftung Erlangen, Gesund.Leben.Bayern, Integration durch Sport, den Bayerischen Landessportverein und Ercas. Kooperationen bestehen mit der Stadt Erlangen, SBK, Siemens AG, dem Erlanger Sportverein und externen Partnern.

Hintergrund

Die Chancen auf die Renditen bewegungsorientierter Gesundheitsförderung sind ungleich verteilt: Diejenigen in unserer Gesellschaft, die aufgrund ihrer Bildung, ihres Einkommens und günstigen Lebensbedingungen ohnehin über die besseren Gesundheitschancen verfügen, bewegen sich deutlich mehr als die anderen und profitieren so am meisten vom gesundheitlichen Nutzen der Bewegung. Nach den Ergebnissen des Bundesgesundheitsberichtes liegt der Anteil derjenigen, die keinen Sport betreiben, in der Oberschicht bei ca. 30 Prozent, in der Unterschicht dagegen rund doppelt so hoch. Speziell Frauen der Unterschicht schneiden dabei am schlechtesten ab (ca. 65 Prozent sportlich Inaktive bei den 30- bis 60-Jährigen).

„BIG" ist ein Projekt zur Bewegungsförderung mit Frauen in schwierigen Lebenslagen und bezieht sich auf die drei Settings Wohnquartier, Betrieb und Sportverein. Die Laufzeit der Projektförderung betrug drei Jahre – von 2005 bis 2007.

Setting Wohnquartier: Am Anger
Im Stadtteil „Am Anger" wird das lokale Modellprojekt zum Setting Wohnquartier in Kooperation mit der Stadt Erlangen durchgeführt. Die Stadt Erlangen zeichnet sich im Vergleich zum Bundesgebiet durch eine vergleichbar niedrige Dichte an sozialen Randgruppen aus. Dennoch gibt es hier Bezirke, in denen ein höherer Anteil von Personen in sozial schwierigen Lebenslagen zu verzeichnen ist. So besteht im Stadtteil „Am Anger" eine Arbeitslosenquote von 19,1 Prozent sowie ein Anteil von Menschen mit Migrationshintergrund von 26,1 Prozent (für Erlangen liegen die Arbeitslosenquote bei 10,1 Prozent und der Anteil von Menschen mit Migrationshintergrund bei 12,1 Prozent). Dieser Stadtbezirk hat 6432 Einwohner, es lebt dort ein hoher Anteil der Zielgruppe von „BIG", das heißt Frauen mittleren Lebensalters in sozial schwierigen Lagen. Im Jahr 2006 fanden dort vier Sportkurse mit jeweils 15 Teilnehmerinnen statt, an der „Frauenbadezeit" nahmen 100 Frauen teil.

Das Wohnquartier ist das Setting, in dem der nicht erwerbstätige Teil der Zielgruppe besonders gut erreicht werden kann. Über das vertraute nachbarschaftliche Umfeld kann ein niedrigschwelliger Kontakt der Zielgruppe mit Bewegungsangeboten realisiert werden. Darüber hinaus werden zugleich Möglichkeiten für die Entstehung von sozialen Beziehungen geschaffen, die eine langfristige körperliche Aktivierung fördern.

Setting Betrieb: Siemens
Das Modellprojekt im Setting Betrieb findet im Bereich der industriellen Fertigung (Gerätewerk F80) der Siemens AG in Erlangen statt. Innerhalb der Siemens AG finden sich zwar bereits betriebssportliche Angebote, jedoch war es trotz einiger Anstrengungen bisher kaum gelungen, die Zielgruppe der Frauen in schwierigen Lebenslagen in den Betriebssport zu integrieren. Der Betrieb ist das Setting im Rahmen des BIG-Projekts, in dem die erwerbstätigen Mitglieder der Zielgruppe besonders gut zu erreichen sind. Zugleich bietet das betriebliche Setting verschiedene organisatorische und soziale Ebenen (Arbeitsplatz, betriebliches Umfeld, Betrieb/Umwelt), auf denen Maßnahmen für eine körperliche Aktivierung der Zielgruppe entwickelt werden können. Auch im betrieblichen Setting setzt eine erfolgreiche Bewegungsförderung die Kooperation verschiedener Akteure und Akteurinnen voraus (Unternehmensleitung, Arbeitnehmervertreter und -vertreterinnen, betriebsärztlicher Dienst, Betriebssport etc.).

Im Betrieb ist das in Blöcken stattfindende Gesundheitsseminar (Inhalte: beispielsweise Sportangebote wie Nordic Walking und Gymnastik mit dem Pezzi-Ball sowie Ernährungsberatung, Kochkurse) als Bewegungsgelegenheit besonders erfolgreich und wird langfristig fortgesetzt werden. Als kontinuierliches Bewegungsangebot wird ein Kurs „Fit mit Spaß" weitergeführt. Die Anmeldung zu den verschiedenen Bewegungsangeboten, die im kooperativen Planungsverfahren entwickelt wurden, sowie die Weiterführung der Maßnahmen übernimmt das zuständige Projektbüro.

Setting Sportverein
Das Modellprojekt zum Setting Verein wird bei einem der größten Vereine Bayerns, dem TV 1848 Erlangen, durchgeführt. Dieser Verein hat in den letzten Jahren ein sehr ausdifferenziertes Bewegungs- und Sportangebot für unterschiedliche Zielgruppen ausgebildet. Die spezifische Zielgruppe des BIG-Projekts ist bei den Mitgliedern jedoch bisher deutlich unterrepräsentiert. Dabei liegt das Vereinsgelände des TV 1848 in unmittelbarer Nähe zum Stadtbezirk Büchenbach, in dem für Erlangen überdurchschnittlich viele Menschen in schwierigen Lebenslagen leben. Den betroffenen Frauen wendet sich der Verein mit dem BIG-Projekt besonders zu.

Der Sportverein gehört bisher nicht zu den klassischen Settings, die in der Prävention eine dominierende Rolle spielen. Dennoch erscheint es möglich und sinnvoll, dass der Verein als „gesunder Lebensort" begriffen wird, der einen spezifischen Beitrag zur settingbezogenen Gesundheitsförderung leisten kann. Zudem sind in deutschen Sportvereinen sowohl untere Schichten als auch Frauen unterrepräsentiert, was für die Sportgemeinschaften als eine der wichtigsten Bürgervereinigungen in Deutschland eine große Herausforderung darstellt.

Seit Herbst 2006 übernimmt das in Kooperation mit dem DOSB Programm „Integration durch Sport" neu eingerichtete BIG-Projektbüro beim TV 1848 Erlangen die Koordination der BIG-Bewegungsangebote im TV 1848 vor Ort, erteilt Informationen zu den Kursangeboten und Trainingsmöglichkeiten im TV-Vital-Fitnessstudio für die Zielgruppe. Zudem übernimmt das Projektbüro die Verantwortung für die Beziehung zum Vereinsumfeld und forciert die Vernetzung der Frauen vor Ort in Büchenbach.

Das BIG-Projekt hat das Ziel, die Chancen von Frauen in schwierigen Lebenslagen zu verbessern, an den vielfältigen positiven Effekten von Bewegung teilzuhaben. Dass dies nicht einfach ist, zeigt ebenfalls ein Blick auf die vorliegenden wissenschaftlichen Studien, nach denen Bewegungsinterventionen mit sozial benachteiligten Gruppen bisher nur in den seltensten Fällen nachhaltige gesundheitsförderliche Wirkungen erzielt haben. Das ist die praktische Herausforderung von „BIG": diejenigen für Bewegung als Investition für Gesundheit zu gewinnen, die es am nötigsten haben, aber die am schwierigsten zu erreichen sind.

Vorgehen

In der *1. Phase* von BIG wurde nach Optionen und möglichen Aktivposten für Bewegung in den Settings geforscht. In der *2. Phase* wurden in kooperativen Planungsgruppen – gemeinsam mit Frauen der Zielgruppe, Experten und Expertinnen sowie Entscheidungsträgern und -trägerinnen – Maßnahmen der Bewegungsförderung entwickelt. Hierzu gehören verschiedene Bewegungsprogramme, die Einrichtung einer Frauenbadezeit, die Ausbildung von Frauen der Zielgruppe zu anerkannten Übungsleiterinnen und die Einrichtung von BIG-Projektbüros in den verschiedenen Settings. In der *3. Phase* wurden die geplanten Maßnahmen umgesetzt und wissenschaftlich evaluiert. Die laufende *4. Phase* dient der Optimierung sowie der nationalen und internationalen Verbreitung des Projekts.

BIG steht für **B**ewegung als **I**nvestition in **G**esundheit – und die aktuelle wissenschaftliche Beweislage verspricht in der Tat vielfältige Renditen: Vorbeugung von Herz-Kreislauf-Erkrankungen, Diabetes und Krebs, Vermeidung von Bluthochdruck und Übergewicht, Linderung von Beschwerden (zum Beispiel bei Rückenschmerzen), Verbesserung des körperlichen und seelischen Wohlbefindens, Entwicklung von Selbstvertrauen und sozialer Unterstützung, um nur einige der gesundheitsförderlichen Wirkungen von Bewegung zu nennen.

„BIG" hat zur Bewältigung dieser praktischen und wissenschaftlichen Herausforderungen verschiedene Ansätze entwickelt, die sich auf sieben aktuelle Brennpunkte der Gesundheitsförderung (Bewegung, Aktivposten für Gesundheit, Policy, Beteiligung, multidimensionale Intervention, integrierte Evaluation, Nachhaltigkeit) beziehen lassen.

Die Bewegungsprogramme zielen primär auf gesundheitliche, gesundheitsverhaltensbezogene und soziale Wirkungen. Die Frauenbadezeit dient dem Zugang der Zielgruppe zu verschiedenen Sportanlagen und der Verbesserung der Bewegungsverhältnisse. Die Übungsleiterinnenausbildung soll zielgruppengerecht individuelle Kompetenzen der Frauen entwickeln. Die „BIG"-Projektbüros dienen dem Aufbau nachhaltiger organisatorischer Kapazitäten für die „BIG"-Bewegungsprogramme, die auf die Zielgruppe zugeschnitten, kostengünstig und mit Kinderbetreuung sind. Sie ermöglichen den Zugang zu wohnungsnahen Bewegungsräumen, Turnhalle, Fitnessstudio etc.

▲ Guter Praxisbereich „Partizipation"

Gerade im Hinblick auf sozial benachteiligte Zielgruppen, zu denen Gesundheitsförderungsmaßnahmen in der Regel schwer Zugang finden, ist die Frage der Beteiligung (auch im Zusammenhang mit Befähigung) besonders wichtig. „BIG" hat eine ganze Reihe positiver Erfahrungen mit einem umfassenden Beteiligungsansatz gemacht, der insbesondere die Frauen der Zielgruppe systematisch zu Mitgestalterinnen des Projekts werden ließ. Dabei wurden in „BIG" zugleich wichtige neue Erkenntnisse über mögliche Determinanten für die Beteiligung bisher schwer zu erreichender Zielgruppen gewonnen.

Bereits vor der Planungsphase trat man an die Zielgruppe heran, um in 15 Interviews u. a. den Lebensstil zu erfragen, welche Möglichkeiten überhaupt für körperliche Aktivität bestehen. Es erfolgten dann weitere Interviews nach sechs bzw. zwölf Monaten. Durch die Zielgruppe selbst sind dann Initiativen entstanden wie zum Beispiel die „Frauenbadezeit" und die Schwimmkurse. Der Inhalt der Bewegungsprogramme wurde ebenfalls von der Zielgruppe zusammengestellt.

Die kooperative Planung in den drei Settings Stadtteil, Sportverein und Betrieb erfolgte nach Gesprächen mit Frauen aus der Zielgruppe. Die kooperative Planungsgruppe ist ein Entscheidungsorgan und besteht aus lauter gleichberechtigten Mitgliedern, die u. a. aus der Zielgruppe kommen. Nach der Implementierung der Bewegungsprogramme wurden Projektbüros in den drei Settings gegründet, in zwei der drei Settings werden diese von Frauen aus der Zielgruppe organisiert, das heißt, diese stellen auch die Bewegungsprogramme selbst zusammen und organisieren eigene Treffen.

Eine sogenannte Dachgruppe, in der auch die Vertreter und Vertreterinnen der Projektbüros und somit Teilnehmerinnen aus der Zielgruppe vertreten sind, trifft sich einmal pro Quartal, dort werden die Inhalte aller drei Settings abgestimmt. Der partizipative Ansatz ist sehr erfolgreich. 75 Prozent der teilnehmenden Zielgruppe werden über persönliche Kontakte, 25 Prozent über klassische Methoden (Öffentlichkeitsarbeit) erreicht. Bei selbst organisierten Programmen besteht ein größeres Interesse an einer Teilnahme.

▲ Guter Praxisbereich „Qualitätsmanagement/ Qualitätsentwicklung"

Gesundheitsförderliches Handeln zielt sowohl auf Verhaltens- als auch auf Verhältniswirkungen, die sich nicht selten wechselseitig bedingen. So kann eine ansprechende und sichere Bewegungsumwelt Menschen zu Bewegung anregen. Umgekehrt können deren Bewegungsaktivitäten zur Attraktivität und Sicherheit der Bewegungsumwelt beitragen. In vergleichbarer Weise können politisch initiierte Gemeinschaftsaktionen (zum Beispiel die gemeinsame Planung und Umsetzung von Bewegungsprogrammen mit Frauen in schwierigen Lebenslagen) die Befähigung der Frauen zur Kontrolle ihrer Lebensbedingungen fördern, während umgekehrt solche Gemeinschaftsaktionen von der Beteiligung befähigter Frauen profitieren. Im Rahmen der Qualitätsentwicklung wird die Wirkung des Projekts daher zum einen in Bezug auf die Verhaltensänderung und zum anderen in Bezug auf die Verhältnisänderung bewertet. Zudem wird das Projekt sowohl im Hinblick auf die Gesundheitsverhältnisse als auch auf die Kosten- und soziale Wirksamkeit hin überprüft. Dies erfolgt durch die Interviews und die wiederholten Befragungen nach sechs bzw. zwölf Monaten.

Die kontinuierliche Projektplanung ist ein wichtiger Bestandteil der Qualitätsentwicklung im Projekt, dazu gehören die oben genannten Quartalstreffen der Dachgruppe sowie die Treffen in den einzelnen Settings. So erfolgt eine fortlaufende Anpassung und Verbesserung der einzelnen Bestandteile und Programme im Rahmen des Projekts. Die Sicherung der Qualität erfolgt projektintern durch das Institut für Sportwissenschaft und Sport der Universität Erlangen, das u. a. mit dem Institut für Sportwissenschaften der Goethe-Universität in Frankfurt sowie mit dem Institut für Gesundheitsökonomie und Management im Gesundheitswesen (GSF) in Neuherberg sowie mit der WHO kooperiert. Zielsetzung ist es, die Ergebnisse dieses Projekts später in die Routinetätigkeit von Präventionsanbietern (zum Beispiel Krankenkassen) zu integrieren.

▲ Guter Praxisbereich „Dokumentation und Evaluation"

„BIG" zielt auf die wissenschaftliche Fundierung von Gesundheitsförderung in den Bereichen Politikentwicklung, Initiierung von Beteiligung sowie Befähigung und Nachhaltigkeit. Ein wissenschaftlicher Schwerpunkt des Projekts ist die Entwicklung eines angemessenen Evaluationsinstruments für Gesundheitsförderung.

Die Evaluation des Erfolgs der Maßnahmen wird anhand von sportmedizinischen Untersuchungen, Pre-Post-Studien zum Bewegungs- und Gesundheitsverhalten, qualitativen Erhebungen zu den sozialen Auswirkungen sowie gesundheitsökonomischen Analysen überprüft. Folgende Parameter wurden für die Evaluation herangezogen:
- Wirkung auf Gesundheit und gesundheitliche Risikofaktoren: Blutdruck, Herzfrequenzvariabilität, Bluttest, subjektiver Gesundheitszustand,
- Wirkung auf Gesundheitsverhalten: Bewegung, Ernährung, Alkohol,
- soziale Wirksamkeit: Partizipation der Zielgruppe *(reach)*, soziale Kapazitäten (individuelle Ebene, Familie, *community*), organisatorische Kapazitäten, Policy-Kapazitäten,
- Kostenwirksamkeit: *health-related quality of life*, Behandlungskosten, BIG-Programmkosten.

Im „BIG"-Projekt werden somit unterschiedliche Ansätze und Paradigmen aus Gesundheitsförderung, Sportmedizin und Gesundheitsökonomie in einem umfassenden Evaluationsdesign zusammengeführt. Die Evaluation bezieht sich sowohl auf den gesamten Prozess der Projektentwicklung und -umsetzung (zum Beispiel unter dem Aspekt der Beteiligung der Zielgruppe) als auch auf die spezifischen Maßnahmen der multidimensionalen Intervention. Bei der Wirkungsanalyse zu den Maßnahmen werden physiologische und psychologische Gesundheitsparameter ebenso untersucht wie Veränderungen im Gesundheitsverhalten, soziale und politisch-organisatorische Wirkungen sowie gesundheitsökonomische Variablen.

Erste Ergebnisse zeigen, dass die Teilnehmeranzahl bei den Fitness- und Gesundheitssportprogrammen ansteigt. Derzeit nehmen daran 75 Frauen teil, es gibt fünf Programme im Wohnquartier und drei im Sportverein. „Frauenbadezeiten" finden jeden Sonntagnachmittag statt, das Angebot nehmen über 100 Frauen pro Woche an. Zusätzlich finden drei Schwimmkurse mit jeweils zwölf Frauen pro Kurs statt. Im Hinblick auf die soziale Wirksamkeit wurde festgestellt, dass 90 Prozent der Zielgruppe für die bestehenden Angebote erreicht wurden *(reach)*. Zudem wurde eine Verbesserung der Herzfrequenzvariabilität sowie eine Senkung des Blutdrucks festgestellt. Abschließende Ergebnisse werden nach Ende der Projektphase in 2008 veröffentlicht (Rütten et al. 2008).

Literatur

Rütten, A., Röger, U., Mayer, S. (2008): Bewegungsprogramme mit Frauen in schwierigen Lebenslagen – Ansätze und erste Ergebnisse einer Interventionsstudie unter besonderer Berücksichtigung der Zielgruppenerreichbarkeit. In: Wegner, M., Pochstein, F., Pfeifer, K. (Hrsg.) (2008): Rehabilitation. Zwischen Bewegungstherapie und Behindertensport: Jahrestagung der dvs-Kommission Gesundheit vom 21.–22. September 2006 in Kassel. Feldhaus Verlag.

Kontakt

Prof. Alfred Rütten
Universität Erlangen-Nürnberg,
Institut für Sportwissenschaft und Sport
Gebbertstraße 123 b
91058 Erlangen
Telefon: 09131-8525000
Telefax: 09131-8525002
E-Mail: issinfo@sport.uni-erlangen.de
Website: http://www.big-projekt.de

Ausgewählt durch: *Landesvereinigung für Gesundheitsförderung e. V. in Schleswig-Holstein*
Regionaler Knoten Schleswig-Holstein
Autorin: Bettina Steen

„Mut tut gut!"
Stärkung der psychischen Gesundheit für erwerbslose Frauen

Themen- und Handlungsfelder
Frauen und Mädchen – Arbeitslosigkeit

Gute Praxisbereiche
Innovation und Nachhaltigkeit – Empowerment – Qualitätsmanagement/Qualitätsentwicklung

Veröffentlichungsjahr: 2008

Abstract

Arbeitsplatzverlust und Langzeiterwerbslosigkeit gelten als Risikofaktoren für die Gesundheit und begünstigen vor allem psychische Erkrankungen (Paul et al. 2006). Besonders Frauen neigen aufgrund ihrer Sozialisation, ihres Rollenbildes und der individuellen und gesellschaftlichen Rahmenbedingungen zu Bewältigungsmechanismen, die die eigene psychische und in der Folge auch körperliche Gesundheit beeinträchtigen und schädigen. Die Frauenberatungsstelle „donna klara" greift mit ihrem Projekt „Mut tut gut!" diese Problematik auf und versucht durch ein zehnwöchiges psychoedukatives Trainingsprogramm erwerbslose Frauen emotional und psychisch zu stabilisieren, um die individuellen Voraussetzungen zur Aufnahme einer Erwerbstätigkeit bzw. zur Teilnahme an Qualifizierungsmaßnahmen zu verbessern.

Durch die Mittelvergabe nach § 16 SGB II für kommunale soziale Begleitmaßnahmen ist eine wirkungsvolle und neuartige Kooperation in Kiel entstanden, die zugleich eine Sensibilisierung der Integrationsfachkräfte in den JobCentern für die Belange und Problemlagen von erwerbslosen psychisch belasteten Frauen ermöglicht. Die Ergebnisse der ersten Kurse belegen ein besseres Verständnis der eigenen Situation und Problematik der Teilnehmerinnen, Kenntnisse über Bedingungen und Gefährdungen psychischer Gesundheit, Stärkung des Selbstwertgefühls und ein Erfahren der eigenen Ressourcen. Motivation und Zielplanung weiterer Schritte zur Aufnahme einer Erwerbstätigkeit bzw. einer gegebenenfalls notwendigen Therapie konnten durch das Angebot vertieft werden.

Hintergrund

Aus der nationalen und internationalen epidemiologischen Forschung ist bekannt, dass Menschen, die längere Zeit erwerbslos sind, aufgrund ihrer sozialen Lage spezifischen Belastungen unterliegen und einen ungünstigeren Gesundheitszustand aufweisen als die Allgemeinbevölkerung. Dabei können gesundheitliche Beeinträchtigungen sowohl Ursache als auch Wirkung von Erwerbslosigkeit sein. Wie Paul, Hassel und Moser (2006) im Hinblick auf die psychische Gesundheit zeigen, fällt letzterer Zusammenhang stärker aus. Somit ist Erwerbslosigkeit selbst ein wesentlicher Risikofaktor für die Gesundheit. Gleichzeitig verfügen die meisten Menschen nicht über entsprechende emotionale, soziale und finanzielle Möglichkeiten, Langzeitarbeitslosigkeit auf angemessene Weise – das heißt nicht schädigende Weise – zu bewältigen. Trotz der Häufung gesundheitlicher Risiken werden herkömmliche Angebote zur Prävention und Gesundheitsförderung von Erwerbslosen nur vermindert wahrgenommen. Der DAK-Gesundheitsreport (2006) zeigt, dass Frauen häufiger wegen psychischer Erkrankungen arbeitsunfähig und stärker von Angststörungen und Depressionen betroffen sind als Männer. Gerade Frauen neigen aufgrund ihrer Sozialisation, des Rollenbildes und der individuellen und gesellschaftlichen Rahmenbedingungen zu Bewältigungsmechanismen, die die eigene psychische und in der Folge auch körperliche Gesundheit beeinträchtigen und schädigen.

Die Erfahrungen aus der Beratungsstellenarbeit von „donna klara" und den Gesprächen mit den Teams der JobCenter in Kiel zeigen übereinstimmend die Schwierigkeit, psychisch belastete Frauen in Arbeit oder in Fördermaßnahmen zu vermitteln. Wiederholte Krankschreibungen, zum Beispiel als Reaktion auf Anforderungen, verstärken und chronifizieren die Symptome und verdecken gegebenenfalls die zugrunde liegende Problematik (Vermeidungsverhalten, Motivationsverlust, Selbstwertverlust).

Die Frauenberatungsstelle „donna klara" entwickelte zunächst das Konzept eines allgemeinen psychosozialen Gesundheitstrainings für Frauen. Mit diesem psychoedukativen Kursangebot sollte eine Lücke geschlossen werden zwischen individuellen Beratungsgesprächen und einer langfristigeren Psychotherapie, um belastete Frauen im Sinne des Empowermentansatzes durch Wissensvermittlung sowie Selbsterfahrungs- und Trainingsmodule in einer Weise zu stärken, dass ein Gefühl von Handhabbarkeit und Verstehbarkeit ihrer jeweiligen aktuellen Lebenssituation entwickelt werden kann. Im Zuge des Austausches mit den regionalen JobCentern bei der Sozialberatung von Klientinnen und der aktuell gegebenen Möglichkeit einer Förderung des Projekts als kommunale soziale Begleitmaßnahme nach § 16 Abs. 2 SGB II wurde das Basiskonzept weiterentwickelt für den eingegrenzten Adressatenkreis erwerbsloser Frauen.

Vorgehen

Zielsetzung von „Mut tut gut!" ist es, erwerbslose psychisch belastete Frauen zu befähigen, ihre aktuelle Situation richtig einzuschätzen und ressourcenorientiert Maßnahmen zur Verbesserung ihrer Vermittlungschancen einzuleiten. Voraussetzung für die Teilnahme ist der Bezug von Arbeitslosengeld II, das heißt, die Frauen sind mindestens ein Jahr, oft aber auch viele Jahre erwerbslos. Durch einen festen und kontinuierlichen Kurs- und Gruppenrahmen mit maximal zwölf Teilnehmerinnen sowie begleitende Einzelgespräche wird ein Weg aus der Isolation und der häufig mit psychischen Problemen einhergehenden Passivität gebahnt. Die Teilnehmerinnen erwerben im Sinne des Empowerments personale und soziale Kompetenzen zur besseren Bewältigung ihrer Lebenssituation, sodass sie eine emotionale und psychische Stabilisierung erfahren und ihre individuellen Voraussetzungen zur Aufnahme von Erwerbsarbeit bzw. zur Teilnahme an Qualifizierungsmaßnahmen verbessert werden.

Die Teilnahme an dem Kursangebot ist freiwillig. Eine Ansprache potenziell infrage kommender Frauen geschieht sowohl durch „donna klara" als auch durch die Integrationsfachkräfte der JobCenter, darüber hinaus werden Infoflyer über Kooperationspartnerinnen und -partner verteilt (Beratungsstellen, Selbsthilfeorganisationen, Arztpraxen).

„Mut tut gut!" erstreckt sich über zehn Wochen und umfasst folgende Module:
- Vorgespräche mit interessierten Frauen zur Motivierung, Einschätzung der psychischen und sozialen Voraussetzungen, Diagnostik und Passgenauigkeit der Maßnahme,
- zehnwöchiges Kursprogramm an drei Vormittagen in der Woche mit jeweils 3,5 Stunden,
- fünf begleitende Einzelgespräche à 60 Minuten,

- Abschlussgespräche, schriftliches Festhalten der Zielerreichung und der geplanten nächsten Schritte.

Die Vermittlung der Inhalte geschieht durch Information, Reflexion, Erfahren/Erleben sowie Übungen und Training. Schwerpunktthemen sind Erhaltung psychischer Gesundheit und Fähigkeit zur Selbstregulation, Hintergründe zu Angst und Depressionen, Stress und Anforderungen, Umgang mit Krisen, Selbstbehauptung und Kommunikation. Ergänzend werden aktivierende, den Körper einbeziehende Angebote aus den Bereichen Bewegung, Entspannung und stimmlicher Ausdruck gemacht.

In 2006 und 2007 wurden bislang vier Kursangebote durchgeführt. Die Teilnehmerinnen sind fast ausschließlich alleinlebend oder alleinerziehend, überwiegend im Alter zwischen 30 und 50 Jahren. Ausbildung und berufliche Erfahrungen der Frauen sind sehr unterschiedlich, es nehmen Frauen ohne Ausbildung und Berufserfahrung bis hin zu Studienabsolventinnen und Frauen mit langjährigen beruflichen Erfahrungen teil. Die Ergebnisse der ersten Projektphase 2006 belegen nach eigener Einschätzung der Teilnehmerinnen sowie nach Beurteilung der Kursleiterinnen, dass die Frauen ein besseres Verständnis der eigenen Situation und Problematik erfahren haben, Kenntnisse über Bedingungen und Gefährdungen psychischer Gesundheit erworben haben, eine Stärkung des Selbstwertgefühls erfolgt ist, sie eigene Ressourcen kennengelernt haben und motiviert sind zur Aufnahme weiterer Integrationsmaßnahmen bzw. zum Beginn einer erforderlichen Therapie.

Auswirkung des Kurses und weiterer Werdegang der Frauen wurden bisher nicht systematisch erfasst, es gibt jedoch Angaben, die sich – ohne Anspruch auf Vollständigkeit – aus den Nachtreffen und weiteren Beratungskontakten ergeben haben. Im Zeitraum 10/2006 bis 12/2007 haben 45 Frauen an der Maßnahme teilgenommen, davon haben drei den Kurs abgebrochen. Des Weiteren ist bekannt, dass mindestens 18 Prozent der Teilnehmerinnen eine Berufstätigkeit oder Qualifizierungsmaßnahme aufgenommen und 25 Prozent anschließend ambulante bzw. stationäre Hilfeangebote in Anspruch genommen haben. Insgesamt lässt sich aus Sicht der Projektverantwortlichen festhalten, dass viele Teilnehmerinnen durch den Kurs erstmalig Zugang zum Hilfesystem bekommen haben. Der Bedarf eines derartigen Angebots für die Zielgruppe hat sich bestätigt, für alle Teilnehmerinnen steht vor der Frage nach (Wieder-)Aufnahme einer Erwerbstätigkeit die Notwendigkeit und der Hilfebedarf, ihre Lebenssituation zu stabilisieren und zu verbessern.

▲ Guter Praxisbereich „Innovation und Nachhaltigkeit"

„Mut tut gut!" stellt ein auf die Zielgruppe erwerbsloser Frauen zugeschnittenes innovatives Gruppenprogramm dar, das verschiedene psychoedukative Methoden mit Angeboten zur Körperwahrnehmung und sportlichen Aktivitäten sowie regelmäßiger Einzelberatung kombiniert.

Durch die Mittelvergabe nach § 16 SGB II für kommunale soziale Begleitmaßnahmen ist eine wirkungsvolle und neuartige Kooperation in Kiel entstanden, die zugleich eine Sensibilisierung der Integrationsfachkräfte in den JobCentern für die Belange und Problemlagen von erwerbslosen psychisch belasteten Frauen ermöglicht. Die Erfahrungen aus anderen Projekten wie zum Beispiel Modellversuche der BKK, Präventionsmaßnahmen mit Schwerpunkt auf körperlicher Gesundheit für Erwerbslose, Achtsamkeitskurse und Antidepressionstrainings fanden in der Konzeption von „Mut tut gut!" Berücksichtigung.

Die didaktische und sprachliche Gestaltung des Kurses ist so gewählt, dass allen Frauen, unabhängig von ihrer sozialen Herkunft, ein weitestgehend angstfreier Zugang möglich ist. Das Projekt setzt an den konkreten Lebensbedingungen der Teilnehmerinnen an. Gemeinsam ist allen Frauen, von Leistungen nach SGB II zu leben und sich in einer belasteten familiären und gesundheitlichen Situation zu befinden.

Aspekte der nachhaltigen Wirkung des Projekts sind zum einen darin zu sehen, dass durch die neuartige Kooperation mit den JobCentern ein Wissenszuwachs und eine Sensibilisierung der Integrationsfachkräfte in Bezug auf die besonderen psychosozialen Problemlagen erwerbsloser Frauen entsteht, der sich auf den Umgang auch mit künftigen ALG-II-Empfängerinnen auswirken wird. Darüber hinaus stellt die Vermittlung der Teilnehmerinnen sowohl in Qualifizierungsmaßnahmen als auch in bedarfsgerechte Hilfeangebote einen nachhaltigen Effekt des Programms dar.

Im Zuge der Durchführung von „Mut tut gut!" wurde für die Projektverantwortlichen ein unerwartet hohes Ausmaß der Problematik von langjährig erwerbslosen Frauen, insbesondere ihrer Isolation, deutlich. Der Bedarf an einem solchen Angebot ist offenbar groß; viele Frauen, die bisher teilgenommen haben, wünschen sich eine Fortsetzung des Angebots. Dies ist konzeptionell nicht vorgesehen, es wird allerdings über konkrete Nachsorgemöglichkeiten nachgedacht.

Die finanziellen Grundlagen für einen längerfristigen Fortbestand des Projekts sind bislang nicht gesichert. Zunächst gibt es eine Zusage für ein weiteres Jahr, nachdem das Projekt sowohl von den Teilnehmerinnen als auch von den Integrationsfachkräften als positiv beurteilt wurde.

▲ Guter Praxisbereich „Empowerment"

Das Kursangebot von „Mut tut gut!" ist im psychoedukativen Bereich der Gesundheitsbildung angesiedelt. Neben dem Anknüpfen an vorhandene Ressourcen werden gezielt Kompetenzen vermittelt, um vorhandene Defizite auszugleichen und die Fähigkeit zur Selbstregulation von Emotionen zu stärken und somit die Bewältigung alltäglicher Anforderungen auch im Hinblick auf einen beruflichen Wiedereinstieg zu verbessern. Elementare gesundheitliche Zusammenhänge werden im Programm erläutert, um die eigene Situation zu verstehen und einzuordnen. Persönliche Stärken werden bewusst gemacht, emotionale und soziale Kompetenzen werden durch Übungen in der Gruppe weiterentwickelt. Die persönliche und soziale Handlungsfähigkeit wird durch gezieltes Training wie zum Beispiel Selbstbehauptungstraining gestärkt.

Durch das Projekt lernen die Teilnehmerinnen, ihre persönliche Situation realistisch einzuschätzen und die Planung konkreter Schritte vorzunehmen. Darüber hinaus werden sie für ihre individuellen Unterstützungsbedarfe sensibilisiert und ermutigt, diese auch in konkreten Situationen einzufordern. Hinweise auf das Gelingen des Empowermentprozesses gibt es beispielsweise durch Rückmeldungen der Integrationsfachkräfte im Zuge von Entwicklungsgesprächen sowie durch Selbstaussagen der teilnehmenden Frauen.

Zum Abschluss des Projekts wird gemeinsam mit den Frauen ein Bericht über Verlauf, Zielerreichung und Perspektive verfasst. Dieser stellt einerseits eine Vorgabe der JobCenter im Rahmen der Finanzierung dar, ist jedoch zugleich ein sinnvolles Instrument für die Teilnehmerinnen, im Gespräch noch einmal zu reflektieren und anschließend zu dokumentieren, was sie erreicht haben und wie konkret die nächsten Schritte aussehen werden.

Eine Befragung der Integrationsfachkräfte der JobCenter nach der Durchführung des Kursangebots bezüglich der Zusammenarbeit und Entwicklung der Teilnehmerinnen hat durchweg positive Rückmeldungen ergeben, sodass das Projekt zunächst für ein weiteres Jahr gefördert wird.

▲ Guter Praxisbereich „Qualitätsmanagement/ Qualitätsentwicklung"

Im Zuge der Projektentwicklung und -durchführung findet fortlaufend eine Überprüfung und Optimierung der Qualität hinsichtlich der Struktur, des Prozesses und der Ergebnisse des Angebots statt. Im Rahmen der Strukturqualität wurden Veränderungen der Kursabschnitte an den einzelnen Tagen, Pausenzeiten, Wechsel der Referentinnen und Anpassung der Arbeitszeiten von Mitarbeiterinnen vorgenommen.

Bezüglich der Prozessqualität findet eine Überprüfung der Inhalte und Schwerpunkte des Kursangebots sowie gegebenenfalls eine Anpassung der Methoden an die jeweiligen Voraussetzungen und Bedarfe der Frauen im Austausch mit den Referentinnen und im Team statt. Regeln zur Zusammenarbeit im Kurs werden weiterentwickelt. Hierfür werden pro Kursdurchlauf zwei Referentinnentreffen durchgeführt, die überdies Gelegenheit bieten, aufgetretene Schwierigkeiten zu besprechen und eine Lösung zu finden. Zur Reflexion der Arbeitsprozesse von „donna klara" und speziell dem Projekt „Mut tut gut!" finden regelmäßig Teamsitzungen und Supervision – auch einzelfallbezogen – statt.

Am Ende des Kurses werden mithilfe von Fragebogen die Kurszufriedenheit und die Wichtigkeit der einzelnen Kursthemen für die Teilnehmerinnen ermittelt. Darüber hinaus werden mit allen Frauen Auswertungsgespräche hinsichtlich des Verlaufs, der Zielerreichung und Perspektive geführt, die in einem gemeinsam erstellten Bericht für die JobCenter schriftlich festgehalten werden. Diese Daten dienen neben Rücksprache und Austausch mit den Integrationsfachkräften über Kursverlauf und Entwicklung der einzelnen Frauen den Projektverantwortlichen von „donna klara" als wichtige Basis für die weitere Qualitätsentwicklung von „Mut tut gut!"

Literatur

DAK-Gesundheitsreport 2006. Hamburg.

Paul, K., Hassel, A., Moser, K. (2006): Die Auswirkungen von Arbeitslosigkeit auf die psychische Gesundheit: Befunde einer quantitativen Forschungsintegration. In: Hollederer, A., Brand, H. (Hrsg.): Arbeitslosigkeit, Gesundheit und Krankheit (S. 35–51). Huber Verlag, Bern.

Kontakt
Heidrun Lietz
Psychosoziale Frauenberatungsstelle „donna klara"
Goethestraße 9
24116 Kiel
Telefon: 0431-69020908 oder 5579344
Telefax: 0431-5579983
E-Mail: psychosozial@donna-klara.de
Website: http://www.donna-klara.de

4.1.7 Wohnungslose

Ausgewählt durch: *Regierungspräsidium Stuttgart, Landesgesundheitsamt*
Regionaler Knoten Baden-Württemberg
Autorin: *Christine Volk-Uhlmann*

Medizinische Ambulanz für wohnungslose Menschen im Landkreis Konstanz

Themen- und Handlungsfelder
Wohnungslose

Gute Praxisbereiche
Empowerment – Innovation und Nachhaltigkeit – Integriertes Handlungskonzept/Vernetzung

Veröffentlichungsjahr: 2009

Abstract

Wohnungs- und obdachlose Frauen und Männer sind dringend auf niedrigschwellige medizinische Hilfeangebote als Ergänzung zu den medizinischen Regelversorgungsangeboten angewiesen, da sie aufgrund ihrer Lebensumstände von den Angeboten der Regelversorgung oft nicht erreicht werden. Die Konstanzer medizinische Ambulanz (mA) im AGJ Fachverband für Prävention und Rehabilitation in der Erzdiözese Freiburg e.V. sucht seit 1998 wohnungs- und obdachlose Menschen auf, um Kontakt herzustellen und eine pflegerische Grund- und Erstversorgung zu leisten.

Hierzu zählen Wundpflege, Pflege der Nägel und medizinische Bäder sowie die Einstellung von Medikamenten. Auch die Aufklärung insbesondere über die Auswirkungen von Substanzgebrauch sowie Prävention durch Beratung gehören zu den Aufgaben der mA. Darüber hinaus strebt sie die Vermittlung in die medizinische Regelversorgung sowie die Koordination der Regelversorgung an, wo immer dies möglich ist. Hierzu ist es notwendig, die Betroffenen dabei zu unterstützen, ihre gesundheitlichen Bedürfnisse wieder wahrzunehmen. Dies wird durch teilweise lang dauernde Beziehungs- und Motivationsarbeit erreicht.

Ziele und Zielgruppen

Das Angebot der medizinischen Ambulanz (mA) richtet sich an wohnungs- und obdachlose Menschen, die gesundheitlich behandlungsbedürftig sind und nicht anderweitig medizinisch versorgt werden. Wohnungslos ist in der Regel, wer nicht über einen gesicherten Wohnraum verfügt. Hierzu zählen auch Haftentlassene und Personen, die bei Freunden bzw. Freundinnen, in Zelten, Wohnwagen oder Abbruchhäusern wohnen. Viele der Nutzerinnen und Nutzer leiden neben körperlichen Beschwerden an psychischen Erkrankungen oder an Alkohol-, Drogen- oder Nikotinabhängigkeit. Die meisten Wohnungslosen kommen von sich aus in die mA; wer nicht selbst kommt, wird jedoch auch aufgesucht.

Die mA nimmt Kontakt zu Wohnungslosen auf und bietet ihnen eine pflegerische Erstversorgung an. Darüber hinaus sollen die Nutzerinnen und Nutzer nach Möglichkeit in die medizinische Regelversorgung reintegriert werden. Der Frauenanteil liegt bei etwa 15 Prozent und damit unter dem durchschnittlichen Frauenanteil an der Gesamtzahl der wohnungs- und obdachlosen Personen im Landkreis Konstanz, der bei rund 20 Prozent liegt. Hintergrund ist, dass Frauen sich eher Hilfe in den betreuten Wohnangeboten suchen oder ihre vorhandenen sozialen Netzwerke nutzen, um ihre Krisensituationen zu bewältigen.

Hintergrund

Wohnungslose Menschen sind aufgrund ihrer Lebensbedingungen in besonderer Weise gesundheitlichen Risiken ausgesetzt. Studien belegen die sehr hohen gesundheitlichen Belastungen wohnungsloser Menschen und bestätigen, dass die Lebensumstände auf der Straße, fehlendes Krankheitsbewusstsein der Betroffenen und hohe Zugangsbarrieren die Versorgung behandlungsbedürftiger wohnungsloser Menschen im Regelsystem oftmals verhindern.

Unterschiedliche Ursachen wie Scheu, Schamgefühl und Angst vor Ablehnung, das zum Teil auffällige Erscheinungsbild, aber auch Resignation, finanzielle Probleme oder ein nicht ausreichendes Krankheitsbewusstsein mit gegebenenfalls hoher Symptomtoleranz sowie mangelnde Hygienemöglichkeiten führen dazu, dass wohnungslose Menschen sich nicht im medizinischen Regelversorgungssystem behandeln lassen oder dort nicht behandelt werden. Auch ungeklärte Krankenversicherungsverhältnisse sind häufig

Gründe für Unterversorgung. Psychisch kranken oder auffälligen wohnungslosen Menschen gelingt es nur sehr bedingt, die traditionellen medizinischen Versorgungsmöglichkeiten zu nutzen, insbesondere bei einer zusätzlich vorhandenen Suchtmittelabhängigkeit.

Der evangelische Fachverband Obdachlosenhilfe e. V. (EFO) führte 2004 eine Lebenslagenstudie durch. Die Ergebnisse sind alarmierend: 40 Prozent der Obdachlosen waren im Erhebungszeitraum akut oder chronisch krank, hiervon mehr als ein Drittel (noch) nicht in ärztlicher Behandlung. Darüber hinaus melden medizinische Dienste für wohnungslose Menschen Behandlungsrückgänge von bis zu 50 Prozent seit Einführung des Gesetzes zur Modernisierung der gesetzlichen Krankenversicherung (GMG) Anfang 2004.

Eine Untersuchung von Fichter et al. (2000) zeigte bereits 1998 die Häufung körperlicher und psychischer Erkrankungen bei 246 wohnungslosen Menschen. Die häufigsten körperlichen Erkrankungen sind ein sanierungsbedürftiger Zahnstatus (etwa 65 Prozent), Hinweise auf Leberzirrhose (34,9 Prozent) sowie Hauterkrankungen (25 Prozent). Zu den häufigsten psychischen Problemen zählen Substanzmissbrauch und -abhängigkeit (91,8 Prozent), Stimmungsstörungen (41,8 Prozent) und Angststörungen (22,6 Prozent). Allgemein kümmern sich Menschen, die auf der Straße leben, oft nicht mehr um sich selbst, ihre persönliche Hygiene und um ihre Gesundheit und entwickeln eine hohe Symptomtoleranz. Überleben ist für sie wichtiger als Vorsorge.

Im Landkreis Konstanz treten bei der betroffenen Personengruppe am häufigsten Haut- und Atemwegserkrankungen sowie Herz-Kreislauf-Erkrankungen auf, es kommt zu Mehrfachdiagnosen. Viele der hier lebenden Obdachlosen haben eine Krankenversicherungskarte und sind versichert. Mit zunehmender Dauer der Obdachlosigkeit geht jedoch die Häufigkeit der Arztbesuche deutlich zurück. Dies hängt auch mit finanziellen Hürden wie der Eigenbeteiligung im Krankenhaus und Kosten für Hilfsmittel, der Praxisgebühr und der Zuzahlung für Medikamente zusammen.

Vorgehen

Im Landkreis Konstanz unterhält die Wohnungslosenhilfe der AGJ seit 1998 je eine medizinische Ambulanz in der Tagesstätte am Lutherplatz 6 in Konstanz und im Jakobushof in Radolfzell an je zwei Vormittagen. Ursprünglich gab es eine Arztsprechstunde in der Beratungsstelle der Wohnungslosenhilfe in Konstanz. Mit dem Umzug der Beratungsstelle in neue Räumlichkeiten wurde dieses Konzept geändert. Der Bedarf einer ärztlichen Sprechstunde wurde nicht mehr unbedingt gesehen. Die pflegerischen Aufgaben sollte eine Krankenschwester abdecken. Darüber hinaus sollte es das Ziel sein, auch wohnungslose Menschen in das medizinische Regelversorgungssystem zu integrieren, das heißt, sie konkret zu einem niedergelassenen Hausarzt oder einer niedergelassenen Hausärztin zu vermitteln. Daher arbeitet seit 1998 eine Krankenschwester in der Ambulanz. Sie kooperiert eng mit den Sozialarbeiterinnen und Sozialarbeitern, um die Hilfeleistungen im Bereich Gesundheit zur gesamten Hilfeplanung in Bezug zu setzen.

Wenn notwendig, sucht die Krankenschwester kranke wohnungslose Personen auch an ihrem jeweiligen Aufenthaltsort auf. Sie ist motivierend tätig, berät, koordiniert, begleitet und behandelt. Ihr Angebot muss beziehungsorientiert, aufsuchend und niedrigschwellig sein, um die Patientengruppe zu erreichen. Wo die Krankenschwester selbst nicht weiterhelfen kann, vermittelt sie die Betroffenen weiter zum Hausarzt auf der anderen Straßenseite.

Konkret umfassen die Leistungen der medizinischen Ambulanz pflegerische Hilfen der Grund- und Erstversorgung sowie die Begleitung in weiterführende Hilfeangebote. Die mA übernimmt eine zentrale Klärungsfunktion für notwendige und angemessene pflegerische Hilfen, vergleichbar mit der Funktion einer ambulanten Krankenpflege. Darüber hinaus können die Betroffenen in der mA baden, duschen und die Kleidung wechseln.

Gelingt die Versorgung im Rahmen des Regelsystems, wird die Krankenschwester koordinierend tätig. Sie informiert beispielsweise das Krankenhauspersonal über die Lebensumstände der Eingelieferten und übersetzt diesen die Sprache der Ärztinnen und Ärzte. Gelingt eine Vermittlung in ein Angebot des betreuten Wohnens, so bessert sich auch der Gesundheitszustand der vormals Obdachlosen.

Durch die Arbeit der Krankenschwester können viele Erkrankungen schon in ihrem Anfangsstadium behandelt werden. Dadurch spart das Gesundheitssystem teure Folgekosten wie zum Beispiel längere Krankenhausaufenthalte. Auch wird in vielen Fällen eine Reintegration wohnungsloser Personen in das System der gesundheitlichen Regelversorgung erreicht. Viele wohnungslose Menschen können motiviert werden, sich wieder um sich selbst und ihre Gesundheit zu kümmern.

▲ **Guter Praxisbereich „Empowerment"**

Die Förderung von Empowerment ist einer der wesentlichen Erfolgsfaktoren der mA. Der wichtigste Aspekt hierbei ist, dass die Betroffenen mit der Zeit lernen, wieder selbst zur Ärztin bzw. zum Arzt zu gehen oder regelmäßig Medikamente einzunehmen. Um die Betroffenen – auch psychisch – in die Lage zu versetzen, selbstständig zum Arzt bzw. zur Ärztin zu gehen, Anträge auf Rehabilitation zu stellen oder zuverlässig ihre Medikamente einzunehmen, ist die Begleitung durch die Krankenschwester anfangs unerlässlich, da teilweise hohe psychische Barrieren einem solchen Vorgehen entgegenstehen. Mit dieser Unterstützung lernen die Wohnungslosen mit der Zeit, die Barrieren zu überwinden, und übernehmen dann mehr und mehr selbst Verantwortung für sich und ihre Gesundheit.

Um diesen Prozess in Gang zu bringen, ist in erster Linie Beziehungs- und Motivationsarbeit gefragt, da die Betroffenen von sich aus die Notwendigkeit eines Arztbesuches oder einer Behandlung häufig nicht sehen. Erst wenn diese Notwendigkeit erkannt ist, kann es der Krankenschwester gelingen, die Wohnungslosen durch Beziehungsarbeit zum Handeln zu motivieren. Das Gelingen des Empowermentprozesses zeigt sich neben der zunehmenden Selbstverantwortung der Betroffenen für ihre Gesundheit auch darin, dass die ehemals Wohnungslosen teilweise wieder eine eigene Wohnung beziehen. Ein weiterer Aspekt im Bezug auf Empowerment ist die Aufklärung über eine gesundheitsfördernde Lebensweise, da den Betroffenen das entsprechende Wissen hierüber fehlt. Die Krankenschwester bietet Gruppen- und Einzelberatung an, die auch die Auswirkungen des Konsums von Alkohol, Nikotin und anderen Substanzen einschließt, und die Verhaltensalternativen aufzeigt.

▲ **Guter Praxisbereich „Innovation und Nachhaltigkeit"**

Eine Ambulanz für Wohnungslose gibt es bislang hauptsächlich in Großstädten. Die Besonderheiten der Konstanzer mA bestehen darin, dass es sich hier um ein Angebot im ländlichen Raum handelt, das seit rund zehn Jahren besteht. Eine weitere Besonderheit ist die konsequente Weitervermittlung in das Regelversorgungssystem sowie die enge Kooperation von Sozialarbeiterinnen und Sozialarbeitern mit der Krankenschwester.

Dass sich das gewählte Vorgehen bewährt, zeigt sich einerseits in der Höhe der Behandlungskontakte und andererseits in der offensichtlichen Besserung des Gesundheitszustandes der Betroffenen. Auch für andere sozial Benachteiligte lässt sich das Konzept verwenden. So könnten ähnliche Angebote beispielsweise in Frauenhäusern installiert werden. Die Übertragbarkeit lässt sich auch aus der Tatsache ablesen, dass auch die Armutsbevölkerung vor Ort, die nicht zur eigentlichen Zielgruppe gehört, das Angebot nutzt.

Die Kontinuität des Angebots ist speziell für die Zielgruppe der Wohnungs- und Obdachlosen wichtig, da nur dann erfolgreich Beziehungsarbeit geleistet werden kann, wenn die Betroffenen immer die gleiche Ansprechpartnerin haben, zu der sie im Laufe der Zeit Vertrauen aufbauen. Die medizinische Ambulanz in Konstanz konnte in den nunmehr zehn Jahren ein verlässliches Angebot im ländlichen Raum aufbauen und aufrechterhalten. Mit der Zusicherung von Mitteln seitens des Kreistages konnte ein Stück finanzielle Sicherheit geschaffen werden, die unabhängig vom Spendeneingang für die Arbeit der mA besteht.

▲ Guter Praxisbereich „Integriertes Handlungskonzept/ Vernetzung"

Die mA in Konstanz hat mehrere Kooperationspartner, die die Effizienz des Projekts steigern. Zu diesen gehören der bereits erwähnte Hausarzt auf der gegenüberliegenden Straßenseite und weitere Ärztinnen und Ärzte, das Krankenhaus sowie Spezialistinnen und Spezialisten. Zudem ist seit 2008 zeitgleich mit der Krankenschwester vierzehntägig ein Psychiater der Psychiatrischen Institutsambulanz im Haus, dessen Hilfe sehr gefragt ist. Auch die örtliche Drogenberatungsstelle für illegale Drogen bietet mittlerweile eine Sprechstunde in den Räumen der Wohnungslosenhilfe an.

Insgesamt kooperiert die AGJ Wohnungslosenhilfe im Landkreis Konstanz mit den unterschiedlichsten Fachdiensten und Behörden und ist Mitglied im Suchthilfeverbund und im Gemeindepsychiatrischen Verbund im Landkreis Konstanz. Es gibt auch eine enge Zusammenarbeit mit der Arbeitsgemeinschaft Gesundheitsförderung/Selbsthilfe und Bürgerschaftliches Engagement im Landkreis Konstanz. Nur durch diese enge Vernetzung der medizinischen Ambulanz in das örtliche Gesundheitssystem, aber auch mit den anderen Hilfesystemen wie der Suchthilfe oder der Psychiatrie ist eine hohe Qualität der Arbeit und eine passgenaue Hilfe für die betroffenen wohnungslosen Menschen sicherzustellen.

Gesammelte Erfahrungen (Lessons Learned)

Während der zehn Jahre praktischer Arbeit in der mA konnten die unterschiedlichsten Erfahrungen gemacht werden. Eine wichtige Erfahrung ist, dass eine Hilfemaßnahme im Bereich der gesundheitlichen Versorgung bei wohnungslosen Menschen neben der medizinischen Arbeit immer einen großen Anteil an sozialer Hilfestellung beinhalten muss, um erfolgreich zu sein.

Aus diesem Grund wird die enge Zusammenarbeit der Krankenschwester mit der Sozialarbeit und die Integration dieser Fachkraft für den Bereich Gesundheit in das gesamte Team der Wohnungslosenhilfe mittlerweile als sehr wichtig für die hohe Qualität der Arbeit angesehen.

In den ersten Jahren der mA kam eine Krankenschwester der Sozialstation von außerhalb in die Einrichtungen der Wohnungslosenhilfe. Dieses Modell war im Rückblick lange nicht so erfolgreich, da die enge Zusammenarbeit mit der Sozialarbeit fehlte und die Hilfeleistung im Bereich Gesundheit nicht ausreichend zur gesamten Hilfeplanung in Bezug gesetzt werden konnte.

Eine weitere Erfahrung ist, dass viele psychisch erkrankte wohnungslose Menschen sich mit ihren Problemen an die Krankenschwester wandten, was zu deren phasenweiser Überforderung führte. Hier konnte jedoch im Jahr 2008 eine Lösung gefunden werden: Es kam zu einer engen Zusammenarbeit mit der psychiatrischen Institutsambulanz, die seither eine niedrigschwellige psychiatrische Sprechstunde in den Räumen der Wohnungslosenhilfe anbietet.

Eine erfolgreiche Vermittlung in das medizinische Regelversorgungssystem ist unserer Erfahrung nach bei vielen wohnungslosen Menschen nur mit einer begleitend, motivierend und koordinierend tätigen Hilfsperson mit medizinischen Fachkenntnissen möglich, die gleichzeitig auch den sozialen Anteil dieser Arbeit mit abdecken kann und eng mit der Sozialarbeit kooperiert.

Literatur

Fachverband für Prävention und Rehabilitation in der Erzdiözese Freiburg (Hrsg.) (2007): Medizinische Ambulanz für wohnungslose Menschen im Landkreis Konstanz. Unveröffentlichtes Manuskript.

Fichter, M., Quadflieg, N., Cuntz, U. (2000): Prävalenz körperlicher und seelischer Erkrankungen: Daten einer repräsentativen Stichprobe obdachloser Männer. Deutsches Ärzteblatt 2000. 97 (17): A-1148/B-980/C-920.

Fischer, P. J., Breakey, W. R. (1991): The Epidemiology of Alcohol, Drug, and Mental Disorders among Homeless Persons. American Psychologist, v46 n11, p. 1115–28.

Meller, I., Fichter, M., Quadflieg, N., Koniarczyk, M. Greifenhagen, A., Wolz, J. (2000): Die Inanspruchnahme medizinischer und psychosozialer Dienste durch psychisch erkrankte Obdachlose. Ergebnisse einer epidemiologischen Studie. Der Nervenarzt, 71, S. 7.

Nothbaum, N., Kämper, A., Lübker, S. (2004): Problemlagen der Hilfesuchenden in der Wohnungslosenhilfe. Bielefeld. [http://www.nothbaum.com/downloads/GOE-Bericht_Problemlagen_Wohnungslose.pdf] (04.05.2009).

Kontakt
Jörg Fröhlich
AGJ – Fachverband für Prävention und Rehabilitation
in der Erzdiözese Freiburg e. V. – Wohnungslosenhilfe
im Landkreis Konstanz
Lutherplatz 6
78462 Konstanz
Telefon: 07531-1286390
Telefax: 07531-12863919

4.1.8 Arbeitslosigkeit

Ausgewählt durch: *Landeszentrale für Gesundheit in Bayern e. V.*
Regionaler Knoten Bayern
Autorin: Iris Grimm

Sozialpaten im Bündnis für Augsburg

Themen- und Handlungsfelder
Arbeitslosigkeit

Gute Praxisbereiche
Niedrigschwellige Arbeitsweise – Integriertes Handlungskonzept/ Vernetzung – Innovation und Nachhaltigkeit

Veröffentlichungsjahr: 2008

Abstract

Armut und Überschuldung sind ein vielschichtiges soziales Problem. Die Zahl der überschuldeten oder gar insolventen Haushalte nimmt immer mehr zu. In Augsburg sind 32 000 Erwachsene und 4800 Kinder als arm bzw. von Armut bedroht einzustufen.

Das Projekt „Sozialpaten im Bündnis für Augsburg" wurde konzipiert, um lange Wartezeiten in der Schuldnerberatung abzubauen, die Armutsprävention nach den Sozialgesetzbuchänderungen zu intensivieren, den Betroffenen sozialraumbezogene Hilfen anzubieten und um bürgerschaftliches Engagement einzubeziehen. Ziel ist es, eine niedrigschwellige „Hilfe zur Selbsthilfe" für Menschen in sozialen Notlagen und finanziellen Schwierigkeiten zu bieten, die nah an deren Lebensumfeld angesiedelt ist und möglichst früh greifen soll, um einer weiteren Verschlimmerung der sozialen, aber auch gesundheitlichen Situation der Betroffenen vorzubeugen. Diese Hilfen erfolgen dabei „vom Bürger für den Bürger" durch ehrenamtliche und geschulte „Sozialpatinnen und Sozialpaten". Seit Anfang 2005 halten 44 von ihnen in Zusammenarbeit mit dem Amt für Soziale Leistungen der Stadt Augsburg wöchentliche Sprechstunden ab, die allen Hilfsbedürftigen offenstehen. Die Patinnen und Paten erarbeiten gemeinsam mit den Betroffenen Lösungen aus der Schuldenfalle und erleichtern ihnen den Weg zu den zuständigen Ämtern und Beratungsstellen.

So ist es bereits im ersten Quartal 2005 gelungen, in 231 Fällen (287 Personen, darunter 136 Kinder) wirksame Unterstützung zu leisten und vielen Familien die Wohnung zu erhalten. Im Jahr 2007 waren es im ersten Quartal bereits 550 Fälle. Insbesondere das neu aufgenommene Handlungsziel „Gesundheitliche Prävention im sozialen Engagement" soll die Betroffenen zu bleibenden gesundheitsfördernden Verhaltensänderungen anleiten. Dies betrifft beispielsweise Suchtprobleme oder andere Formen psychischer Belastung.

Träger des Projekts sind die SKM (Katholischer Verband für soziale Dienste in Deutschland e.V., Düsseldorf) und das Freiwilligen-Zentrum Augsburg, Kooperationspartner sind u.a. der Caritasverband für die Stadt Augsburg e.V. (Fachstelle Schuldnerberatung), die SKM Augsburg e.V. (Fachberatung Wohnungslosenhilfe), das Amt für Soziale Leistungen und das Amt für Kinder, Jugend und Familie der Stadt Augsburg.

Hintergrund

Die Zahl der überschuldeten Haushalte nimmt in Deutschland immer weiter zu. Die Schuldner- und Insolvenzberatungsstellen sind überlaufen und haben eine lange Wartezeit. Aus diesem Grund hat das „Bündnis für Augsburg", ein Netzwerk zur Förderung des Bürgerengagements, im Sommer 2004 gemeinsam mit dem damals noch „Sozialamt" genannten Amt der Stadt Augsburg (ab 2005 „Amt für Soziale Leistungen"), dem Freiwilligen-Zentrum, der Caritas-Schuldnerberatung und der Wohnungslosenhilfe des SKM Augsburg ein neuartiges Konzept erarbeitet. Dieses sah vor, dass engagierte Bürgerinnen und Bürger in enger Kooperation mit dem Amt für Soziale Leistungen regelmäßig Sprechstunden für Menschen in Not und Überschuldung anbieten und ihnen Wege aus der Krise aufzeigen.

In einem fünftägigen Kurs mit insgesamt 40 Unterrichtseinheiten bildete das Freiwilligen-Zentrum im November/Dezember 2004 die ersten 16 Sozialpatinnen und -paten aus – annähernd die Hälfte der 35 Teilnehmerinnen und Teilnehmer am ersten Informationsabend. Die Ausbildung wird von verschiedenen Fachkräften wie Juristinnen und Juristen, Sozialarbeiterinnen und Sozialarbeitern, Ärztinnen und Ärzten durchgeführt. Ausbildungsinhalte sind beispielsweise juristische Fragen in der Praxis (Rechte und Pflichten des Sozialpaten), prozessualer Ablauf am praktischen Beispiel zu Mietrecht, Wohnungskündigung, Wohnungsräumung, soziale Leistungen nach WoGG, SGB XII, SGB II, SGB III, Unterhaltsvorschussgesetz u.a. Die Teilnehmerinnen und Teilnehmer dieses Qualifikationskurses erhalten ein Zertifikat.

Armut bedeutet meistens nicht nur, über wenig Geld zu verfügen. Für Menschen in Not heißt es oft, kein persönliches Netz zu haben, das sie auffängt und unterstützt. Zielsetzung des Projekts Sozialpaten ist es, Menschen in diesen schwierigen Situationen Unterstützung zu gewähren, etwa wenn es darum geht, das Haushaltsgeld einzuteilen, Anträge bei Ämtern zu stellen, einen Mahnbescheid zu verstehen, mit Gläubigern zu verhandeln oder die Wohnung trotz Mietschulden nicht zu verlieren. Zugleich sollen sie lernen, vor ihren Problemen nicht mehr davonzulaufen, indem sie beispielsweise ihre Post einfach nicht mehr öffnen. Im Austausch mit den Sozialpatinnen und -paten sollen sie verstehen, dass regelmäßige Gespräche und Verhandlungen mit Ämtern, Gläubigern und anderen Menschen möglich und hilfreich sind, um ihre Probleme zu lösen. Die Sozialpatinnen und -paten sollen nicht die Arbeit der zuständigen Ämter und Fachberatungsstellen ersetzen, sondern den Betroffenen im persönlichen Kontakt den Weg zu fachlicher Hilfe ebnen.

Basisdaten für das Projekt liefern der Armutsbericht 2004 und Daten der Stadtverwaltung. Durch die sozialräumliche Vernetzung werden dem Projekt über das Amt für Soziale Leistungen gegebenenfalls auch Zahlen und Daten über Mietschulden, Räumungsklagen und Energieschulden bekannt gegeben.

Vorgehen

Zeitgleich mit dem Inkrafttreten der neuen Sozialgesetze SGB II/SGB XII im Januar 2005 starteten auch die ersten Sprechstunden der Sozialpatinnen und -paten in den vier Augsburger Stadtregionen. Sie finden seither jeweils zweimal wöchentlich und an verschiedenen Wochentagen statt. Im April 2005 wurden 25 weitere Sozialpatinnen und -paten ausgebildet. Im Jahr 2005 gab es 1200, im Jahr 2006 1600 und im Jahr 2007 2024 Anfragen an die Sozialpatinnen und -paten. Die Tendenz ist weiter steigend.

Interessenten können an dem Qualifikationskurs (siehe Abschnitt „Hintergrund") für die Arbeit als Sozialpatin oder -pate unverbindlich teilnehmen und sich anschließend für die Mitarbeit im Projekt entscheiden. Dabei besteht auch Gelegenheit, wichtige Kontakte für die spätere Tätigkeit zu knüpfen. Die bisherigen Erfahrungen führten im zweiten, viertägigen Kurs mit 24 Unterrichtseinheiten (vorher 40 Unterrichtseinheiten in fünf Tagen) zu einer stärkeren Konzentration auf praxisorientierte Themen wie beispielsweise Wohnungskündigung, Wohnungsräumung und Situationen im Alltag der Betroffenen.

In den Sprechstunden klären die Sozialpatinnen und -paten die aktuelle Lage der Ratsuchenden, überprüfen die Einkommenssituation und die Möglichkeit weiterer sozialer Hilfen, erarbeiten gemeinsam mit den Betroffenen Haushaltspläne sowie Schuldenaufstellungen und leiten Verhandlungen mit den Gläubigern in die Wege. Weiterhin vermitteln sie an Fachberatungsstellen und Ämter. Durch die neu hinzugekommene Aufklärung über gesundheitliche Prävention werden beispielsweise an Sucht erkrankte Personen auch an die dafür zuständigen Einrichtungen verwiesen.

Die Sozialpatinnen und -paten erhalten laufende Unterstützung durch Fachleute aus dem Bereich der Schuldnerberatung, der Wohnungslosenhilfe und des Amtes für Soziale Leistungen Augsburg. Dieser fachliche Rat steht ihnen auch zu bestimmten Sprechstunden telefonisch zur Verfügung. Das Freiwilligen-Zentrum als Projektträger koordiniert ihre Tätigkeit. Die Sozialpatinnen und -paten jeder Region treffen sich einmal im Monat zu einem persönlichen und inhaltlichen Austausch. Entstehende Unkosten bekommen sie erstattet. Im Rahmen einer Qualitätssicherung der Ausbildung und Begleitung der Patinnen und Paten werden ca. vier bis fünf Treffen mit verschiedenen Themen je nach Bedarf, Angebot und Reflexion abgehalten. Zur Auffrischung nehmen bereits tätige Sozialpatinnen und -paten am neuen Sozialpatenkurs teil. Sie bekommen weiterhin das Angebot, am Workshop „Kompetenzbilanz" in verschiedenen Terminblöcken teilzunehmen.

Oberstes Prinzip der Sozialpatinnen und -paten ist die Hilfe zur Selbsthilfe, das heißt, sie erhalten keinerlei Vollmacht von den Betroffenen, sondern handeln immer gemeinsam mit ihnen. Die vier Fallmanagerinnen und -manager des Amtes für Soziale Leistungen, von denen jede und jeder für eine Stadtregion zuständig ist, arbeiten eng mit den Sozialpatinnen und -paten zusammen und begleiten diese fachlich.

Die Sozialpatinnen und -paten bringen eine enorm hohe Berufs- und Lernkompetenz mit; unter ihnen befinden sich Juristinnen und Juristen, Bankangestellte, Sozialversicherungsangestellte, erfahrene Mütter und Hausfrauen, Sozialarbeiterinnen und Sozialarbeiter, Ökotrophologinnen und Ökotrophologen und andere. Ihr Alter liegt zwischen 25 und 75 Jahren.

Bisherige Erfolge im Rahmen des Projekts sind in erster Linie die Verhinderung von Wohnungs- und Obdachlosigkeit der Betroffenen. Wegen Mietschulden hatten sich im Jahr 2007 870 Hilfesuchende an die Sozialpatinnen und Sozialpaten gewandt (im Jahr 2006: 715). Die Anzahl der Wohnungsräumungsklagen (2007: 141 Fälle, 2006: 426 Fälle) ist allerdings durch die sofortige Einschaltung der Abteilung Armutsprävention im Amt für Soziale Leistungen stark zurückgegangen. Das Amt hat Möglichkeiten, Miet- oder Energieschulden zu übernehmen oder vorzuleisten. Energieschuldner bildeten 2007 mit 367 Fällen (2006 waren es 418 Fälle) die drittgrößte Gruppe von Ratsuchenden, die Anzahl ist von 2006 auf 2007 ebenfalls zurückgegangen. Ihnen kann das Amt für Soziale Leistungen helfen, Energiesperrungen zu verhindern; es ermöglicht darüber hinaus die Rückzahlung von Schulden in Monatsraten.

Auch die Anzahl der Ratsuchenden mit sonstigen Schulden hat von 2006 auf 2007 abgenommen (von 422 auf 349). Positiv ist zudem die steigende Anzahl der positiven Ergebnisse nach einer abgeschlossenen Beratung durch die Sozialpatinnen und -paten (2006: 567, 2007: 649 positive Ergebnisse). Einen ausführlichen Vergleich zeigen die Statistiken zur Armutsprävention in der Stadt Augsburg von 2005 bis 2007. Die Präsenz der entscheidungsbefugten Fallmanagerinnen und -manager des Amtes vor Ort unterscheidet das Sozialpatenprojekt von anderen Hilfsprojekten, was die Effektivität der Hilfe erhöht.

Das Motto von Armut und Gesundheit in Deutschland e. V. „Krankheit macht arm – Armut macht krank" zeigt sich auch sehr deutlich an der Klientel der Sozialpatinnen und -paten. An diese wenden sich häufig Familien mit Kindern und Alleinerziehende, sozial Schwache, Hartz-IV-Empfängerinnen und -Empfänger, Menschen aus niedrigen Einkommensbereichen sowie Migrantinnen und Migranten. Sehr oft leiden diese Menschen unter psychischen Schwierigkeiten oder Suchtproblemen. Aus diesem Grund wird die Thematik „Gesundheitliche Prävention im sozialen Engagement" seit November 2007 in die Schulung der Sozialpatinnen und -paten aufgenommen.

▲ Guter Praxisbereich „Niedrigschwellige Arbeitsweise"

Die Niedrigschwelligkeit des Projekts zeichnet sich in erster Linie dadurch aus, dass der größte Anteil der Klientinnen und Klienten von den Sozialpatinnen und -paten selbst „aufgesucht" wird, wenn diese beispielsweise über das Amtsgericht von Räumungsklagen erfahren. Es besteht auch Kontakt zu Vermietern bzw. Vermieterinnen und Energieversorgungsunternehmen, die die Sozialpatinnen und -paten nach Rücksprache mit den Betroffenen von Miet- bzw. Energieschulden in Kenntnis setzen. Für dieses Hilfsangebot wird mit einem Flyer geworben, den ein Grafikbüro im Zuge einer Sponsoringaktion kostenlos entworfen hat. Dieser Flyer liegt in Beratungsstellen, Pfarrgemeinden und Ämtern aus. Darüber hinaus machen Presse, Fernsehen und Internet, aber auch persönliche Empfehlungen das Beratungsangebot bekannt.

Die acht verschiedenen Einrichtungen in den vier Stadtregionen haben an unterschiedlichen Tagen geöffnet, das heißt, Hilfesuchende müssen im Höchstfall zwei Tage auf eine Beratung durch eine Sozialpatin oder einen -paten warten. Es gibt keine Anmeldefristen oder -bedingungen für die Klientinnen und Klienten. Sie finden in den Sprechstunden freiwillige Helferinnen und Helfer vor, die ihnen auf Augenhöhe und nicht in einem Überordnungsverhältnis begegnen. Zu Beginn der Beratung müssen die Klientinnen bzw. Klienten zur Wahrung der Schweigepflicht lediglich einen Personalbogen als „Auftrag" an die Sozialpatin oder den Sozialpaten ausfüllen und unterschreiben. Bei Sprachschwierigkeiten helfen die Paten und Patinnen entweder selbst oder beauftragen Dolmetscherinnen bzw. Dolmetscher.

Die Beratungsräume befinden sich in kirchlichen Einrichtungen und im Bürgertreff. Die Sozialpatinnen und -paten führen auch Hausbesuche durch und begleiten die Betroffenen zu Ämtern, Banken oder Gläubigern. Bei Bedarf können die Sozialpaten und -patinnen die Fälle an das Fallmanagement des Amtes für Soziale Leistungen übertragen.

Das Projekt wird von den Hilfesuchenden gut angenommen. Für diesen Personenkreis bietet es sowohl eine unbürokratische, bürgernahe als auch kompetente Hilfe an. Gerade bei Menschen in finanziellen Notsituationen ist die Hemmschwelle zur Inanspruchnahme externer Hilfen oftmals sehr hoch, denn Überschuldung ist in der Regel ein schleichender Prozess, der sich über mehrere Jahre hinzieht und häufig verdrängt wird. Das hohe Risiko der Betroffenen, dass sich ihre soziale und gesundheitliche Lage weiter verschlechtert, wird nach Erfahrung der Fallmanagerinnen und -manager sowie der Sozialpatinnen und -paten durch die schnelle Hilfe deutlich gesenkt.

▲ **Guter Praxisbereich „Integriertes Handlungskonzept/ Vernetzung"**

Das Projekt Sozialpaten ist im Rahmen des Bündnisses für Augsburg – einem Netzwerk zur Förderung des Bürgerengagements – entstanden. Bereits im Jahr 2002 haben die politisch Verantwortlichen erkannt, dass das wachsende

Problem der Überschuldung mit den vorhandenen Einrichtungen und Maßnahmen nicht zu bewältigen ist.

Träger des Projekts sind die SKM Düsseldorf und das Freiwilligen-Zentrum Augsburg. Das Projekt Sozialpaten zeichnet sich durch seine optimale Vernetzung aus. Kooperationspartner aus dem Gesundheitsbereich sind das Gesundheitsamt, das Amt für Soziale Leistungen sowie das Amt für Kinder, Jugend und Familie der Stadt Augsburg, der allgemeine Sozialdienst, der Gesundheitsdienst, der Caritasverband, außerdem private und öffentliche Spendenstellen, der Sozialdienst katholischer Männer und Frauen sowie der psychosoziale Dienst. Sie tragen alle dazu bei, dass die Klientinnen und Klienten mit den Sozialpatinnen und -paten in Kontakt kommen.

Der größte Anteil der Klientinnen und Klienten kommt nach Vermittlung der Fallmanagerin bzw. des Fallmanagers wegen einer gerichtlichen Räumungsklage zur Beratung. Weitere Klienten bzw. Klientinnen werden bei Mietschulden – ihr Einverständnis vorausgesetzt – von ihren Vermietern bzw. Vermieterinnen an die Sozialpaten und -patinnen vermittelt. Die ARGE für Beschäftigung Augsburg Stadt sowie andere Betroffene wirken ebenfalls bei der Vermittlung von Klienten und Klientinnen mit.

Armutsprävention gelingt nur im Zusammenwirken sozialer und gesellschaftlicher Kräfte. Das Freiwilligen-Zentrum Augsburg – in enger Zusammenarbeit mit dem Amt für Soziale Leistungen (Abteilung Armutsprävention) – hat durch die Federführung im Projekt organisatorisch die Voraussetzungen geschaffen, dass eine offene Kooperation mit Fachstellen freier Träger sowie engagierten Bürgerinnen und Bürgern gelingt. Deshalb können auch die Einrichtungen der Stadt genutzt werden.

Das integrierte Handlungskonzept zeigt sich auch an der Finanzierung des Projekts. Mittel fließen aus dem Haushalt der Stadt Augsburg (Erbschaft für soziale Zwecke), hinzu kommen weitere Zuschüsse und Spenden. Darüber hinaus ist beabsichtigt, die Wirtschaft – und hier insbesondere die Banken – als wichtige Partner beim Problem der Überschuldung zu gewinnen.

▲ Guter Praxisbereich „Innovation und Nachhaltigkeit"

Der Fortbestand des Projekts „Sozialpaten" ist längerfristig gesichert, es hat sich als stabile Einrichtung etabliert. Durch die Aktivitäten auf politischer

Ebene hat das Projekt einen starken Rückhalt bekommen. Die Nachfrage nach Beratungen bei den Sozialpatinnen und -paten ist in den letzten Jahren angestiegen. Die Mitarbeit von nunmehr 44 Personen zeigt den dringenden Bedarf ihrer Tätigkeit deutlich auf.

Die Finanzierung erfolgte in der Startphase durch eine Erbschaft an die Stadt und wird Zug um Zug in die Regelfinanzierung übergeleitet. Geplant ist, nach Auslaufen der Erbschaftsmittel die Weiterfinanzierung in Form von Fallpauschalen durch das Amt für Soziale Leistungen zu organisieren.

Die vier Fallmanagerinnen und -manager des Amtes für Soziale Leistungen sind langfristig für den neuen Bereich Armutsprävention abgestellt. Ein Mitarbeiter des Freiwilligen-Zentrums Augsburg arbeitet stundenweise in der Projektleitung und in der Freiwilligenkoordination und wird über den Sachkostenhaushalt mitfinanziert.

Es bestehen bereits feste Strukturen zur Aufrechterhaltung des Projekts wie beispielsweise Spendeneinrichtungen und die Vernetzung mit Krankenhäusern, Ansprechpartnerinnen und -partnern in der Krankenverwaltung sowie Vermieterinnen und Vermietern.

Die Beratung der Sozialpatinnen und -paten hat eine Verhaltensänderung der Betroffenen zum Ziel: Wer sich an die Vorgaben hält, schafft auch langfristig eine Entlastung von Problemen, damit sinkt der psychische Druck und das Selbstwertgefühl steigt. Viele Sozialpatinnen und -paten haben noch lange Zeit Kontakt zu ihren Klientinnen und Klienten und bieten auch weiterhin ihre Unterstützung an. Insbesondere das neu aufgenommene Handlungsziel „Gesundheitliche Prävention im sozialen Engagement" soll die Betroffenen zu bleibenden gesundheitsfördernden Verhaltensänderungen anleiten. Dies betrifft beispielsweise Suchtprobleme oder andere Formen psychischer Belastung.

Literatur

Stadt Augsburg, Augsburger Armutskonferenz (Hrsg.) (2006): Augsburger Armutsberichte – Augsburg Social: Armutsprävention Augsburg.
Stadt Augsburg (2007): Statistiken zur Armutsprävention 2005–2007.

Kontakt
Wolfgang Krell
Freiwilligen-Zentrum Augsburg gGmbH
Philippine-Welser-Straße 5 a
86150 Augsburg
Telefon: 0821-4504220
E-Mail: krell@freiwilligen-zentrum-augsburg.de
Website: http://www.freiwilligen-zentrum-augsburg.de

4.1.9 Migration

Ausgewählt durch: *Gesundheit Berlin-Brandenburg e. V.*
Regionaler Knoten Brandenburg
Autorin: *Annett Schmok*

El Puente

Themen- und Handlungsfelder
Migration

Gute Praxisbereiche
Niedrigschwellige Arbeitsweise – Integriertes Handlungskonzept/
Vernetzung – Innovation und Nachhaltigkeit

Veröffentlichungsjahr: 2008

Abstract

In den Brandenburger Gemeinschaftsunterkünften für Asylsuchende und Flüchtlinge gibt es Menschen, die durch Kriegshandlungen, Haft und/oder Folter in der Heimat schwer traumatisiert sind. Sie leiden unter posttraumatischen Belastungsstörungen. Hinzu kommen Flüchtlinge, die aufgrund der lang anhaltenden Unterbringung in Gemeinschaftsunterkünften, der unsicheren Aufenthaltsperspektiven, der realen Ängste vor Abschiebung, der Einschränkung der Bewegungsfreiheit durch die Residenzpflicht und der Akzeptanzprobleme durch die Bevölkerung unter sekundär erworbenen psychischen Erkrankungen leiden. Die Folge ist eine Manifestierung physischer und psychischer Krankheitssymptome, die sich vor allem in Aggressivität, Alkoholmissbrauch und Suizidalität widerspiegelt. Die Belastung der Asylsuchenden wird verstärkt durch ein oftmals überfordertes Personal in den Gemeinschaftsunterkünften, durch mangelnde Behandlungsmöglichkeiten vor Ort und die Tatsache, dass behandelnde Ärzte und Ärztinnen die Patientinnen und Patienten sprachlich und/oder kulturell oftmals nicht verstehen.

Seit Beginn 2006 gibt es mit der Clearingstelle „El Puente" („die Brücke") eine am Bedarf und den Ressourcen Brandenburgs orientierte Anstrengung zur Verbesserung der Situation der Zielgruppe. Der Kern dieser Anstrengung ist ein Beratungs- und Betreuungsangebot für psychisch belastete und kranke

Migrantinnen und Migranten, das unterstützt und ergänzt wird durch die Arbeit von ca. 40 ehrenamtlichen Sprach- und Kulturmittlern bzw. -mittlerinnen. Die vorwiegende aufsuchende Tätigkeit der Projektmitarbeitenden hat entscheidend dazu beigetragen, die konkreten Lebensbedingungen der erkrankten Personen zu beeinflussen, um insbesondere akute Stressfaktoren abzubauen. Das hat sich in vielen Fällen nicht nur auf die unmittelbar Betroffenen, sondern auch auf das Umfeld (zum Beispiel weitere Bewohnerinnen und Bewohner der Gemeinschaftsunterkünfte) positiv ausgewirkt.

Weiterhin strebt „El Puente" durch ein breites Spektrum von Fortbildungs-, Beratungs- und Netzwerkaktivitäten den Ausbau von Behandlungs- und Therapiekapazitäten im Land Brandenburg an. Dabei kann sich das Projekt auf zahlreiche Kooperationspartner stützen: das zuständige Landesministerium, das Landesgesundheitsamt und die kreislichen Gesundheitsämter bzw. sozialpsychiatrischen Dienste sowie die Flüchtlingsberatungsstellen.

Hintergrund

Derzeit existieren in Brandenburg 20 Gemeinschaftsunterkünfte für Asylsuchende und Flüchtlinge. In diesen Unterkünften leben insgesamt rund 4000 Menschen. Darunter befinden sich u.a. Menschen aus Vietnam, verschiedenen afrikanischen Ländern, Tschetschenien und den kurdischen Gebieten der Türkei. Während insgesamt die Zahl der Menschen, die in diesen Gemeinschaftsunterkünften wohnen, seit 2005 um ca. ein Drittel abgenommen hat, wächst die Zahl der psychisch erkrankten Migranten und Migrantinnen, die dort leben.

Viele der Asylsuchenden sind durch Kriegshandlungen, Haft und Folterungen in den Herkunftsländern schwer traumatisiert. Zu diesen „mitgebrachten" psychischen Auffälligkeiten und Erkrankungen kommt hinzu, dass die Situation der Menschen in den Unterkünften sich durch schwierige Wohnbedingungen, Isolation, Einsamkeit und mangelnde soziale Einbindung verschlechtert. Das hat vielfältige Folgen. So ist zu beobachten, dass insbesondere Männer unter den Umständen in den Gemeinschaftsunterkünften leiden. Während die meisten Frauen gemeinsam mit ihren Familien nach Deutschland kamen und damit in Brandenburg inzwischen die Möglichkeit erhalten haben, in Wohnungen zu ziehen, reisen Männer oftmals allein ein. In der Folge entmischt sich die Zusammensetzung vieler Gemeinschaftsunterkünfte. Es gibt immer mehr Heime mit einer reinen Männerbelegung. Für diese Männer gibt es keine Möglichkeiten, Frauen kennenzulernen, Familien zu gründen und damit enge soziale Bindungen einzugehen. Diese Männer erleiden somit über Jahre hinweg eine tiefgehende soziale Isolation, verbunden mit kulturellen Rollenkonflikten und sich anstauenden Aggressionen.

Aufgrund fehlender Therapiemöglichkeiten für Migrantinnen und Migranten ist es äußerst schwierig, den Betroffenen geeignete Behandlungen zu vermitteln. Die Inanspruchnahme von Therapiemöglichkeiten in anderen Bundesländern gestaltet sich aus Kapazitätsgründen schwierig. Erschwert wird die Situation der Betroffenen außerdem durch vielfach mangelndes Verständnis und Ignoranz seitens des Personals in den Aufnahmeeinrichtungen und verschiedener Behörden. So wird in vielen Fällen unangemessen gehandelt, die Polizei unnötig eingeschaltet und/oder die stationäre Aufnahme – verbunden mit einer vordergründigen Medikamentierung – als einzig möglicher Ausweg gesehen. Diese Formen der Krisenintervention führen zwar kurzfristig zu einer Beruhigung, sind aber von einer Bewältigung oder Bekämpfung der Ursachen weit entfernt, sodass in vielen Fällen die Krisen immer häufiger auftreten.

Die vergleichsweise geringe Zahl der Asylsuchenden und Flüchtlinge in Brandenburg bringt auch weitere Probleme mit sich. Die Gemeinschaftsunterkünfte sind im gesamten Land verteilt und die jeweiligen Standorte durch mangelnde öffentliche Infrastruktur charakterisiert. Infolgedessen ist oftmals die Entfernung zu den Behandlungsorten sehr groß und das Aufsuchen für die Patientinnen und Patienten mit großem Aufwand verbunden. Notwendige Behandlungen und Therapien können daher oftmals nicht begonnen bzw. regelmäßig fortgesetzt werden. Aufgrund der Tatsache, dass in Brandenburg nur wenige Migrantinnen und Migranten leben, hat sich in der Vergangenheit im Gesundheitswesen kaum Sensibilität für die Belange dieser Bevölkerungsgruppe entwickelt. So wurde wenig Handlungsbedarf gesehen, die sprachlichen und kulturellen Barrieren in der medizinischen Betreuung und Beratung von Migrantinnen und Migranten abzubauen. Die Patientinnen und Patienten müssen sich in der Regel mit medizinischem und therapeutischem Fachpersonal auseinandersetzen, das weder ihre Muttersprache noch den kulturellen Hintergrund kennt. Dies führt oftmals zu Missverständnissen auf beiden Seiten, verbunden mit wenig Aussicht auf eine qualitativ gute und nachhaltige Behandlung bzw. Therapie. Nicht selten werden therapeutische und medizinische Interventionen sowohl seitens der Patientinnen und Patienten als auch der Fachkräfte abgebrochen, weil die sprachlichen Barrieren eine reibungslose Kommunikation erschweren.

Vor diesem Hintergrund zeichnet sich ein grundsätzlich erhöhter Koordinierungs-, Beratungs- und Betreuungsbedarf von erkrankten Flüchtlingen, insbesondere aber der psychisch Erkrankten ab, der in den einzelnen Gemeinschaftsunterkünften nicht geleistet werden kann. Der Fachberatungsdienst Zuwanderung, Integration und Toleranz im Land Brandenburg (FaZIT) hat das Projekt „El Puente" entwickelt, um vornehmlich dezentrale Lösungen für das im Land Brandenburg bestehende Diagnose- und Therapiedefizit für psychisch erkrankte – insbesondere traumatisierte Flüchtlinge – zu erproben und durch Einflussnahme auf die konkreten Lebensbedingungen in den Gemeinschaftsunterkünften Stressfaktoren abzubauen. Zugleich zielt die Tätigkeit des Projekts durch die Bereitstellung eines sprachmittlerischen Angebots auf die Verbesserung der Zugänge zu medizinischer Versorgung ab.

Vorgehen

„El Puente" ist eine Clearingstelle für Beratung und Behandlung von psychisch erkrankten, insbesondere traumatisierten Migrantinnen und Migranten. Inhaltlich umfasst die Arbeit von „El Puente" folgende Schwerpunkte:

- Aufbau einer verlässlichen, kompetenten und kontinuierlichen Beratungsstruktur zur Begleitung, Unterstützung und Stärkung von psychisch kranken (insbesondere traumatisierten) und psychisch belasteten bzw. gefährdeten Migrantinnen und Migranten, einschließlich der Vermittlung zu Diagnose- und Behandlungsmöglichkeiten,
- Koordinierung sowie fachliche Anleitung und Fortbildung der unterstützenden Gruppen (Gruppen ehrenamtlich arbeitender Kultur- und Sprachmittler; derzeit sind ca. 40 Personen als Sprach- und Kulturmittler bzw. -mittlerinnen bei FaZIT registriert),
- Einrichtung regionaler Informationspools zu den vorhandenen Behandlungs- und Therapieangeboten für psychisch erkrankte Flüchtlinge,
- Entwicklung von weiteren Angeboten, insbesondere zur Nachbetreuung,
- fachliche Unterstützung für Fachkräfte der Gesundheitsämter und sozialpsychiatrischen Dienste sowie für das Fachpersonal aus Medizin und Therapie in migrationsrelevanten Aspekten der psychotherapeutischen und/oder psychosozialen Versorgung von Zuwanderern und Zuwanderinnen sowie für Sozialarbeiterinnen und Sozialarbeiter in den Gemeinschaftsunterkünften zum angemessenen Umgang mit psychisch kranken und traumatisierten Migrantinnen und Migranten.

Unter dem Gesichtspunkt Beratung und Betreuung von psychisch kranken und traumatisierten Flüchtlingen konzentriert sich das Projekt „El Puente" im

Einzelnen auf folgende Maßnahmen, die nach Bedarf ausgeweitet werden:
- Erstkontakt zu psychisch kranken (insbesondere traumatisierten) sowie psychisch belasteten Migrantinnen und Migranten,
- Vermittlung von möglichst wohnortnaher medizinischer Versorgung und eventueller Therapieangebote,
- Ermittlung des begleitenden Beratungs- und Betreuungsbedarfs sowie Beratung und Begleitung in Kooperation mit kommunalen Verwaltungs- und Regeldiensten,
- Vermittlung von sprachlicher Unterstützung zur Erleichterung der Kommunikation zwischen medizinischem Fachpersonal und Flüchtlingen,
- Krisen- und Konfliktmanagement in Einzelfällen (u. a. durch kurzzeitige stationäre Unterbringung zur Stabilisierung),
- Installierung von örtlichen Unterstützungsnetzwerken,
- Gesundheitsförderung und Prävention durch Informations- und Fortbildungsangebote für Flüchtlinge.

Unter dem Gesichtspunkt des Aufbaus regionaler Ressourcen für die Behandlung von psychisch belasteten, kranken und insbesondere traumatisierten Migrantinnen und Migranten konzentriert sich „El Puente" im Einzelnen auf folgende Maßnahmen:
- fachliche Beratung zu migrationsrelevanten Fragen von Psychiatrie, Psychotherapie und psychosomatischer Rehabilitation,
- Vermittlung und Koordinierung von behandlungsbegleitenden Maßnahmen, insbesondere der unterstützenden Sprachmittlung,
- Organisation und Durchführung von Fortbildungsangeboten und Supervision für medizinisches und sozialpädagogisches Fachpersonal.

Das Team von „El Puente" hält regelmäßigen Kontakt zum Personal der Gemeinschaftsunterkünfte für Asylsuchende und Flüchtlinge. Dadurch erfahren die Bewohnerinnen und Bewohner der Heime von den Angeboten des Projekts „El Puente". Zusätzlich werden vor Ort mehrsprachige Flyer und weiteres, zumeist muttersprachliches Informationsmaterial verteilt.

Bei Bedarf können Asylsuchende und Flüchtlinge im Projektbüro anrufen. Die Beratungen von psychisch kranken und traumatisierten Zuwanderinnen und Zuwanderern sowie deren Familienangehörigen erfolgen regelmäßig an zwei Tagen in der Woche sowie nach Vereinbarung vor Ort. Die Vermittlung der ehrenamtlichen Sprach- und Kulturmittlerinnen und -mittler erfolgt ganztägig von Montag bis Freitag. Die Koordinierung der Einsätze erfolgt durch das Team von „El Puente".

▲ Guter Praxisbereich „Niedrigschwellige Arbeitsweise"

Das Projekt „El Puente" startete mit Besuchen in den Gemeinschaftsunterkünften für Asylsuchende und Flüchtlinge. Das Projektpersonal wurde dabei von engagierten ehrenamtlichen Sprachmittlerinnen und -mittlern begleitet. So konnten die Betroffenen dort aufgesucht werden, wo sie sich aufhielten, und vor Ort konnten muttersprachliche Informationsgespräche angeboten werden. Den Sprachmittlerinnen und -mittlern kam in dieser Projektphase eine Schlüsselrolle zu, weil ihr Engagement und ihr Verständnis für die Situation ihrer Landsleute in den Heimen es erlaubte, die psychisch erkrankten, auffälligen oder gefährdeten Personen direkt anzusprechen. Das sprach sich herum – die Menschen fühlten sich ernst genommen durch die Gäste. Sie kamen aus ihren Zimmern und berichteten von den persönlichen Umständen. Diese ersten Erfahrungen von „El Puente" waren so gut, dass seitdem versucht wird, die Gemeinschaftsunterkünfte mindestens einmal im Jahr aufzusuchen. Im Jahr 2007 gab es insgesamt zwölf solcher aufsuchenden Einsätze. Leider konnten bisher nicht alle Heime besucht werden, da es seitens einzelner Heimleitungen wenig Kooperationsbereitschaft und Unterstützung gab.

Während der Besuche werden auch Flyer verteilt. Diese Informationsblätter sind in mehreren Sprachen geschrieben und mit Fotos der mitarbeitenden Sprachmittlerinnen und -mittler versehen, was dem Ganzen eine persönliche Note gibt. Migrantinnen und Migranten sehen, dass es sich bei den Personen auf dem Flyer um Landsleute handelt. Für die vertrauensvolle Kontaktauf-

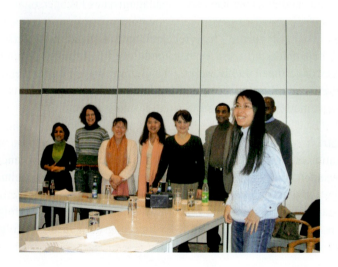

nahme ist das von großer Bedeutung. Migrantinnen und Migranten erleben dadurch keine hohe Hemmschwelle und wissen, dass die helfenden Personen möglicherweise nicht nur die gleiche Sprache sprechen, sondern auch eine gleiche Herkunft mit ähnlichem Kulturverständnis und ähnlichen Erfahrungen haben. Die aufsuchende Arbeit und die muttersprachlichen Flyer haben seitdem dazu beigetragen, dass das Angebot von „El Puente" in den Gemeinschaftsunterkünften bekannt ist und von Mund zu Mund weitergetragen wird.

Insbesondere das Angebot der sprachlichen Unterstützung bei Arztbesuchen und Therapieterminen wird von vielen Heimbewohnerinnen und -bewohnern in Anspruch genommen. Sie können bei Bedarf bei der Koordinierungsstelle von „El Puente" anrufen und eine Sprachmittlung nachfragen. Das Telefon ist nicht rund um die Uhr besetzt, sondern nur an Werktagen von 9.00 bis 15.00 Uhr. Die Organisation der sprachlichen Unterstützung liegt bei der Koordinierungsstelle von „El Puente". Diese kümmert sich um die Vermittlung einer geeigneten Person. Am Ende erhält die Hilfe suchende Person einen Rückruf durch einen Sprachmittler bzw. eine Sprachmittlerin. Der Einsatz der Sprachmittlerinnen und -mittler ist für die Migrantinnen und Migranten kostenfrei und zudem sehr unbürokratisch.

▲ Guter Praxisbereich „Integriertes Handlungskonzept/Vernetzung"

Der Erfolg des Projekts „El Puente" ist in hohem Maße davon abhängig, wie es gelingt, den fachlichen Kontakt zu verschiedenen Partnern herzustellen und eine stabile Kooperation aufzubauen. Je enger diese Kooperation ist, umso mehr gelingt es, auf die Problematik der gesundheitlichen Situation von Migrantinnen und Migranten aufmerksam zu machen und gemeinsam Lösungsvorschläge zu entwickeln. Die unmittelbarsten Kooperationspartner sind zunächst Gemeinschaftsunterkünfte für Asylsuchende und Flüchtlinge. Ungeachtet der qualitativen Unterschiede in der Zusammenarbeit mit dem Personal der Gemeinschaftsunterkünfte hat sich die Kooperation im Verlauf der Projektarbeit stabilisiert und ausgedehnt. Kennzeichnend für die gute Vernetzung zwischen „El Puente" und dem Personal der Gemeinschaftsunterkünfte sind folgende Aspekte:
- regelmäßige Teamsitzungen und Telefonate zum organisatorischen und fachlichen Austausch,
- Bereitstellung von Beratungsräumen in den Gemeinschaftsunterkünften,
- Bekanntmachung von „El Puente" in den Gemeinschaftsunterkünften,

- gemeinsame Planung und Durchführung von Informationsveranstaltungen für die Bewohnerinnen und Bewohner,
- Teilnahme des Personals der Gemeinschaftsunterkünfte an von „El Puente" organisierten Fortbildungsveranstaltungen und dem trägerübergreifenden fachlichen Austausch.

Darüber hinaus bestehen zu den Migrationsberatungsstellen sowie den brandenburgischen Organisationen „Opferperspektive", „Flüchtlingsrat" und Initiativen von Asylsuchenden und Flüchtlingen wie „Refugee Emancipation" enge Kooperationsbeziehungen. Die Kooperationspartner fördern die Bekanntmachung von „El Puente" und nehmen den Dienst von Sprachmittlern und -mittlerinnen in Anspruch. Ebenso wichtig ist die sehr gute und enge Kooperation zu Kliniken, Krankenhäusern, Gesundheitsämtern und sozialpsychiatrischen Diensten in einigen Landkreisen des Landes Brandenburg. Über die konkreten Problemfälle hinaus ist das Ziel der Kooperation mit den unterschiedlichen Partnern die gemeinsame Arbeit an der Akzeptanz des Angebots von „El Puente" und seine Verbesserung. Gerade in Bezug auf die Zusammenarbeit mit öffentlichen Einrichtungen ist es ein Anliegen von „El Puente", das Vertrauen aller Beteiligten und Betroffenen untereinander zu fördern und verbindliche Zusagen der Unterstützung zu ermöglichen.

„El Puente" bzw. der Projektträger wirkt zudem in verschiedenen Arbeitskreisen und -gruppen in Brandenburg mit. Zu diesen Arbeitskreisen gehören u. a.:
- Arbeitsgruppe Flüchtlinge des Landesintegrationsbeirates,
- Landeskonferenz der kommunalen Ausländerbeauftragten,
- Arbeitsgruppe HIV und Migration,
- Arbeitsgruppe Flüchtlingsfrauen.

Ungeachtet der guten Zusammenarbeit mit einer Reihe von Kooperationspartnern konnte noch nicht mit allen Partnern ein intensiver Austausch sowie eine Kooperation erreicht werden. Dies spiegelt sich auch in der Inanspruchnahme von Sprachmittlern und -mittlerinnen wider. In Landkreisen mit guter Vernetzung und engagierten Kooperationspartnern kommen Sprachmittler und -mittlerinnen wesentlich häufiger zum Einsatz als in Landkreisen, in denen die Zusammenarbeit mit möglichen Kooperationspartnern weniger gut funktioniert. Diese Umstände spiegeln zum einen die Bedeutung von guten Kooperationen wider, zeigen aber auch die Schwierigkeiten, wenn Vernetzungen nicht so stattfinden und funktionieren wie angestrebt.

▲ **Guter Praxisbereich „Innovation und Nachhaltigkeit"**

Mit dem Projekt „El Puente" wurde in Brandenburg erstmals die Möglichkeit geschaffen, den chancengleichen Zugang von Migrantinnen und Migranten zum Gesundheitswesen zu fördern und damit die gesundheitliche Situation der Betroffenen zu verbessern. Dabei konnte jedoch nur bedingt auf bewährte Programme und Projekte aus anderen Bundesländern zurückgegriffen werden. Sowohl die Besonderheiten der Zuwanderungssituation als auch die strukturellen Aspekte im Gesundheitswesen standen einer deckungsgleichen Übertragung von Konzepten und Modellen entgegen. Somit stand von Beginn an die Herausforderung, Maßnahmen zu entwickeln, die auf die Situation des Flächenlandes Brandenburg abgestimmt sind und eine Veränderung der strukturellen Bedingungen ins Blickfeld nehmen. Ein Beispiel dafür ist wiederum die Gruppe der ehrenamtlich arbeitenden Sprach- und Kulturmittelnden.

Zu Beginn der Projektentwicklung gab es nur wenige und ungenaue Informationen über den Bedarf von sprachmittlerischen Leistungen im Zusammenhang mit der gesundheitlichen Versorgung von Asylsuchenden und Flüchtlingen. Dies lag vor allem an fehlenden Kommunikationsstrukturen zum behandelnden Personal. Aufgrund fehlender Bedarfsanalysen in Brandenburg gab es auch keine Möglichkeiten einer finanziellen Förderung. So entstand die Überlegung, mit ehrenamtlichen Dolmetschern und Dolmetscherinnen zu arbeiten. Dadurch ging man finanziellen Engpässen aus dem Weg und konnte dem Bedarf von Sprachmittlern und -mittlerinnen nach Möglichkeit flächendeckend nachgehen. Das Projekt hatte somit die Eigenheiten des strukturschwachen Flächenlandes berücksichtigt und mit der Vermittlung von ehrenamtlichen Dolmetschenden eine innovative Lösung für Brandenburg gefunden.

Über Anzeigen wurden ehrenamtliche Dolmetschende für den Einsatz in Brandenburg akquiriert. Dabei meldeten sich überwiegend Interessierte aus dem Raum Potsdam und Berlin. Bei der Akquise war es dem Projektträger sehr wichtig, dass die ehrenamtlichen Dolmetscherinnen und Dolmetscher gut in Deutschland integriert und zugleich kulturell mit der Ursprungsheimat verbunden sind. Die ehrenamtlichen Sprachmittelnden wurden für den Einsatz qualifiziert (medizinische Fachsprache, Techniken der Sprachmittlung, ethische Aspekte, Psychohygiene etc.). In den ersten beiden Jahren fanden monatliche Qualifizierungstreffen statt. Seit dem dritten Projektjahr gibt es zweimonatliche Treffen, die dem persönlichen Austausch und der weiteren Qualifizierung dienen.

Die kontinuierliche Weiterbildung, etwa zum Dolmetschen in bestimmten Fachbereichen durch die Vermittlung der entsprechenden Fachtermini, half von Beginn an, dem Qualitätsanspruch des Projekts gerecht zu werden. So wurde zum Beispiel im Oktober 2007 eine Weiterbildung durchgeführt, die auf die Begleitung von Migrantinnen und Migranten in der physiotherapeutischen Behandlung abzielt. Diese Weiterbildung wurde in Zusammenarbeit mit erfahrenen Fachpersonen aus Physiotherapiepraxen durchgeführt. Weiterhin erhalten die Sprachmittelnden die Möglichkeit, an regelmäßigen Supervisionen teilzunehmen. Dies fördert sowohl die Verarbeitung von Erlebtem als auch die qualitative Weiterentwicklung der eigenen Sprachmittlertätigkeit.

Im Jahr 2007 wurden ca. 130 sprachmittlerische Einsätze vermittelt und ca. 30 muttersprachliche Veranstaltungen zur Gesundheitsaufklärung durchgeführt. Das Prinzip von „El Puente" hat sich so gut bewährt, dass derzeit darüber diskutiert wird, die Idee der ehrenamtlichen Sprachmittlerinnen und Sprachmittler auf andere Bereiche zu übertragen. Derzeit ist eine Ausweitung des Projekts „El Puente" auf die Handlungsfelder „Arbeitsvermittlung" und „Kommunikation mit sozialen Einrichtungen, Kitas und Schulen" vorgesehen.

Kontakt
Dr. Wolfgang Bautz
Gesellschaft für Inklusion und Soziale Arbeit e. V.
Zum Jagenstein 3
14478 Potsdam
Telefon: 0331-9676251
Telefax: 0331-9676259
E-Mail: w.bautz@fazit-brb.de
Website: http://www.fazit-brb.de

4.1.10 Ernährung/Bewegung/Stressbewältigung

Ausgewählt durch: *Landesvereinigung für Gesundheitsförderung Thüringen e. V.*
Regionaler Knoten Thüringen
Autorinnen: *Daniela Fritsch, Uta Maercker*

Die „AnGeL" – Anlauf- und Koordinierungsstelle für Gesundheitsbewusstes Leben

Themen- und Handlungsfelder
Ernährung/Bewegung/Stressbewältigung

Gute Praxisbereiche
Multiplikatorenkonzept – Integriertes Handlungskonzept/Vernetzung – Dokumentation und Evaluation

Veröffentlichungsjahr: 2008

Abstract

Fehlernährung und Bewegungsmangel im Kindes- und Jugendalter können gravierende gesundheitliche Beeinträchtigungen im weiteren Lebensverlauf nach sich ziehen. Die Anlauf- und Koordinierungsstelle für Gesundheitsbewusstes Leben in Nordhausen (AnGeL) will dem Anstieg der Zahl übergewichtiger Kinder in der Region Nordhausen entgegenwirken. Diese Region leidet unter hoher Arbeitslosigkeit und damit einhergehenden sozialen Problemen. Zielgruppe der Interventionen in Kindertagesstätten, Grund- und Förderschulen sowie in der offenen Kinder- und Jugendarbeit sind die Altersgruppen null bis zehn, wobei die Elternbildung einen wesentlichen Schwerpunkt des Projekts ausmacht.

Den beteiligten Bildungseinrichtungen und Familien wird eine breite Palette an Projektmodulen angeboten, mit dem Ziel, Synergien für eine nachhaltige Wirkung der Maßnahmen zu entwickeln. Die Ausbildung von Multiplikatoren und Multiplikatorinnen zu den Themen „Ernährung" und „Bewegung" stellt eine weitere wichtige Projektsäule dar. Ein Netzwerk mit vielfältigen Kooperationspartnern aus dem öffentlichen und privaten Bereich unterstützt das Projekt. Die „AnGeL" erreicht mit ihrer Arbeit an sozialen Brennpunkten zahlreiche Kinder aus sozial benachteiligten Familien.

Hintergrund

In der Entwicklung einer gesundheitsfördernden Umwelt und der Unterstützung von gesundheitsbewusstem Verhalten liegt die Chance für die Verminderung von Krankheitsrisiken und die Gestaltung eines gesunden Lebens von Geburt an. Das Wohlbefinden und die Gesundheit werden durch Ernährung und Bewegung beeinflusst. Übergewicht als Folge eines Mangels an einer ausgewogenen gesunden Ernährung und ausreichender Bewegung ist ein Risikofaktor für schwerwiegende Erkrankungen wie zum Beispiel Diabetes mellitus Typ II und Bluthochdruck. Familiäre Lebensbedingungen und Verhaltensweisen sind eine Grundlage für das Ernährungs- und Bewegungsverhalten von Kindern (Robert Koch-Institut 2007).

Die Ergebnisse der KiGGS-Studie des Robert Koch-Instituts (RKI) zeigen, dass es notwendig ist, Kinder und deren Eltern frühzeitig über eine gesunde Ernährungsweise aufzuklären und sie für das Thema zu sensibilisieren. Denn entgegen den Empfehlungen des Forschungsinstitutes für Kinderernährung Dortmund, wonach Kinder und Jugendliche eine optimierte Mischkost (Optimix) zu sich nehmen sollten, essen über die Hälfte der Kinder zu wenig Getreide, Gemüse, Obst, Milchprodukte, Fisch und Beilagen. Stattdessen verzehren sie zu viel Süßigkeiten, Snacks und gesüßte Getränke (FITKID 2007).

Mit zunehmendem Alter vergrößert sich der Anteil an übergewichtigen und fettleibigen Mädchen und Jungen. Um ein gesundes Bewegungsverhalten zu ermöglichen, müssen Anreize und Möglichkeiten zu mehr Bewegung der Kinder geschaffen werden und Familien sowie andere Bezugspersonen als Vorbilder aktiv werden. Besonders bei Kindern aus Familien mit niedrigem Sozialstatus besteht Handlungsbedarf in dieser Hinsicht, da sich in dieser Zielgruppe Ernährungsfehlverhalten und Bewegungsmangel sowie deren Folgen häufen (Robert Koch-Institut 2007). Im Jahr 2005 hat das Bundesministerium für Ernährung, Landwirtschaft und Verbraucherschutz den Wettbewerb „Besser essen. Mehr bewegen" initiiert, um Übergewicht und Adipositas bereits im Kindesalter entgegenzuwirken. Der Wettbewerb ist eingebettet in weitere Maßnahmen und Angebote für Kindertagesstätten und Schulen wie zum Beispiel die Gesund-Essen-Aktion für Kitas und Eltern (FITKID) in Zusammenarbeit mit der Deutschen Gesellschaft für Ernährung (DGE). Das Bundesministerium stellt Informationen zur Durchführung der Evaluation in den Projekten des Modellvorhabens „Besser essen. Mehr bewegen. Der Wettbewerb" zur Verfügung (Max Rubner-Institut/BFEL 2008).

Die Anlauf- und Koordinierungsstelle für Gesundheitsbewusstes Leben (AnGeL) in Nordhausen ist eines der 24 Modellprojekte, die die Jury des Wettbewerbs bundesweit ausgezeichnet hat, und zugleich das einzige Projekt im Bundesland Thüringen. Diese Modellprojekte werden über einen Zeitraum von drei Jahren gefördert. Träger der „AnGeL" ist der Verein Horizont e.V. zur Betreuung, Förderung und Bildung von Kindern und Jugendlichen in und um Nordhausen – eine Region mit hoher Arbeitslosenquote. Im Landkreis Nordhausen lag sie im September 2007 mit 15,3 Prozent (Thüringer Landesamt für Statistik 2007) deutlich über dem Thüringer Durchschnitt von 12,1 Prozent (Agentur für Arbeit 2007). Als Jugendhilfeträger bietet der Verein eine breite Palette an bedarfsorientierten und qualitativ hochwertigen Förder-, Betreuungs- und Bildungsangeboten für die Zielgruppen Kinder, Jugendliche und junge Erwachsene an.

Zur Umsetzung dieser Angebote bestehen zahlreiche Kooperationen mit öffentlichen und privaten Einrichtungen. Der Wettbewerbsbeitrag des Horizont e.V. beruht auf dem ehrenamtlichen Engagement einer eigens gegründeten Projektgruppe. Die „AnGeL" arbeitet überwiegend in Kindertagesstätten, an Grundschulen und Förderzentren an sozialen Brennpunkten der Stadt Nordhausen. Sie erreicht einen hohen Anteil von Kindern aus sozial benachteiligten Bevölkerungsschichten und mit Migrationshintergrund. Die Mädchen und Jungen, die an den Angeboten des Projekts teilnehmen, werden auch bei ihren Freizeitaktivitäten spielerisch an Ernährungs- und Bewegungsthemen herangeführt und für gesundheitsbewusstes Verhalten sensibilisiert.

Vorgehen

Die „AnGeL" fungiert als Informations- und Beratungsstelle in Ernährungs- und Bewegungsfragen für Kinder, Eltern, Lehrkräfte sowie Mitarbeiterinnen und Mitarbeiter von Kindertagesstätten. Das Team der „AnGeL" koordiniert die Aktivitäten der regionalen Netzwerkpartner, vermittelt Kontakte zum Beispiel in Sportvereine oder in Kurse der „AnGeL" und führt eigene Aktivitäten durch. Zielgruppe sind Kinder im Alter von null bis zehn Jahren, die Freude an der Bewegung gewinnen sollen. Die Arbeit der „AnGeL" steigert die Selbstwahrnehmung, die Selbstkontrolle und Selbstwirksamkeit der Kinder unter Einbeziehung der Familien. Den Kindern wird beispielsweise der Zusammenhang zwischen Gewicht und Beweglichkeit erklärt und sie erfahren, wie sie die Beweglichkeit verbessern können, etwa in spielerischen Tests zur Motorik. Darüber hinaus sollen die Eltern für die Gewichts- und Körperentwicklungseinschätzung ihrer Kinder sensibilisiert werden. Langfristig sollen sie darüber zur Absicherung eines normalen Körpergewichts und einer damit einhergehenden Lebensqualität ihrer Kinder beitragen können. Inwieweit dieses Ziel erreicht werden kann, werden eine Erhebung zu drei Zeitpunkten und die Rückmeldungen der Eltern zeigen.

Sieben Mitarbeiterinnen und Mitarbeiter mit unterschiedlichen Berufsbildern setzen das Modellprojekt um: ein Diplom-Sozialwirt, eine Agraringenieurin, eine staatlich anerkannte Diätassistentin, ein Diplom-Sportlehrer und -therapeut sowie Erzieherinnen, Erzieher und Sozialpädagogen. Die am Projekt beteiligten Kindertagesstätten und Grundschulen können unterschiedliche Module in Anspruch nehmen. Die „AnGeL" bietet gemeinsam mit den Einrichtungen Veranstaltungen an wie zum Beispiel Aktionstage zum Thema „Gesundes Frühstück" und ein Puppentheater, dessen Stücke die Themen „Ernährung" und „Bewegung" behandeln. Auf diese Weise lassen sich die Kinder sehr gut erreichen. Unter anderem finden in den Fächern Heimat- und Sachkunde und Deutsch themenspezifische Unterrichtseinheiten statt. Weiter bestehen unter dem Namen „Gesundheitsdetektive" Arbeitsgemeinschaften, die als einstündiges jahrgangsübergreifendes Hortangebot einmal wöchentlich Sportspiele, Ernährungsprojekte, Experimente mit Nahrungsmitteln und Lebensmitteluntersuchungen u. Ä. durchführen. In fünf der betreuten Kindertagesstätten finden ebenfalls einmal wöchentlich Sportspiele zur Schulung der Motorik und Koordination statt. In einer Kindertagesstätte an einem sozialen Brennpunkt offeriert die „AnGeL" einer Gruppe von zehn Kindern im Vorschulalter ein Jahr lang vierzehntägig Ernährungserziehung. Die Sachthemen werden dabei sehr niedrigschwellig – beispielsweise mit „Obsttanz", einer abgewandelten „Ernährungspyramide" oder Bildern von einer wachsenden Kartoffel – vermittelt. Kindertagesstätten und Schulen können darüber hinaus bewegungsorientierte Wandertage in Anspruch nehmen, was bisher drei Einrichtungen wahrgenommen haben.

Begleitend finden Elternabende und Elterninformationsveranstaltungen statt. Eine stetige Integration von Ernährungs- und Gesundheitsthemen in den Familienalltag ist das Ziel der unterschiedlichen, zum Teil ineinandergreifenden Module. Sichtbar sind erste Erfolge in veränderten Pausenmahlzeiten der Kinder. Eine wichtige Rolle nimmt auch das Theaterspiel ein. Die Kinder überraschen ihre Eltern beispielsweise an Elternabenden oder an Tagen der offenen Tür mit Aufführungen zu Ernährungsthemen. Auch Erwachsene, die wenig Interesse an gesundheitlichen Fragen mitbringen, müssen sich dann mit der Sache auseinandersetzen.

Ein offenes Freizeitangebot, der „Peter-Lustig-Wagen", macht Kinder und deren Eltern vor allem aus benachteiligten Stadtgebieten auf die Angebote der „AnGeL" aufmerksam. Ein umgebauter und bunt bemalter Wohnwagen fährt zu Treffpunkten der Kinder in die jeweiligen Stadtgebiete, wo die Kinder dann die Möglichkeit zu Sport und Spiel bekommen. Der Wagen ist ein aufsuchendes und niedrigschwelliges Angebot. Er ist bei den Kindern sehr beliebt und erfreut sich einer zunehmenden Nutzung. Darüber sollen auch die Eltern in den sozialen Brennpunkten erreicht und integriert werden, die über Komm-Strukturen schwer zu erreichen sind.

▲ Guter Praxisbereich „Multiplikatorenkonzept"

Im Rahmen des Projekts werden die Erzieherinnen und Erzieher, Lehrerinnen und Lehrer sowie Eltern in Fragen von Ernährung und Bewegung geschult. Alle drei Gruppen sind intensiv in die Projektdurchführung involviert und nehmen aktiv daran teil. Auf der Grundlage der vom „Auswertungs- und Informationsdienst für Verbraucherschutz, Ernährung, Landwirtschaft" (aid) und der „Deutschen Gesellschaft für Ernährung" (DGE) zur Verfügung gestellten Materialien bietet das Thüringer Institut für Lehrerfortbildung, Lehrplanentwicklung und Medien (ThiLLM) Fortbildungen für den Grundschulbereich an. Mitarbeiterinnen und Mitarbeiter der „AnGeL" haben Handmaterial zu diesen Veranstaltungen erstellt, das den Teilnehmerinnen und Teilnehmern zur Umsetzung der Inhalte in Schule und Betreuung gereicht wird.

Das „AnGeL-Team" setzt einige Projektmodule auch in Schullandheimen um, die sich in der Trägerschaft des Horizont e.V. befinden. Dazu gehören Kinderferienlager in den Sommer- und Herbstferien unter jeweils einem bestimmten Motto, zum Beispiel eine „Sport- und Erlebniswoche", die Vermittlung von Wissen zur Brotherstellung oder eine Tanzprojektwoche mit dem täglichen Einüben eines Tanzes. Darüber hinaus werden die pädagogischen Mitarbeiterinnen und Mitarbeiter dieser Schullandheime zu den Themen der Projektmodule geschult, um diese mittelfristig über Multiplikatorenschulungen eigenverantwortlich umsetzen zu können.

Eine weitere Multiplikatorengruppe, die Trainerinnen und Trainer in Sportvereinen, wird über die Zusammenarbeit mit dem Kreissportbund erreicht. Die „AnGeL" bietet das Thema „Gesunde Ernährung" als eigenen Baustein in der Übungsleiterausbildung zur Lizenzstufe C an.

In den Geburtsvorbereitungskursen des Südharz-Krankenhauses in Nordhausen führen die Projektmitarbeitenden Ernährungsberatungen durch. Pro Kurs nehmen auch zwei Hebammen daran teil. Sie werden zunächst kontinuierlich geschult, um später selbst als Dozentinnen die Grundlagen einer gesunden Ernährung in der Schwangerschaft und den ersten Lebensjahren der Kinder in ihre Kurse integrieren zu können.

▲ Guter Praxisbereich „Integriertes Handlungskonzept/ Vernetzung"

Über die Kooperation mit Kindertagesstätten und Schulen hinaus baut die „AnGeL" gezielt Arbeitsschwerpunkte mit ihren Netzwerkpartnern auf. Das Gesundheitsamt informiert im Rahmen der Schuleingangsuntersuchungen übergewichtige Kinder und deren Familien über das Konzept der „AnGeL" und motiviert sie sowohl zu einer individuellen Beratung als auch zu einem Besuch von Präventionskursen. Diese Präventionskurse hat die „AnGeL" in Zusammenarbeit mit einem Gesundheitszentrum entwickelt. Sie entsprechen den einheitlichen Kriterien der Spitzenverbände der Krankenkassen für Maßnahmen der Primärprävention und wurden von allen Krankenkassen Thüringens zertifiziert.

Die 20-wöchigen Kurse vermitteln Kindern im Kita- und Grundschulalter altersentsprechend, spielerisch und praxisorientiert die Themen „Ernährung" und „Bewegung". Die Kurse enthalten fünf Eltern-Kind-Module, da die Einbeziehung der Familien und des engsten sozialen Umfeldes bei der Arbeit mit den Kindern eine entscheidende Rolle spielt.

Die Mitarbeiterinnen und Mitarbeiter der „AnGeL" akquirieren die Kinder, die an dem Kurs teilnehmen, übernehmen die Organisation und führen diese Kurse im „Haus der Kinder" und in einer von der Stadt Nordhausen zur Verfügung gestellten Turnhalle durch. Das Angebot ist für sechs Monate mit jeweils einer Veranstaltung wöchentlich konzipiert. Zusätzlich werden in Kooperation mit dem Sozialamt Zugangswege zu Familien mit einem diesbezüglichen Bedarf entwickelt und ihnen gezielt Beratungsangebote unterbreitet.

Der Horizont e.V. ist Träger einer Schulküche, die an der Umsetzung der Qualitätsstandards für Schulverpflegung der DGE arbeitet. Durch die enge Zusammenarbeit mit den Schulen und Kindertagesstätten, die das Essen der

Schulküche beziehen, sollen die Qualitätsstandards schrittweise in den Alltag der Einrichtungen integriert werden. Die Kapazität der Schulküche wurde ab dem Schuljahr 2008/2009 auf ca. 1800 Portionen am Tag erhöht.

Die Konzeption der einzelnen Projektbausteine findet in enger Zusammenarbeit mit den jeweiligen Kooperationspartnern aus dem Interventionssetting statt. Alle anderen Netzwerkpartner werden über die Aktivitäten informiert. Die Entwicklung von Zugangswegen zu den Zielgruppen und eine genaue Bedarfsbestimmung sind erst durch die vielfältigen Kooperationen möglich. Diese Abstimmungen und genauen Bedarfsplanungen kommen insbesondere sozial benachteiligten Zielgruppen und Sozialräumen zugute. Der Nutzen eines gemeinsamen runden Tisches als Gesprächs- und Verhandlungsforum aller Netzwerkpartner wird derzeit kritisch diskutiert.

Schirmherrin des Projekts ist die Oberbürgermeisterin der Stadt Nordhausen, die auch die Auftaktpressekonferenz leitete. Eine Vertreterin des Kreistages war aktiv in die ersten konzeptionellen Überlegungen zum Projekt einbezogen.

Die „AnGeL" pflegt einen engen Kontakt zur Presse, um die Öffentlichkeit über Aktivitäten des Projekts zu informieren. Seit Februar 2008 machen Schaukochveranstaltungen in der Theaterküche auf das Thema „Ernährung und Bewegung" und die „AnGeL" aufmerksam. Die „AnGeL" erreichen mittlerweile Anfragen von Lehrerinnen und Lehrern verschiedener Schultypen, die mit ihren Klassen unterschiedlicher Altersgruppen die Schaukochveranstaltungen besuchen wollen. Die Mitarbeiterinnen und Mitarbeiter der „AnGeL" bieten ihnen darüber hinaus auch Anregungen und Unterstützung für die Umsetzung eigener Projekte.

▲ Guter Praxisbereich „Dokumentation und Evaluation"

Wie alle Modellprojekte des Wettbewerbs „Besser essen. Mehr bewegen" wird auch das Projekt der „AnGeL" vom Bundesforschungsinstitut für Ernährung und Lebensmittel am Max Rubner-Institut Karlsruhe extern in Zusammenarbeit mit dem „Forschungszentrum für den Schulsport und den Sport von Kindern und Jugendlichen" (FOSS) in Karlsruhe über drei Jahre hinweg evaluiert. Dabei kommen bundesweit einheitliche Dokumentationsraster und Evaluationstools zum Einsatz. Die Formulierung von Zielen auf unterschiedlichen Ebenen wie Lern-, Verhaltens- und Umweltzielen sowie ein

Abgleich dieser Ziele mit den Ergebnissen, einer Beschreibung des Einsatzes von Ressourcen sowie der Aktivitäten und Zielgruppen des Angebots soll eine Beurteilung der Wirksamkeit des Projekts möglich machen. Das FOSS führt eine begleitende Erhebung zu drei Messzeitpunkten mit 600 Kindern in Nordhausen und Umgebung – 150 von ihnen sind Teil einer Kontrollgruppe, 450 gehören also zur Interventionsgruppe – mit den Instrumenten der KiGSS-Studie durch. Erste Zwischenergebnisse werden auf den Vernetzungstreffen der Fachreferentinnen und -referenten der Bundesanstalt für Landwirtschaft und Ernährung und verschiedener anderer Verbände präsentiert. Dabei entsteht ein 20-seitiger Bericht, der über Kontakte, Vorgehensweise, Durchführung aller Projekte, die Planung neuer Projekte und Projektmodule sowie die Präsentation Auskunft gibt.

Die Untersuchung bezieht insbesondere auch Einrichtungen in sozialen Brennpunkten mit ein und macht einen Vergleich der Parameter zwischen den verschiedenen Messzeitpunkten möglich. Fragebogen, die die Lehrkräfte zum Sozial- und zum Gesundheitsverhalten der Kinder ausfüllen, bieten weitere Erkenntnisse über mögliche Veränderungen im Projektzeitraum.

Aus den Ergebnissen der Erhebung werden Empfehlungen für die Konzeption zukünftiger Förderprogramme und ein Leitfaden für Präventionsmaßnahmen erarbeitet. Insbesondere sollen Veränderungen der körperlichen Fitness, des Gesundheits-, Ernährungs- und Bewegungsverhaltens sowie der Verhältnisse der Kinder erfasst werden, die durch die Maßnahmen und Projekte angestoßen oder verstärkt werden. Eine erste Auswertung liegt jedoch noch nicht vor.

Die Fachhochschule Nordhausen unterstützt Prozesse der Selbstevaluation bei der „AnGeL". In diesem Rahmen wurde ein Angebotskatalog zu bewegungsorientierten Angeboten für den gesamten Landkreis zusammengestellt, der Interessenten und Interessentinnen zur Verfügung gestellt wird. In kommenden Projekten erhalten die Studierenden den Auftrag, die Akzeptanz und Nutzung der Angebote des Projekts in Kindertagesstätten und Schulen sowie eine Integration in bestehende Maßnahmen und Aktivitäten der Einrichtungen herauszuarbeiten. Weiterhin sollen die Identifikation und Entwicklung von Zugangswegen zu jungen Müttern Thema der gemeinsamen Forschungsaktivitäten von „AnGeL" und FH Nordhausen sein.

Über projektinterne Rückkopplungsschleifen auf der Grundlage von Berichtsheften (für regelmäßige Angebote) und Praxisberichten (für Einzelprojekte) prüft die „AnGeL" halbjährlich die Schwerpunkte der Arbeit sowie

Zugangswege, Akzeptanz und Nutzung der Angebote durch die Zielgruppe und passt sie an den Bedarf an. Darüber hinaus bildet die Dokumentation täglicher Aktivitäten im Dienstbuch die Grundlage regelmäßiger Sachberichte über Teilnehmerzahlen, Inhalte und Probleme für die Wettbewerbszentrale.

Literatur

Agentur für Arbeit: [http://tinyurl.com/23k5cy] (17.10.2007).

FITKID. Die Gesund-Essen-Aktion für Kitas (2007): [http://www.fitkid-aktion.de/fitkit+aktion/vollwertige-fakten/optimix] (17.10.2007).

Max Rubner-Institut/Bundesforschungsanstalt für Ernährung und Lebensmittel (BFEL): [http://tinyurl.com/2qhyvu] (04.02.2008).

Robert Koch-Institut (2007): KiGGS-Studie. [http://www.kiggs.de] (17.10.2007).

Thüringer Landesamt für Statistik: [http://tinyurl.com/yufzlu] (17.10.2007).

Kontakt
Silke Schulze
Horizont e.V.
Hohensteiner Straße 17
99734 Nordhausen
Telefon: 03631-4710997
Telefax: 03631-466744
E-Mail: info@angel.horizont-verein.de
Website: http://www.angel.horizont-verein.de

Ausgewählt durch: *Landeszentrale für Gesundheitsförderung in Rheinland-Pfalz e. V.*
Regionaler Knoten Rheinland-Pfalz
Autor/Autorin: Christina Göth, Bernd Olaf Hagedorn

Spiel- und Lernstube „Gesund und fit durch vielseitige Ernährung"

Themen- und Handlungsfelder
Ernährung/Bewegung/Stressbewältigung – Familien/Eltern/Alleinerziehende – Schulkinder und Jugendliche/Setting Schule

Gute Praxisbereiche
Niedrigschwellige Arbeitsweise – Empowerment – Innovation und Nachhaltigkeit

Veröffentlichungsjahr: 2009

Abstract

Seit rund 15 Jahren läuft das Thema „Gesunde Ernährung von Kindern und Jugendlichen" im Rahmen des Konzeptschwerpunkts Kindergesundheit wie ein roter Faden durch die Arbeit der Spiel- und Lernstube. Das pädagogische Angebot für gesundes Essen wurde wegen der Beobachtung, dass Kinder unregelmäßig zu essen bekamen oder ungesund aßen, sukzessive entwickelt. Hinzu kamen weitere Belastungen der Kinder wie schulische Misserfolge, erhöhte Aggressivität oder Lustlosigkeit. Inzwischen ist parallel zu einem Elternkochkurs und einem Computerkurs für Kindergartenkinder ein Kochbuch mit Lieblingsgerichten zum Nachkochen entstanden. Kinder und Mütter können damit auch zu Hause kochen.

Die Spiel- und Lernstube ist eine familienergänzende Einrichtung auf der Basis des Kindertagesstättengesetzes von Rheinland-Pfalz. Sie befindet sich als feste Institution in Koblenz-Asterstein, einem sozialen Brennpunkt. Ein hoher Anteil der Bewohnerinnen und Bewohner sind Sinti- und Roma-Familien. Die Einrichtungen der Gemeinwesenarbeit im Caritasverband Koblenz, der Koblenzer Wohnungsbaugesellschaft und der Spiel- und Lernstube kooperieren sehr eng miteinander. Dadurch ist die kontinuierliche und umfassende Begleitung der Zielgruppen gewährleistet. Beispielsweise werden neue Angebote wie „Mütter kochen für ihre Kinder" und „Gesund und fit durch vielseitige Ernährung" teilweise gemeinsam mit Schlüsselpersonen der Anwohnerinnen und Anwohner entwickelt und im Müttercafé und Elternausschuss der Spiel- und Lernstube und im GWA-Frauentreff vorgestellt.

Hintergrund

Spiel- und Lernstuben haben sich in unterschiedlicher Form als familienergänzende Einrichtungen entwickelt. Sie entstanden aus Gemeinwesenprojekten der 1970er-Jahre in sozialen Brennpunkten. Je nach Einrichtungskonzept besuchen Kinder vom Krippenalter bis zum 14. Lebensjahr die Spiel- und Lernstube. Für viele ältere Jugendliche bleibt die Einrichtung als Treffpunkt mit unterstützenden Angeboten auch weiterhin zentrale Anlaufstelle. Die Straßenzüge befinden sich in einer Randlage der Stadt und bestehen aus Mehrfamilienhäusern mit Miet- und Obdachlosenwohnungen. Die noch vorhandenen Nachkriegsbauten sind renovierungsbedürftig: Heizungen, Fenster und Sanitäranlagen sind nicht zeitgemäß. Nur wenige Mehrfamilienhäuser wurden in den letzten Jahren modernisiert. Günstige Einkaufsmöglichkeiten sind nur mit dem stündlich fahrenden Linienbus bzw., wenn vorhanden, mit dem Auto zu erreichen.

Viele Bewohnerinnen und Bewohner sind Erwerbslose bzw. Hartz-IV-Empfängerinnen und -Empfänger. Es handelt sich weitgehend um Sinti-Großfamilien mit eng verwobenen Familienstrukturen. Durch die stark verbreitete frühe Heirat entstehen sehr junge Familien, in denen eine traditionelle, hierarchische und geschlechtsspezifische Rollenverteilung gilt. All diese Faktoren führen bei den verantwortlichen jungen Frauen und Müttern häufig zu einer Überforderung bei der Bewältigung des Alltags. Sie äußert sich in Bezug auf das Gesundheitsverhalten u. a. darin, dass das Ernährungsverhalten der Kinder überwiegend durch den Konsum von Chips, Fastfood, zuckerhaltigen Getränken und Süßigkeiten geprägt ist. Hinzu kommt die Tendenz, dass Vorsorgeuntersuchungen ohne Anregung aus der Spiel- und Lernstube nur sehr sporadisch wahrgenommen werden. Die Bewohnerinnen und Bewohner erkranken häufig. Adipositas ist weit verbreitet und Alkoholkonsum ist in fast allen Familien ein Problem. Ziel des gesundheitsfördernden Vorgehens der Einrichtung ist neben dem Vertrautmachen mit gesunder Ernährungsweise und gesundheitsförderlichem Verhalten, die Eigenverantwortung jedes Einzelnen zu entwickeln.

Vorgehen

Seit 1969 existiert die Spiel- und Lernstube der Katholischen Pfarrgemeinde Maria Himmelfahrt in Koblenz-Asterstein. Sie setzt sich aus einer Kindergartengruppe für Zweijährige bis zum Schuleintritt und zwei Hortgruppen für Sechs- bis 14-Jährige zusammen. Jugendliche ab zwölf Jahren können, teilweise bis zum 20. Lebensjahr, zusätzlich einmal wöchentlich das Jugendcafé besuchen. Es wird nach dem Ende des Horts von Erzieherinnen der Spiel- und Lernstube betreut. Da die Kinder ab zwei Jahren bis zum Ende ihrer Schulausbildung betreut werden und in der Regel alle Stufen der Einrichtung durchlaufen, kommt der familienergänzende Aspekt stark zum Tragen.

Im Rahmen der Elternarbeit wird monatlich ein Müttercafé veranstaltet. Als weitere Einrichtung wurde 1997/98 von der WohnBau ein Mehrfamilienhaus errichtet. In ihm befinden sich das GWA-Büro, ein Büro der WohnBau, der Hausmeister und ein Gemeinschaftsraum für Mieterversammlungen, Spielgruppen, Frauentreffs, Projektangebote und Familienfeiern der Bewohnerinnen und Bewohner.

Gesunde Ernährung und gesundheitsbewusstes Verhalten sind ein wichtiger Bestandteil der armutspräventiven Arbeit in der Spiel- und Lernstube. Die Themen werden in einem schrittweisen Lern- und Unterstützungsprozess mit den Eltern und Kindern und in Kooperation mit den Angeboten der GWA entwickelt und bearbeitet. Im Zuge der räumlichen Entwicklung der Spiel- und Lernstube wurde eine Küche mit Kinder- und Erwachsenenküchenzeile eingebaut. Dort finden Kochkurse statt und es werden regelmäßige Snackangebote von Kindern und Jugendlichen zubereitet, die einmal wöchentlich für einen kleinen Kostenbeitrag im Hort verkauft werden bzw. im Rahmen der pädagogischen Arbeit in der Gemeinschaft der Gruppe verzehrt werden.

Schwerpunkt im Bereich „Gesunde Ernährung und Bewegung" war im Jahr 2007 der Beginn des Projekts „Gesund und fit durch vielseitige Ernährung", das u.a. auf dem Programm „TigerKids" der AOK basiert. Im September 2007 fand eine Fortbildung für das Team bei der AOK statt und in der Einrichtung wurde das Projekt bei einem Elternabend vorgestellt. Die einzelnen Spiel-, Bastel- und Liedmodule wurden im Vor- und Nachmittagsablauf der Einrichtung für die unterschiedlichen Altersstufen angeboten. Für die Arbeit mit den Kindern wurden die Materialien der AOK als Grundlage genutzt. Sie mussten aber auf die Bedürfnisse der spezifischen Zielgruppe hin überarbeitet werden, da hier ein wesentlich niedrigschwelligeres Vorgehen erforderlich ist, als in den Materialien vorgesehen. Ziel der einzelnen Module ist es, den Kindern die Lebensmittelvielfalt näherzubringen. Beispielsweise wird der Apfel in Liedern, Rezepten, Geschmacksproben, Spielen und Bastelangeboten in seiner Vielfalt vorgestellt, eingeführt und gekostet.

Das wöchentliche gemeinsame Frühstück bzw. Mittagessen in der Kindergartengruppe wurde mit in das Projekt einbezogen. Im parallelen Angebot für die Hortkinder bereiten je vier bis sechs Kinder wöchentlich einen gemeinsamen Snack für die ganze Einrichtung vor. Er wird im „Bistro" für 20 Cent von den Jugendlichen selbst verkauft oder auch in der eigenen Hortgruppe gemeinsam eingenommen. Bei den Snacks reicht die Bandbreite vom gesunden Burger bis hin zur kompletten Hauptspeise. Das Projekt wird fortlaufend angeboten. Weitere gesundheitsfördernde Angebote sind zum Beispiel die Umsetzung des Programms „Ich geh' zur U! Und Du?" der Bundeszentrale für gesundheitliche Aufklärung (www.ich-geh-zur-u.de) als regelmäßiges Angebot im laufenden Jahr.

▲ Guter Praxisbereich „Niedrigschwellige Arbeitsweise"

Die Einführung eines Themas wie Ernährung bei einem Elternabend macht die niedrigschwellige Arbeit in der Spiel- und Lernstube sehr deutlich. Zu dem Elternabend wurde mit einem Plakataushang mit prägnanten Worten und Bildern, an der Infotafel im Eingangsbereich sowie über die regelmäßig erscheinende Kita-Zeitung eingeladen. Unverzichtbar ist die gezielte Ansprache der Eltern. Sie werden beim „Gespräch zwischen Tür und Angel" direkt kontaktiert.

Diese persönliche Ansprache am Rande und über die Kinder ist ein wichtiger Baustein, um Hemmschwellen bei den Eltern abzubauen. Nur im direkten Kontakt wird das Gesprächs- und Informationsinteresse geweckt und Ängste – zum Beispiel vor außenstehenden Referentinnen und Referenten – können abgebaut werden. Die Eltern können darauf vertrauen, dass die Elternabende für sie sprachlich verständlich sind und in einer angenehmen Atmosphäre stattfinden. Ansatzpunkte sind die grundsätzliche Bereitschaft, in die Einrichtung zu kommen. Das passiert nur, wenn sich die Eltern hier akzeptiert, gefragt und willkommen fühlen. Elternabende und andere Aktivitäten sind so gestaltet, dass sie eine willkommene Abwechslung im Abendprogramm sind, bei denen neben der Information und dem Austausch auch die Geselligkeit eine Rolle spielt.

Akzeptanz und Wertschätzung dieser Mitarbeit und Zusammenarbeit werden zusätzlich vermittelt, indem Plakate im gesamten Wohngebiet ausgehängt werden bzw. durch Veröffentlichungen im Pfarrbrief oder in kostenlosen Zeitungen, die über die ganze Stadt verteilt werden.

Das Vorgehen bei den Kindern in den jeweiligen Altersgruppen ist alltagsbezogen und wird gezielt veranschaulicht. Beispielsweise werden die erforderlichen Mengen der Lebensmittel, die zu einer gesunden Ernährung gehören, in realistischen Portionen präsentiert und anschließend direkt verarbeitet und verzehrt. Die einzelnen Angebote sind darüber hinaus jahreszeitlich abgestimmt und werden mit zusätzlichen Angeboten wie Malen, Basteln oder auch mit Tänzen und Bewegungsspielen ergänzt. Als Präsentationsmittel im Rahmen des „TigerKids"-Projekts wurden der Plüschtiger und eine große Modelleisenbahn aus Holz eingesetzt, die als zusätzliche Motivation und Identifikationsmittel dienen und den spielerischen Aspekt verstärken.

▲ **Guter Praxisbereich „Empowerment"**

Die konzeptionelle Arbeit der Spiel- und Lernstube ist darauf ausgerichtet, Kindern und Jugendlichen ein vielfältiges, anregungsreiches und entwicklungsförderndes Umfeld zu bieten. Die Angebote sind dementsprechend ganzheitlich und auf soziale und gesundheitliche Chancengleichheit ausgerichtet. Kinder und ihre Eltern werden in ihrer Sozialisation bedarfsorientiert unterstützt. Ziel ist es, eigenverantwortlich für die eigenen Bedürfnisse und Interessen einzutreten und in der Gemeinschaft zu handeln.

In Bezug auf gesunde Ernährung gehört zu diesen Grundprinzipien die Wissensvermittlung über unterschiedliche Ernährungsmöglichkeiten und Geschmacksentwicklung sowie Freude am selbstständigen Zubereiten. Außerdem soll das Verantwortungsgefühl für eine gesunde und regelmäßige Ernährung geweckt werden.

Für die Entwicklung von Empowerment ist die Zubereitung der Snacks durch die Jugendlichen und der Verkauf im Hort-„Bistro" beispielhaft. Die Jugendlichen sind in der Regel schon seit Jahren in der Einrichtung und daher über die beständigen Angebote zur gesunden Ernährung vorgebildet. Sie sind motiviert, ihr Wissen einzusetzen, es zu vertiefen und ihre Interessen zu vertreten. Zu der wöchentlichen Aktion melden sie sich freiwillig und bringen ihre eigenen Wünsche und Vorstellungen mit ein. Rezepte werden in der jeweiligen Gruppe ausgesucht und besprochen; außerdem wird eine Einkaufsliste erstellt. Wenn ein entsprechendes Fahrzeug zur Verfügung steht, sind die Jugendlichen selbst am Einkauf beteiligt. Die Produkte des „Bistros", die die jeweiligen Köchinnen und Köche selbst verkaufen, finden regen Absatz. Die Kinder und Jugendlichen können 20 Cent als Kostenbeitrag in der Regel alle direkt bezahlen. Nach Rückmeldung aus dem Hort tun sie es nicht nur, weil sie wirklich Hunger haben, sondern auch, weil es schmeckt. Auf diese Weise erlernen die Kinder grundlegende Kochtechniken und entwickeln die Fähigkeit, sich auch zu Hause selbstständig versorgen zu können. Darüber hinaus wird das Selbstvertrauen der Kinder und Jugendlichen gestärkt durch die Anerkennung für das Kochen und Produzieren von leckerem Essen für die ganze Einrichtung.

▲ Guter Praxisbereich „Nachhaltigkeit"

Die Spiel- und Lernstube ist eine etablierte und fest installierte Einrichtung, die das Ziel hat, ihre Klientel in der Entwicklung zur Selbstständigkeit zu begleiten. Durch das Leitbild der Armutsprävention und das Thema „Gesundheitsförderung als Querschnittsaufgabe" ist die nachhaltige, gesundheitsfördernde Wirkung der Spiel- und Lernstube gesichert. Gesundheitsförderndes Verhalten in den Bereichen gesunde Ernährung, Bewegung und Hygiene, Anti-Aggressionstraining, Entspannung und Sexualaufklärung ist grundlegend in der Arbeit mit den Kindern, Eltern und Kooperationspartnern verankert und aufeinander abgestimmt.

In der Einrichtung lernen die Kinder gesunde Lebensmittel und Ernährung auf sehr praktische, spielerische, leckere und genüssliche Art kennen. Sie lernen neue Lebensmittel schätzen, die sie von zu Hause her nicht kennen. Die so geweckte Motivation wirkt in die Familien hinein, da die Kinder Lieblingsspeisen auch zu Hause einfordern. Die Eltern lernen diese Lebensmittel in den Kochkursen der Spiel- und Lernstube ebenfalls kennen und erhalten Anregungen, das Gelernte im Alltag einzusetzen. Sie werden dabei von ihren Kindern unterstützt und motiviert.

Der gemeinsame Verzehr des Essens an einem gedeckten Tisch – mit Zeit und Ruhe und ohne Fernsehprogramm – vermittelt zusätzlich Sicherheit in der Kulturtechnik des Essens. Auch werden Umgangsformen in Zusammenhang mit der Einnahme von Mahlzeiten eingeübt, die in weiterführenden Institutionen und im öffentlichen Auftreten Sicherheit verleihen. Das Einhalten von

Regeln wird als Grundlage für weiteres Handeln gelernt. Außerdem bietet die Spiel- und Lernstube Handlungsfelder, das Gelernte anzuwenden, indem sie gemeinsames Kochen und Essen für Kinder oder für Mütter mit Kooperationspartnern wie der Familienbildungsstätte, der AOK oder dem gastronomischen Bildungszentrum organisiert und begleitet.

Zur nachhaltigen Entwicklungsförderung im Stadtteil gehören neben den Modulen zu gesunder Ernährung weitere Module zu Bewegungsförderung, Sozialkompetenz und Persönlichkeitsentwicklung. Sie werden ebenfalls in der Spiel- und Lernstube angeboten.

Das entwickelte gesundheitsfördernde Vorgehen der Spiel- und Lernstube bietet gute Übertragungsmöglichkeiten für ähnliche Institutionen, die in der Gemeinwesenarbeit und Kindertagesstätten in sozialen Brennpunkten tätig sind. Die Angebote regen dazu an, sie direkt in die alltägliche Arbeit zu integrieren. Die angewandten Materialien auf der Basis der AOK-Unterlagen lassen sich leicht abwandeln, um sie auch in diesen Bezügen anwenden zu können.

Literatur

Aktion der Bundeszentrale für gesundheitliche Aufklärung „Ich geh' zur U! Und Du?": [http://www.ich-geh-zur-u.de].

Apel, M. (o. J.): Konzeption der Spiel- und Lernstube Am Luisenturm. Unveröffentlichtes Manuskript.

Projekt „Tiger Kids" der AOK: [http://www.tigerkids.de].

Stiftung Kindergesundheit: [http://www.kindergesundheit.de].

Kontakt

Marlies Apel
Spiel- und Lernstube der Katholischen
Pfarrgemeinde Maria Himmelfahrt
Am Luisenturm 1
56077 Koblenz
Telefon: 0261-73319
E-Mail: spiellernstube-asterstein@freenet.de

4.1.11 Sozialraum/Quartier/Stadtteil

Ausgewählt durch: *Landesvereinigung für Gesundheitsförderung e. V. in Schleswig-Holstein*
Regionaler Knoten Schleswig-Holstein
Autorin: Bettina Steen

Aufsuchende Sozialarbeit rund um den Kieler Vinetaplatz
Gesundheitsbezogene Gemeinwesenarbeit mit suchtmittelabhängigen Menschen

Themen- und Handlungsfelder
Sozialraum/Quartier/Stadtteil – Seelische Gesundheit einschließlich Sucht – Arbeitslosigkeit

Gute Praxisbereiche
Partizipation – Innovation und Nachhaltigkeit – Dokumentation und Evaluation

Veröffentlichungsjahr: 2009

Abstract

Die Trink- und Drogenszene, die sich vornehmlich rund um den Vinetaplatz in Kiel-Gaarden trifft, ist ein Ausdruck von Verarmung, Krankheit, Ziel- und Perspektivlosigkeit der betroffenen Menschen. Dieser informelle Treffpunkt von ca. 50 Menschen erzeugt aufgrund seiner Lärmbelästigung und Verschmutzungen bei den Anwohnerinnen und Anwohnern sowie Geschäftsleuten großen Unmut. Das Amt für Familie und Soziales der Landeshauptstadt Kiel hat das Projekt „Aufsuchende Sozialarbeit rund um den Vinetaplatz" initiiert, um eine Verbesserung der gesundheitlichen Situation der sozial benachteiligten Menschen „rund um den Vinetaplatz" und zugleich eine höhere Lebensqualität für die Bürgerinnen und Bürger des Stadtteils zu erreichen. Die Betroffenen wurden von Anfang an in die Planung und Gestaltung mit einbezogen. Im Rahmen des Projekts ist ein Netzwerk im Stadtteil entstanden, das den Teilnehmenden des Projekts durch entsprechende Hilfs- und Arbeitsangebote sowie durch eine Anlaufstelle einen Weg in einen normalen Alltag und in Arbeitsprozesse bahnt und somit gesellschaftliche Teilhabe ermöglicht. Inzwischen sind alle Teilnehmerinnen und Teilnehmer in Arbeitsprozesse eingebunden. Nach Ablauf der ersten Projektphase 2005 bis 2007 hat die Landeshauptstadt Kiel den Kinder- und Jugendhilfeverbund Kiel (KJHV) mit der Weiterführung und Weiterentwicklung des Projekts für zunächst drei Jahre beauftragt. Der KJHV verfügt über sozialpädagogische Fachkräfte, die Erfahrungen mit suchtmittelabhängigen und von Wohnungslosigkeit bedrohten Menschen haben.

Hintergrund

Zahlreiche internationale Untersuchungen und repräsentative Erhebungen belegen, dass arbeitslose Menschen im Vergleich zu Beschäftigten im Durchschnitt einen deutlich schlechteren Gesundheitszustand aufweisen. Ebenso zeigen sich Unterschiede hinsichtlich eines erhöhten Suchtmittelkonsums und ungünstigen Gesundheitsverhaltens, bei der Anzahl von Krankheitsfällen und Unfällen, in einer höheren Inanspruchnahme von ambulanten oder stationären Leistungen sowie in einer geringeren Vorsorge. Mit der Dauer der Arbeitslosigkeit nimmt der Anteil von Arbeitslosen mit gesundheitlichen Einschränkungen schon nach drei Monaten rapide zu, insbesondere bei Männern. Arbeitslose mit gesundheitlichen Einschränkungen haben im Vergleich zu den übrigen Arbeitslosen häufiger multiple Vermittlungshemmnisse wie ein höheres Alter, einen niedrigen Bildungsgrad oder eine fehlende Berufsausbildung (Hollederer und Brand 2006).

Der Kieler Stadtteil Gaarden wird aufgrund des rapiden Strukturwandels der letzten Jahrzehnte mit der Folge des Abbaus von Arbeitsplätzen im produzierenden Gewerbe von einem daraus resultierenden hohen Anteil an Bezieherinnen und Beziehern von Grundsicherungsleistungen nach dem Sozialgesetzbuch gekennzeichnet. Über 50 Prozent der im Sozialzentrumsbereich Gaarden lebenden Menschen erhalten Transferleistungen (Arbeitslosengeld, Grundsicherung für Arbeitssuchende, Sozialgeld). Der Anteil von Bürgerinnen und Bürgern mit Migrationshintergrund in Gaarden ist mit ca. 25 Prozent dreimal so hoch wie im übrigen Stadtgebiet – Tendenz steigend. Viele Menschen leben hier auf vergleichsweise engem Raum zusammen. Wirtschaftlicher und sozialer Abstieg – bedingt durch Arbeitslosigkeit und damit gekoppelter Perspektivlosigkeit – sind oft verbunden mit der Selbstaufgabe der Betroffenen. Die Trink- und Drogenszene, die sich vornehmlich rund um den Vinetaplatz in Gaarden trifft, wird von Geschäftsinhabern, Bürgerinnen und Bürgern ablehnend aufgenommen (siehe Abschnitt „Abstract").

Vorgehen

Im Zeitraum von 2002 bis 2003 hatte das Amt für Familie und Soziales der Stadt Kiel ein erstes Projekt „Straßensozialarbeit in Gaarden" initiiert, das zwar erste Wirkungen hinsichtlich des Konsumverhaltens bei den alkohol- und drogenabhängigen Menschen vom Vinetaplatz gezeigt, aber keine nachhaltigen Veränderungen im Stadtteil geschaffen hat. Viele gute Ideen, die dort im Dialog mit den sozial benachteiligten Männern und Frauen entstanden waren, fanden bei der Konzeption des nachfolgenden, hier beschriebenen Projekts „Aufsuchende Sozialarbeit rund um den Vinetaplatz" Berücksichtigung.

Vor diesem Hintergrund hat das Amt für Familie und Soziales unter Beteiligung der Platznutzerinnen und -nutzer ein neues Konzept entwickelt, das in enger Kooperation mit dem Jobcenter durchgeführt wird und von diesem finanziell gefördert wird. Es umfasst folgende Bausteine: „Aufsuchende Sozialarbeit", „Sozialtraining für Erwachsene" und die Anlaufstelle „Flexwerk". Zielsetzung des Projekts ist die Erhöhung der Lebensqualität und Verbesserung der gesundheitlichen Situation der sozial benachteiligten Menschen sowie eine Beruhigung und Aufwertung des Platzes, von der alle Beteiligten im Stadtteil (Anwohner, Geschäftsleute etc.) profitieren. Die Stadt Kiel trägt die Personal- und Mietkosten, das Jobcenter finanziert die Qualifizierungsmaßnahmen und die Entlohnung der Mehraufwandsentschädigungen bei den durch das Projekt entstandenen Arbeitsgelegenheiten („Ein-Euro-Jobs") für die teilnehmenden Empfänger und Empfängerinnen von ALG II.

Im Mai 2005 wurde unter der Leitung des Sozialzentrums Gaarden, das das Jobcenter und den Allgemeinen Sozialen Dienst (ASD) unter einem Dach vereint, der „Arbeitskreis Vinetaplatz" implementiert. Alle in diesem Zusammenhang relevanten Akteure des Stadtteils wurden an einen Tisch geholt, um sich über konkrete Maßnahmen abzustimmen und diese zu organisieren. Da es sich bei der Zielgruppe um ALG-II-Empfängerinnen und -Empfänger handelt, die neben der Unterstützung durch entsprechende Hilfsangebote im Rahmen von Arbeits- und Qualifizierungsmaßnahmen berufliche Schlüsselqualifikationen „wiedererlernen" und aktiv an der eigenen Vermittlungsfähigkeit mitwirken sollen, spielt das Jobcenter Gaarden bei der Projektplanung und -umsetzung eine wichtige Rolle. Übergeordnetes Ziel des Projekts ist die Erhöhung der Lebensqualität für die sozial benachteiligten Menschen, die den Vinetaplatz als täglichen Treffpunkt nutzen. Mittelfristiges Ziel ist es, diese Menschen sowohl konkret zu unterstützen und zu beraten als auch durch

Arbeitsprojekte zu aktivieren, damit vorhandene oder wiederentdeckte Ressourcen genutzt werden können.

Bei der Projektentwicklung verständigten sich die beteiligten Akteure unter Beteiligung der Zielgruppe auf ein Bündel von Maßnahmen („Aufsuchende Sozialarbeit", Sozialtraining, Schaffung der Anlaufstelle „Flexwerk"). Zu Beginn der praktischen Umsetzung des Projekts luden die „Aufsuchende Sozialarbeit", das Jobcenter Gaarden und der Kinder- und Jugendhilfeverbund zu einer Informationsveranstaltung über die geplanten Aktivitäten in Gaarden ein, an der 20 alkohol- und drogenabhängige Menschen vom Vinetaplatz teilnahmen.

Aufsuchende Sozialarbeit
Die Kontaktaufnahme mit den alkohol- und drogenabhängigen Menschen rund um den Vinetaplatz findet vor Ort auf den Plätzen im Stadtteil statt. Zu Projektbeginn wurden Handzettel mit Informationen über das Projekt und die sozialpädagogischen Fachkräfte verteilt. Die Aufgabe der „Aufsuchenden Sozialarbeit" liegt vor allem darin, in Gesprächen die Gründe des Konsumverhaltens der Betroffenen auf den öffentlichen Plätzen zu erfragen und zusammen mit den Beteiligten Unterstützungs- und Aktivierungsmöglichkeiten zu entwickeln, die eine Veränderung ihrer Lebenssituation herbeiführen können. Eine Sozialarbeiterin und ein Sozialarbeiter sind wochentags zwischen 11.00 und 18.00 Uhr auf den genannten Plätzen – schwerpunktmäßig auf dem Vinetaplatz – präsent und stehen als Ansprechpartnerinnen und Ansprechpartner zur Verfügung. Sie bieten Beratung und praktische Unterstützung zum Beispiel bei Schuldenregulierung, im Umgang mit Ämtern und Behörden, Ärztinnen/Ärzten und Suchtberatungen, bei der Wohnungssuche oder Abwendung von Strafvollzug an.

Mithilfe der Methode des „Motivational Interviewing" wird auf niedrigschwellige Weise versucht, den Kontakt zu den suchtmittelabhängigen Menschen herzustellen, sie zu stabilisieren und sie zur Inanspruchnahme suchtspezifischer Hilfen zu motivieren. Wesentlich ist dabei, dass sie durch die Reflexion des eigenen Konsumverhaltens die mit Veränderungsprozessen einhergehende Ambivalenz verstehen, die Argumente für eine Veränderung selbst entwickeln und zu einer Entscheidung kommen, anstatt von Außenstehenden zu einer Verhaltensänderung überredet zu werden. Der Arbeit liegt ein akzeptierender Ansatz zugrunde, der nicht vorrangig Abstinenz zum Ziel hat. Vielmehr geht es darum, die Menschen, die bereits durch fast alle Maschen des gesellschaftlichen Netzes gefallen sind, überhaupt zu erreichen und – wie in den meisten Fällen geschehen – sie zu einem kontrollierten, selbstbestimmten Konsumverhalten zu motivieren.

Außerdem kommt den vor Ort tätigen Sozialarbeitern und -arbeiterinnen die wichtige Aufgabe zu, beide Seiten – also die Interessen der alkohol- und drogenabhängigen Menschen und die der Anwohnenden und Geschäftsleute – zu moderieren. Wesentlich ist hierbei, ein grundsätzliches Verständnis sowie Akzeptanz für die Situation der jeweils anderen Seite zu bewirken.

Sozialtraining mit Erwachsenen
Jahrelange Arbeitslosigkeit bringt häufig psychischen und körperlichen „Muskelschwund" mit sich. Ehemals erlernte Fähigkeiten und Fertigkeiten, Sozialkompetenzen und anderes werden nicht mehr benötigt und verlernt. Im Sozialtraining mit Erwachsenen sollen diese verschütteten Kompetenzen und Ressourcen wiederentdeckt und über die Angebote zur Beschäftigung wiedererlernt werden. Die damit einhergehende Tagesstrukturierung in Verbindung mit einer stabilisierenden Gruppenstruktur spielt hierbei eine wichtige Rolle. Arbeits- und Leistungsziele werden täglich gemeinsam festgelegt und es wird mit jeder Teilnehmerin und jedem Teilnehmer ein Förderplan entwickelt. Die Dauer der Arbeitszeit richtet sich nach den Möglichkeiten der Einzelnen; sie wurde gemeinsam mit dem Jobcenter vereinbart. Die Betroffenen werden vorwiegend in Arbeits- und Beschäftigungsprojekten im Stadtteil eingesetzt. Darüber hinaus werden die Teilnehmerinnen und Teilnehmer auch in die Vorbereitung und Durchführung von Großveranstaltungen der Stadt – wie beispielsweise des Kids-Festivals, der Kiel-Sailing-City, der Spiellinie und des Bürgerfests – zum „Tag der deutschen Einheit" eingebunden.

Ursprünglich war geplant, in einer zweiten Umsetzungsphase die Arbeits- und Leistungsfähigkeit der Zielgruppe durch Vorbereitung auf Betriebspraktika, Qualifizierungsmaßnahmen oder Minijobs zu fördern. In Zusammenarbeit mit der Deutschen Angestellten Akademie wurde ein Angebot geschaffen, bei dem Abstinenz vor und während der Arbeitszeit Voraussetzung für die Teilnahme war. Diese Hürde war jedoch zu hoch: Nach kurzer Zeit stellte sich heraus, dass dies bei den Teilnehmerinnen und Teilnehmern nicht zu schaffen war und dieser Baustein deshalb nicht umgesetzt werden konnte.

Anlaufstelle „Flexwerk"
Bereits in der Projektplanungsphase wurde als größter Bedarf vonseiten der Betroffenen eine Anlaufstelle im Stadtteil genannt. Zu diesem Zweck hat die Stadt Kiel Geschäftsräume am Vinetaplatz angemietet, die dann im Weiteren

von der Zielgruppe in Eigenarbeit saniert, renoviert und eingerichtet worden sind. Im „Flexwerk" können wie bei einer Tagelöhneragentur Arbeitsangebote durch Firmen, Verbände, Vereine und Bürger des Stadtteils ausgehängt werden. Vor Ort gibt es Serviceangebote wie Frühstück und Mittagstisch, die von der Zielgruppe selbst organisiert und zubereitet werden. Außerdem werden eigene Arbeitsprojekte in Zusammenarbeit mit den Betroffenen und dem Jobcenter entwickelt und als Arbeits- und Qualifizierungsmöglichkeiten durchgeführt wie zum Beispiel das Projekt „Ein Garten für Generationen". Hier ist die Aufgabe, ein brachliegendes städtisches Grundstück wieder nutz- und erlebbar zu machen. Die Anlaufstelle „Flexwerk" organisieren die Betroffenen weitgehend selbst. Sie ist als Projekt des Stadtteils auch in den dortigen Gremien vertreten.

Überdies besteht für alle Bürgerinnen und Bürger Gaardens die Möglichkeit, in den Räumlichkeiten des „Flexwerks" Beratungsangebote in Anspruch zu nehmen, beispielsweise in den Bereichen Sucht, Schulden, psychosoziale Betreuung und Gesundheit. Es findet regelmäßig ein Frauenfrühstück statt. Bei den Teilnehmerinnen handelt es sich vorwiegend um Frauen, die aufgrund jahrelangen Drogenmissbrauchs besonderer Unterstützung bedürfen. Für Kinder von Alkohol und Drogen konsumierenden Eltern gibt es im „Flexwerk" ein Gruppenangebot mit regelmäßigen gemeinsamen Aktivitäten und Spielen.

Nach Ablauf der ersten Projektphase im Herbst 2007 hat die Landeshauptstadt Kiel den Kinder- und Jugendhilfeverbund Kiel (KJHV) mit der Weiterführung und Weiterentwicklung des Projekts für zunächst drei Jahre beauftragt.

▲ Guter Praxisbereich „Partizipation"

Das Projekt ist wesentlich durch eine partizipative Vorgehens- und Arbeitsweise gekennzeichnet, ohne die es nicht umsetzbar gewesen wäre, so die Einschätzung der Projektverantwortlichen. Zu Projektbeginn fand eine Befragung der Zielgruppe zu den Themen Belastungen, Gesundheit und zum künftigen Unterstützungsbedarf statt. Zusätzlich wurde in der Planungsphase eine Zukunftswerkstatt zusammen mit 27 alkohol- und drogenabhängigen Platznutzerinnen und Platznutzern durchgeführt, deren Ergebnisse maßgeblich in die weitere Planung mit einbezogen wurden.

Als wichtigsten Bedarf hat die Zielgruppe in der Zukunftswerkstatt ein Café als einen Treffpunkt genannt. Die in der Folge entstandene Anlaufstelle „Flexwerk" haben die Betroffenen in Eigenarbeit saniert, renoviert und eingerichtet. Heute wird sie weitgehend eigenständig organisiert und betrieben. In diesem Rahmen finden regelmäßig Besprechungen mit dem sozialpädagogischen Personal unter Einbeziehung des Jobcenters statt, bei denen ein Austausch über aktuelle Anliegen und auch über künftige Arbeitsprojekte erfolgt.

Die Projektteilnehmerinnen und -teilnehmer beteiligen sich an der Pflege ihrer Orte beispielsweise mit Reinigungsaktionen auf dem Vinetaplatz. Durch die Übernahme sogenannter Patenschaften, bei denen Betroffene sich für die Sauberkeit und Ruhe vor den ihnen jeweils „übertragenen" Geschäften am Vinetaplatz verantwortlich zeigen, wird gegenseitige Toleranz und Verständnis gefördert. So vollzieht sich ein allmählicher Gesinnungswechsel in der Allgemeinbevölkerung.

Ein weiteres Beispiel für die partizipative Arbeitsweise des Projekts war eine Fotoausstellung. Menschen vom Vinetaplatz sollten mit Einwegkameras ihre Welt fotografieren und damit ihre Gedanken, Gefühle und ihr persönliches Erleben in Form von Bildern ausdrücken. Betroffene und Projektteam haben anschließend gemeinsam entschieden, welche Bilder und persönlichen Kommentare im Rahmen der „Vernissage auf dem Vinetaplatz 2008" präsentiert werden sollten. Soweit die Arbeiten nicht fremd vergeben wurden, haben sich die Projektteilnehmenden auch an allen handwerklichen Arbeiten beteiligt. Während der zweitägigen Ausstellung direkt auf dem Vinetaplatz wurden im Beiprogramm Spieleaktionen für Kinder angeboten.

▲ Guter Praxisbereich „Innovation und Nachhaltigkeit"

Für die Gruppe sozial benachteiligter Menschen mit Suchtproblemen im öffentlichen Raum sind bislang keine zufriedenstellenden Strategien und Erfahrungen bekannt bzw. dokumentiert. Die meist praktizierte Herangehensweise – Vertreiben und Verdrängen – führt lediglich zu einer Verlegung des Aufenthaltsortes der betroffenen Personen. Mit dem Projekt wird in Kiel-Gaarden eine sozial aufbauende, stadtteilorientierte Art des Handelns gewählt, die die Menschen vor Ort mit Blick auf das Gemeinwesen in den Mittelpunkt stellt, sie konkret bei der Planung und Umsetzung mit einbezieht und auf diese Weise versucht, für alle Beteiligten eine gute Lösung zu finden. Innovativ ist insbesondere die Zusammensetzung der am Netzwerk beteiligten Partner: vom Jobcenter, Amt für Wohnung und Grundsicherung, Gesundheitsamt, Ortsbeirat und ortsansässigen Kaufleuten bis hin zur Drogenhilfeeinrichtung, dem Büro „Soziale Stadt" und nicht zuletzt der Zielgruppe selbst, die entscheidend an der Entwicklung und Umsetzung des Projekts beteiligt war.

Die Fortentwicklung des Projekts „Aufsuchende Sozialarbeit rund um den Vinetaplatz" hin zu einem Treffpunkt (dem „Flexwerk") trägt der Grundidee der Nachhaltigkeit dieses Projekts Rechnung. Neben der Erreichung kurzfristiger Ziele wie Stabilisierung im physischen, psychischen und sozialen Bereich der betroffenen Menschen und der Integration von Menschen mit Abhängigkeitsproblemen im Stadtteil Gaarden können im Rahmen der Anlaufstelle „Flexwerk" mittel- und langfristige Ziele wie Entwicklung individueller Lebensperspektiven, Aktivierung der Selbsthilfepotenziale, Vermeidung von sozialer Verelendung und Teilhabe an der allgemeinen Lebens- und Arbeitswelt realisiert werden. Auf dem Vinetaplatz wurde im Laufe des Projekts das Vineta-mobil – ein Bus mit einer Spielstation für Jung und Alt (wie zum Beispiel einer Boulebahn) – eingesetzt, das den Platz nachhaltig verändert hat. Es wird von den Betroffenen selbst organisiert und erhöht die Attraktivität und den Freizeitwert des Platzes auf eine Weise, die ein Gegengewicht zur weiteren Verelendung und Verschmutzung darstellt.

Auf der Ebene des Sozialverhaltens und Handelns der Betroffenen sind im Laufe des Projekts Veränderungen bei einigen Teilnehmerinnen und Teilnehmern deutlich geworden. Sie suchen Menschen in vergleichbaren Lebenssituationen auf dem Vinetaplatz auf, teilen ihnen ihre positiven Erfahrungen aus dem Projekt mit und bahnen diesen Menschen damit den Weg für eine Nutzung und Mitgestaltung der Angebote.

▲ Guter Praxisbereich „Evaluation"

Im Rahmen der Modellprojektlaufzeit wurden vom Amt für Familie und Soziales der Stadt Kiel zwei Befragungen (2005 und 2007) durchgeführt, die die subjektive Einschätzung der Betroffenen zu Projektbeginn und zum Ende der Modellphase ermittelten. Handlungsleitend hierbei war die Fragestellung: In welchen Bereichen sind bei den alkohol- und drogenabhängigen Menschen vom Vinetaplatz soziale und gesundheitliche Ressourcen vorhanden und welche gesundheitlichen und sozialen Unterstützungen benötigen sie?

Es wurde jeweils eine quantitative Fragebogenerhebung mit geschlossenen Fragen durchgeführt. Der Fragebogen wurde in Anlehnung an eine Studie der Universität Flensburg entwickelt[3]. Insgesamt wurden elf Kategorien festgelegt, wovon in der Befragung zu Projektbeginn die letzte Kategorie als offene Frage nach dem persönlichen Angebotsbedarf formuliert war. Im Arbeitskreis Vinetaplatz sind auch die Streetworker regelmäßig befragt worden. Dies wurde ebenso wie die Beiträge des Sozialtrainings protokolliert. Das Tagebuch der Streetworker sowie die Protokolle des Arbeitskreises Vinetaplatz wurden zur Auswertung mit einbezogen.

Insgesamt haben jeweils 27 Personen von ca. 50 regelmäßigen Platznutzern und -nutzerinnen an der Evaluation teilgenommen. 2005 gaben die Befragten zu 48 Prozent einen schlechten oder sehr schlechten Gesundheitszustand an. In der Abschlussevaluation 2007 zeigt sich eine starke Verbesserung der Einschätzung. Nur noch 19 Prozent der Befragten haben sich mit einem schlechten oder sehr schlechten Gesundheitszustand eingeschätzt. 40 Prozent der Benachteiligten geben 2007 einen guten oder sehr guten Zustand ihrer Gesundheit an (gegenüber 2005 mit nur 11 Prozent). Die stärksten Belastungen sehen die Betroffenen in ihrer finanziellen Situation, dem Umgang mit Behörden und der Arbeitslosigkeit. Aufgrund der Teilnahme am Projekt hat sich der Belastungsfaktor „Umgang mit Behörden" reduziert.

Hinsichtlich der Bewältigung konnte bei der Nutzung der genannten Strategien, wie zum Beispiel „versuchen, Probleme zu lösen" oder „professionelle Hilfe suchen", ein Anstieg verzeichnet werden. Besonders fällt auf, dass der Versuch, Probleme zu lösen, um 50 Prozent gegenüber 2005 gestiegen ist und dass sich die Negativstrategien wie Rauchen, Trinken und Medikamenteneinnahme der stark abhängigen Benachteiligten sichtbar verringert haben. So gaben 2005 noch 100 Prozent der Befragten an, bei Belastung Alkohol zu trinken, 2007 war der angegebene Wert auf 63 Prozent gesunken. Obwohl diese Selbsteinschätzungen überhöht wirken mögen, verdeutlichen sie dennoch, dass aktives Problemlöseverhalten für ca. drei Viertel der Teilnehmenden am Projekt zunehmend als Handlungsalternative in den Blick gerückt ist bzw. sie sich darin versuchen. Hieran schließt sich an, dass insgesamt 81 Prozent in der Abschlussbefragung angaben, die Probleme ihres Lebens bewälti-

---

3 Faltermaier, T. (2005): „Gesundheitsförderung bei alleinerziehenden Frauen. Belastung – Gesundheit – Unterstützungsbedarf". Universität Flensburg.

gen zu können – das Ergebnis steht in starkem Kontrast zu den Werten aus dem Jahr 2005 (32 Prozent). Die Antworten im Bereich „soziale Unterstützung" zeigen, dass die wichtigsten Bezugspersonen neben Partnern bzw. Partnerinnen, Angehörigen und Freunden bzw. Freundinnen die Bekannten vom Vinetaplatz sind. Der Vinetaplatz nimmt eine bedeutende Stellung für die sozialen Kontakte dieser Menschen ein.

Als vorrangige Handlungsempfehlung der Evaluation wurde die Etablierung einer regelmäßigen ärztlichen Sprechstunde in der Anlaufstelle genannt. Die Bereitschaft, ärztliche Hilfe in Anspruch zu nehmen, ist nach wie vor sehr gering, sodass viele Erkrankungen nicht erkannt und/oder verschleppt werden. Nur in akuten Notfällen wird von den Befragten ein Arzt bzw. eine Ärztin oder das Krankenhaus aufgesucht. Durch ein solches niedrigschwelliges Angebot in der Anlaufstelle „Flexwerk" wäre eine große Hemmschwelle für die Zielgruppe überwunden, und der Gesundheitszustand der Betroffenen könnte sich weiter verbessern.

Literatur

Bihler, M. (2002): Aktuelle Veränderungen im öffentlichen Raum. Seminararbeit des FB Stadtsoziologie, Humboldt Universität, Berlin.

Henkel, D. (2002): Sucht im Kontext von Arbeitslosigkeit und Arbeit. Dokumentation der Fachtagung „Therapie und Arbeit II – Netzwerke zur sozialen und beruflichen Integration Suchtkranker" am 17.04.2002. Hannover.

Hollederer, A., Brand, H. (2006): Arbeitslosigkeit, Gesundheit und Krankheit. Huber Verlag, Bern.

Kontakt
Ute Schulte-Ostermann
Amt für Familie und Soziales der Landeshauptstadt Kiel
Stephan-Heinzel-Straße 2
24116 Kiel
Telefon: 0431-9013659
Telefax: 0431-90165300
E-Mail: ute.schulte-ostermann@kiel.de

Ausgewählt durch: *Landeszentrale für Gesundheitsförderung in Rheinland-Pfalz e. V.*
Regionaler Knoten Rheinland-Pfalz
Autorin: *Christina Göth*

Gesundheit jetzt – in sozialen Brennpunkten!

Themen- und Handlungsfelder
Sozialraum/Quartier/Stadtteil

Gute Praxisbereiche
Settingansatz – Empowerment – Partizipation

Veröffentlichungsjahr: 2008

Abstract

Die sozioökonomische Lage und die Ausstattung mit finanziellen Ressourcen wirken sich auf die Gesundheit von Kindern und Jugendlichen aus. Verschiedene Studien belegen, dass sozial benachteiligte Kinder ein erhöhtes vorgeburtliches Krankheitsrisiko aufweisen, dass sie signifikant häufiger unter bestimmten Erkrankungen leiden (wie zum Beispiel Zahnerkrankungen, psychosomatische Beschwerden, Erkrankungen der Atmungsorgane) und dass sie ein signifikant höheres Unfallrisiko haben und häufiger in Verkehrsunfälle verwickelt sind. So wie derzeit gesundheitspräventive und prophylaktische Maßnahmen in Deutschland hauptsächlich konzipiert sind, können diese von sozial benachteiligten Menschen nur unzureichend wahrgenommen werden.

Es sind dringend niedrigschwellige, gesundheitsfördernde und medizinische Angebote erforderlich, die den Settingansatz berücksichtigen. Ein solcher Ansatz wird zum Beispiel im Projekt „Gesundheit jetzt – in sozialen Brennpunkten!" in Mainz in der Obdachlosensiedlung Zwerchallee umgesetzt. Die Themen Ernährung, Bewegung, Entspannung versus Gewalt, Umwelt, Impfungen, Gesundheitsinformation sowie Gesundheitserziehung vor Ort im sozialen Brennpunkt werden in niedrigschwelligen Gesundheitspräventionsmodulen angeboten. Dies erfolgt in Kooperation und in Vernetzung mit Vereinen und Institutionen unter Partizipation der betroffenen Menschen.

Die Grundlagen der Arbeit beziehen sich u.a. auf die Resilienzforschung. Hergeleitet vom lateinischen Begriff „resilere" = abprallen, bedeutet Resilienz: „Unverwüstbarkeit, Elastizität und Spannkraft". Das heißt, mit den Angeboten werden die Ressourcen und Bewältigungskräfte der Menschen angesprochen, die sie brauchen, um in ihrer derzeitigen Lebenssituation nicht zu resignieren oder gar zu verzweifeln und nicht krank zu werden.

Armut und Gesundheit in Deutschland e. V. hat innerhalb des Projekts „Gesundheit jetzt – in sozialen Brennpunkten!" in der Mainzer Zwerchallee mit einem detaillierten, wissenschaftlich fundierten Konzept – mittels erfolgreicher Präventions- und Gesundheitsförderungsstrategien – zu einer Verbesserung der Gesundheitssituation der Kinder und Jugendlichen sowie deren Familien beigetragen, so zeigen es erste Ergebnisse der wissenschaftlichen Begleitung durch das Bremer Institut für Präventionsforschung (BIPS) und das Institut für sozialökologische Forschung (ISOE) in Frankfurt (9/2006 bis 8/2009) (Hayn et al. 2009).

Hintergrund

Anhand einer Auswertung des sozioökonomischen Panels (SOEP – Repräsentativstichprobe) ergab eine Studie der Universität Marburg zu Armutsverläufen in Deutschland (Müller und Heinzel-Gutenbrunner 1998), dass bei Erwachsenen vorwiegend eine soziale Selektion vorliegt (Selektionseffekt). Dies bedeutet, dass chronisch schlechte Gesundheit das Risiko von Armut erhöht. Dagegen gibt es bei Kindern Hinweise auf einen Kausationseffekt, das heißt, wer in Armut aufwächst, hat als Erwachsener eine schlechtere Gesundheit. Im Zusammenhang mit der Armutsentwicklung in Deutschland spricht man mittlerweile auch von einer Infantilisierung bzw. Familiarisierung von Armut. Aufgrund dieser Tatsache und der selbst gestellten Aufgabe des Vereins Armut und Gesundheit in Deutschland e. V,. der mit seiner praktischen Arbeit in Mainz verortetet ist, hat dieser neben seinen Aktivitäten in der Nichtsesshaftenhilfe sein Engagement in der Obdachlosensiedlung auf die dort lebenden Familien erweitert und das beschriebene Projekt entwickelt.

Finanziert wurde das Aktionsprogramm „Gesundheit jetzt – in sozialen Brennpunkten!" von September 2003 bis August 2006 von der „Aktion Mensch", die 80 Prozent der Personalkosten finanzierte. Diese Kosten setzen sich aus einer halben Stelle für eine Koordinatorin, einer 30-Stunden-Stelle für einen Sozialarbeiter, einer 15-Stunden-Stelle für eine Sozialpädagogin sowie den dazugehörigen Sachkosten zusammen. Die SWR „Herzenssache" förderte die Einrichtung des Snoezelenraums und des Gesundheitshauses. Die

Stadt Mainz stellte kostenlos die notwendigen Räumlichkeiten zur Verfügung. Die Komplementärfinanzierung wurde über den Verein aus Spendengeldern aufgebracht. Seit August 2006 erfolgt die Weiterarbeit zum Teil ehrenamtlich, über Mittel aus Spenden und Zuschüsse zu Einzelaktionen. Die Fortführung des Projekts ist von der ständigen Akquise abhängig.

Zu Beginn der Projektarbeit im September 2003 lebten in der Obdachlosensiedlung 162 Erwachsene und 122 Kinder, ca. 40 Prozent der Bewohnerinnen und Bewohner waren ausländischer Herkunft. 16 Personen waren alleinerziehende Elternteile, häufig mit mehreren (mit bis zu acht) Kindern. Insgesamt lebten in den Notunterkünften 75 Kinder unter 14 Jahren, 30 im Alter von 14 bis 18 Jahren und 17 junge Erwachsene im Alter von 18 bis 21.

Die Siedlung besteht aus sechs Wohnblöcken in Einfachbauweise, umgeben von zwei Eisenbahnstrecken und einer verkehrsreichen mehrspurigen Straße. Die Häuser sind überbaut von einer Autobahntangente, liegen gegenüber einem Tierheim und sind eingeschlossen in ein Industriegebiet. Die Wohnungen haben eine Größe von 54 m^2 für vier Personen und 72 m^2 für sechs Personen. Es gibt keine Bäder. Die Familien müssen in einem Betonverschlag im Keller duschen. Der Aufenthalt ist grundsätzlich vorübergehend vorgesehen, de facto leben die Leute im Durchschnitt drei Jahre in der Siedlung. Außer einer Kindertagesstätte gibt es keinerlei Infrastruktur. Die Bewohnerinnen und Bewohner sind aufgrund der Lage der Obdachlosensiedlung rund um die Uhr einer erheblichen Umwelt- und Lärmbelastung ausgesetzt.

Die Menschen sind mit dem negativen Image der Siedlung als Obdachlosensiedlung konfrontiert. Die Adresse stellt innerhalb der Stadt Mainz und des Umlands ein Stigma dar, das sich insbesondere in der Schule und bei Bewerbungen um einen Ausbildungs- bzw. Arbeitsplatz oder um eine neue Wohnung als ausgrenzend erweist.

Vorgehen

Der Verein erarbeitete ein settingorientiertes Konzept mit folgenden sieben Modulen: Ernährung, Bewegung, Entspannung versus Gewalt, Umwelt, Impfungen, Gesundheitsinformation und Gesundheitserziehung. Diese Module sind aufeinander bezogen und die Inhalte im Sinne eines ganzheitlichen Vorgehens miteinander verknüpft. Bei der Initiierung, Planung und Umsetzung der einzelnen Aktivitäten sind die Bewohnerinnen und Bewohner aktiv einbezogen. Sie bestimmen, was letztendlich angeboten wird, bringen ihre Wünsche und Anregungen ein und wirken in der Planung und Umsetzung mit. Ziel ist es, mit den Bewohnerinnen und Bewohnern die Kommunikation untereinander zu fördern, um gemeinsame Zielvorstellungen zu entwickeln und umzusetzen. Die Grundhaltung einer bedingungslosen Wertschätzung und Parteilichkeit zeigt sich u. a. auch in der konkreten Arbeit mit dem Lebensumfeld der Kinder. Einbezogen werden für die Siedlung relevante Akteure und Akteurinnen wie die Kita, der Hort, die Schule, die Mütter und Väter, Kinderärztinnen und -ärzte, Sportvereine, gesellschaftliche Gruppen, Stadtteilbüro etc. Die Planung und Umsetzung der einzelnen Aktivitäten erfolgt mit den jeweiligen Kooperationspartnern. Der Verein steht mit seinem Projekt vor der Herausforderung, dass der Perspektivenwechsel und einzelne Schritte nicht unumschränkt und von allen „Netzwerkerinnen und Netzwerkern" so vertreten wird.

Die Familien in der Siedlung wurden zu Beginn einzeln aufgesucht, um die Arbeit des Vereins vorzustellen. Es gab erste Bewohnerversammlungen, bei denen das Konzept des Vereins vorgestellt wurde und bei der die Menschen ihre Wünsche zu den Angeboten des Vereins äußerten. Als zweite Maßnahme wurde ein Snoezelenraum eingerichtet. Ein Snoezelenraum ist ein Entspannungsraum, in dem die verschiedenen Sinne durch unterschiedliche Reize angesprochen werden: Dieser ist vor allem aus der Arbeit mit Menschen mit Behinderungen bekannt. Gerade für die Zielgruppe der Kinder, die sehr beengt leben müssen, die keine Rückzugsmöglichkeiten haben, sich kaum auf sich selbst besinnen können, ist dieser Raum eine „Insel der Schönheit" gegenüber dem wenig anregendem Umfeld in der Siedlung.

Parallel zur Einrichtung des Snoezelenraums wurde eine ungenutzte Holzbaracke in der Siedlung zu einer Art geselligem Gesundheitshaus umgebaut. Schwerpunktmäßig soll das Gesundheitshaus von den Kindern und Jugendlichen genutzt werden. Unter der Leitung eines Architekten erbauten sechs Männer aus der Siedlung mit hohem Engagement das Gesundheitshaus. In diesem Gesundheitshaus bietet der Verein unter Beteiligung der Bewohnerinnen und Bewohner weitere gesundheitsfördernde Aktivitäten an.

Der Einstieg in die Ernährungsberatung wurde durch attraktive Angebote wie die seit Beginn des Projekts im September 2003 monatlich stattfindenden Frauenfrühstücke mit integrierter Gesundheitsinformation gestaltet. Seit Anfang 2005 gibt es auf ausdrücklichen Wunsch der Männer in der Siedlung ebenfalls einmal im Monat ein Männerfrühstück. Dieses wird von einem

Familientherapeuten der „Evangelischen Familienbildung" mit Erfahrung in der Gesundheitsarbeit mit Männern begleitet.

Bei diesem „geschlechtergetrennten" Frühstück werden neben dem Thema „Gesunde Ernährung" auch andere gesundheitsrelevante Bereiche diskutiert, wie zum Beispiel Alkohol, Rauchen, Verhütung, Arbeitslosigkeit und Gewalt. Die Gespräche tragen dazu bei, dass Väter und Männer ihre Rolle als Vorbild für die Kinder reflektieren, sich mit ihren vielfältigen eigenen Erkrankungen auseinandersetzen und sich mit der eigenen Lebenssituation und ihren Zukunftswünschen beschäftigen. An den Rückmeldungen ist festzustellen, dass die angesprochenen Probleme in den Familien ankommen und zu ersten Verhaltensänderungen beitragen.

Weitere Angebote zu den einzelnen Projektmodulen:

1. Ernährung
Ernährungsergänzung: Von einer Vollkornbäckerei wird seit Beginn des Projekts der wöchentliche Bedarf an Vollkornbrot gespendet, der in der Kita beim Frühstück verspeist wird. Schon nach einem Jahr konnte festgestellt werden, dass sich die Nachfrage nach Vollkornbrot durch die Kinder erhöht hat. Ein Müslihersteller spendet der Kita seit Beginn des Projekts verschiedene Müslisorten aus Dinkelweizen. Auch hier ist festzuhalten, dass sich die Ernährungsgewohnheiten der Kinder veränderten. „Die Mainzer Tafel" hat für die Familien eine spezielle Ausgabestelle in der Siedlung eingerichtet. Besonders berücksichtigt wird hier der Gesundheitsaspekt der Nahrungsmittel. Das Angebot stößt bei vielen Bewohnerinnen und Bewohnern in der Siedlung auf hohes Interesse.

Weitere Veranstaltungen im Rahmen des Themenfeldes „Ernährung" waren zwei mehrtägige Ferienfahrten mit den Kindern auf einen Bauernhof und ein Besuch der Kinder auf einem Biobauernhof, der eine kindgerechte Führung beinhaltete und der in Kooperation mit der AG „Soziales und Umwelt" der Mainzer Wirtschaftsjuniorinnen und -junioren stattfand. Die Pflanzung, Beobachtung und Ernte von Kürbissen auf einem Feld in Mainz mit anschließendem Halloweenfest war eine Aktion für die jüngeren Kinder im Rahmen des Nachmittagsangebots. Weitere Aktionen für die Männer waren Angelausflüge.

Osterbacken mit Müttern und Kindern sowie ein regelmäßiges gemeinsames Einkaufen, Kochen und Essen mit den männlichen Jugendlichen und jungen

Männern gehörten ebenfalls zum Programm. Das Herstellen alkoholfreier Mixgetränke mit der Mädchengruppe für die Feste in der Siedlung (in Kooperation mit dem ASD) wurde zum festen Bestandteil.

2. Bewegung
Mithilfe von Sponsoren wurden verschiedene Sportartikel wie zum Beispiel Fußbälle, Freizeitspiele, Turnschuhe und Regenkleidung für die Kita-Kinder, zwei Tischtennisplatten und ein Tischfußballspiel angeschafft. In der Kita wurde eine Bewegungsbaustelle eingerichtet. Mit dieser Ausstattung wurde es möglich, über einen Sozialpädagogen für die Jungenarbeit zahlreiche Sport- und Freizeitangebote zu initiieren: Fußball, Teilnahme an Fußballwettbewerben sowie Wildnistage.

Allen Kindern und Jugendlichen von ALG-II-Empfängerinnen und -Empfängern wurde ermöglicht, das Sport- und Bewegungsangebot im örtlichen Turnverein kostenlos wahrzunehmen. Seit 2006 gibt es ein besonderes Turnangebot im nahe gelegenen Kinderneurologischen Zentrum. In der Kindertagesstätte wurde gemeinsam mit der Sportjugend Rheinland-Pfalz wöchentlich ein eineinhalbstündiges Bewegungsangebot für die Kinder in der Kita angeboten. Einmal pro Woche trainierte eine feste Cheerleader-Mädchentanzgruppe. Ein Herbstfest im Oktober 2004 mit ca. 200 Besucherinnen und Besuchern fand unter dem Motto „Wir bewegen uns" mit attraktiven Angeboten wie Kletterwand und Sportparcours statt. Die Wirtschaftsjunioren sponserten einen Besuch im Sinnespark Schloss Freudenberg in Wiesbaden.

3. Entspannung
Unter Anleitung einer speziell ausgebildeten Sozialpädagogin wird insbesondere mit den Kindern der Kindertagesstätte an drei Tagen in der Woche von 9.00 bis 12.00 Uhr und an einem Nachmittag von 15.00 bis 18.00 Uhr im Snoezelenraum gearbeitet. Für Frauen findet in Kooperation mit der Evangelischen Familienbildung Mainz einmal wöchentlich Yoga statt. Es wurde eine Schifffahrt auf dem Rhein von Mainz nach Boppard mit Frauen und Kleinstkindern organisiert.

Ausblick/Bewertung/Perspektive

Mit den Aktivitäten setzt das Projekt sowohl positive Signale für die Bewohnerinnen und Bewohner in der Siedlung als auch in den umliegenden Stadtteilen und im Umland. Veranstaltungen und auch positive Presseartikel sind

Bestandteile einer Öffentlichkeitsarbeit gegen Vorurteile gegenüber den Bewohnerinnen und Bewohnern der Obdachlosensiedlung.

Die Ergebnisse der Selbstevaluation zeigen, dass es zum Teil gelungen ist, den Ansatz der Pathogenese „Was macht krank?" zu durchbrechen und den Ansatz der Salutogenese „Was macht gesund, was macht stark?" in den Vordergrund des Umgangs mit den Menschen zu rücken."

Besucherinnen und Besucher von Gremien wie zum Beispiel dem Stadtrat oder dem Sozialhilfeausschuss zeigten sich positiv überrascht über die Aktivierungsmöglichkeiten der Bewohnerinnen und Bewohner, die begonnen haben, sich aktiv um eine Verbesserung ihrer Lebenssituationen zu bemühen. Insbesondere das Aufsuchen des Snoezelenraums verdeutlichte Politikerinnen und Politikern sowie Verantwortlichen vor Ort die Bedeutung des Stärkens von Gesundheitsbewusstsein durch Schaffung eines anregenden Umfelds. Das Projekt ist in der Arbeit mit den benachteiligten Kindern und Jugendlichen und deren Eltern vor Ort erfolgreich.

Auf politischer Ebene wurde in der Folge unter Mitarbeit der Projektverantwortlichen vom Ministerium für Arbeit, Soziales, Gesundheit, Familie und Frauen in Rheinland-Pfalz und den Krankenkassen das Modellprojekt „Gesundheitsteams vor Ort" entwickelt. Dieses Modellprojekt wurde in den Städten Mainz und in Trier installiert mit dem Ziel, die Gesundheitsprävention und -förderung von benachteiligten Bevölkerungsgruppen voranzubringen und dazu Strategien zu erproben und bestehende Strukturen in der vernetzten Zusammenarbeit zu unterstützen.

Das Projekt wurde ausgewählt für eine durch das Bundesministerium für Bildung und Forschung (BMBF) geförderte Modell-Evaluationsstudie. Im Rahmen dieses Projekts erfolgt eine wissenschaftliche Bewertung der Ergebnisse der Präventions- und Gesundheitsförderungsaktivitäten des Vereins Armut und Gesundheit e.V. in der Obdachlosensiedlung Zwerchallee durch das Bremer Institut für Präventionsforschung (BIPS) und das Institut für sozialökologische Forschung (ISOE) in Frankfurt (9/2006 bis 8/2009). Dies beinhaltet die rekonstruktive Evaluation des ersten Projekts „Gesundheit jetzt – in sozialen Brennpunkten!" und auch die Begleitung der nachfolgenden Aktivitäten. Die Ergebnisse dieser modellhaften Evaluation bilden die Grundlage für ein praxisorientiertes allgemeines Werkzeug für die Qualitätssicherung und Evidenzbasierung von Prävention und Gesundheitsförderung in Deutschland. Parallel beteiligt sich das Projekt an einer partizipativen Evaluation des Wissenschaftszentrums Berlin (WZB), ebenfalls eine durch das BMBF finanzierte Modell-Evaluationsstudie.

▲ Guter Praxisbereich „Settingansatz"

Der Snoezelenraum/Entspannungsraum als neuer Teil der Lebenswelt
Aufbauend auf der Definition von Gesundheit und dem Verständnis von Gesundheitsförderung in der Ottawa-Charta – „Gesundheit wird von Menschen in ihrer alltäglichen Umwelt geschaffen und gelebt: dort wo sie spielen, lernen, arbeiten und lieben" –, ist der Settingansatz entstanden. Die Konzeption adressiert das Setting, den alltäglichen Lebensraum, als einen Ort, in dem Interventionen greifen.

Aus dieser Sicht ist die Arbeit im Snoezelenraum in die Obdachlosensiedlung integriert worden. Der Snoezelenraum ist in der Siedlung die Attraktion, aber auch fester Bestandteil der Lebenswelt der Kinder geworden.

Die Kinder sind in der Regel durch ihre beengte und laute Umgebung reizüberflutet. Für sie ist es wichtig, sich einmal in ruhiger Umgebung ganz allein zu fühlen, zu erspüren, „was tut mir, mir ganz allein gut, was habe ich für eigene Bedürfnisse". Der Raum ist ein schlichter weißer Raum mit verschiedenen zusätzlichen Gestaltungselementen wie Lichteffekte, Farbeffekte, Musikbett, Decken u. Ä. Die Sozialpädagogin unterstützt die Kinder dabei, ganz neue Erfahrungen mit den Sinnen zu machen, die in ihrer Alltagsumgebung in der Regel nicht mehr angesprochen werden. Unter Anleitung der speziell ausgebildeten Sozialpädagogin wird insbesondere mit den Kindern der Kindertagesstätte und Jugendlichen bis 14 Jahren an drei Tagen in der Woche von 9.00 bis 12.00 Uhr und an einem Nachmittag von 15.00 bis 18.00 Uhr im Snoezelenraum gearbeitet.

Der reizarme Raum wird so zu einem Erfahrungsraum, einem Experimentierraum für die Kinder und Jugendlichen, sich selbst zu erfahren und sich besser kennenzulernen. Sie erleben Ruhe, Entspannung, Freiheit, lernen ihre Bedürfnisse zu artikulieren und erleben die Wertschätzung der Sozialpädagogin, die auf diese Bedürfnisse eingeht. Darüber hinaus nehmen sie einen ästhetischen Raum in einer ansonsten unwirtlichen Umgebung wahr.

Die Kinder dürfen für die jeweilige Einheit ein individuelles – ihrer Bedürfnislage entsprechendes – Objekt frei auswählen und lernen dabei u. a. eine persönliche Entscheidung zu treffen, zu erkennen, was ihnen gut tut und was ihnen wichtig ist, sowie Verantwortung für sich selbst zu übernehmen. Diese Objekte tragen dazu bei, die einzelnen Sinne gezielt anzusprechen und zu aktivieren. Durch diese Sinneserfahrungen werden ihre persönlichen Ressourcen gefördert. Selbstvertrauen und Selbstbewusstsein werden gestärkt durch eine ganzheitliche Wahrnehmung des eigenen Körpers.

In dieser reizarmen Umgebung ist es auch möglich, den Kindern Wissen zu vermitteln, ihre Ausdrucksfähigkeit zu fördern, sie also nicht nur emotional, sondern auch kognitiv zu sensibilisieren. Sie lernen, sich besser zu konzentrieren und sich über einen längeren Zeitraum mit einer bestimmten Thematik auseinanderzusetzen. Den Kindern wird eine Erlebniswelt eröffnet, die sie in ihrem Lebensumfeld nicht kennen.

Durch diese Erweiterung ihres Erfahrungsraumes und die Entwicklung neuer Ressourcen entstehen Selbstkompetenzen, zum Beispiel können sie in Kita und Schule und im Freundeskreis besser mitreden. Da die Sprachförderung in der Bildungsdebatte derzeit eine besondere Rolle spielt, kann im Snoezelenraum mit unterschiedlichen Methoden der Wortschatz benachteiligter Kinder wesentlich verbessert werden. Von den unterschiedlichen Objekten werden die Kinder und Jugendlichen so angesprochen, dass sie eine für sie eigene Kreativität und Fantasie entwickeln. Daraus entstehen u. a. Rollenspiele, kleine Malkunstwerke, aber auch Offenheit, etwas über sich selbst und die Umgebung mitzuteilen (beispielsweise Probleme in Schule und Elternhaus oder auch freudige Ereignisse und Begebenheiten). Gestärkt wird das Selbstbewusstsein auch dahingehend, dass die Kinder „nein" sagen lernen, wenn ihnen etwas nicht gut tut oder sie etwas einfach nicht wollen. Am Ende einer Einheit steht das Angebot, mit dem Igelball abgerollt zu werden: Für manche Kinder ist dies ein Genuss, andere lehnen es sehr bestimmt ab. Der Entspannungsraum hilft den Kindern auch, ihre Ängste zu überwinden, Mut zu entwickeln und sich immer mehr zuzutrauen – zum Beispiel sich mit geschlossenen Augen rückwärts vom Podest fallen zu lassen oder in den abgedunkelten Raum zu gehen.

Zu Beginn der Einrichtung wurden die Eltern, die Vertreterinnen und Vertreter der Institutionen vor Ort und auch die politisch Verantwortlichen dazu eingeladen, den Raum auszuprobieren, um ein Gespür zu bekommen, was dort passiert. Für die Eltern war es wichtig zu erfahren, dass ihre Kinder dort gut aufgehoben sind.

Die Einrichtung und Ausstattung des Snozelenraums konnte gezielt über Spendenanfragen akquiriert werden. Durch die Vorlage des umfassenden Konzepts war es für Sponsoren und Sponsorinnen ein attraktives Projekt. Die Kosten beliefen sich auf 12 500 Euro. Aus heutiger Sicht sind nicht alle Objekte unbedingt notwendig. Eine erfolgreiche Nutzung wäre auch unter einfacheren Bedingungen möglich (mit einer Ausstattung von ca. 5000 Euro).

▲ Guter Praxisbereich „Empowerment"

Gesundheitshaus
Die Möglichkeit für die Bewohner und Bewohnerinnen der Siedlung sich über die Umbaumaßnahme des Bauwagens zu einem Gesundheitshaus zu profilieren, war ein entscheidender Punkt für die Mitarbeit im Projekt. Das Gesundheitshaus hat sich zum Mittelpunkt der Siedlung entwickelt, der von den Bewohnerinnen und Bewohnern mitverwaltet und unterhalten wird. Es ist der Ort für alle gemeinschaftlichen Aktivitäten und ein allgemeiner Treffpunkt.

Gerade Männer in sozialen Belastungssituationen (in der Regel langzeitarbeitslos, ohne berufliche Perspektive) sind gesundheitlich sehr gefährdet. Männer können sich auf die Hausmännerrolle nicht zurückziehen, sie werden als arbeitslos, faul und lästig betrachtet und kommen mit dieser Rolle nur schwer zurecht. Von morgens 8.00 Uhr bis nachmittags 16.00 Uhr arbeiteten die Männer mit Begeisterung und Durchhaltevermögen. Sie erhielten 160 Euro monatlich zusätzlich zum Bezug des ALG II.

Im Zuge der Arbeit gab es zum ersten Mal positive Schlagzeilen aus der Siedlung in der örtlichen Presse. Die aktiven Bauarbeiter fanden sich mit ihren Leistungen in den Zeitungen wieder. Sie konnten stolz auf ihre Leistung sein, ihr Status in der Familie war gestiegen und sie erfuhren seit langer Zeit wieder Zufriedenheit durch aktives Tätigsein.

Die Versorgung der Männer während der Arbeit warf das Thema „Trockene Alkoholiker" bei den Frauen und den Männern auf, worüber eine Diskussion und Vereinbarung erfolgte, keinen Alkohol bei den Arbeiten zu konsumieren. Diese Diskussion wurde im Rahmen der Vorbereitung der Frühstücke und von Festen weitergeführt. Die Bewohnerinnen und Bewohner der Vorbereitungsgruppe fertigten und verteilten ein Rundschreiben, dass bei den Festen und den Frühstücken kein Alkohol ausgeschenkt wird. Dieses Rundschreiben wurde in allen Haushalten verteilt. Als Ergebnis arrangierten sich überwiegend die Männer mit der Vereinbarung, in den Gemeinschaftsräumen keinen Alkohol anzubieten. Bei Bedarf bringen sie zwar einzelne Flaschen Bier mit, bieten aber keinen Alkohol an. Auf diese Weise konnten sie zum Beispiel die Erfahrung machen, dass ein Dart-Turnier am Abend nicht in einer Schlägerei endet. Solche Vorkommnisse waren in früheren Zeiten eine Ursache für den schlechten Ruf der Siedlung, da u. a. vereinzelt schon tagsüber auch hochprozentiger Alkohol konsumiert wurde.

Auf ähnliche Weise kam die Vereinbarung zustande, dass bei den Festen und in den Gemeinschaftsräumen nicht geraucht wird. Die Diskussion erfolgte über das passive Rauchen der Kinder beim gemeinsamen Frühstück bis hin zur Steigerung von Einsparungen bei den Familienausgaben. Die vorgetragene Überzeugung der „Wortführerinnen und Wortführer" in den Gruppen brachte hier den entscheidenden Durchbruch.

Sowohl das eigene Erleben in der Gemeinschaft, geselliges Beisammensein ohne Alkohol und Tabak zu genießen, als auch die daraus resultierende Vorbildfunktion für die Kinder und Jugendlichen waren als großer Erfolg zu bewerten. Dies ermöglichte weitere Ansätze zur eigenständigen Entwicklung gesundheitsfördernden Verhaltens, wie sie im Abschnitt „Vorgehen" näher ausgeführt sind.

Das große Interesse vieler Institutionen am Engagement des Vereins wirkte auch dem anfänglichen Argwohn einiger entgegen, die eine Verfestigung des Siedlungsstandorts befürchteten. Die Ergebnisse konnten dahingehend überzeugen, dass die Arbeit die Menschen in der Siedlung fördert, sie vor Ort stärkt und sie darin befähigt und ermutigt, sich wieder eher nach „draußen" zu wagen.

▲ Guter Praxisbereich „Partizipation"

Tagesbetreuung und Versorgung der Kinder im Gesundheitshaus
Das gesamte Projekt beruht auf der Partizipation der Bewohnerinnen und Bewohner. Beispielhaft lässt sich dies an der Organisation und Umsetzung der Tagesbetreuung der Kinder aus der Kindertagesstätte während der vierzehntägigen Schließzeit in den Sommerferien 2006 verdeutlichen. Die entwickelten Entscheidungsstrukturen bestehen in etablierten Angeboten wie dem Frauenfrühstück. Hier treffen sich alle Bewohnerinnen – auch diejenigen, die sich in der Siedlung engagieren.

Aus dem Kreis der Kinder und Eltern wurde während des Frauenfrühstücks diskutiert und beschlossen, die vierzehntägigen Sommerferien der Kindertagesstätte mit einer selbst organisierten Betreuung zu überbrücken. Hintergrund war die Befürchtung aller Beteiligten, dass ein so langer Zeitraum ohne Angebote für die Kinder in den beengten Wohnverhältnissen zu starken Spannungen führen würde, zumal einige Eltern aufgrund ihrer Arbeit einen entsprechenden Betreuungsbedarf haben.

Hierzu wurde auf der Basis der Vorstellung der Eltern und in Abstimmung mit ihnen gemeinsam mit der LZG ein Konzept entworfen und darüber Fachkräfte einbezogen (Ernährungsberaterin einer Krankenkasse und Sozialpädagogin des „Neustadttreffs" des Caritasverbandes Mainz aus dem angrenzenden Wohngebiet). Mit Unterstützung der Sozialpädagogin organisierten die Bewohnerinnen in wechselnder Besetzung Freizeitangebote für die Kinder. Bastelangebote wurden entwickelt – entsprechend der Neigungen und Fähigkeiten wie zum Beispiel Ledertaschen herstellen und vieles mehr. Auch Ausflüge in die nähere und weitere Umgebung wurden organisiert.

Die Vorbereitung des gemeinsamen Frühstücks und Mittagessens waren fester Bestandteil. Dazu wurde mit der Sozialpädagogin ein Plan für die 14 Tage mit Bedarf, Einkauf und Essenszubereitung unter Verwendung von Rezepten erarbeitet. In der ersten Woche wurde die Versorgung gemeinsam mit der Sozialpädagogin umgesetzt, in der zweiten Woche übernahmen fünf Bewohnerinnen diese Arbeit eigenständig und kochten für 40 Personen.

Die Ernährungsberaterin gab bei weiteren Treffen Informationen zu gesunder, preiswerter und schmackhafter Ernährung, vom Einkauf bis zur Zubereitung und dem gemeinsamen Essen auch auf engstem Raum und bei spartanischer Küchenausstattung.

Zwei andere Frauen aus der Siedlung – sie hatten aus ihren ehemals praktizierten Berufen entsprechende Qualifikationen – übernahmen selbstständig je eine Bastelgruppe.

Die Frauen konnten hier eigene Ideen und Fähigkeiten einbringen und erlebten dabei Anerkennung ihrer persönlichen Fähigkeiten. Für die Mitarbeit erhielten sie eine Aufwandsentschädigung im Rahmen der Zuverdienstmöglichkeit zum ALG II. Sie machten positive Erfahrung in der Tagesgestaltung mit den Kindern und anderen Frauen. Sie mussten Durchhaltevermögen entwickeln und selbstgesetzte Zeitrahmen einhalten, was sich sehr positiv auf die Strukturierung des persönlichen Alltags auch über den Betreuungszeitraum hinaus auswirkte. Der Wissens- und Erfahrungserwerb zum gesunden Kochen und der gesamten Versorgung führte auch zur Übertragung auf ihre alltägliche Situation, insbesondere auf die weitere Ausrichtung und Gestaltung des regelmäßigen gemeinsamen Frühstücks im Gesundheitshaus.

Literatur

Hayn, D., Jahn, I., Bill, G., Pfeiffer-Meierer, D. (2009): Qualitätsentwicklung in der Gesundheitsförderung: zwischen externen Anforderungen und internen Bedarfen. Prävention, 32 (1), S. 2–5.

Müller, U., Heinzel-Gutenbrunner, M. (1998): Armutslebensläufe und schlechte Gesundheit – Kausation oder soziale Selektion? Untersuchungsergebnisse, vorgestellt auf dem 104. Kongress der Deutschen Gesellschaft für Innere Medizin, April 1998 in Wiesbaden (Philipps-Universität Marburg).

Kontakt
Gisela Bill
Armut und Gesundheit in Deutschland e. V.
Geschäftsstelle: Barbarossastraße 4
55118 Mainz
Telefon: 06131-6279071
Telefax: 06131-6279182
E-Mail: info@armut-gesundheit.de
Website: http://www.armut-gesundheit.de

Ausgewählt durch: *Landeszentrale für Gesundheitsförderung in Rheinland-Pfalz e. V.*
Regionaler Knoten Rheinland-Pfalz
Autor/Autorin: *Christina Göth, Bernd-Olaf Hagedorn*

Gesundheitsteams vor Ort

Themen- und Handlungsfelder
Schulkinder und Jugendliche/Setting Schule – Familien/Eltern/Alleinerziehende

Gute Praxisbereiche
Integriertes Handlungskonzept/Vernetzung – Innovation und Nachhaltigkeit – Settingansatz –

Veröffentlichungsjahr: 2009

Abstract

Das Projekt „Gesundheitsteams vor Ort" wurde durch die rheinland-pfälzische Sozial- und Gesundheitsministerin Malu Dreyer im Rahmen ihrer familienunterstützenden Kampagne „Viva Familia" in Trier-Nord initiiert. Das Quartier wurde aufgrund des hohen Anteils an sozial benachteiligten Familien (Hartz-IV-Empfängerinnen und -Empfänger, junge Menschen ohne oder nur mit geringer Qualifikation und Beschäftigung) und unter Berücksichtigung möglicher Synergieeffekte mit dem Bund-Länder-Programm „Soziale Stadt" ausgewählt. Das Thema Gesundheitsförderung für sozial Benachteiligte wurde als Handlungsfeld Bestandteil des integrierten Entwicklungskonzepts für den Stadtteil Trier-Nord. Es ergänzt die bestehenden Anstrengungen zur Verbesserung der Lebensbedingungen im Stadtteil. Zielgruppen sind Kinder/Jugendliche, Jungen, Mädchen, Frauen/Mütter, Männer/Väter.

Das Projekt zielt kurzfristig auf eine Verbesserung des gesundheitlichen Status der Stadtteilbewohnerinnen und -bewohner, mittelfristig auf die Erweiterung der gesundheitlichen Eigenverantwortung und Handlungskompetenz und langfristig auf den Abbau der Hemmschwellen zu den Gesundheitsangeboten außerhalb des Stadtteils.

Schwerpunktthemen sind die Wahrnehmung von Vorsorgeangeboten, die Impfprophylaxe, gesunde Ernährung, Bewegungsförderung sowie die psychische und psychosexuelle Gesundheit. Weitere präventive Ziele sind die Förderung von gesunden Verhaltensweisen durch niedrigschwellige wohnortnahe Angebote, die an bestehende örtliche Strukturen angebunden sind.

Die Gesundheitsteams bestehen aus Fachkräften der Gesundheitsförderung, der sozialen Stadtteilarbeit sowie Ärztinnen und Ärzten, die vor Ort die Gesundheitsmaßnahmen durchführen. Durch die seit Jahren etablierte Zusammenarbeit von Fachkräften mit der Zielgruppe und das unabhängige Projektmanagement erfreut sich das Projekt hoher Akzeptanz vor Ort. Die Maßnahmen werden flexibel dem Bedarf der jeweiligen Zielgruppen angepasst.

Die Einzelmaßnahmen sind bereits für sich wichtige Module, die jedoch erst in ihrer Gesamtheit und durch ihre Vernetzung wirksam werden. Dabei sind zum Beispiel die Fachmedizinerinnen und -mediziner im „Gesundheitsteam Sprechstunde" hilfreiche Kooperationspartnerinnen bzw. -partner, die bereit sind, ihre Kompetenzen, Themen und Angebote übergreifend einzubringen. Die Themen Gesundheit, gesunde Bewegung und gesunde Ernährung haben im beteiligten Gebiet von Trier-Nord erheblich an Bedeutung gewonnen. Besonders erfreulich ist, dass sich auch Bewohnerinnen und Bewohner selbst in die Projektplanung einbringen. So haben sich zum Beispiel Mütter einer Kita zusammengesetzt und Vorschläge zur Planung von Maßnahmen für die inhaltliche Arbeit der Gesundheitsteams erarbeitet. Das Projekt startete Mitte 2005 und wird fortgeführt. Ende 2008 erfolgte eine Evaluation durch die Universität Mainz.

Hintergrund

Der Stadtbezirk Nells Ländchen, ein Teilbereich des Stadtteils Trier-Nord, umfasst ca. 186 Hektar im nördlichen Stadtgebiet von Trier. Das Gebiet ist gekennzeichnet durch große Gewerbe-, Grün- und Sportflächen (Stadtpark Nells Ländchen, Hauptfriedhof) und Wohnsiedlungen, die zum Teil erst seit ca. zehn Jahren im Zuge der Konversion in den ehemaligen Wohngebäuden der französischen Militärstreitkräfte entstanden sind. In einem Teilbereich – Ambrosius –, der als sozialer Brennpunkt bis vor einigen Jahren wenig Unterstützung erfahren hat, gibt es seit Gründung der „Wohnungsgenossenschaft Am Beutelweg" (WOGEBE) im Jahr 1991 einen enormen Entwicklungsschub. Im Stadtbezirk Nells Ländchen leben insgesamt 4364 Menschen (31.12.2007), im Nachbarschaftsquartier Ambrosius sind es ca. 1500 Bewohnerinnen und Bewohner, wovon die Hälfte Kinder und Jugendliche sind. Der Stadtteil Trier-Nord/Nells Ländchen ist ein „junger" Stadtteil. Im Verhältnis zur Gesamtbevölkerung leben in Nells Ländchen knapp 10 Prozent mehr Kinder und Jugendliche als in der Gesamtstadt Trier.

Auf die Wohnungsgenossenschaft Am Beutelweg bezogen, wird dies noch deutlicher: 48,3 Prozent ihrer insgesamt 1327 Bewohnerinnen und Bewohner sind Kinder und Jugendliche, wobei dabei auch Kinder erfasst sind, die älter als 20 Jahre sind und noch im Familienverbund leben.

Die Koordinierungsstelle der „Gesundheitsteams vor Ort" (GHT) ist beim Quartiersmanagement Trier-Nord angesiedelt, dessen Träger die WOGEBE ist. Die noch junge Genossenschaft wurde gegründet, um ihre Mitglieder mit qualitativ gutem Wohnraum zu versorgen. Sie entstand aus der Gemeinwesenarbeit des Bürgerhauses Trier-Nord heraus und agiert quartiersbezogen. Im Stadtteil Trier-Nord besitzt sie mittlerweile knapp 500 Wohnungen. Ausgangspunkt bei der Gründung war die problematische Lebenssituation der Menschen im Quartier Am Beutelweg/Ambrosiusstraße, deren Wohnungen äußerst marode waren und dem modernen Wohnstandard nicht entsprachen.

Das Quartiersmanagement koordiniert und steuert die Maßnahmen im Rahmen des Bund-Länder-Programms „Soziale Stadt". Das Förderprogramm zielt darauf ab, Stadtteile mit besonderem Bedarf zu entwickeln und zu stabilisieren. Dazu sollen alle verfügbaren Ressourcen im Stadtteil mobilisiert werden und alle Maßnahmeninstrumente, wie zum Beispiel Förderprogramme des Bundes, der EU und der Länder, auf dieses Ziel hin gebündelt werden.

Trier-Nord wurde Ende 2000 in das Programm „Soziale Stadt" aufgenommen. Zum 01.01.2001 wurde das Quartiersmanagement installiert. Seither gelang es, im Zusammenhang mit unterschiedlichen Maßnahmen, wie dem Umbau und der Sanierung des Bürgerhauses Trier-Nord zu einem Stadtteilzentrum, ein Netzwerk der sozialen Arbeit im Stadtteil aufzubauen. Dazu gehören auch Kooperationen mit Akteurinnen und Akteuren in den benachbarten Stadtbezirken.

Diese Netzwerkstruktur war eine sehr gute Grundlage für die Zusammenarbeit im Themenkomplex Gesundheitsprävention und -förderung, als die Gesundheitsteams konzipiert und implementiert wurden. Das Quartiersmanagement ist zudem im Stadtteil und in der Stadt Trier bekannt. Dies hatte für das Projekt einen hilfreichen „Türöffnereffekt".

Aus Sicht der Programmverantwortlichen des Sozialdezernats der Stadtverwaltung Trier und der WOGEBE als Projektträger vor Ort ergänzt das Thema Gesundheitsförderung für Benachteiligte die bestehenden Maßnahmen zur Verbesserung der Lebensbedingungen im Stadtteil Trier-Nord.

Vorgehen

Zielgruppen sind Menschen in benachteiligten Lebenslagen, beispielsweise Familien mit finanziellen, familiären oder beruflichen Schwierigkeiten und Alleinerziehende, insbesondere aber auch Kinder und Jugendliche bzw. Jungen und Mädchen.

Ein zentrales Anliegen ist es, der Zielgruppe den Zugang zu den Regelangeboten des Gesundheitswesens zu erleichtern. Hemmschwellen für die Inanspruchnahme professioneller Hilfe durch Ärztinnen und Ärzte, Hebammen und Entbindungspfleger und andere Fachkräfte, aber auch für die Beteiligung an Selbsthilfegruppen sollen abgebaut werden, ohne Parallelstrukturen zu entwickeln. Da die Zielgruppe mit herkömmlichen Angeboten des Gesundheitssystems („Komm"-Struktur) schlecht erreicht wurde, haben die Maßnahmen einen niedrigschwelligen, aktiv aufsuchenden Charakter und sind dicht in Lebenszusammenhänge vor Ort im Stadtteil – wie etwa typischen Treffpunkten, Versammlungsorten oder einzelnen Familien – mit dem Ansatz der „Gehstruktur" integriert. Diese werden mit bestehenden Angeboten des Gesundheitssystems und den örtlichen, stadtteilbezogenen Strukturen verknüpft, wie sie in den Gebieten des Programms von „Soziale Stadt" bestehen. Durchgeführt werden die Gesundheitsmaßnahmen durch Gesundheitsteams (GHT). Sie bestehen aus Fachkräften des Gesundheits- und Sozialbereichs wie Ärztinnen und Ärzten, Hebammen und Geburtshelfern, Psychologinnen und Psychologen, Gesundheits- und Krankenpflegerinnen bzw. -pflegern, Physiotherapeutinnen und -therapeuten, Sozialpädagoginnen und -pädagogen sowie Sozialarbeiterinnen und -arbeitern, die berufsgruppenübergreifend zusammenarbeiten.

Für die operative Steuerung des Projekts ist eine Koordinatorin zuständig, die an das Quartiersmanagement angebunden ist. Fachkräfte werden auf Honorarbasis hinzugezogen. Die Vorarbeiten für das Projekt starteten Mitte 2005. Ab Januar 2006 begann die Arbeit der Koordinierungsstelle und wird nach Abschluss der ersten Projektphase Ende 2008 derzeit entsprechend der jährlichen Finanzausstattung fortgeführt.

Konzeptionelle Planung, inhaltliche Begleitung, die Einbindung in Trägerlandschaft und Kommune werden über eine aktive Steuerungsgruppe geleistet. In ihr sind Träger sowie Akteurinnen und Akteure aus Kitas, Horten, Gemeinwesenarbeit, Jugendarbeit, Familienberatung und Schulen aktiv eingebunden. Weitere Mitglieder sind Fachkräfte des Gesundheitsamtes, der Europäischen Sportakademie und der AOK Trier. Bei Bedarf wird auf weitere Kooperationspartnerinnen und -partner zurückgegriffen. Die Steuerungsgruppe konnte auf eine vorhandene Vernetzungsstruktur, den „Arbeitskreis Trier-Nord", aufbauen, der sein Handlungsfeld auf die Gesundheitsförderung ausweitete. Wert gelegt wird auf eine große räumliche und inhaltliche Nähe der GHT-Angebote zu den Zielgruppen.

Die Gesundheitsteams zu den Themen Bewegung, Ernährung und Sucht bringen Projektvorschläge ein, die in der Steuerungsgruppe diskutiert und abgestimmt werden. Aus den Vorschlägen wird eine Jahresplanung erstellt; die Kosten für die Durchführung der Projektideen werden bei den Kostenträgern als Gesamtsumme beantragt.

Die „Sprechstunde vor Ort" ist ein niedrigschwelliges, im Stadtteilbüro angesiedeltes medizinisches und zahnmedizinisches Angebot, bei dem Fachleute vor Ort regelmäßig bestimmte Leistungen anbieten. Zu den Untersuchungen und Beratungen gehören eine Überprüfung des Impfstatus, Blutzuckerbestimmung, Hör- und Sehtests, Sprachentwicklungsprüfungen, Größen- und Gewichtsbestimmung sowie Blutdruckmessung. In der Sprechstunde wird nicht im klassischen Sinn behandelt. Es ist vielmehr eine Beratung, die Hilfestellung beim Zugang zu medizinischen Angeboten geben will und insofern auch eine Lotsenfunktion hat. Auf die Vorlage von Versicherungskarten und die Praxisgebühr wird verzichtet.

Die Sprechstunde vor Ort findet regelmäßig mittwochs ab 15.00 Uhr statt. Eine Gruppe von fünf Ärztinnen und einer Hebamme mit der Zusatzausbildung „Hebammen beraten Familien" aus dem rheinland-pfälzischen Landesprogramm „Viva Familia" wechseln sich bei diesem Beratungsangebot ab. Einmal im Quartal hat die Sprechstunde einen thematischen Schwerpunkt, zum Beispiel ADHS, Impfung, Sehtest oder Erkältungskrankheiten.

Die Kinder zeigen das größte Interesse an den Sprechstunden. Die Tür zum Büro der Koordinierungsstelle steht mittwochs immer offen. Das Hinweisschild „Heute Sprechstunde mit ..." hängt aus, und die Kinder aus den umliegenden Häusern kommen. Dies bietet eine Chance, sie unkompliziert mit

Ärztinnen und Ärzten und dem Thema Gesundheit vertraut zu machen. Im Kalenderjahr 2007 fanden 41 Sprechstunden statt. Die Beteiligung war je nach Thema sehr unterschiedlich.

Aufgrund der zum Teil immer noch zu hohen Schwelle für die Menschen in der Siedlung und der dadurch stark schwankenden Inanspruchnahme wurde das Angebot 2008 in eine mobile Sprechstunde umgewandelt. Es gab erste Versuche, sie im Rahmen von etablierten Frühstücksrunden in den Einrichtungen zu platzieren, zum Beispiel in der Baby- und Krabbelstube. Dieses Vorgehen wird gut angenommen, Beratung und offener Austausch wurden angeregt. Die Erfahrung zeigt auch, dass für Männer andere niedrigschwellige Angebote gemacht werden müssen.

Die Ärztinnen, die das Angebot durchführen, sind über ihre Sprechstundenzeit hinaus für das Gesamtprojekt aktiv. Sie nehmen teil an Gesprächsrunden bei Elternabenden, Mütter-Frühstücktreffs, Vorbereitungen für Sonderveranstaltungen, Teamsitzungen und Vorgesprächen mit Schulen. Das Verständnis bei den beteiligten Gesundheitsfachkräften für das Grundanliegen des Projekts ist sehr groß. Sie setzen sich engagiert mit der Lebenssituation der benachteiligten Menschen im Stadtteil auseinander und sind bereit, sich auf neue Formen von Gesundheitsangeboten einzulassen.

Beispiele für weitere Maßnahmen (2006 und 2007)
- „Frauen in Bewegung" ist eine Sportgruppe für Einsteigerinnen im Bürgerhaus Trier-Nord. Es fanden 35 Termine mit 13 Teilnehmerinnen und vier Kindern von alleinerziehenden Müttern statt.
- „Fit im Leben mit starkem Essen" war das Motto der Grundschulprojekttage zum Thema „Gesunde Ernährung" und „Gesunde Nahrungsmittel". An den zwei Projekttagen nahmen 150 Kinder und 100 Eltern teil.
- „Stelz-Art" ist ein wöchentliches Bewegungsangebot (Stelzenlaufen) für Kinder und Jugendliche, das neben der Bewegungsförderung die Förderung der Konzentrationsfähigkeit, die Steigerung des Körperempfindens und des Selbstbewusstseins der Kinder und Jugendlichen zum Ziel hat.
- Der „Mädchen-Gesundheits-Führerschein" wurde 2007 von sechs Mädchen im Alter von elf bis 15 Jahren abgelegt.
- „Boys and Girls get fit in Trier-Nord" ist ein geschlechtsspezifisches Sportangebot für Jungen und Mädchen. 2007 konnten insgesamt 25 Jugendliche (15 Jungen, zehn Mädchen) in die wöchentlich stattfindenden Angebote integriert werden. Darüber hinaus meldeten sich einige Jugendliche bei lokal ansässigen Sportvereinen an.

Alle Maßnahmen sind stark auf die Zielgruppe ausgerichtet und setzen an den jeweiligen Zugangsmöglichkeiten an. Dementsprechend gibt es eine große Bandbreite von ganz offenen Angeboten ohne Anmeldeformalitäten und Kostenbeiträgen bis hin zu verbindlichen Gruppen mit Anmeldung und Kostenbeteiligung. Dieses Vorgehen wird durch den direkten Zugang der pädagogischen Fachkräfte in den bestehenden Institutionen ermöglicht. Perspektivisch gilt es, neue Themen zu identifizieren und zu fragen, inwieweit sie für die Bewohnerschaft im Quartier von Belang sind. Darüber hinaus sind diese Themen in der Zusammenarbeit mit den Gesundheitsfachkräften methodisch auf die Lebenswelt der Bewohner anzupassen. Dies geschieht beispielsweise zurzeit im Bereich Sucht mit dem Thema „Neue Medien/Internetsucht".

Das Projekt „Gesundheitsteams vor Ort" ist ein wichtiger Baustein des ganzheitlichen Entwicklungskonzepts, das die langfristige Verbesserung von Gesundheitsstatus und Lebensbedingungen der Menschen im Quartier anstrebt.

▲ Guter Praxisbereich „Integriertes Handlungskonzept/ Vernetzung"

Gesundheitsförderung für benachteiligte Bevölkerungsgruppen ist in der Arbeit der „Gesundheitsteams vor Ort" ein integrierter Bestandteil des Handlungskonzepts, das bereits über das Programm „Soziale Stadt" in Trier-Nord initiiert und umgesetzt wurde. Die Angebote werden für und mit den fest installierten Anbietern und Institutionen bedarfsorientiert entwickelt und umgesetzt.

Initiiert wurde das Projekt von der rheinland-pfälzischen Sozial- und Gesundheitsministerin Malu Dreyer im Rahmen der Initiative „Viva Familia". Zum Projektauftakt im Juli 2005 wurden alle betroffenen Institutionen gemeinsam mit der Stadtverwaltung und dem Gesundheitsamt über „Viva Familia" eingeladen. Nach der Diskussion der Möglichkeiten und des Bedarfs wurde das Quartiersmanagement mit einer Bedarfs- und Bestandserhebung zur Gesundheitsförderung beauftragt. Bereits Anfang 2006, nach Auswertung der Erhebung, installierte das Ministerium die Koordinierungsstelle für die Gesundheitsteams.

Im Stadtteilzentrum Trier-Nord sind nicht nur das Bürgerhaus Trier-Nord als Träger der Gemeinwesenarbeit, sondern auch ein Hort, Räume der Grund-

und Hauptschule, verschiedene Vereine und eine Großküche untergebracht. Hier erfolgte eine fließende Eingliederung der gesundheitsfördernden Maßnahmen in die bestehenden Strukturen des Programms „Soziale Stadt". Neben der Kooperation mit Institutionen und Diensten wie Kindertagesstätten, Horte, Gemeinwesenarbeit, Jugendarbeit, Familienberatung und Schulen gelang die Einbindung weiterer Akteurinnen und Akteure aus dem Sozial-, Kultur- und Gesundheitsbereich und aus den Zielgruppen in der Bevölkerung.

Besondere Potenziale waren hier die bereits umgesetzte Beteiligung der Bevölkerung an der Wohnraumsicherung und -verbesserung. Außerdem wurden Qualifizierungsmaßnahmen umgesetzt, um Beschäftigung zu fördern und die Selbsthilfe in alltäglichen Lebenssituationen zu unterstützen. Vor diesem Hintergrund konnte das Projekt „Gesundheitsteams vor Ort" auf ein ausgebildetes positives Identifikationspotenzial der Bewohnerinnen und Bewohner mit dem Wohnumfeld und dem gesamten Gebiet aufbauen.

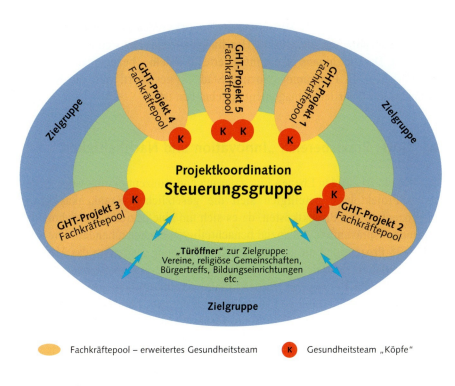

Gesundheitsteams vor Ort

An der Steuerungsgruppe sind die Vertreterinnen und Vertreter aus den Einrichtungen des Gesundheits-, Sozial- und Bildungsbereichs, aus Arbeitsgruppen, Initiativen und Stadtteilprojekten beteiligt sowie Personen in Schlüsselpositionen, die als „Türöffner" gute Kontakte zur Zielgruppe und deren Einrichtungen haben.

Die Gesundheitsteams bestehen zu den Themen Bewegung, Ernährung und Sucht. Die Zusammenarbeit erfolgt auf strategischer Ebene in der Steuerungsgruppe. Diese entwickelt die Ziele und stimmt die gesamte Maßnahmenplanung aufeinander ab. Für die operative Ebene sind in den Gesundheitsteams je nach Schwerpunkt alle Beteiligten vertreten und planen gemeinsam die Umsetzung von Maßnahmen.

Die Beteiligung der Kooperationspartner an den einzelnen Teams deckt ein ganzes Themenfeld ab. Dort wird kontinuierlich das gemeinsame Vorgehen geplant und reflektiert. Sie ist nicht auf einzelne Maßnahmen beschränkt.

In den Gesundheitsteams werden die Maßnahmen praxisnah entwickelt. Gleichzeitig garantiert die Vertretung der kooperierenden Institutionen in der Steuerungsgruppe ein integriertes Handlungskonzept, das sich an der Praxis orientiert. Darüber hinaus ist ein integriertes Handeln – bezogen auf das weitere Vorgehen im Programm „Soziale Stadt" – gesichert, weil die Koordination an das Quartiersmanagement angebunden ist.

▲ Guter Praxisbereich „Innovation und Nachhaltigkeit"

Das Projekt ist auf den Ebenen Finanzierung und Konzeption innovativ. In der ersten Projektphase beteiligten sich die gesetzlichen Krankenkassen zu 75 Prozent an den Projektkosten, da es sich um eine gezielte Maßnahme der Gesundheitsprävention von sozial benachteiligten Personen handelt. Die restlichen 25 Prozent und die Kosten der Koordinierung übernahm das Ministerium für Arbeit, Soziales, Gesundheit, Familie und Frauen Rheinland-Pfalz (MASGFF) als Beitrag zur Entwicklung von innovativen Maßnahmen in der Gesundheitsförderung von sozial Benachteiligten. Für die Weiterführung der Gesundheitsteams ist eine Finanzierung über die Krankenkassen, das Programm „Soziale Stadt" und das MASGFF vereinbart.

Das Konzept „Gesundheitsteams vor Ort" setzt gezielt an bestehenden Strukturen an und verfolgt sehr stringent den Gedanken des integrierten Handlungskonzepts. Auf der Basis bestehender Strukturen werden mit den Einrichtungen und Diensten, Kindertagesstätten, Horten oder Gemeinwesenarbeit, Jugendarbeit, Familienberatung und Schulen, dem Sozial-, Kultur- und Gesundheitsbereich und den Zielgruppen die Aktivitäten entlang der Bedürfnisse der Zielgruppe erarbeitet und angeboten.

Dadurch werden Synergien genutzt und gemeinsame Potenziale erschlossen, wie das Beispiel „Stelz-Art" zeigt. Entwickelt wurde das Konzept im Gesundheitsteam „Bewegung". „Stelz-Art" wurde mit den Partnern im Hort Ambrosius, dem Hort Exzellenzhaus sowie der Grundschule und dem Verein -t-r-a-n-s-cultur- e. V. umgesetzt, der ebenfalls im Stadtteilzentrum Trier-Nord angesiedelt ist. Die Horte und die Grundschule boten den Rahmen und die Struktur; die dort arbeitenden pädagogischen Fachkräfte beteiligten sich an der Durchführung. Die unterschiedlichen Ansätze von offenen bis hin zu verbindlichen Angeboten ermöglichen es, Kinder über die jeweils erforderlichen Zugangswege zu erreichen. Nicht alle Kinder sind zu Beginn in der Lage, ein längerfristiges Angebot wahrzunehmen. Erst über unverbindliche „Schnupperangebote" wird der Weg bis hin zu regelmäßiger Teilnahme möglich. Um diesen breiten Zugang zu schaffen, haben sich die drei Institutionen zusammengeschlossen und gemeinsam mit -t-r-a-n-s-cultur- e. V. das Angebot

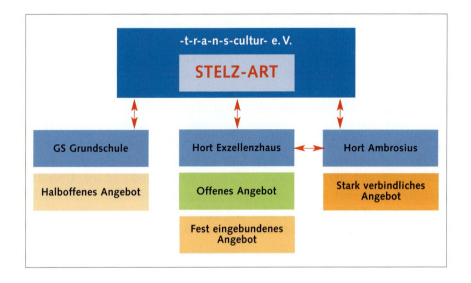

Angebotsformen

realisiert. Regelmäßig finden einrichtungsbezogene Planungstreffen statt, um die Umsetzung zu begleiten. Zweimal jährlich trifft sich das Konzeptionsteam mit dem Projektträger.

Inhaltlich bietet „Stelz-Art" neue Perspektiven für die Bewegungsförderung und Persönlichkeitsentwicklung der Kinder. Kinder aus sozialen Brennpunkten sind es gewohnt, dass man „auf sie herabschaut". Auf Stelzen stehen sie nicht nur physisch „über den anderen", sondern erfahren auch, dass andere „mit Bewunderung zu ihnen aufblicken". Die Technik des Stelzenlaufens erfordert keine körperliche Kraft, sondern nur Freude an Bewegung, Koordinationsgeschick, Gleichgewichtssinn und Konzentrationsfähigkeit. Dies kann bei Mädchen und Jungen gleichermaßen und in geschlechtsgemischten Gruppen geschult werden.

Sportliche Aktivität verbindet sich mit künstlerisch kreativen Elementen, die sich mit sehr unterschiedlichen Kunstformen wie Jonglieren oder Theaterspiel kombinieren lassen. Erfolgserlebnisse sind sehr schnell zu vermitteln und die Technik kann schrittweise verfeinert werden. Durch das Lernen und auch Auftreten in Gruppen werden Ängste abgebaut, und es wird gegenseitiges Vertrauen geschaffen. Kernkompetenzen für soziales Verhalten lassen sich spielend vermitteln. Über diszipliniertes Verhalten und Üben erfolgen immer wieder Applaus und Anerkennung. Durch die Verbindung körperlicher und künstlerisch-kreativer Aktivitäten erhalten die Kinder und Jugendlichen einen originellen Anreiz, sich mit Freude und hoher Motivation zu bewegen und über sich hinauszuwachsen.

Die ersten Erfolge zeigen sich in der starken Nachfrage des Projekts. Dies hat zu mehr Angeboten in unterschiedlichen Schwierigkeitsstufen geführt. Die Kinder und Jugendlichen, die seit Herbst 2006 wöchentlich den zweistündigen Workshop im Hort Ambrosius besuchen, nehmen fast alle regelmäßig teil. Sieben Kinder konnten bereits ihre Stelzenlauf-Prüfung mit dem „Stelzenführerschein" abschließen. Insgesamt nahmen an den Maßnahmen in den Jahren 2006 und 2007 jeweils ca. 50 Kinder und Jugendliche teil. Über das eigentliche Angebot hinaus werden die entstandenen Gruppen verstärkt zu Auftritten in der Region und zum Teil auch im angrenzenden Luxemburg angefragt, wo sie das trainierte Können auch im Jonglieren und mit Diabolo-Kunst zur Schau stellen können.

Das Angebot findet auch bei nachfolgenden Jahrgängen in den Einrichtungen großen Anklang, sodass weitere Einstiegsworkshops durchgeführt werden.

Aus den bestehenden Gruppen bildet sich ein fester Kern, der auch weiterhin trainiert und bei Anfragen für Auftritte zur Verfügung steht. Der Hort konnte einen eigenen Materialfond anschaffen bzw. sammeln, wodurch das weitere Bestehen gesichert ist. Der Ansatz von „Stelz-Art" lässt sich auf andere Stadtgebiete und Regionen übertragen, wenn ein entsprechender Anbieter zum Beispiel von einer Clownsschule bzw. eine Jongleurin oder ein Jongleur zur Kooperation gewonnen werden kann.

Eine nachhaltige Wirkung des Projekts „Gesundheitsteams vor Ort" ist in der Struktur angelegt. Die Angebote werden für und mit den fest installierten Anbietern und Institutionen bedarfsorientiert entwickelt und umgesetzt. Dadurch setzt sich die Gesundheitsförderung als Querschnittsaufgabe zunehmend in den Angeboten und im Vorgehen durch. Neben der grundsätzlichen Sensibilisierung der Anbieter und der Bevölkerung zeigen sich die ersten Erfolge. Es entwickelt sich ein gesundheitsbewusstes Verhalten und die Freude an den entsprechenden Aktivitäten bei Einzelnen und in ganzen Gruppen.

Projekte wie zum Beispiel der „Gesundheitsführerschein für Mädchen" legen Grundlagen für die weitere gesundheitliche und psychosexuelle Entwicklung, die in ihrer Vielfalt in späteren Jahren zum Tragen kommt.

Weitere Belege für die nachhaltige Wirkung sind beispielsweise im Projekt „Boys and Girls get fit in Trier-Nord" zu finden. Das geschlechtsspezifische Sportangebot für Jungen und Mädchen umfasst Lauftraining, Schwimmen, Fahrradfahren, Fußball und Ausdauersport. Es ist eine Veranstaltung der stadtteilorientierten Kinder- und Jugendarbeit des Bürgerhauses Trier-Nord in Zusammenarbeit mit einem Diplom-Sportlehrer.

Diese Form der Gesundheitsprävention wird gut von den Jugendlichen angenommen. Im Projektzeitraum 2007 wurden 25 Jugendliche integriert, die sich regelmäßig aktiv und mit Freude an den kostenlosen und wohnortnahen Sportangeboten beteiligten. Im Bereich der Mädchensportgruppe wurde erreicht, dass sich ein Teil der Gruppe, motiviert durch die Angebote, in einem Verein anmeldete. Insgesamt waren die Mädchen offener für verschiedene Sportarten. Bei den Jungen konnten Erfolge im Bereich der sozialen Kompetenz vor allem durch Mannschaftssportarten wie Fußball erreicht werden. Bewegung diente hier auch dem Aggressionsabbau.

Das vernetzte Arbeiten und die Erfolge in der Praxis sind wichtige Erfahrungen für die weitere Netzwerkarbeit auch über den Projektzeitraum hinaus.

▲ Guter Praxisbereich „Settingansatz"

„Gesundheitsteams vor Ort" sind niedrigschwellig im Stadtteil Trier-Nord im Rahmen der Stadtteilarbeit verankert. Mit dem Programm „Soziale Stadt" konnten durch die Verbesserung der Wohnqualität, die Schaffung des Stadtteilzentrums „Bürgerhaus Trier-Nord", den Ausbau von Kindertagesstätten und Hortangeboten, durch Wohnumfeldgestaltung und die Schaffung von Spiel- und Freiflächen sowie die Etablierung des Quartiersmanagement die Grundlagen für aktive Verhältnisprävention gelegt werden.

Über das Bürgerhaus werden Qualifizierung und Beschäftigung der Stadtteilbewohnerinnen und -bewohner unterstützt. Die Gesundheitsförderung ist an das Quartiersmanagement angedockt und findet – eingebunden als „Komm"-Struktur im Bürgerhaus, in den Kitas, der Schule, auf Freiflächen und Plätzen sowie in der Europäischen Sportakademie in unmittelbarer Nachbarschaft – statt. Die gesundheitsfördernden Angebote werden als Verhaltensprävention für die Zielgruppen Kinder/Jugendliche, Jungen, Mädchen, Frauen/Mütter, Männer/Väter ausgestaltet.

Literatur

Ministerium für Arbeit, Soziales, Gesundheit, Familie und Frauen Rheinland-Pfalz (MASGFF) (Hrsg.) (2007): Konzept Gesundheitsteams vor Ort. Mainz.

Ohlig, M. (2007): Sachbericht Gesundheitsteams vor Ort Trier-Nord, 01.01.2006 bis 31.12.2006. Trier.

Weigand, C., Lamberty, J. (2008): Evaluation des Modellprojekts „Gesundheitsteams vor Ort" in Rheinland-Pfalz. Pädagogisches Institut der Johannes Gutenberg-Universität Mainz. Mainz.

Kontakt
Maria Ohlig
Gesundheitsteams vor Ort
c/o Wohnungsgenossenschaft Am Beutelweg
Quartiersmanagement Trier-Nord
Am Beutelweg 10
54292 Trier
Telefon: 0651-13272
Telefax: 0651-1441012
E-Mail: maria.ohlig@wogebe.de
Websites: http://www.wogebe.de/stadtteilentwicklung.html
http://www.masgff.rlp.de
http://www.vivafamilia.de

Ausgewählt durch: *Landesvereinigung für Gesundheit Bremen e. V.*
Regionaler Knoten Bremen
Autorin: Elke Anna Eberhard

Gesundheitstreffpunkt West im Bremer Westen

Themen- und Handlungsfelder
Sozialraum/Quartier/Stadtteil

Gute Praxisbereiche
Settingansatz – Integriertes Handlungskonzept/Vernetzung – Innovation und Nachhaltigkeit

Veröffentlichungsjahr: 2009

Abstract

Der „Gesundheitstreffpunkt West" (GTP) engagiert sich seit 1985 im Bremer Westen. Schwerpunkt ist Gröpelingen, ein Stadtteil mit einem hohen Grad sozialer Benachteiligung. Der Stadtteil Gröpelingen ist sowohl Programmgebiet des Bund-Länder-Programms „Soziale Stadt" als auch des Bremer Programms „Wohnen in Nachbarschaften" (WiN). Hier leben viele Arbeitslose, Kinderreiche, Alleinerziehende sowie Menschen mit Migrationshintergrund und geringer Bildung.

Der GTP orientiert sich mit seinem ganzheitlichen, integrierten Handlungskonzept zur Gesundheitsförderung am Setting Stadtteil und dessen Wohnquartieren. Zentrale Ziele sind, neben der Entwicklung persönlicher Gesundheitskompetenzen von Ratsuchenden, die Schaffung gesundheitsfördernder Lebenswelten und die Unterstützung von Gemeinschaftsaktionen. Die Arbeitsschwerpunkte liegen in der stadtteilbezogenen Vernetzungstätigkeit, in bilateralen Kooperationen und im direkten Kontakt mit den Bürgerinnen und Bürgern.

Zu Bewohnerinnen und Bewohnern sowie zu Anbietern des Stadtteils konnten in mehr als zwei Jahrzehnten enge Kontakte mit tragfähigen Arbeitsstrukturen entwickelt werden. Das Wissen über die Lebenssituation und Bedürfnisse der Bewohnerinnen und Bewohner fließt in die Entwicklung gemeinsamer

Aktivitäten zur Gesundheitsförderung ein. Die Vermittlung von Erkenntnissen aus der Gesundheitsförderung und Prävention ermutigt Akteure kooperierender Fachgebiete, den Aspekt Gesundheit in Angebote ihres jeweiligen Arbeitsbereichs zu integrieren.

Thematische Schwerpunkte des GTP liegen in der Familiengesundheit, der Gesundheitsförderung von Kindern, Jugendlichen und älteren Menschen sowie in der Sucht- und Gewaltprävention.

Hintergrund

Der „Gesundheitstreffpunkt West" (GTP) entstand 1985 im Rahmen der gemeindeorientierten Deutschen Herz-Kreislauf-Präventionsstudie (DHP), die vom Bremer Institut für Präventionsforschung und Sozialmedizin (BIPS) in den Stadtbezirken Bremen West und Bremen Nord durchgeführt wurde. Das Wissen, dass Armut und Gesundheit sich gegenseitig negativ beeinflussen, gab den Anstoß, diese Studie im Stadtbezirk Bremen West durchzuführen.

Seit Abschluss der Studie im Jahr 1990 wird die Arbeit des GTP unter der Trägerschaft eines gemeinnützig arbeitenden Vereins durchgeführt. Die Finanzierung erfolgt aus Zuwendungen des Bremer Senats sowie aus Projektmitteln und Spenden. Zurzeit sind zwei Mitarbeiterinnen und ein Mitarbeiter mit Teilzeitstellen im GTP angestellt.

Der Stadtteil Gröpelingen im Stadtbezirk Bremen West ist ein ehemaliges Hafen- und Arbeiterviertel. Viele Migrantinnen und Migranten ließen sich hier in den 1960er-Jahren als Gastarbeiter nieder. 1970 lebten dort 40 888 Menschen, von denen 3,3 Prozent ausländischer Herkunft waren (Auskunft des Statistischen Landesamtes Bremen, 31.07.2008). Bis 1991 sank die Einwohnerzahl auf 35 733, gleichzeitig stieg der Anteil von Bürgerinnen und Bürgern mit Migrationshintergrund auf 16,8 Prozent (Statistisches Landesamt 2008a). Seitdem blieb die Einwohnerzahl annähernd konstant, der Ausländeranteil stieg auf derzeit 23,3 Prozent der Bewohnerschaft. Der Anteil der Menschen mit Migrationshintergrund liegt bei 38,1 Prozent (Stand 31.12. 2007, Statistisches Landesamt Bremen 2008b). Durch Werftschließungen in den 1970er-Jahren sowie Anfang der 1980er-Jahre hat sich der Stadtteil grundlegend gewandelt. Die Zahl der (Langzeit-)Arbeitslosen nahm deutlich zu. 2006 erreichte der Stadtteil Gröpelingen mit 28,3 Prozent die höchste

Arbeitslosenziffer – also die Relation Arbeitsloser zu sozialversicherungspflichtig Beschäftigten – in Bremen (Statistisches Landesamt 2007). Im Benachteiligungsindex der Hansestadt Bremen, der bremische Ortsteile in eine Rangfolge nach dem Grad ihrer sozialen Benachteiligung einteilt, belegen drei von vier Ortsteilen des Stadtteils Gröpelingen die schlechtesten Ränge (Rang 2, 3, 4; Senator für Arbeit, Frauen, Gesundheit, Jugend und Soziales Bremen 2007). Jedes zweite Kind (56,3 Prozent) lebt in einer Hartz-IV-Bedarfsgemeinschaft (Arbeitnehmerkammer 2007).

Die Bevölkerung im Bremer Westen und dort vor allem die Bewohnerschaft benachteiligter Wohngebiete benötigt angesichts der dortigen Problemlagen wie hoher Arbeitslosigkeit, vieler Hartz-IV-Haushalte, zahlreicher Alleinerziehender und kinderreicher Familien sowie überdurchschnittlich hohem Anteil an Migrantinnen und Migranten besondere Unterstützung. Dies legt ein Vorgehen nahe, das Anbieter miteinander vernetzt und Strukturen verändern will.

Vorgehen

Von Beginn an orientierte sich der GTP auf die Settings Stadtteil und Wohnquartier. Aktivitäten in den Bereichen Prävention und Gesundheitsförderung sind gezielt auf benachteiligte Wohnquartiere ausgerichtet. Zentrale Ziele sind, Einrichtungen im Stadtteil für Gesundheitsförderung bei der Quartiersbevölkerung zu gewinnen und die Stadtteilbewohnerinnen und -bewohner zu einer gesunden Lebensführung zu motivieren. Beabsichtigt sind strukturelle Veränderungen des Umfeldes, die die Lebensbedingungen verbessern und die Gesundheit positiv beeinflussen – die sogenannte Verhältnisprävention. Die Planung solcher Maßnahmen erfolgt nach der Feststellung eines konkreten Bedarfs im Wohnumfeld.

Das Konzept des GTP orientiert sich an der Ottawa-Charta (1986). Diese verbindet Gesundheitsförderung und Prävention mit Gemeinschaften und Lebenswelten, zu denen Stadtteile gehören. Sie baut auf den Wünschen und Ressourcen der Beteiligten, hier der Bewohnerschaft, auf. Der GTP berücksichtigt vor allem die Prinzipien der *Beteiligung*, des *Befähigens* und des *Vermittelns und Vernetzens*. Hierzu zählt die Beteiligung von Bürgerinnen, Bürgern und Anbietern an der Entwicklung und Gestaltung von Angeboten im Stadtteil, das Befähigen der Bürgerinnen und Bürger des Stadtteils, ihre eigenen Bedürfnisse wahrzunehmen, diese zu artikulieren und zu verwirklichen sowie das Vermitteln und Vernetzen zwischen Fachleuten, Institutionen und den Menschen im Stadtteil.

Zu den weiteren Prinzipien der Arbeit des GTP gehören ein niedrigschwelliger Zugang, Offenheit und Akzeptanz gegenüber Fragen und Wünschen Ratsuchender und gegenüber kooperierenden Einrichtungen. Zudem zeichnet sich die Arbeit des GTP durch hohe Zuverlässigkeit in der Zusammenarbeit mit Kooperationspartnerinnen und -partnern sowie die Fähigkeit aus, Anregungen aufzunehmen und in die gemeinsame Arbeit mit anderen einzubringen.

Der GTP setzt diese Prinzipien in individuellen Beratungen sowie in Kooperationsprojekten und Arbeitskreisen praktisch um. Zentral ist hier das „Netzwerk Gesundheit im Bremer Westen", das sich aus verschiedenen themenbezogenen Arbeitskreisen und Projektgruppen zusammensetzt. Der GTP unterstützt andere Träger bei der Entwicklung gesundheitsfördernder Angebote, kooperiert mit Fachgebieten und Professionen auch außerhalb des unmittelbaren Gesundheitssektors und vermittelt zwischen Bewohnerschaft und Anbietern, um gemeinsame Angebote zu entwickeln. Grundlage der erfolgreichen Arbeit ist der kontinuierliche Kontakt sowohl zu den Einrichtungen im Stadtteil als auch zu den Bürgerinnen und Bürgern.

In die Entwicklung neuer Angebote fließen Anregungen und Situationsanalysen von Kooperationspartnern oder von Mitgliedern der verschiedenen Arbeitskreise ein. Die Mitglieder der Arbeitskreise treffen gemeinsame Entscheidungen über das weitere Vorgehen. Unterarbeitsgruppen oder bilaterale Kooperationen bearbeiten einzelne Themen. Der GTP übernimmt dabei die Moderation der Arbeitsgruppen und verfolgt das Ziel, die Bedürfnisse möglichst vieler Mitglieder zu berücksichtigen und die verschiedenen Ansätze in die Aktivitäten der Arbeitskreise (AK) und Netzwerke einzubinden. Aus der Vielfalt der Sichtweisen entsteht ein kreatives, wertschätzendes Potenzial, das sich einerseits auf die Zusammenarbeit und andererseits auf die Versorgungssituation im Bereich Gesundheitsförderung positiv auswirkt.

▲ Guter Praxisbereich „Settingansatz"

Der „Gesundheitstreffpunkt West" erreicht mit verschiedenen Aktivitäten und Kooperationspartnern unterschiedliche Ebenen stadtteilbezogener Settings. Die Aktivitäten richten sich kleinräumig auf einzelne Anlaufpunkte (siehe unten: *"Spielplatz Bromberger Straße"*) oder Wohngebiete (*"Stuhmer Straße"*) im Ortsteil, auf Stadtteile insgesamt – wie Gröpelingen (*"Gröpelinger Sportmeile"*) – oder großräumig auf den Bremer Westen (*"Netzwerk Gesundheit"*).

Wohngebiet im Ortsteil: Die *Stuhmer Straße* (Stadtteil Gröpelingen, Ortsteil Gröpelingen) liegt in einem Ortsteil mit einem ausgewiesenen besonderen Entwicklungsbedarf der Infrastruktur: Es gibt dort sehr schlechte Anbindungen an den öffentlichen Nahverkehr, wenig Einkaufsmöglichkeiten, ungepflegte Bausubstanz, viele „vermüllte" Ecken, kaum Treffpunkte und wenig nachbarschaftliche Bezüge.

Die Menschen sind hier häufig arbeitslos, leben in einfachen, engen Wohnverhältnissen, haben vielfach Suchtprobleme oder andere psychosoziale Belastungen. Viele alleinerziehende, arbeitslose Mütter leben mit ihren Kindern dort. Oft bestimmt Perspektivlosigkeit den Lebensalltag dieser Menschen.

Das Amt für Soziale Dienste errichtete in diesem Wohngebiet ein Gemeinschaftshaus als Anlaufstelle und als Organisationsmittelpunkt für weitere Projekte. Daraus entstand die Idee einer „Gröpelinger Elternschule". Im Trägerverbund mit dem Sozialzentrum Gröpelingen, der Waller Beschäftigungs- und Qualifizierungsgesellschaft (WaBeQ gGmbH) und Pro Arbeit e. V. plante der GTP eine Qualifizierungsmaßnahme für die dortigen Bewohnerinnen und Bewohner, insbesondere für alleinerziehende Frauen. Der GTP übernahm das Qualifizierungsmodul „Hauswirtschaftliche Grundqualifizierung", für dessen Durchführung er weitere finanzielle Mittel einwarb.

Ziel der gesamten Maßnahme war es, die persönlichen Kompetenzen der Frauen zu stärken, damit sie ihren Erziehungs- und Familienalltag besser bewältigen können. Die soziale Integration der beteiligten Frauen sollte gefördert und Defizite in der Haushaltsführung und Erziehung sollten ausgeglichen werden.

Vor Beginn dieser Maßnahme befragten Mitglieder des Projektteams die Bewohnerinnen in der Umgebung des Gemeinschaftshauses nach ihren Interessen und Bedürfnissen. Außerdem beobachtete eine in das Projekt eingebundene professionelle Kinderbetreuung die Interaktionen zwischen Müttern und Kindern. Auf dieser Grundlage wurden gemeinsam mit den Müttern Verhaltensalternativen entwickelt, die in das Erziehungsmodul der Qualifizierungsmaßnahme einflossen.

Der GTP bearbeitete die Themen Einfluss der Ernährung auf die Gesundheit, preiswerte und gesunde Haushaltsführung, gemeinsame Mahlzeiten für den Familienalltag, stressfreie Mahlzeiten, ausgewogene Essensportionen für Kinder und Mütter sowie Gesundheitskunde für den Hausgebrauch. Eine qualifizierte Honorarkraft des GTP kaufte mit den Müttern zusammen ein, kochte mit ihnen und gestaltete mit ihnen den Esstisch. Zum Essen kamen die Kinder dazu. Die Vermittlung des grundlegenden Wissens zur Ernährung und die Erprobung von Verhaltensalternativen in der Kindererziehung waren in die Aktivitäten direkt eingebunden.

Der GTP hat sich nach der Etablierung des Projekts aus dieser Qualifizierungsmaßnahme zurückgezogen, steht dem Projektverbund jedoch weiter beratend zur Verfügung. Die „Elternschule Gröpelingen" setzt ihre Arbeit erfolgreich fort, mit dem Ziel, die Fähigkeiten und die soziale Integration der Mütter nach dem Empowermentprinzip weiter zu fördern und sie für den Arbeitsmarkt zu qualifizieren.

Anlaufpunkt im Ortsteil: Der *„Spielplatz Bromberger Straße"* entstand auf Initiative engagierter Anwohnerinnen, Anwohner und benachbarter Institutionen. Anlass war ein durch Dioxin verseuchter und daher gesperrter „Bolzplatz" auf einem etwa 7750 m^2 großen Gelände. Die Bürgerinnen und Bürger gründeten zusammen mit dem anliegenden Jugendfreizeitheim, der Wohnungsbaugesellschaft GEWOBA und dem GTP Ende der 1980er-Jahre einen Verein mit dem Ziel, das Gelände zu sanieren und im Sinne der Bewohnerschaft nutzbar zu machen. Da im Ortsteil Spiel- und Bewegungsflächen fehlten, war es wichtig, ein begeh- und bespielbares Areal zu schaffen. Mit Beteiligung der Anwohnerinnen und Anwohner ist die zweitgrößte Freizeitfläche im Bremer Westen entstanden. Ein parkähnlicher Spielplatz bietet Kindern, Jugendlichen und Eltern Bewegungs- und Kommunikationsräume. Die Vereinsmitglieder pflegen gemeinsam mit Kindern und Jugendlichen einen Teil des Platzes. Das Amt für Soziale Dienste fördert eine professionelle Wartung finanziell und ermöglicht auch die Anschaffung weiterer Spielgeräte. Offenbar trifft der Spielplatz die Bedürfnisse der Bewohnerschaft. Regelmäßige Veranstaltungen und ein jährliches Spielplatzfest fördern die Identifikation mit dem Platz, sodass es kaum mutwillige Beschädigungen dort gibt.

Das Projekt der *„Gröpelinger Sportmeile"* bewegt sich auf Stadtteilebene. Der GTP ist hier der verantwortliche Träger und Projektleiter, das heißt, er moderiert die Projektgruppe, koordiniert die Aktivitäten der Kooperationspartner und übernimmt in Teilen die Öffentlichkeitsarbeit.

Die „Projektgruppe Gröpelinger Sportmeile" besteht aus zwei Sportvereinen, dem Ortsamt West, einer Jugendfreizeiteinrichtung, einem ehrenamtlichen Sportlehrer und dem GTP als koordinierende Einrichtung. Träger aus den Bereichen Bildung, Gesundheit, Gartenbau, Kultur, Soziales sowie Vertreterinnen und Vertreter aus der regionalen Politik unterstützen das Projekt aktiv. An der Wegführung der Bewegungsstrecke liegen außerdem mehrere Schulen, zwei Erlebnisfarmen, Sportstätten, Spielplätze und Kindertageseinrichtungen (http://www.groepelinger-sportmeile.de).

Eine vorausgegangene Bilanzierung von Bewegungs- und Sportmöglichkeiten im Stadtteil ergab, dass vorhandene Sport-, Bewegungs- und Spielangebote den Bewohnerinnen und Bewohnern kaum bekannt waren. Unter dem Motto „Bewegen und Verbinden" entstand daher die Idee, eine attraktive Lauf- und Bewegungsrunde im Stadtteil zu schaffen, die einzelne Bewegungsorte miteinander verbindet und die Bürgerinnen und Bürger zum Mitmachen und Nachmachen einlädt.

Bei der Planung und Gestaltung des Geländes beteiligten sich folgende Interessengruppen aktiv: Die Bildhauerwerkstatt in der nahe gelegenen Justizvollzugsanstalt schuf verschiedene künstlerische Objekte mit Bewegungsanreizen. Rollstuhlfahrerinnen und -fahrer passten die Strecke an die Bedürfnisse von Menschen mit körperlichen Einschränkungen an. So entstand eine für Bremen einzigartige große behindertenfreundliche Fahrrunde für Handbiker.

In einer Projektarbeit gestaltete eine Schulklasse ein Modell zum Streckenverlauf, das Ideen für verschiedene Bewegungsanreize für Kinder enthielt. Ein engagierter Sozialarbeiter motivierte suchtkranke Menschen aus dem Stadtteil zum Einbau eines Balancierbalkens für Kinder. Entstanden ist eine Landschaft von Spiel- und Bolzplätzen mit Balancier- und Sprunggeräten dazwischen, die noch weiter ausbaufähig ist. Kinder, Jugendliche und Erwachsene können sich spielerisch und sportlich entfalten und ihre motorischen und sozialen Fähigkeiten erweitern.

Die „Gröpelinger Sportmeile" ist leicht zugänglich und alle Bewohnerinnen und Bewohner können ihre Bewegungsflächen kostenlos nutzen. Sie animiert zum Mitmachen. Sportvereine können die von ihnen angebotenen Sportarten öffentlich präsentieren, und andere Einrichtungen wie Schulen können die Flächen für bewegungsaktivierende Projekte nutzen.

▲ Guter Praxisbereich „Integriertes Handlungskonzept/ Vernetzung"

Das „Netzwerk Gesundheit im Bremer Westen", das seit 1989 existiert, ist die Basis einer intensiven, kontinuierlichen institutionellen Zusammenarbeit im Bremer Westen. Das Netzwerk besteht aus verschiedenen themenbezogenen Arbeitskreisen und Projektgruppen. Der GTP fördert diese Zusammenarbeit als unabhängiger Partner, er koordiniert das Netzwerk, indem er den Informationsaustausch und die Kooperationen zwischen den Teilnehmenden und den Arbeitsgruppen organisiert und die Ergebnisse in den Stadtbezirk und seine Stadtteile zurückfließen lässt. Auch die Bewohnerinnen und Bewohner erhalten so mehr Informationen über Aktivitäten und Angebotsstrukturen im Bereich Gesundheit in ihrem Wohngebiet.

Das Netzwerk ist ein Forum des regelmäßigen Austausches und Bindeglied zwischen vielen gesundheitlichen, sozialen, kulturellen und stadtteilorientierten Einrichtungen, Interessengruppen und Einzelpersonen. Seine besondere Stärke liegt in dem breiten Erfahrungs- und Wissenshintergrund derer, die an diesem Netzwerk mitwirken – ca. 120 Einrichtungen und Initiativen sowie Einzelpersonen. Davon nehmen etwa 90 Träger aktiv an den Treffen und Aktivitäten des Netzwerks teil. Die Organisationen kommen aus den Feldern Soziales (30 Prozent), Gesundheit/Sport (30 Prozent), Kultur und Kirche (10 Prozent), Politik (10 Prozent), Bildung (10 Prozent), Justiz und Inneres (5 Prozent), auch sind einzelne Bürgerinnen und Bürger (5 Prozent) beteiligt.

Die Arbeitsweise des Bündnisses richtet sich nach den vier Schritten des Public Health Action Cycles: analysieren, konzipieren, umsetzen und auswerten. Die Partnerinnen und Partner nehmen eine regelmäßige Bestandsaufnahme der drängenden Gesundheitsprobleme im Stadtteil vor. Gemeinsam entwickeln sie Lösungsvorschläge und Strategien und setzen diese praktisch um. Im Nachgang werden auftauchende Probleme wiederum analysiert und die angewandten Strategien auf ihre Nachhaltigkeit bewertet.

Die wissenschaftliche Evaluation eines Arbeitskreises (AK) (Knorr und Schmidt 2006) verdeutlichte wesentliche Merkmale der gelingenden Netzwerkarbeit unter der Moderation des GTP. Hierzu zählen das gleichwertige Miteinander der beteiligten Institutionen und Personen, eine offene, wertschätzende Atmosphäre, eine konstruktive Kommunikation, in der die Beiträge der einzelnen AK-Mitglieder aufeinander Bezug nehmen, sowie die Orientierung der Diskussion auf einen Konsens. Weitere wichtige Kriterien sind der Austausch von Erfahrungen und Informationen, gegenseitige Beratung, gemeinsame Weiterbildung und Veranstaltungen, die Gestaltung gemeinsamer Produkte sowie die Nutzung des AKs als Mittlerinstanz in den Stadtteil hinein und zu den Zielgruppen. Der GTP fungiert darüber hinaus als verlässliche Koordination, die Impulse setzt und die Zusammenarbeit weiter entwickelt (Knorr und Schmidt 2006).

Zurzeit arbeitet das „Netzwerk Gesundheit" in fünf verschiedenen Bereichen: „AG Mädchen", AK „Kinder und Jugendliche", AK „Älter werden", „Forum Gewaltprävention", „AG Bewegung – Projektgruppe: Gröpelinger Sportmeile". Aktivitäten, die in diesen Arbeitszusammenschlüssen entstanden, waren 2007 die Planung eines Mädchenaktionstages, die Durchführung eines Aktionstages für Kinder und Jugendliche, die Herausgabe und der Vertrieb einer Broschüre „Älter werden im Bremer Westen", die Bearbeitung der Themen „Kinderarmut" und „Armut im Alter", die Vorbereitung und Durchführung der Eröffnung der „Gröpelinger Sportmeile" sowie die Mitgestaltung der Initiative „Gröpelingen gegen Rassismus".

▲ Guter Praxisbereich „Innovation und Nachhaltigkeit"

Die nachhaltige Arbeitsweise des „Gesundheitstreffpunkts West" (GTP) wird besonders in der kontinuierlichen Zusammenarbeit mit Trägern und Einzelpersonen sowie auf den verschiedenen Ebenen des Stadtbezirks und im Stadtteil deutlich. Dem GTP ist es gelungen, verlässliche Arbeitsstrukturen zu implementieren und die Träger über Jahre hinweg zu motivieren, Mitarbeiterinnen und Mitarbeiter für die AK-Sitzungen und deren Aktivitäten freizustellen.

So trifft sich als ein Beispiel der AK „Älter werden im Bremer Westen" seit 1992 auf Initiative des GTP. Aus zahlreichen Einzelberatungen mit Seniorinnen und Senioren kannten die Teammitglieder des GTP die Probleme der älteren Bevölkerung. Sie luden daher 1992 verschiedene Berufsgruppen, Stadtteilpolitikerinnen und -politiker sowie ehrenamtlich tätige ältere Menschen zu einem Arbeitskreis ein. Der GTP band damit von Anfang an Vertreterinnen und Vertreter einer Zielgruppe aktiv in Entscheidungsstrukturen ein. Das Zusammentreffen von Betroffenen, von unterschiedlichen Professionen und Trägern führte zu einem Perspektivwechsel, aus dem sich neue Impulse für die Bearbeitung von Themen und Problemen ergeben. Träger, die einzelne Vorhaben vorstellen, erhalten eine direkte Rückmeldung aus der Zielgruppe und von anderen Trägern. Einzelne Aktivitäten sind unter unmittelbarer Einbindung von Vertreterinnen und Vertretern der Zielgruppe entstanden, wie die „Gesundheitstage für SeniorInnen" und der Beratungsführer „Älter werden im Bremer Westen".

Der GTP regte eine Evaluation und die Entwicklung eines Leitbildes für den Arbeitskreis an, die zu gewinnbringenden Auseinandersetzungen über Inhalte, Sichtweisen und Aktivitäten des Arbeitskreises führten und damit zu einer konstruktiven Entwicklung der gemeinsamen Arbeit. Zurzeit nehmen an den monatlichen Sitzungen ca. 20 Personen teil.

Auf der Basis langjähriger Erfahrungen setzt der GTP mit seiner auf Gemeinschaft und Ressourcenorientierung ausgerichteten Arbeitsweise in verschiedenen Arbeitsfeldern auch immer wieder innovative Akzente im Stadtteil mit neuen Strategien zur Lösung von Problemen. Ein Beispiel hierfür ist das Projekt „Sport auf der Straße", das der GTP als Träger in Gröpelingen an drei Standorten anbietet. Hintergrund dafür waren fehlende offene und kostenlose Sportangebote für Kinder und Jugendliche im Alter von acht bis 14 Jahren – meist mit Migrationshintergrund. Für diese Gruppe entwickelte der GTP ein offenes Fußballangebot, das nicht an bestehende (Vereins-)Strukturen gebunden ist. Dieses Projekt wird nun in Kooperation mit zwei Grundschulen sowie einem Jugendfreizeitheim getragen und weiterentwickelt. Mehrere junge Trainer – meist ebenfalls mit Migrationshintergrund – leiten die wöchentlichen Treffen. Im Durchschnitt nehmen 15 Kinder an den Trainingseinheiten teil (Gesundheitstreffpunkt 2007). Mit Unterstützung von Schulen konnten zusätzlich Hallenplätze akquiriert werden, sodass nun das Training auch im Winter stattfinden kann. In Kooperation mit einem weiteren Jugendfreizeitheim und der Integrationsabteilung des Landessportbundes Bremen werden außerdem stadtteilübergreifende Turniere ausgetragen. Mit diesem Projekt setzt der GTP Impulse für die Bewegungskultur in Bremen auf dem Feld der Jugend- und Migrationsarbeit.

Ein weiteres Beispiel für innovative Strategien sind die Aktivitäten des GTP auf dem Vorplatz des neu bezogenen Büros in der Stadtteilbibliothek West. Nach ihrem Einzug im Jahr 2007 nahmen die Mitarbeiterinnen und Mitarbeiter wahr, dass es in der unmittelbaren Umgebung keine Bewegungsangebote für Kinder und Jugendliche gab. Die Nutzung des Vorplatzes als Fußballplatz führte während der Öffnungszeiten der Bibliothek zu Problemen mit den Nutzerinnen und Nutzern sowie gelegentlich zu zerbrochenen Fensterscheiben. Die Teammitglieder kreierten Möglichkeiten für eine gesundheitsfördernde Belebung der Fläche. Sie entwickelten gemeinsam mit der Stadtbibliothek

West Bewegungs- und Spielangebote für Kinder im Alter von acht bis zwölf Jahren, sowohl auf dem Platz vor der Bibliothek als auch in der Bibliothek. Die Kinder erhalten nun an drei Nachmittagen spielerische Angebote zum Lesen, zur Bewegung oder zum kreativen Gestalten.

Literatur

Arbeitnehmerkammer (Hrsg.) (2007): Bericht 2007. Schwerpunkt – Die soziale Spaltung der Stadt. Armut in Bremen. Bremen.

Broesskamp-Stone, U. (2004): Assessing Networks for Health Promotion. Frameworks and Examples. Politik und Partizipation Band 2. LIT-Verlag, Münster.

Gesundheitstreffpunkt West (2000): Gesundheitstreffpunkt Bremen-West. 10 Jahre Netzwerk „Gesundheit im Bremer Westen". Eigenvertrieb.

Gesundheitstreffpunkt West (2006): 20 Jahre Gesundheitstreffpunkt West. Jahresbericht 2005. Eigenvertrieb.

Gesundheitstreffpunkt West (2007): Jahresbericht 2006. Eigenvertrieb.

Gesundheitstreffpunkt West (2008): Jahresbericht 2007. Eigenvertrieb.

Knorr, K., Schmidt, S. (2006): Qualitätsentwicklung und Vernetzung in der Gesundheitsförderung. Der Arbeitskreis „Älter werden im Bremer Westen". Gesundheitsamt Bremen.

Senator für Arbeit, Frauen, Gesundheit, Jugend und Soziales Bremen. Bearbeitet von W. Denker (2007): Sozialindikatoren 2006. Volume 6. Aktualisierung der Sozialindikatoren. Bremen.

Statistisches Landesamt Bremen (Hrsg.) (2007): Ortsteile der Stadt Bremen 2007. Bremen. [http://statistik.bremen.de] (30.07.2008).

Statistisches Landesamt Bremen (Hrsg.) (2008a): Stadtteile der Stadt Bremen 2007 – Gröpelingen. Bremen. [http://statistik.bremen.de/http://statistik.bremen.de/] (30.07.2008).

Statistisches Landesamt Bremen (Hrsg.) (2008b): Datenbank „Bremen kleinräumig". Informationen aus der amtlichen Statistik. Bremen. [http://statistik.bremen.de] (30.07.2008).

Kontakt

Astrid Gallinger
Gesundheitstreffpunkte e. V.
Lindenhofstraße 53
28237 Bremen
Telefon: 0421-617079
Telefax: 0421-6169147
E-Mail: info@gtp-west.de
Website: http://www.gtp-west.de

Ausgewählt durch: *Hamburgische Arbeitsgemeinschaft für Gesundheitsförderung e. V. (HAG)*
Regionaler Knoten Hamburg
Autorinnen: *Petra Hofrichter, Wiebke Sannemann*

Gesund Kurs halten in Lurup

Themen- und Handlungsfelder
Sozialraum/Quartier/Stadtteil

Gute Praxisbereiche
Innovation und Nachhaltigkeit – Partizipation – Settingansatz

Veröffentlichungsjahr: 2008

Abstract

Das Projekt „Gesund Kurs halten in Lurup" – Lurup ist ein heterogener Hamburger Stadtteil mit hohem Entwicklungsbedarf und schlechter sozialer Lage – soll frühere Aktivitäten zur Gesundheitsförderung verstetigen. Im Fokus stehen Multiplikatorinnen und Multiplikatoren, die mit Kindern, Jugendlichen und deren Familien arbeiten. Dafür wurden eine in das Stadtteilnetzwerk integrierte Geschäftsstelle für Gesundheitsförderung etabliert und Mittel zur niedrigschwelligen Projektförderung akquiriert. In mehreren mit Haltung und Methoden des „Planning for Real" moderierten quartiers- und stadtteilbezogenen „Runden Tischen" ermitteln die Multiplikatorinnen und Multiplikatoren in einem breit angelegten Prozess Bedarfe sowie Potenziale und entwickeln settingübergreifende stadtteilbezogene Kooperationsprojekte mit einem abgestimmten Konzept zur Gesundheitsförderung. Ziel des Projekts ist es, eine einladende, ressourcenorientierte Kultur der Zusammenarbeit und damit eine gesundheitsfördernde Grundhaltung im Stadtteil herauszubilden.

Hintergrund

Der Stadtteil Lurup liegt im Bezirk Altona an der nordwestlichen Grenze Hamburgs. Auf einer Fläche von 6,4 km^2 befinden sich sowohl Einfamilienhäuser, Siedlungsbauten der 1930er- bis 1950er-Jahre als auch vierzehngeschossige soziale Wohnungsbauten der 1970er-Jahre. Der Anteil der Sozialwohnungen in Lurup liegt mit 26,3 Prozent deutlich über dem landesweiten

Durchschnitt von 14 Prozent. Die Bevölkerungszahlen zeigen, dass ein stetiger Anstieg zu verzeichnen ist, wobei von den 33 459 Einwohnern in Lurup (Statistikamt Nord 2006) ein Drittel in den Quartieren Flüsseviertel und Lüdersring/Lüttkamp leben (Deutsches Institut für Urbanistik 2007). Circa 20 Prozent der Bevölkerung ist in diesem Stadtteil minderjährig oder älter als 65 Jahre. Der Anteil der Bewohnerinnen und Bewohner mit Migrationshintergrund liegt – bezogen auf ganz Lurup – bei 15,3 Prozent (Statistikamt Nord 2006). Der Anteil von Menschen mit Migrationshintergrund ist in ganz Hamburg bei knapp 26 Prozent anzusiedeln (Statistikamt Nord 2007). Der Anteil in den einzelnen Quartieren innerhalb Lurups wie zum Beispiel in dem Gebiet Lüdersring/Lüttkamp ist mit 23 Prozent jedoch deutlich höher als im gesamten Stadtteil Lurup (TU Hamburg-Harburg 2002).

Es leben überdurchschnittlich viele Familien in diesem Gebiet, von denen fast jede dritte Familie aus mehr als drei Mitgliedern besteht und mindestens in jeder vierten Familie die Kinder nur mit einem Elternteil aufwachsen. Viele Bewohnerinnen und Bewohner Lurups beziehen Transferleistungen (Statistikamt Nord 2006). Der Anteil der 15- bis 65-jährigen Arbeitslosen ist mit 8,4 Prozent in Lurup überdurchschnittlich hoch. Die Quote der Arbeitslosen nach SGB II liegt mit 6,1 Prozent über dem landesweiten Durchschnitt von 5,7 Prozent (Statistikamt Nord 2007). Insbesondere jüngere Arbeitslose im Alter von 15 bis 25 Jahren beziehen häufig Leistungen nach dem SGB II. Hier liegt die Quote mit 4,3 Prozent deutlich über dem Durchschnitt von Hamburg (2,9 Prozent). Dies gilt auch für den Anteil der Leistungsempfängerinnen und -empfänger nach SGB II (16,8 Prozent, Landesdurchschnitt: 11,9 Prozent) (Statistikamt Nord 2006).

Daten der Gesundheitsberichterstattung der Hamburger Behörde für Soziales, Familie, Gesundheit und Verbraucherschutz von 2007 weisen auf folgende Potenziale und Handlungsbedarfe im Bereich Gesundheit hin: Die Impfsituation der Kinder in Lurup ist im Vergleich zu Hamburg Stadt als zufriedenstellend einzustufen. Die Teilnahme an den Vorsorgeuntersuchungen hingegen liegt mit 64,5 Prozent deutlich unter dem landesweiten Durchschnitt von 72,1 Prozent (Saier 2007). Der Anteil übergewichtiger Kinder liegt in Lurup je nach Geschlecht zwischen 2 und 3 Prozent über dem Hamburger Durchschnitt (Saier 2007). Als prioritäre Handlungsfelder werden die Förderung eines gesunden Ernährungs- und Bewegungsverhaltens, aber auch das Aufgreifen der Themen Sucht, psychische Gesundheit, die therapeutische und psychologische Betreuung und Beratung sowie Vernetzung und Koordinierung genannt.

In der Zeit von 1999 bis 2006 waren die Luruper Quartiere Lüdersring/Lüttkamp und das Flüsseviertel Teil des Bund-Länder-Programms „Stadtteile mit besonderem Entwicklungsbedarf – Soziale Stadt". Um das Erreichte zu verstetigen und das Thema Gesundheitsförderung in Lurup stärker auszubauen, wurde im Anschluss das Projekt „Gesund Kurs halten in Lurup" initiiert. Träger des Projekts ist der im Stadtteil verankerte Verein BÖV 38 e. V. Im Mittelpunkt des Konzepts steht die Förderung der Gesundheit der Luruper Kinder, Jugendlichen, jungen Erwachsenen und Familien, und zwar nicht nur in den beiden genannten Quartieren, sondern im gesamten Stadtteil Lurup. Das Projekt „Gesund Kurs halten" knüpft an bereits vorhandene Strukturen an und stellt einen wichtigen Baustein des Entwicklungsprozesses in Lurup nach Auslaufen der Quartiersentwicklung im Rahmen der „Sozialen Stadt" dar.

Vorgehen

Das Projekt „Gesund Kurs halten in Lurup – Wie geht es weiter nach der aktiven Stadtteilentwicklung? Ein moderierter Verstetigungsprozess" verfolgt das Ziel, zusammen mit den Multiplikatorinnen und Multiplikatoren der Einrichtungen, aber auch mit engagierten Bewohnerinnen und Bewohnern Lurups den Bedarf an gesundheitsfördernden Initiativen und die vorhandenen Ressourcen der Quartiere Flüsseviertel und Lüdersring/Lüttkamp sowie anderer Gebiete Lurups zu ermitteln und auszubauen. Auf dieser Grundlage sollte innerhalb der Projektlaufzeit von einem Jahr eine Strategie der Gesundheitsförderung entwickelt werden. Innerhalb des Projekts lassen sich verschiedene Beteiligungsstrukturen und Bausteine identifizieren: die Geschäftsstelle für Gesundheitsförderung (Runde Tische Gesundheitsförderung), das Luruper Forum (Information und Austausch), das Stadtteilhaus und die Zeitschrift „Lurup im Blick".

Grundlegender Bestandteil des Projekts ist die im Jahr 2007 im Stadtteilhaus eingerichtete „Geschäftsstelle für Gesundheitsförderung". Hier finden Akteure Projektberatung und -begleitung im Bereich Gesundheitsförderung sowie Unterstützung bei der Konzepterstellung und Finanzierung. Die Geschäftsstelle wird von einer Pädagogin (mit Zusatzqualifikationen in Psychomotorik/Bewegungspädagogik, kommunaler Gestaltung und Stadtteilökonomie sowie Moderation aktivierender Beteiligungsverfahren) und einer Gemeinwesenökonomin/Stadtteilmanagerin (mit Kompetenzen in Dokumentation und redaktioneller Gestaltung der Stadtteilzeitung „Lurup im Blick") geführt. Zum Tätigkeitsfeld der Geschäftsstelle gehört darüber hinaus das Initiieren und Moderieren der „Runden Tische Gesundheitsförderung" sowie der Kontaktaufbau und die Kontaktpflege zu Ämtern, Behörden und Krankenkassen. Die Koordinatorinnen der Geschäftsstelle verfügen über Erfahrungen in der Gestaltung von partizipativen Prozessen und Wissen über vorhandene oder geplante Projekte und sind im Stadtteil bekannt und anerkannt.

Die Geschäftsstelle für Gesundheitsförderung wurde im Büro des Trägervereins, BÖV 38 e.V. Begegnung, Bewegung, Beteiligung in Lurup, im Stadtteilhaus Lurup eingerichtet und ist heute ein zentraler Punkt, in dem verschiedene Aktivitäten zusammenlaufen. Ebenfalls in diesem Gebäude befinden sich das Stadtteilbüro, die Geschäftsführung des Stadtteilbeirates Luruper Forum und weitere Einrichtungen und Initiativen für die Luruper Bürgerinnen und Bürger, darunter ein Lese-Kulturcafé, ein Stadtteilhaus-Café, eine Leihbücherei, eine Bewegungshalle und eine „Schreibstube", die Stadtteilbewohnerinnen und -bewohnern niedrigschwellig Unterstützung beim Schreiben von Anträgen, Bewerbungen, Patientenverfügungen, Vorsorgevollmachten u. Ä. anbietet. So entstehen zahlreiche Synergien, die einen intensiven Austausch in Lurup ermöglichen.

Die Anschubfinanzierung für die Geschäftsstelle erfolgte zunächst von April 2007 bis März 2008 durch die Hamburgische Arbeitsgemeinschaft für Gesundheitsförderung e.V. (HAG); bis April 2009 schließt sich eine Finanzierung durch die Behörde für Soziales, Familie, Gesundheit und Verbraucherschutz an. Im Fokus der weiteren Arbeit stehen die Bedarfe Lurups, die die bezirkliche Gesundheitsberichterstattung ermittelt hat.

Für 2008/09 gelang es der Geschäftsstelle in Zusammenarbeit mit dem Deutschen Institut für Urbanistik (Difu), eine finanzielle Unterstützung im Bereich der Gesundheitsförderung durch die Techniker Krankenkasse (TK) und den Bundes- und Landesverband der Betriebskrankenkassen (BKK) zu akquirieren. Darüber hinaus unterstützt die Behörde für Stadtteilentwicklung und Umwelt die Luruper Fördergebiete im Rahmen der Nachsorge der „Aktiven Stadtteilentwicklung" mit einem Verfügungsfonds von 10 000 Euro im Jahr und finanziert die Räume des Stadtteilbüros sowie Redaktion, Layout und Druck der Zeitung „Lurup im Blick". Über die Förderung von Stadtteilprojekten aus dem Verfügungsfonds entscheiden die 40 bis 60 Teilnehmerinnen und Teilnehmer des Stadtteilbeirats Luruper Forum, das monatlich tagt. Das Luruper Forum ist ein offenes Gremium, in dem Bewohnerinnen und Bewohner, Mitarbeiterinnen und Mitarbeiter von Einrichtungen, Unternehmen, Verwaltung, Vereinen und Initiativen, Parteien und Fraktionen sich gegenseitig informieren, Wünsche, Anregungen, Ideen und Erfahrungen austauschen und sich über Bedarfe, Ressourcen, Projekte und Maßnahmen für den Stadtteil verständigen. Auch über das Projekt „Gesund Kurs halten" wird regelmäßig im Forum informiert. Darüber hinaus stimmt das Forum über die dort erarbeiteten Gesundheitsförderungsprojekte ab. „Gesund Kurs halten" trägt so dazu bei, dass das Thema Gesundheitsförderung im Luruper Forum präsent ist; es profitiert umgekehrt von den Erfahrungen und Anregungen der Forumsteilnehmerinnen und -teilnehmer.

Ein wesentlicher Bestandteil des Projekts sind die moderierten „Runden Tische Gesundheitsförderung", an denen alle Interessierten teilnehmen können. Ausdrücklich eingeladen werden die Mitglieder des Luruper Forums, alle Schulen, Kindertagesstätten und Jugendeinrichtungen im Stadtteil, das Kinder- und Familienzentrum, der Bürgerverein, Sportvereine und Vereine im Bereich Kinder, Jugend und Familie, der Trägerverein des Lehrschwimmbeckens, die Psychosoziale Kontaktstelle, örtliche Initiativen, das Wohnungsunternehmen SAGA-GWG, die Gesellschaft ProQuartier, Mitarbeiter und Mitarbeiterinnen der Verwaltung aus dem Gesundheits- und Jugendbereich, Vertreter und Vertreterinnen von Parteien und Fraktionen, die Ärzteschaft, Apotheken sowie Therapeutinnen und Therapeuten. Die „Runden Tische" tagen quartiersbezogen für die Gebiete Flüsseviertel und Lüdersring/Lüttkamp sowie für den gesamten Stadtteil Lurup. Ziel ist die Entwicklung von Projekten und eines Verstetigungskonzepts für die Gesundheitsförderung im Stadtteil.

Die Runden Tische werden mit Methoden des „Planning for Real" so gestaltet, dass die Ressourcen, Interessen und Erfahrungen der Teilnehmenden im Mittelpunkt stehen und sie mit ihren Potenzialen einbezogen werden können. Mithilfe dieser Methoden werden Handlungsbedarfe und -felder sowie Ressourcen für gemeinwesenorientierte, stadtteilbezogene, gesundheitsfördernde Maßnahmen ermittelt und kooperative Projekte, Strategien und ein Umsetzungskonzept für ein gesundheitsförderndes Lurup entwickelt. Es werden Mittel zur Realisierung akquiriert; außerdem wird ein regelmäßiger Austausch über Bedarfe und Qualitätssicherungsentwicklungen in der fortlaufenden Arbeit ermöglicht.

Alle Teilnehmerinnen und Teilnehmer haben sich auf die prioritären Handlungsfelder Ernährung, Bewegung, Suchtprävention, seelische Gesundheit und Stadtteilkooperation/Vernetzung geeinigt. Obwohl sich innerhalb Lurups bereits viele engagierte Ehrenamtliche aktiv beteiligen, sollen weiterhin neue

Kooperationspartnerschaften gewonnen werden. Dies geschieht durch persönliche Ansprache sowie durch Veröffentlichungen von Terminen und Einladungen in der Stadtteilzeitung „Lurup im Blick". In der Öffentlichkeitsarbeit und bei der Dokumentation der Ergebnisse der „Runden Tische" profitiert das Projekt „Gesund Kurs halten" von der Zusammenarbeit mit der Stadtteilzeitung, die über die Nachsorge der aktiven Stadtteilentwicklung finanziert wird und die über die Arbeit des Luruper Forums, über Aktionen, Projekte, Maßnahmen und Entwicklungen im Stadtteil informiert. Dies gibt den Akteuren und Akteurinnen im Stadtteil ein Gesicht und erhöht den Identifikationsgrad der Bewohnerinnen und Bewohner mit dem Stadtteil.

▲ Guter Praxisbereich „Innovation und Nachhaltigkeit"

Gemeinsam mit dem Forschungsprojekt des Difu „Mehr als gewohnt. Stadtteile machen sich stark für Gesundheitsförderung" konnte die Geschäftsstelle sowohl beim BKK Bundesverband und Landesverband Nord als auch bei der Techniker Krankenkasse (TK) Mittel zur Finanzierung von im Stadtteil entwickelten und selbst organisierten Projekten zur Gesundheitsförderung einwerben. Die BKK Verbände stellen im Jahr 2008 für quartiersbezogene Kooperationsprojekte 20 000 Euro zur Verfügung (BÖV 38 e.V. 2008, S. 7). Mit der TK erarbeitet die Geschäftsstelle für Gesundheitsförderung zurzeit den Rahmenvertrag für den „TK Verfügungsfonds Gesundes Lurup". Aus diesem Fonds sollen 2008 und 2009 für insgesamt 20 000 Euro Mikro-Kooperationsprojekte zur stadtteilbezogenen Gesundheitsförderung gefördert werden. In Abstimmung mit der TK wird das Luruper Forum über die Anträge entscheiden (ebenda).

Mit den „Stadtteilfonds" der beteiligten Krankenkassen können schnell und unbürokratisch Projektfinanzierungen im Bereich der Gesundheitsförderung bereitgestellt werden. Diese können je nach Bedarf mit dem Verfügungsfonds der Aktiven Stadtteilentwicklung und mit flexibel einsetzbaren Fördertöpfen des Wohnungsunternehmens SAGA-GWG (Gemeinnützige Siedlungs-Aktiengesellschaft Altona) kombiniert werden. Die gezielte Mittelbündelung und die Möglichkeit, kurzfristig auf die lokalen Bedarfe innerhalb Lurups reagieren zu können, können als innovative Stärke des Konzepts betrachtet werden. Die mögliche Mikro-Projektförderung im Stadtteil soll die lokale Verantwortung erhöhen und Partizipation in den Fokus der Gesundheitsförderung stellen (Bär 2008).

Auch die Nachhaltigkeit des Projekts beruht auf der besonderen Qualität der Netzwerkarbeit in Lurup. In den letzten Jahren wurden mehr als 30 Mitarbeiter und Mitarbeiterinnen von Einrichtungen sowie Bewohnern und Bewohnerinnen zu „CommunityField"-Multiplikatoren und -Multiplikatorinnen fortgebildet.

Aufgrund der Strukturen in Lurup, wozu insbesondere das Luruper Forum, der Verfügungsfonds und das Stadtteilhaus zählen, hat sich das Thema Gesundheitsförderung in den letzten Jahren fest etabliert. Die Nachhaltigkeit wurde durch die Förderprogramme „Aktive Stadtteilentwicklung" und „Soziale Stadt" unterstützt. In den vergangenen Jahren wurden bereits zahlreiche Projekte durchgeführt, wie zum Beispiel „Gesunde soziale Stadt", „Moving Kids", „Spielraum Stadt", „Moby Dick", „Schule Langbargheide – ein Kompetenzzentrum für Gesundheitsförderung im Quartier" oder die Psychomotorikweiterbildung für Multiplikatoren und Multiplikatorinnen.

Die Geschäftsstelle für Gesundheitsförderung arbeitet darüber hinaus in einer Projektgruppe mit der Fachbehörde und den Fachämtern zusammen, auch um Möglichkeiten einer dauerhaften finanziellen Absicherung der stadtteilbezogenen Gesundheitsförderung zu erkunden. In den Bereichen Innovation und Nachhaltigkeit wagt das Luruper Projekt zusammenfassend betrachtet einen Balanceakt von Bewahren und Verändern, von Kreativität und Zuverlässigkeit sowie Risikobereitschaft und Qualitätsgewährleistung (Bundeszentrale für gesundheitliche Aufklärung 2007).

▲ Guter Praxisbereich „Partizipation"

Das Projekt „Gesund Kurs halten in Lurup" zeichnet sich insbesondere durch eine hohe Beteiligung von unterschiedlichen Akteuren und Akteurinnen auf verschiedenen Ebenen aus. Auf der Basis dieser Bereitschaft der Beteiligten, aktiv an Veränderungsprozessen mitzuwirken und sich einzubringen, kommen verschiedene Beteiligungsverfahren bei der Planung und Durchführung von Umstrukturierungen sowie Neuerungen innerhalb des Stadtteils zum Einsatz. In diesem Kontext legt das Projekt „Gesund Kurs halten" Wert darauf, dass die Mitwirkenden ihre Fähigkeiten einbringen können.

Die Geschäftsstelle Gesundheitsförderung arbeitet mit den Methoden „CommunityField" und „Planning for Real", die über Mittel der „Sozialen Stadt" finanziert werden. Die Fortbildung „CommunityField – Multiplikatoren im

Gemeinwesen" ist eine Qualifizierung für Initiativgruppen und engagierte Einzelne, Initiatoren und Schlüsselpersonen sowie Professionelle mit dem Ziel, Multiplikatorinnen und Multiplikatoren auszubilden. Der Schwerpunkt liegt auf der Förderung individueller Eigenschaften und Kompetenzen, die der Entwicklung des Gemeinwesens dienen und helfen, andere Multiplikatorinnen und Multiplikatoren zu werben und einzubeziehen. Die Erfolgsfaktoren einer hohen Partizipation liegen hierbei in der systematischen Einbindung und Qualifizierung von Personen aus professionellen wie auch nicht professionellen Reihen (Böhme 2007).

Des Weiteren sollen die teilnehmenden Personen in die Lage versetzt werden, nachhaltig und vernetzend zu wirken, Prozesse im Stadtteil zu verstehen und zu begleiten („zu hüten") sowie Gruppen zu leiten. Die Teilnehmenden erwerben die Kompetenz, einen qualitativen Verständigungs- und Begegnungsprozess im Stadtteil zu etablieren, um zu einer gemeinsamen Haltung von Akzeptanz beitragen zu können. Darüber hinaus stellen die Multiplikatorinnen und Multiplikatoren eine wesentliche Säule einer konsequent auf Nachhaltigkeit und Empowerment ausgerichteten Gemeinwesenarbeit dar, was ein zentrales Element innerhalb der Partizipationsprozesse in Lurup ausmacht. Gleichzeitig sind Haltung und Methoden des „CommunityField" grundlegend für die Moderation der „Runden Tische" und bei Entwicklung und Begleitung von gesundheitsfördernden Projekten.

Eine weitere Beteiligungsform in Lurup, die eine wichtige methodische Grundlage für die direkte Arbeit in Projekten darstellt, ist das „Planning for Real", ein gemeinwesenorientiertes und mobilisierendes Planungsverfahren zur Verbesserung der Lebensqualität von Regionen. Innerhalb dieses Partizipationsansatzes werden durch eine niedrigschwellige Arbeitsweise Bürgerinnen und Bürger, Initiativen, Unternehmen und öffentliche Einrichtungen aus Lurup miteinander vernetzt und zur aktiven Beteiligung und Mitarbeit angeregt. Die Idee von „Hütern" und „Hüterinnen", die eine bestimmte gesundheitsfördernde und gemeindebezogene Haltung verkörpern, steht auch hier im Fokus. Die „Planning for Real"-Methode wird bei den „Runden Tischen Gesundheitsförderung" angewandt, um Teilnehmenden aus unterschiedlichen Lebensbereichen und Settings eine gleichberechtigte Zusammenarbeit zu ermöglichen und das Wissen sowie die Potenziale aller Beteiligten effektiv einzubeziehen. „Planning for Real" ermöglicht es, eine große Teilnehmerzahl sinnvoll zu beteiligen und gleichzeitig den Austausch, Aufbau und die Vertiefung von Beziehungen rund um die Arbeit an gesundheitsfördernden Themen zu fördern.

Der Fokus „Beteiligung" konnte sich mit der „CommunityField"- und der „Planning for Real"-Methode innerhalb der siebenjährigen Laufzeit der Modellförderung über „Aktive Stadtteilförderung"/„Soziale Stadt" zu einer fundierten Partizipationskultur in Lurup entwickeln. Dies spiegelt sich u. a. in der hohen Bereitschaft der Bewohnerinnen und Bewohner sowie der Akteure und Akteurinnen, die das Thema Gesundheitsförderung im Stadtteil leben, kommunizieren und umsetzen, wider. Im Kontext der vergangenen Förderung wurden beispielsweise die Grünanlage Franzosenkoppel neu gestaltet und das Zentrum Lüdersring in Lurup aufgewertet und weiterentwickelt.

▲ Guter Praxisbereich „Settingansatz"

Die Aktivitäten und Maßnahmen des Projekts innerhalb Lurups integrieren Initiativen, die sowohl auf das Gesundheitshandeln von Personen als auch auf strukturelle Änderungen abzielen und sich am Settingansatz der WHO orientieren (Brandes 2007).

Das Setting „Stadtteil" wird im Rahmen dieses Projekts als ein umfassender Begriff verstanden, der sowohl alle im Stadtteil Lurup involvierten Einzelsettings wie zum Beispiel Kindertagesstätten, Schulen und Betriebe umfasst als auch die Prozesse zwischen diesen Einrichtungen und Institutionen sowie den Bürgerinnen und Bürgern beschreibt. Hiermit wird der Gedanke verfolgt, die handelnden Akteure und Akteurinnen auf die im Quartier oder Stadtteil bestehenden gesundheitsfördernden Bedarfe zu orientieren, die innerhalb der einzelnen Settings nicht erfasst und befriedigt werden können, und auf unterschiedliche Möglichkeiten der Vernetzung aufmerksam zu machen. Der Blick soll auf das „Gesamte" gelenkt werden, denn nur durch eine vernetzte und kooperative Zusammenarbeit sowohl auf professioneller als auch laienbezogener Ebene kann das Ziel einer Verringerung der gesundheitlichen Ungleichheiten sowie einer Verbesserung des Gesundheitszustandes der Menschen in Lurup langfristig erreicht werden.

Die methodischen Instrumente der Settingarbeit lassen sich im Ansatz des „CommunityFields" und in der Methodik des „Planning for Real" aufzeigen. Nach „CommunityField" bildet das Projektteam Bürgerinnen und Bürger zu systemisch orientierten Multiplikatorinnen und Multiplikatoren aus, um so die Arbeit innerhalb des Stadtteils prozesshaft zu begleiten und nachhaltig zu festigen. Mit der aktiven Einbindung und Mitgestaltung der Bevölkerung sowie im Stadtteil etablierter Institutionen werden gesundheitsfördernde

Potenziale geweckt und sinnvoll umgesetzt. „Gesund Kurs halten" vertritt damit eine spezielle Grundhaltung, die Akzeptanz und Wertschätzung, Entwicklungsoffenheit, eine Ressourcen- und Potenzialorientierung sowie Respekt vor Eigensinn wie auch Eigenständigkeit zwischen den verschiedenen Akteuren und Akteurinnen im Stadtteil herstellt und etabliert. Die „Planning for Real"-Methode nutzt darüber hinaus ebenfalls den systemischen Ansatz zur Erarbeitung von Themen und Projekten, mit deren Hilfe eine aktive Mitarbeit angeregt sowie eine strukturierte Vorgehensweise zum Beispiel an den „Runden Tischen Gesundheitsförderung" geschaffen wird.

In Lurup werden alle Prozesse, Projekte und Akteure bzw. Akteurinnen als große Einheit betrachtet. In diesem Rahmen lassen sich zwei spezifische Ebenen identifizieren; zum einen eine Zusammenarbeit auf zwischenmenschlicher, personaler Basis. Diese personenorientierte Vernetzung ist enorm tragfähig, sodass sie auch nach dem Ende von Projekten weiterbesteht. Sie ist daher – dies ist die zweite Ebene – die ideale Basis, um gesundheitsfördernde Handlungsstrategien oder andere Projekte im Stadtteil zu etablieren. Hier wird eine „Verknüpfungsstrategie auf Stadtteilebene" praktiziert. In diesem Sinne werden die Potenziale und Ressourcen der Bürgerinnen und Bürger sowie der ansässigen Institutionen und professionellen Akteure und Akteurinnen genutzt, um Projekte zu initiieren und zu verknüpfen. Die Geschäftsstelle für Gesundheitsförderung sowie andere Multiplikatorinnen und Multiplikatoren schaffen einen Bezugsrahmen, in dem Bewohnerinnen und Bewohner Erfahrungen sowie Wissen aus ihrem Lebensumfeld und in dem professionelle Akteure und Akteurinnen über ihr Setting hinausgehendes Wissen über gesundheitsfördernde Bedarfe und Potenziale einbringen können. Damit lassen sich auf den Lebensraum Quartier oder Stadtteil zugeschnittene Projekte und Maßnahmen gestalten. Darüber hinaus werden Laien auf bestimmten Gebieten professionalisiert, um gesundheitsfördernde Strukturen in Lurup weiter voranzubringen, einen Erfahrungsaustausch zu ermöglichen, entwickelte Ideen in die gesamte Bevölkerung zurückzuspiegeln und so die Nachhaltigkeit des Themas Gesundheitsförderung im Stadtteil zu sichern.

Literatur

Bär, G. (2008): Verfügungsfonds und Mikrofinanzierungen als Instrumente der gesundheitsfördernden Stadtteilentwicklungen. Impu!se, 58, S. 22–23.

Behörde für Arbeit, Gesundheit und Soziales (BSG), Amt für Gesundheit und Verbraucherschutz, Referat für Prävention, Gesundheitsförderung und Gesundheitsberichterstattung (Hrsg.) (2001): Stadtdiagnose 2, Zweiter Gesundheitsbericht für Hamburg. [http://fhh.hamburg.de/stadt/Aktuell/behoerden/bsg/gesundheit/gesundheitsberichterstattung/zz-stammdaten/downloads/stadtdiagnose2-lang,property=source.pdf] (25.04.2008).

Böhme, C. (2007): Gesundheitsförderung in Stadtteilen mit besonderem Entwicklungsbedarf. Soziale Stadt, 20, S. 2–9.

BÖV 38 e.V. Begegnung, Bewegung, Beteiligung in Lurup/Geschäftsstelle für Gesundheitsförderung Lurup (2008): Gesund Kurs halten in Lurup. April 2007 bis März 2008. Abschlussbericht. Hamburg.

Brandes, S. (2007): Good Practice: Qualitätsentwicklung in der soziallagenbezogenen Gesundheitsförderung. Soziale Stadt, 20, S. 10–13.

Bundeszentrale für gesundheitliche Aufklärung (BZgA) (Hrsg.) (2007): Kriterien guter Praxis in der Gesundheitsförderung bei sozial Benachteiligten. Ansatz – Beispiele – Weiterführende Informationen. Bundeszentrale für gesundheitliche Aufklärung, Köln.

Deutsches Institut für Urbanistik (Difu) (2007): Vorort-Analyse Gesundheit Hamburg-Altona-Lurup. Präsentation im Rahmen der Fallstudienbegleitung im BMBF-Forschungsprojekt „Mehr als gewohnt. Stadtteile machen sich stark für Gesundheitsförderung.

Groeger-Roth, F. (2007): Setting „Stadtteil" – Schlüsselfaktor für Erfolg und Nachhaltigkeit bei der Förderung gesundheitlicher Chancengleichheit. Soziale Stadt, 20, S. 20–21.

Saier, U. (2007): Kindergesundheit in Hamburg. Bestandsaufnahme der Gesundheit und der gesundheitlichen Versorgung von Kindern in Hamburg. Freie und Hansestadt Hamburg, Behörde für Soziales, Familie, Gesundheit und Verbraucherschutz (BSG), Hamburg.

Statistikamt Nord (2006): [http://www.statistik-nord.de/uploads/tx_standocuments/A_I_S_1_j06_H.pdf] (29.09.2009).

Statistikamt Nord (2007): [http://www.statistik-nord.de/uploads/tx_standocuments/A_I_S_1_j07_H.pdf] (29.09.2009).

Statistisches Amt für Hamburg und Schleswig-Holstein. Deutsch (Deutschland): [http://www.statistik-nord.de/index.php?id=457] (28.04.2008).

TU Hamburg-Harburg (Hrsg.) (2002): Endbericht der „Programmbegleitung vor Ort" des Modellgebiets Hamburg-Altona-Lurup im Rahmen des Bund-Länder-Programms „Soziale Stadt". [http://edoc.difu.de/orlis/DF7045.pdf] (27.05.2008).

Kontakt
Margret Roddis
BÖV 38 e.V. Begegnung, Bewegung, Beteiligung in Lurup
Böverstland 38
22547 Hamburg
Telefon: 040-87974116
Telefax: 040-87974117
E-Mail: margret-roddis@hamburg.de
Website: http://www.unser-lurup.de

Ausgewählt durch: *Gesundheit Berlin-Brandenburg e. V.*
Regionaler Knoten Berlin
Autorin: *Andrea Möllmann*

„Gesund sind wir stark!" in Kreuzberg

Themen- und Handlungsfelder
Sozialraum/Quartier/Stadtteil – Familien/Eltern/Alleinerziehende – Frühförderung/Early Start

Gute Praxisbereiche
Multiplikatorenkonzept – Integriertes Handlungskonzept/Vernetzung – Qualitätsmanagement/Qualitätsentwicklung

Veröffentlichungsjahr: 2009

Abstract

Das Projekt „Gesund sind wir stark!" will dazu beitragen, die hohe Zahl von Kindern mit Übergewicht und Adipositas im Berliner Stadtteil Kreuzberg abzubauen. Das Problem betrifft insbesondere Kinder aus sozial benachteiligten Verhältnissen und Familien mit Migrationshintergrund.

Das Projekt orientiert sich an den Ressourcen des Stadtteils und bindet die vielfältigen Gesundheitsnetzwerke des Bezirks ein. Professionelle und Laien wurden im Rahmen der ursprünglichen Projektlaufzeit von 2006 bis 2008 zu Gesundheitstrainerinnen und -trainern oder zu Gesundheitsmentorinnen und -mentoren geschult. Sie unterstützen nun Familien vor Ort dabei, gesunde Ernährung und regelmäßige Bewegung in ihren Familienalltag einzubauen. Besonders sprechen sie dabei Familien mit türkischem und arabischem Hintergrund an. Ziel der Intervention ist es, die Familiengewohnheiten in eine gesundheitsfördernde Richtung zu beeinflussen.

Träger des Projekts ist das „Zentrum für angewandte Gesundheitsförderung und Gesundheitswissenschaften GmbH" (ZAGG) in Kooperation mit der Plan- und Leitstelle Gesundheit in Berlin-Friedrichshain-Kreuzberg und der „SW – Ernährungswissenschaftliche Dienstleistungen". Die fortlaufende Begleitung und Koordinierung gewährleisten seit Anfang 2009 das ZAGG und die Plan- und Leitstelle Gesundheit in Berlin-Friedrichshain-Kreuzberg.

Ziele und Zielgruppen

Ziel von „Gesund sind wir stark!" ist es, einen gesunden Lebensstil von Familien mit kleinen Kindern zu fördern und dabei die vorhandenen kulturellen Ressourcen und Werte der Familien mit türkischem und arabischem Migrationshintergrund anzuerkennen, zu berücksichtigen und zu nutzen. Weiterhin sollen bereits vorhandene gesundheitsfördernde Netzwerke im Bezirk Friedrichshain-Kreuzberg gestärkt werden und so Familien – auch über die Laufzeit des Projekts hinaus – unterstützen.

Primäre Zielgruppe des Projekts sind Schwangere und Familien mit Kindern im Alter von null bis drei Jahren (maximal bis sechs Jahren), in erster Linie mit türkischem und arabischem Migrationshintergrund. Diese Kinder sind noch nicht in Settings wie Kindertagesstätten oder Schulen eingebunden und daher kaum für präventive Maßnahmen erreichbar. Da aber gerade Schwangere und junge Eltern besonders ansprechbar für die gesunde Entwicklung ihrer Kinder sind, wurden hier geeignete Zugangswege gefunden.

Professionelle aus sozialen Einrichtungen im Bezirk, die speziell mit Menschen mit Migrationshintergrund arbeiten oder häufiger mit ihnen in Kontakt treten – wie zum Beispiel Hebammen, Erzieherinnen sowie Mitarbeiterinnen und Mitarbeiter des Kinder- und Jugendgesundheitsdienstes und des sozialmedizinischen Dienstes –, wurden zu Gesundheitstrainerinnen und -trainern ausgebildet. Aber auch engagierte Eltern aus dem Bezirk mit türkischem und arabischem Migrationshintergrund erhielten eine Ausbildung zu Gesundheitsmentorinnen und -mentoren.

Die Gesundheitstrainerinnen und -trainer arbeiten im Rahmen ihrer professionellen Beratungs- und Betreuungsarbeit mit der Zielgruppe, beispielsweise in Form von Hausbesuchen, Einzelberatung und -betreuung sowie Gruppen- und Fortbildungsangeboten. Die Einrichtungen, in denen sie arbeiten, befinden sich direkt vor Ort, sind bei der Zielgruppe bekannt und werden von vielen Familien bereits genutzt.

Die Gesundheitsmentorinnen und -mentoren sind fast ausschließlich selbst Eltern, haben durch die aktive Arbeit in ihrem Kiez bereits einen gewissen Bekanntheitsgrad und werden in ihrem Umfeld geschätzt. Sie leisten aufsuchende Arbeit vor Ort und verbreiten die im Rahmen der Schulung erworbenen Kenntnisse und Fertigkeiten in der eigenen Familie und im Bekanntenkreis, in ihrer Community, in der Nachbarschaft, in Stadtteiltreffs sowie in kulturellen und religiösen Vereinen. Insgesamt stehen 47 Gesundheitstrainerinnen und -trainer sowie zehn Gesundheitsmentorinnen und -mentoren zur Verfügung. Bis Mitte 2009 haben die 57 Qualifizierten etwa 1500 bis 2000 Familien erreicht.

Hintergrund

Friedrichshain-Kreuzberg ist der mit 2016 Hektar kleinste und der am dichtesten besiedelte Bezirk Berlins. Die Bevölkerung ist im Vergleich zu anderen Bezirken jung, das Durchschnittsalter beträgt 37,1 Jahre, während der Durchschnitt in ganz Berlin bei 42,4 Jahren liegt. Hier leben 36,6 Prozent Menschen mit Migrationshintergrund; vor allem Kreuzberg ist ein multikultureller Stadtteil. Türkische und arabischsprachige Berlinerinnen und Berliner bilden dabei die größte Gruppe, aber auch Menschen mit west-, mittel-, südosteuropäischen, afrikanischen und asiatischen Wurzeln leben hier. Die Arbeitslosenquote ist mit 21,9 Prozent deutlich höher als in Berlin gesamt (16,5 Prozent). Fast jedes zweite Kind unter 18 Jahren lebt von ALG II (Meinlschmidt 2009).

Übergewicht und Adipositas bei Kindern in Deutschland ist vorwiegend ein Problem in den unteren sozialen Schichten und tritt besonders häufig bei Kindern mit Migrationshintergrund auf. Bei den Einschulungsuntersuchungen 2006 lag der Anteil an übergewichtigen deutschen Kindern im Bezirk Friedrichshain-Kreuzberg bei 4,2, bei Kindern türkischer Herkunft bei 12,4 und bei arabischsprachigen Kindern bei 9,2 Prozent. Noch dramatischer stellt sich der Anteil adipöser Kinder mit Migrationshintergrund im Bezirk dar. Adipös sind 2,6 Prozent der deutschen, aber 9,8 der türkischen und 10,3 der arabischen Einschülerinnen und Einschüler (Oberwöhrmann et al. 2008).

Ein zu hohes Körpergewicht im Kindesalter beeinträchtigt die körperliche und seelische Gesundheit und gilt als Risikofaktor für chronische Krankheiten im Erwachsenenalter wie Diabetes mellitus Typ 2, Herz-Kreislauf-Erkrankungen, Krebserkrankungen und Schäden des Halte- und Bewegungsapparates. Es gefährdet außerdem die Entwicklung eines gesunden Selbstbewusstseins und Selbstwertgefühls.

Interventionen der Gesundheitsförderung und Prävention von Übergewicht und Adipositas sollten so früh wie möglich einsetzen und sozial Benachteiligte und Migrantinnen und Migranten erreichen. Herkömmliche Präventionsprogramme und -projekte richteten sich bislang aber hauptsächlich an die deutschstämmige Mittelschichtsklientel und erreichen sozial Benachteiligte sowie Familien mit Migrationshintergrund kaum. Genau an dieser Stelle setzt „Gesund sind wir stark!" an.

Das Projekt wird von „ZAGG – Zentrum für angewandte Gesundheitsförderung und Gesundheitswissenschaften GmbH" in Kooperation mit der Plan- und Leitstelle Gesundheit in Friedrichshain-Kreuzberg und der „SW – Ernährungswissenschaftliche Dienstleistungen" durchgeführt. Das Bundesministerium für Ernährung, Lebensmittel und Verbraucherschutz (BMELV) hat es im Rahmen des Wettbewerbs „Besser essen. Mehr bewegen." als eines der über 20 Modellprojekte von 2006 bis Ende 2008 gefördert. Ab 2009 erhält das Projekt eine Anschlussförderung zur nachhaltigen Etablierung des Projekts und ist in die bezirklichen und sozialräumlichen Strukturen fest eingebettet.

Vorgehen

„Gesund sind wir stark!" gliedert sich in eine Vorbereitungs-, eine Schulungs- und eine Umsetzungsphase. In der Vorbereitungsphase wurde von Projektpartnern und Dozentinnen unter Einbezug muttersprachlicher Expertinnen und Experten sowie durch Gespräche mit Fokusgruppen das kultursensible Schulungscurriculum erarbeitet (Grabow et al. 2007). Zwischen 2006 und 2008 wurden dann sowohl Gesundheitstrainerinnen und -trainer als auch Gesundheitsmentorinnen und -mentoren durch persönliche Ansprache in den Netzwerken und den einzelnen Stadtteilen akquiriert und ausgebildet.

Voraussetzung für die Auswahl als Gesundheitstrainerin und -trainer ist eine professionelle Tätigkeit im Zusammenhang mit Schwangeren und Familien mit Migrationshintergrund; wünschenswert ist ein eigener Migrationshintergrund. Als Gesundheitstrainerinnen und -trainer sind zurzeit beispielsweise Hebammen, Erzieherinnen sowie Mitarbeiterinnen und Mitarbeiter des Kinder- und Jugendgesundheitsdienstes und des sozialmedizinischen Dienstes tätig, die freiberuflich, in Kitas, in Stadtteiltreffs und Familienberatungsstellen arbeiten. Sie lassen das Erlernte in ihre Begleitung und Beratung von Familien einfließen. Die Schulung für Gesundheitstrainerinnen und -trainer umfasst zehn ganztägige Module und dauert insgesamt elf Tage.

Als Gesundheitsmentorinnen und -mentoren kommen Menschen mit Migrationshintergrund in Betracht, die in ihrem Umfeld, in ihrem Kiez und Stadtteil bekannt und anerkannt sind und deshalb Schlüsselpersonen darstellen. Sie besitzen einen guten Zugang zu Familien in ihrem Umkreis. Die Schulung von Mentorinnen und Mentoren besteht aus 40 halbtägigen Modulen und dauert insgesamt 20 Tage.

Das Schulungscurriculum besitzt drei Schwerpunkte: Einführung in die systemische Beratung, Ernährung und Bewegung. Der Schwerpunkt *Einführung in die systemische Beratung* behandelt die Themen klientenzentrierte und systemische Beratung, das Kommunikationsmodell von Schulz von Thun sowie Transaktionsanalyse und Supervision. Er bereitet insbesondere Gesundheitsmentorinnen und -mentoren, die – anders als die Gesundheitstrainerinnen und -trainer – wenige Vorkenntnisse in der Beratung besitzen, auf ihre beratende Tätigkeit vor.

Der Schwerpunkt *Ernährung* umfasst die Themen Ernährung in der Schwangerschaft, Ernährung von Säuglingen und Kleinkindern, Kinderernährung ab dem zweiten Lebensjahr und Ernährung in der Familie. Dabei werden die Empfehlungen der Deutschen Gesellschaft für Ernährung und des Forschungsinstituts für Kinderernährung in Dortmund zugrunde gelegt. Die Empfehlungen wurden in Zusammenarbeit mit muttersprachlichen Expertinnen und Experten an die Ernährungsgewohnheiten und kulturellen Besonderheiten der Zielgruppe angepasst.

Gegenstand des Schwerpunkts *Bewegung* sind beispielsweise Bewegung und Sport in der Schwangerschaft und nach der Geburt, die Rolle der Eltern, die Bedeutung des Spielens sowie Prävention von Übergewicht und Adipositas bei Kindern und Jugendlichen. In diesem Bereich soll vor allem der Spaß an Bewegung bei den Familien geweckt werden. Vermittelt wird, dass Bewegung in den Alltag der ganzen Familie integriert und Bewegungsgewohnheiten entwickelt werden sollten.

Ausgebildete Dozentinnen vermitteln die Schwerpunktthemen an die Teilnehmenden. Die einzelnen Schulungseinheiten sind wie Workshops gestaltet, die einen kurzen Input von Fachwissen bieten und viel Raum für Arbeit in Kleingruppen, Präsentationen und Rollenspiele, praktische Koch- und Bewegungseinheiten sowie Exkursionen zu wichtigen Einrichtungen im Stadtteil lassen. Dieses Vorgehen ermöglicht Lehrenden und Lernenden eine am Bedarf der Zielgruppe orientierte Vermittlung von Wissen und Fertigkeiten, die kulturelle Aspekte und eigene Erfahrungen berücksichtigt und daher hohe Akzeptanz und Motivation schafft.

Nach Abschluss der zehn bzw. 40 Schulungsmodule erhalten die Teilnehmerinnen und Teilnehmer ein Zertifikat. Die Schulung für Gesundheitstrainerinnen und -trainer wurde zwischen Herbst 2006 und Ende 2008 dreimal durchgeführt. Von insgesamt 53 Teilnehmenden haben 47 das Zertifikat erhalten. Die Schulung von Gesundheitsmentorinnen und -mentoren hat im gleichen Zeitraum einmal stattgefunden. Von anfangs 18 Teilnehmenden haben zehn das Zertifikat erhalten. Die hohe Abbruchquote erklärt sich durch die Aufnahme von Beschäftigungsangeboten, familiäre Lebensumstände und veränderte persönliche Orientierungen.

In der anschließenden Umsetzungsphase, die bereits in der zweiten Hälfte der Schulung einsetzte und über das Ende der Projektlaufzeit hinaus läuft, integrieren die Gesundheitstrainerinnen und -trainer das erworbene Wissen in ihre professionelle Beratung und Begleitung. Die Gesundheitsmentorinnen und -mentoren sprechen dagegen Familien und insbesondere Mütter in ihrem Umfeld, in der Nachbarschaft, in Stadtteiltreffpunkten und auf Kiezfesten an und geben ihre Erfahrungen und ihr Wissen weiter. Insgesamt wurden über die 57 Qualifizierten bis Mitte 2009 etwa 1500 bis 2000 Familien in Form von individuellen Beratungen und Gruppenberatungen erreicht. Trainerinnen und Trainer sowie Mentorinnen und Mentoren werden bei ihrer Tätigkeit durch Supervision und Qualitätszirkel sowie Coaching kontinuierlich begleitet. Dort können sie Beratungssituationen und -themen besprechen und erhalten Unterstützung in ihrer Rolle als Multiplikatorinnen und Multiplikatoren.

▲ Guter Praxisbereich „Multiplikatorenkonzept"

Ein starkes Gewicht liegt bei „Gesund sind wir stark!" auf dem Multiplikatorenkonzept. Die tragenden Säulen sind dabei zum einen Professionelle, also die späteren Gesundheitstrainerinnen und -trainer, die mit Familien mit Migrationshintergrund in ihrem beruflichen Alltag zu tun haben und möglicherweise selbst einen Migrationshintergrund aufweisen. Zum anderen sind es muttersprachliche Laien – die späteren Gesundheitsmentorinnen und -mentoren –, die in ihrem Umfeld akzeptiert und respektiert werden.

Über bereits etablierte und gut funktionierende bezirkliche Netzwerke in Friedrichshain-Kreuzberg wurde das Projekt bekannt gemacht. Die Teilnehmerinnen und Teilnehmer der Schulung konnten meist über persönliche Ansprache gewonnen werden. Bereits während des Lehrgangs zeigte sich das große Potenzial der Gesundheitsmentorinnen und -mentoren als Multiplikatorinnen und Multiplikatoren. Die vermittelten Inhalte finden hier vielfach doppelte Anwendung: erstens für sich selbst und in der eigenen Familie und zweitens durch die Weitergabe an andere Menschen im weiteren sozialen Umfeld. Eine Gesundheitsmentorin berichtete, dass sie durch die Schulung ihren eigenen Lebensstil geändert und zehn Kilo abgenommen habe und nun Freunde und Familie berate. Eine andere Mentorin erklärte, dass eine Mutter im Supermarkt ratlos vor dem Regal mit Babynahrung gestanden und sie der Mutter dann Tipps zum Thema Babyernährung gegeben habe. Eine weitere Mentorin war durch die Schulung so motiviert, dass sie eine Krabbelgruppe für türkische Mütter und ihre kleinen Kinder in einem kooperierenden Stadtteiltreff ins Leben gerufen hat, wo die Mütter sich nun austauschen können.

Diese Beispiele verdeutlichen, dass Mentorinnen und Mentoren meist „nebenbei" beraten: bei der selbstverständlich stattfindenden Kontaktaufnahme und -pflege mit anderen Frauen auf unkomplizierte und direkte Art. Informationen, die niedrigschwellig, auf gleicher Augenhöhe und mit ähnlichem sozialem Hintergrund vermittelt werden, scheinen bei den Familienmüttern gut anzukommen. Verstehen von Problemen im Alltag, aber auch Erkennen von Möglichkeiten und ganz pragmatischen Lösungsansätzen können dabei als die große Stärke der Mentorinnen und Mentoren bezeichnet werden.

Eine Gesundheitstrainerin erzählte, dass die Schulungsinhalte zwar bereits bekannt gewesen seien, die Schulung sie aber zum intensiven Transfer der Themen in die eigene Beratungspraxis motiviert habe. Die Schulung der Gesundheitstrainerinnen und -trainer sensibilisiert verschiedene Berufsgruppen noch einmal mehr für die Problemlagen rund um einen gesunden Lebensstil und ein gesundes Aufwachsen von Kindern und schärft den Blick für Ressourcen und Bedarfe der Zielgruppe. Trainerinnen und Trainer, Mentorinnen und Mentoren erhielten kostenlos ein Medienpaket mit Broschüren, CDs und Videos beispielsweise der Bundeszentrale für gesundheitliche Aufklärung (BZgA), des aid-Infodienstes Verbraucherschutz, Ernährung, Landwirtschaft und der Deutschen Gesellschaft für Ernährung (DGE) – falls erhältlich auch in türkischer und arabischer Sprache.

▲ **Guter Praxisbereich „Integriertes Handlungskonzept/ Vernetzung"**

Bei der Auswahl der künftigen Trainerinnen und Trainer sowie Mentorinnen und Mentoren nutzte das Projekt die bereits gut ausgebauten Strukturen und

Netzwerke des Bezirks Friedrichshain-Kreuzberg, um in den türkischen und arabischen Gemeinden und in den Familien das Thema Gesundheitsförderung konsequent umsetzen zu können. Federführend in der Vernetzung und Umsetzung integrierter Handlungskonzepte ist dabei der Projektpartner Plan- und Leitstelle Gesundheit in Friedrichshain-Kreuzberg.

Die Plan- und Leitstellen wurden 1994 in allen Berliner Bezirken eingerichtet. Sie sollten als Stabsstellen, angesiedelt bei den gesundheitspolitischen Dezernenten, „Regiekompetenzen" entwickeln. Im Netzwerk der Akteure und Akteurinnen kommunaler Gesundheitspolitik fungieren sie als Koordinatorin und Moderatorin, erstellen Bedarfsanalysen, bringen neue Initiativen und Projekte in der Gesundheitsförderung auf den Weg und tragen dabei den Interessen der Bevölkerung und insbesondere den Bedürfnissen sozial und gesundheitlich benachteiligter Gruppen in besonderem Maße Rechnung.

Vor dem Hintergrund dieser Aufgabe wurden in Friedrichshain-Kreuzberg u. a. themenbezogene, interdisziplinäre und ressortübergreifende Netzwerke als Instrumente der kommunalen Gesundheitspolitik aufgebaut. Dazu zählen das interkulturelle Gesundheitsnetzwerk „Migration, Integration und Gesundheit" mit über 120 Mitgliedern aus dem Bezirk und der Arbeitskreis „Gesundheitsförderung rund um die Geburt". Beide Netzwerke werden von den Trainerinnen und Trainern bzw. Mentorinnen und Mentoren genutzt und unterstützt.

Die Plan- und Leitstelle Gesundheit in Friedrichshain-Kreuzberg verfolgt im Rahmen ihrer gesetzlich festgeschriebenen Koordinierungs- und Vernetzungsaufgaben die Umsetzung der Ziele über die Laufzeit des Projekts hinaus und steht als feste Ansprechpartnerin für Trainerinnen, Trainer, Mentorinnen und Mentoren zur Verfügung.

▲ Guter Praxisbereich „Qualitätsmanagement/ Qualitätsentwicklung"

Das Projekt „Gesund sind wir stark!" verfügt über ein internes Qualitätsmanagement und wird extern evaluiert. Das interne Qualitätsmanagement hat das Ziel, schnell auf Veränderungen oder Anregungen einzugehen und zeitnah Modifikationen umzusetzen. Das gesamte Projektteam (Vertreterinnen und Vertreter der für die Durchführung des Projekts beteiligten Partner) trifft sich dazu in regelmäßigen Abständen, um den Projektverlauf zu bilanzieren und steht auch darüber hinaus in regelmäßigem E-Mail-Austausch. Im Rahmen der Schulung fanden Befragungen der Teilnehmerinnen und Teilnehmer statt, die Aufschluss über die Qualität der einzelnen Module gaben. Die Schulungsinhalte basieren auf wissenschaftlich anerkannten Richtlinien und Empfehlungen wie zum Beispiel der Deutschen Gesellschaft für Ernährung und werden durch aktuelle Erkenntnisse ergänzt. Im Anschluss an die zehn bzw. 40 Lehrgangsmodule erhalten die Teilnehmenden ein Zertifikat. Das Zertifikat hat durch die Förderung seitens des Bundesministeriums für Ernährung, Landwirtschaft und Verbraucherschutz (BMELV) einen hohen Stellenwert, ist aber kein staatlich anerkannter Abschluss.

Nach der Qualifizierung werden die Trainerinnen und Trainer sowie Mentorinnen und Mentoren vom Projektteam begleitet. Dazu treffen sich die Gruppen alle sechs Wochen im Wechsel zur fachlich angeleiteten Supervision und zu Qualitätszirkeln, wo Austausch über themenspezifische Fragestellungen möglich ist. Qualität, Effektivität und Nachhaltigkeit der Beratungsarbeit werden somit sichergestellt, die Arbeit wird transparent gemacht und mögliche Veränderungsbedarfe werden aufgezeigt.

Insbesondere greift das Projektteam Ergebnisse oder Fragestellungen aus den Qualitätszirkeln auf und nimmt – wo nötig – Ergänzungen oder Modifikationen vor. Dabei kann es sich beispielsweise um die Erarbeitung zusätzlichen Materials handeln, das die Multiplikatorinnen und Multiplikatoren in ihrer Beratungsarbeit nutzen möchten. Zudem hat jeder Teilnehmende die Möglichkeit, drei individuelle Coachingtermine in Anspruch zu nehmen. Supervisionstermine, Qualitätszirkel und Coaching werden dokumentiert.

Weiterhin sind die Trainerinnen, Trainer, Mentorinnen und Mentoren angehalten, ihre Beratungsgespräche zu dokumentieren. Da die Beratung bereits während der zweiten Hälfte der Schulung begann, wurden die Dokumentationsbogen auch in den Unterricht einbezogen und konnten gemeinsam besprochen und ausgewertet werden.

Zur weiteren Qualitätssicherung wird das Projekt im Rahmen des Wettbewerbs „Besser essen. Mehr bewegen." extern vom Max Rubner-Institut evaluiert. Die Evaluation ist rein qualitativ angelegt, prozessbetont und konzentriert sich auf drei Bereiche: Lehrgangsevaluation, Evaluation der Arbeit der Trainer/Trainerinnen und Mentoren/Mentorinnen sowie Veränderungen in der Zielgruppe. Ergebnisse liegen zum jetzigen Zeitpunkt noch nicht vor.

Gesammelte Erfahrungen (Lessons Learned)

Ein großer Teil der Gesundheitsmentorinnen und -mentoren versprach sich eine berufliche Perspektive von dem Projekt. Dies führte schon während des Lehrgangs immer wieder zu Diskussionen, da die Projektleitung von einer ehrenamtlichen Tätigkeit ausgegangen war. Es ist wichtig, darauf zu achten, keine unrealistischen Vorstellungen zu wecken. Nach Möglichkeiten der Honorierung oder eines Entgelts für Gesundheitsmentorinnen und -mentoren im Rahmen von Arbeitsmarktinstrumenten wird gesucht, um ihnen zum einen eine finanzielle Grundlage zu sichern und zum andern eine berufliche Perspektive anbieten zu können.

Literatur

Bundesministerium für Ernährung, Landwirtschaft und Verbraucherschutz: Besser essen. Mehr bewegen. [http://www.besseressenmehrbewegen.de] (18.05.2009).

Grabow, K. et al. (2007): Berliner (Kreuzberger) Präventionsprogramm. Curriculum für die Lehrgänge Gesundheitstrainer und Gesundheitsmentoren. Unveröffentlichtes Skript.

Meinlschmidt, G. (2009): Spezialbericht 2009-1: Sozialstrukturatlas Berlin 2008. Senatsverwaltung für Gesundheit, Umwelt und Verbraucherschutz, Berlin. [http://www.berlin.de/sen/statistik/gessoz/gesundheit/spezial.html] (23.04.2009).

Oberwöhrmann, S. et al. (2008): Spezialbericht 2008-1: Grundauswertung der Einschulungsdaten 2006 zur gesundheitlichen und sozialen Lage der Kinder in Berlin. Senatsverwaltung für Gesundheit, Umwelt und Verbraucherschutz, Berlin. [http://www.berlin.de/sen/statistik/gessoz/gesundheit/spezial.html] (23.04.2009).

Kontakt

Detlef Kuhn
Zentrum für angewandte Gesundheitsförderung
und Gesundheitswissenschaften GmbH
Kantstraße 72
10627 Berlin
Telefon: 030-30695620
Telefax: 030-30695666
E-Mail: info@zagg.de
Website: http://www.zagg.de

Ausgewählt durch: *Landesarbeitsgemeinschaft für Gesundheitsförderung Saarland e. V. Regionaler Knoten Saarland*
Autor: Marcus Wächter

Kinderhaus Malstatt

Themen- und Handlungsfelder
Sozialraum/Quartier/Stadtteil

Gute Praxisbereiche
Dokumentation und Evaluation – Innovation und Nachhaltigkeit – Integriertes Handlungskonzept/ Vernetzung

Veröffentlichungsjahr: 2008

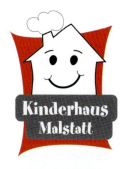

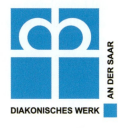

Abstract

Die Bewohnerstruktur des Saarbrücker Stadtteils Malstatt ist geprägt von einem niedrigen Durchschnittsalter und hoher Arbeitslosigkeit. Die prozentual am häufigsten von Armut betroffene Altersgruppe in Malstatt ist die der Kinder im Alter von null bis fünf Jahren. Aus dieser Gruppe leben ca. 50 Prozent im Sozialgeldbezug. Aufgrund bekannter Zusammenhänge von Armut und Gesundheit ist bei diesen Kindern das Risiko für Entwicklungsverzögerungen und andere gesundheitliche Probleme stark erhöht. So waren beispielsweise 11 Prozent der Malstatter Kinder zum Zeitpunkt der Einschulung im Jahr 2004 untergewichtig bis stark untergewichtig und 36 Prozent zeigten fein- oder grobmotorische Auffälligkeiten.

Das „Kinderhaus" in Malstatt versucht durch niedrigschwellige Unterstützungsangebote für Familien und Kinder die Auswirkungen von Kinderarmut abzumildern. Der Ansatz des Projekts basiert auf den Erkenntnissen der Resilienzforschung und der Gemeinwesenarbeit. Angebote wie das gemeinsame Einkaufen und Zubereiten eines Mittagessens sowie Bewegungsspiele verfolgen das Ziel, die Gesundheit der Kinder zu unterstützen. Das Projekt wird seit 2003 vom iSPO-Institut begleitet. Die 2007 eigens entwickelten Resilienzbogen dokumentieren auf einer Skala von eins bis zehn eine positive Entwicklung der teilnehmenden Kinder in den Bereichen seelisches Befinden,

Leistungsvermögen und Autonomie um jeweils zwei Stufen. Zur Steigerung der Effektivität ist das „Kinderhaus" entlang einer entwickelten sogenannten Präventionskette mit Kindergärten, Schulen und anderen Akteuren und Akteurinnen im Stadtteil vernetzt.

Hintergrund

Der Distrikt Unteres Malstatt ist ein Stadtteil Saarbrückens mit ungefähr 5600 Einwohnern. Die überdurchschnittliche Zahl von Zuzügen (600), Umzügen (800) und Wegzügen (500) pro Jahr offenbart eine sich ständig verändernde Einwohnerschaft. Aufgrund des Phänomens der sozialräumlichen Segregation variiert die Einwohnerstruktur – bezogen auf die soziale Lage – aber nur wenig: Im Jahr 2006 waren 30 Prozent der Bewohnerinnen und Bewohner 24 Jahre und jünger, 28 Prozent besaßen eine ausländische Staatsangehörigkeit, 24 Prozent der Personen im erwerbsfähigen Alter waren arbeitslos gemeldet, 50 Prozent der Kinder im Alter von null bis fünf Jahren und 40 Prozent der Kinder im Alter von sechs bis 17 Jahren lebten im Sozialgeldbezug (Amt für Statistik und Wahlen 2006).

Aufgrund des bekannten Zusammenhangs von sozialem Status und Gesundheit ist anzunehmen, dass sich die kumulierten sozialen Probleme der Familien im Distrikt Unteres Malstatt negativ auf die Gesundheit der Kinder auswirken. Als Datengrundlage zur Bestimmung der Kindergesundheit werden die Ergebnisse der Einschulungsuntersuchungen durch das Gesundheitsamt in Saarbrücken (2005) aus dem Jahr 2004 für das Einzugsgebiet des gesamten Stadtteils Malstatt herangezogen. Der Abschlussbericht gibt an, dass 13 Prozent der Kinder adipös oder übergewichtig und 11 Prozent untergewichtig oder erheblich untergewichtig waren. Ungefähr 11 Prozent der Kinder wiesen eine Haltungsschwäche auf und 36 Prozent zeigten fein- oder grobmotorische Auffälligkeiten. Auch konnten nur zwei Drittel der Kinder ein vollständig ausgefülltes Vorsorgeheft vorlegen. Verglichen mit den Durchschnittswerten aus den Einschulungsuntersuchungen im gesamten Saarland zu diesem Zeitpunkt, weisen die Kinder aus dem Einzugsgebiet Malstatt einen schlechteren Gesundheitszustand als der Durchschnitt auf. Wegen geringer Fallzahlen kann diese Annahme aber nur unter Vorbehalt bestätigt werden.

Vor dem Hintergrund der vielfältigen sozialen Probleme und einer überdurchschnittlich hohen Anzahl von Kindern im Stadtteil entwickelten die zwei bereits ansässigen Gemeinwesenprojekte und einige Schulen und Kitas die Idee, ein Modellprojekt zu initiieren, mit dem Ziel, die Auswirkungen von Kinderarmut abzubauen. Im Jahr 2003 wurde dann durch das Diakonische Werk an der Saar gGmbH das „Kinderhaus" eröffnet. Konzeptionell ist das „Kinderhaus" eine offene Anlaufstelle für Kinder und deren Eltern. Träger ist das Diakonische Werk an der Saar gGmbH. Im „Kinderhaus" arbeiten derzeit ein Sozialpädagoge und eine Erziehungshelferin. Bei Bedarf werden zusätzlich Honorarkräfte eingesetzt. Die Angebote des Projekts richten sich speziell an einkommensarme Familien und deren Kinder aus den umliegenden Nachbarschaften.

Zeitgleich startete im Stadtteil Alt-Saarbrücken ein Schwesterprojekt mit gleicher Zielsetzung, aber teilweise modifiziertem Arbeitsansatz („Streetwork"). Die Finanzierung beider Maßnahmen erfolgte aus Mitteln des damaligen Ministeriums für Inneres, Familie, Frauen und Sport. Die Einrichtungen wurden während der Umsetzungsphase vom Institut für Sozialforschung, Praxisberatung und Organisationsentwicklung (iSPO GmbH) aus Saarbrücken fachlich begleitet. Dessen Aufgaben bestanden vor allem darin, die Modellprojekte beim Aufbau eines Dokumentationsinstruments und der Selbstevaluation zu unterstützen. Zur fachwissenschaftlichen Beratung hat das iSPO-Institut von 2003 bis 2006 die Sozialwissenschaftlerin Prof. Zander von der Fachhochschule Münster in die Begleitung der Projekte mit einbezogen. Die Laufzeit des sogenannten Kinderarmutsprojekts endete im Frühjahr 2006. Während der Projektlaufzeit wurden an beiden Standorten zahlreiche neue Konzepte entwickelt, umgesetzt und evaluiert.

Aufgrund der Erfolg versprechenden Arbeit an beiden Standorten beschloss das saarländische Ministerium für Inneres, Familie, Frauen und Sport, das „Kinderhaus" in Malstatt und das Projekt des Stadtteilbüros Alt-Saarbrücken weiter finanziell zu unterstützen unter der Voraussetzung, dass sich der Regionalverband Saarbrücken als örtlicher Träger der Jugendhilfe ebenfalls maßgeblich daran beteiligt. Dies wurde realisiert. Das Nachfolgeprojekt trägt den Namen „Freiraum für Prävention – ein Jugendhilfeprojekt zur Vorbeugung gegen Kinderarmut" und wird wiederum an beiden Standorten durchgeführt. Das „Kinderhaus Malstatt" und das Stadtteilbüro Alt-Saarbrücken verstehen sich selbst als voneinander unabhängig, realisierten je eigene Standorte, stehen aber trotzdem in engem Austausch miteinander.

Das neue Projekt veränderte den konzeptionellen Ansatz im „Kinderhaus" insofern, als die vorher informell bestehende Kooperation mit den Mitarbeitern des Jugendamtes nun transparenter erscheint und sich in Form gemeinsamer Fallbesprechungen ausdrückt. Die Schwerpunkte der bisherigen Arbeit – wie beispielsweise die Förderung der sozialen Kompetenzen und des Selbstwertgefühls der Kinder oder die Beratung von Eltern in lebenspraktischen Angelegenheiten – haben sich nicht geändert. Die Bekämpfung der gesundheitlichen Auswirkungen von Armut wird zum großen Teil über implizite Ansätze der Gesundheitsförderung umgesetzt. Aber auch Maßnahmen, die der Gesundheit direkt zugute kommen – wie ein gesundes Mittagessen oder Bewegungsspiele –, werden angeboten.

Der Erfolg der kontinuierlichen Arbeit zeigt sich in den stetig steigenden Zahlen von Kindern und Eltern, die die Angebote des „Kinderhauses" nutzen möchten. Mittlerweile sind die Kapazitätsgrenzen erreicht und Angebote mit begrenzter Teilnehmerzahl müssen eine Warteliste einrichten.

Vorgehen

Das „Kinderhaus" ist eine Begegnungsstätte für Kinder und Eltern aus dem Saarbrücker Stadtteil Malstatt. Das Oberziel des Projekts ist es, den materiellen und immateriellen Auswirkungen von Kinderarmut entgegenzuwirken. Aus der übergeordneten Zielsetzung wurden für das „Kinderhaus" ein Zielsystem sowie ein Maßnahmenplan entwickelt. Um den umfassenden Ansatz zu erläutern, muss die Arbeit auf zwei Ebenen – der Klienten- und der Multiplikatorenebene – betrachtet werden, wobei sich die Klientenebene wiederum auf die pädagogische Arbeit mit Kindern und Eltern aufteilt.

Die Hauptaufgabe der Projektmitarbeiterinnen und -mitarbeiter ist die direkte Arbeit mit Kindern und Eltern. Täglich kommen etwa 30 Kinder im Grundschulalter in das „Kinderhaus", um andere Kinder zu treffen, sich Rat zu holen oder die Hausaufgabenhilfe in Anspruch zu nehmen. Die Vernetzungsstruktur aller Einrichtungen für Kinder und Jugendliche im Stadtteil vermittelt besonders auffällige Kinder in die je geeignete Einrichtung. Trotzdem bleibt das „Kinderhaus" eine offene Anlaufstelle für alle Kinder des Stadtteils. Die Kinder, die das Haus nutzen, stammen zum großen Teil (90 Prozent) aus Familien mit drei und mehr Kindern und leben zu 30 Prozent nicht mehr bei beiden leiblichen Eltern. In der Folge des erhöhten Armutsrisikos stehen 50 Prozent der Kinder im Sozialgeldbezug.

Die Hausaufgabenhilfe dient als Einstieg in die Einzelfallbetreuung und ist zugleich Türöffner in Bezug auf die Eltern. Da das Platzangebot sehr begrenzt ist (zwölf Kinder können teilnehmen), erfolgt die Vergabe der freien Plätze in einem erprobten Verfahren, bei dem über abgestufte Kontakte zu den Eltern und dem Kind ein sorgfältiger Entscheidungsprozess durchlaufen wird: Wird der Wunsch seitens des Kindes geäußert, an dem Angebot teilzunehmen, suchen die Mitarbeiterinnen und Mitarbeiter des „Kinderhauses" den Kontakt zu den Eltern. Wird den Kindern die Teilnahme erlaubt, informiert das Team die Eltern regelmäßig über die Fortschritte ihres Kindes und bahnt einen engeren Kontakt an.

Den von Mittwoch bis Freitag angebotenen Mittagstisch nehmen durchschnittlich etwa 18 Kinder wahr. Das Essen wird grundsätzlich ohne Schweinefleisch zubereitet und zum Preis von 1 Euro ausgegeben. Im Jahr 2007 wurde ein zusätzliches Angebot etabliert, bei dem zweimal monatlich ein Ernährungswissenschaftler mit den Kindern einen Kochnachmittag veranstaltete. Die einzelnen Schritte – vom Einkaufen über Zubereiten bis hin zum gemeinsamen Essen – waren zentrale Elemente der Maßnahme. Leider konnte das Angebot aus Kostengründen nicht aufrechterhalten werden.

Die Eltern nutzen die Einrichtung, um Unterstützung in behördlichen, familiären, schulischen und persönlichen Angelegenheiten zu erhalten. Methodisch kommen hier informelle und strukturierte Beratungsgespräche zum Einsatz. Dabei achten die Mitarbeitenden darauf, nicht defizitorientiert, sondern positiv verstärkend vorzugehen. Gemeinsam mit den Eltern und ihren Kindern werden unterstützende Verabredungen getroffen, die dann beim nächsten Elterngespräch reflektiert und gegebenenfalls angepasst werden. Zudem finden regelmäßig Elternabende und -vormittage zu Erziehungsthemen statt. Die lange und dadurch auch enge Anbindung der Eltern an die Mitarbeiterinnen und Mitarbeiter des „Kinderhauses" führt zu einer guten Beteiligung an den Elterntreffen. Der fehlende moralisierende Zeigefinger bei Kontaktaufnahme mit den Eltern fördert diese Entwicklung.

Im Mittelpunkt der klientenbezogenen Arbeit steht die Fähigkeit von Kindern und ihren Familien, mit schwierigen Lebensbedingungen umzugehen. Diese Kompetenzen, die auch Resilienzfaktoren genannt werden, sind bei Menschen mit schwierigem sozialem Hintergrund häufig nur gering ausgeprägt. Durch die Stärkung bestimmter Resilienzfaktoren wie zum Beispiel der Fähigkeit, den Übertritt in einen neuen Lebensabschnitt zu bewältigen (Transitionskompetenz), wird die Zielgruppe auf belastende Situationen vorbereitet und kann adäquat reagieren. Gesundheitsriskantes Verhalten, das häufig zum Ausgleich von Stresssituationen benutzt wird, lässt sich so vermeiden.

Auch die direkten Auswirkungen von Stress auf Körper und Psyche werden abgemildert.

Die Maßnahmen auf der Multiplikatorenebene beziehen sich auf die Vernetzung der Einrichtungen im Stadtteil, der engen Zusammenarbeit mit dem Jugendamt und die Kooperation mit dem Schwesterprojekt im Stadtteil Alt-Saarbrücken. Die Vernetzung im Stadtteil erfolgt über den Arbeitskreis Soziale Einrichtungen, an dem alle Institutionen im Stadtteil wie Kitas, Schulen und das „Kinderhaus" teilnehmen. Zudem wurde durch das „Kinderhaus" eine sogenannte Präventionskette als übersichtliche Darstellung aller Institutionen im Unteren Malstatt erstellt. Gegliedert nach Altersbereich der Zielgruppe, Öffnungszeiten und Angeboten können den Kindern und Eltern passgenaue Hilfen vermittelt werden. Im Jahr 2007 wurde auch die Zusammenarbeit mit der Jugendhilfe aufgenommen. Nach mehreren Kooperationstreffen zur Strukturierung der Zusammenarbeit kam es im Jahr 2007 zur Besprechung von drei Präventionsfällen. Die Kooperation mit dem Schwesterprojekt wird über die gemeinsame Arbeit mit dem Jugendamt und durch einen Koordinierungskreis hergestellt. Eine detaillierte Beschreibung der Vernetzungsstrukturen findet sich im Abschnitt „Integriertes Handlungskonzept/Vernetzung".

Die Mitarbeiterinnen und Mitarbeiter des „Kinderhauses" planen für das Jahr 2008, die Prozessabläufe der Fallberatungen besser zu strukturieren, um den zeitlichen Aufwand effizienter gestalten zu können. Zudem muss die räumliche Situation überdacht werden. Am bisherigen Standort ist eine Ausweitung des Angebots nicht mehr möglich.

▲ Guter Praxisbereich „Dokumentation und Evaluation"

Das „Kinderhaus" in Malstatt und das Schwesterprojekt im Stadtteil Alt-Saarbrücken wurden im Rahmen eines Modellvorhabens zur Bekämpfung von Kinderarmut im Jahr 2003 aufgebaut. Um die traditionell enge Kooperation der Gemeinwesenprojekte in Saarbrücken fortzusetzen, beauftragten das Diakonische Werk an der Saar gGmbH und die Paritätische Gesellschaft für Gemeinwesenarbeit gemeinsam das iSPO-Institut in Saarbrücken mit dem übergreifenden Projektmanagement und der Fachberatung. Eine Fremdevaluation war aus Kostengründen nicht realisierbar.

In einem ersten Schritt hat das iSPO-Institut im Jahr 2003 ein bundesweit erprobtes Projektdokumentations- und Managementsystem (PDMS) eingeführt. Beide Projekte fertigten mit Beginn der Maßnahmen bis zur Beendigung des ersten Modellvorhabens ihre Sachstandberichte mithilfe des Systems an. Anhand der Zwischenberichte ließ sich eine Selbstevaluation der Maßnahmen im Berichtszeitraum auf der Outcome-Ebene – zum Beispiel Teilnehmerzahlen und Schulnoten der Kinder aus der Hausaufgabenbetreuung – und ein Vergleich mit den Ergebnissen aus den vergangenen Jahren umsetzen.

Mit Beginn des Folgeprojekts „Freiraum für Prävention" im Jahr 2007 wurde auch die Zusammenarbeit mit dem iSPO-Institut fortgesetzt. Neben der Projektdokumentation und Fachberatung kam die effizientere Erfassung der Wirkungen und Effekte der Maßnahmen als Aufgabe für das Institut hinzu. Ausgehend von Instrumenten, die sich in der Kinder- und Jugendhilfelandschaft bewährt haben – EVAS (Institut für Kinder- und Jugendhilfe Mainz), WIMES (Institut für Qualitätsentwicklung Wülfrath) und die sozialpädagogischen Diagnosetabellen des bayerischen Landesjugendamtes –, sowie eigenen Erfahrungen des iSPO-Institutes, wurden die sogenannten Saarbrücker Resilienzbogen entwickelt. Hiermit werden diejenigen Kinder erfasst, die eine engere Betreuung durch die Mitarbeiterinnen und Mitarbeiter des „Kinderhauses" erfahren.

Der Aufnahmebogen fragt personenbezogene Daten, Kriterien zur Bestimmung der sozialen Lage, die derzeitige und erwartete Versorgung mit Leistungen der Jugendhilfe sowie Indikatoren zur Einschätzung der physischen, psychischen und sozialen Befindlichkeit des Kindes ab. Der zweite Bogen wurde konzipiert, um die Situation der Kinder bei Verlassen der Betreuung oder jeweils am Jahresende durch das „Kinderhaus" zu erfassen. Er fragt ab, an welchen Angeboten das Kind und dessen Eltern teilgenommen haben, und interessiert sich für den Verlauf und die Qualität der sozialpädagogischen Unterstützung, die Erziehungs- und Entwicklungsbedingungen sowie das Erleben des Kindes aus Sicht der Mitarbeiterinnen und Mitarbeiter.

Es gibt 15 Items zur Erfassung gewonnener Kompetenzen der Kinder und sechs Items zur Erfassung der Erziehungskompetenzen der Eltern. Außerdem ermöglicht der Fragebogen einen Vergleich mit dem Aufnahmebogen und macht wahrscheinlich, welche Maßnahmen der Jugendhilfe durch die Betreuung im „Kinderhaus" vermieden wurden. Beide Bogen werden durch die Mitarbeiter und Mitarbeiterinnen des „Kinderhauses" ausgefüllt. Der Zeitaufwand für das Ausfüllen eines Bogens wird mit 30 Minuten angegeben. Die Gesamtauswertung erfolgt durch das iSPO-Institut.

Das „Kinderhaus" in Malstatt kann bei der Arbeit mit Kindern und Eltern auf deutliche Fortschritte zurückblicken. So sind die Angebote mit einer begrenzten Aufnahmekapazität – wie die Hausaufgabenhilfe mit zwölf Plätzen – immer voll ausgelastet; es gibt sogar Wartelisten. Die offene Anlaufstelle arbeitet mit einer durchschnittlichen täglichen Besucherzahl von 30 Kindern ebenfalls an der Kapazitätsgrenze. Das Verhältnis zwischen Jungen und Mädchen betrug 2007 im Durchschnitt 30 zu 70 Prozent. Der Anteil von Kindern mit Migrationshintergrund stieg in den zurückliegenden Jahren von 20 auf 35 Prozent Ende 2007.

Im Rahmen der Selbstevaluation der Projektarbeit seien hier noch exemplarisch die Zielindikatoren „konstruktive Konfliktlösung", „selbstständiges Einkaufen und Kochen" sowie „Schulleistungen" hervorgehoben. Positive Entwicklungen in diesen Bereichen fördern die Widerstandsfähigkeit gegenüber den schwierigen Lebensbedingungen der Kinder und stellen Möglichkeiten dar, mit denen die Kinder ihre Chancen für die Zukunft verbessern können. Eines der bemerkenswertesten Ergebnisse ist die Entwicklung bei der konstruktiven Konfliktlösefähigkeit; fast alle Kinder sind nun dazu fähig, ihre Konflikte untereinander gewaltfrei und mithilfe des Teams zu lösen. In Bezug auf das selbstständige Einkaufen und Kochen zeigt sich, dass über die Hälfte aller Kinder in der Lage ist, mehrere Gerichte selbstständig einzukaufen und zuzubereiten. Auch die Schulleistungen haben sich bei 13 von insgesamt 18 Kindern deutlich verbessert.

Beratungsgespräche mit Eltern wurden im Berichtszeitraum 2007 etwa 100 durchgeführt. Zusätzlich nahmen an 19 Abendveranstaltungen durchschnittlich jeweils sieben Elternteile, an den sechs Vormittagsterminen durchschnittlich je sechs Personen teil. Zusammenfassend stellt das iSPO-Institut fest, dass ein regelmäßiger Kontakt von Eltern und Projektteam sehr wichtig für die Entwicklungsprozesse innerhalb der Familie und im Rahmen der Projektangebote ist. Über die regelmäßigen Kontakte zwischen Eltern und den Mitarbeiterinnen und Mitarbeitern des „Kinderhauses" lassen sich am ehesten geeignete Hilfsinstanzen vermitteln.

Des Weiteren suchen die meisten Eltern beim Projektteam Rat und kümmern sich aktiv um Unterstützung durch weitere Institutionen. Die relativ häufig genannte Einschätzung, dass trotz einer engen Anbindung der Eltern an das „Kinderhaus" keine Änderung stattgefunden hat, führt das Institut in den meisten Fällen darauf zurück, dass bestimmte Eltern unverändert Rat und Unterstützung suchen. Probleme, die von den Eltern vor einem Beratungsgespräch nicht wahrgenommen wurden, werden offensichtlich. In der Folge scheint der Beratungsbedarf bei zunehmender Frequenz und Intensität der Gespräche größer zu werden, was zu einer Verzerrung bei der Beurteilung des Erfolgs führt.

Die Interventionsebene der Vernetzung wurde im Rahmen einer 2006 durchgeführten leitfadengestützten Befragung ausgewertet. Hierzu wurden 19 Interviews in 18 Institutionen ausschließlich mit Expertinnen und Experten geführt, die persönlich Kontakt zu den Kindern im Unteren Malstatt hatten. Der Leitfaden bestand aus neun offenen Fragen, mit dem Ziel, das Wissen und die Erfahrung der Sachverständigen zum Phänomen der Kinderarmut möglichst differenziert zu erfassen und die Kooperationen und Kontakte ihrer Institutionen zu beschreiben. Außerdem sollte ein Fragenkomplex zur Institution quantitative Aussagen dokumentieren, etwa wie viele Kinder sie mit dem jeweiligen Angebot ihrer Einrichtungen erreichen. Ein zentrales Ergebnis der Befragungen war die Erkenntnis, dass alle Einrichtungen die Probleme im Stadtteil erkannt haben und bei der Ausrichtung der Maßnahmen an einem Strang ziehen. Übereinstimmend wurde das „Kinderhaus" als Netzwerkknoten in Malstatt und Umgebung bezeichnet. Derzeit entwickelt das Institut einen Stadtteilbogen als Instrument zur Erfassung der Netzwerkarbeit.

▲ Guter Praxisbereich „Innovation und Nachhaltigkeit"

Die Basis für eine erfolgreiche Arbeit besteht in einem tragfähigen und verlässlichen Vertrauensverhältnis zwischen den Akteuren und Akteurinnen der Stadtteilarbeit und den Bewohnerinnen und Bewohnern. Diese Erkenntnis wurde bereits frühzeitig im Projektverlauf gewonnen und bestärkte das Team des „Kinderhauses" darin, sich um die Weiterfinanzierung des „Kinderarmutsprojekts" über die ursprüngliche Laufzeit von 2004 bis 2006 hinaus zu bemühen. Die Erfolg versprechenden Ergebnisse und der Wille der Landesregierung, ein nachhaltig wirksames Angebot zu etablieren, veranlasste die zuständigen Ministerien, frühzeitig weitere Mittel bereitzustellen. Bedingung war eine zusätzliche finanzielle Unterstützung des „Kinderhauses" über das Jugendamt und die Landeshauptstadt Saarbrücken. Ziel der Weiterfinanzierung des „Kinderhauses" war der Transfer der Ergebnisse der ersten Phase in die Praxis sowie die Entwicklung einer modellhaften Kooperation von Jugendamt und freien Trägern. Die Ergebnisse dieses Vorhabens werden anderen Projekten zur Verfügung gestellt und sollen zur Verbreitung der Handlungsansätze beitragen.

Angelegt als Modellprojekt zur Bekämpfung von Kinderarmut im Distrikt Unteres Malstatt, wurden in der ersten Finanzierungsphase des „Kinderhauses" bis 2006 verschiedene Maßnahmen erprobt, ausgewertet und zur Implementierung in anderen Einrichtungen aufbereitet. Im Einzelnen waren dies Methoden zur Vermittlung von Kulturtechniken und eines Bewusstseins für gesunde Ernährung bei Kindern, verschiedene Zugangswege zur Zielgruppe der Eltern und die Gestaltung der Vernetzung im Stadtteil. Als besonders vielversprechend haben sich der gemeinsam mit den Kindern zubereitete Mittagstisch, die Hausaufgabenhilfe – auch als Medium zur Ansprache von Eltern – und die Präventionskette als Instrument einer zielgerichteten Vernetzung erwiesen. Auf der Mitarbeiterebene wurden mit der Methode der kollegialen Beratung gute Erfolge erzielt.

Die weiterentwickelten konzeptionellen Ansätze wurden durch die beiden Projekte im Rahmen einer Fachtagung und eines ausführlichen Abschlussberichts öffentlich zugänglich gemacht. Darüber hinaus haben sich Vertreterinnen und Vertreter der Projektträger der überregionalen Initiative „Kindbezogene Armutsprävention – Grundideen und Ansätze praktischer Umsetzung" angeschlossen. Des Weiteren haben Vorträge auf der saarländischen Armutskonferenz (einer Veranstaltung der Friedrich-Ebert-Stiftung) sowie Rundfunk, Fernsehen und Printmedien auf das Projekt aufmerksam gemacht. Die Projektmitarbeiterinnen und -mitarbeiter wurden in diesem Zusammenhang von Praktikerinnen und Praktikern anderer Projekte und Trägereinrichtungen nachgefragt. Vor allem der Zugangsweg zu den Eltern wurde als Erfolgsmodell gehandelt und auch von anderen Einrichtungen übernommen.

In der zurzeit laufenden zweiten Finanzierungsphase „Freiraum für Prävention" werden die entwickelten Maßnahmen weitergeführt und gleichzeitig neue Horizonte ins Auge gefasst. Exemplarisch soll hier die gemeinsam mit dem Team des Saarbrücker Jugendamtes initiierte präventive Fallarbeit hervorgehoben werden. Die enge Zusammenarbeit basiert auf informellen Kontakten zwischen „Kinderhaus" und Jugendamt während der ersten Phase des Projekts. Die Zusammenarbeit im Folgeprojekt regelt ein Kooperationsvertrag. Formale Fragen wie die des Datenschutzes sind damit geklärt: Eltern bestimmen selbst, was im Rahmen der Sitzungen an Informationen weitergegeben wird. Auch die Kompetenzbereiche der einzelnen Maßnahmenträger sind nun abgestimmt. Ende November 2007 wurden die ersten drei Fallberatungen durchgeführt. Die Mitbetreuung der auffälligen Familien durch das „Kinderhaus" hat nach Einschätzung des Jugendamtes eine vollstationäre sowie zwei teilstationäre Unterbringungen verhindert. Auch die Eltern gaben in Gesprächen stets positive Rückmeldung in Bezug auf die abgestimmte Vorgehensweise der Jugendhilfe- und Projektmitarbeiterinnen und -mitarbeiter.

Die Projektergebnisse werden wie in der ersten Projektphase dokumentiert und nach Beendigung der zweiten Phase verbreitet. Ein Schwerpunkt liegt auf der Selbstevaluation der präventiven Wirkung der Fallbetreuung. Eigens entwickelte Resilienzbogen halten die psychosoziale Fortentwicklung der betreuten Kinder fest. Geplant ist auch eine Auswertung der präventiven Arbeit unter ökonomischen Gesichtspunkten. Der Regionalverband Saarbrücken zeigt bereits jetzt großes Interesse, die entwickelten Konzepte in anderen Bezirken zu implementieren.

▲ Guter Praxisbereich „Integriertes Handlungskonzept/Vernetzung"

Die Vernetzung aller für die Unterstützung von Kindern relevanten Akteure und Akteurinnen im Bereich des Unteren Malstatt und darüber hinaus ist zentraler Bestandteil des Konzepts des „Kinderhauses". Außerhalb des Stadtteils kooperiert das Projekt mit dem Jugendamt, dem Schwesterprojekt im Stadtteil Alt-Saarbrücken, dem iSPO-Institut und der Landesarbeitsgemeinschaft für Gesundheitsförderung (LAGS e.V.). In einem Koordinierungskreis treffen sich alle am aktuellen Projekt „Freiraum für Prävention" beteiligten Institutionen. Dies sind das Diakonische Werk, die Paritätische Gesellschaft für Gemeinwesenarbeit, der Regionalverband Saarbrücken, das Ministerium für Bildung, Familie, Frauen und Kultur des Saarlandes und das iSPO-Institut.

Kern der Vernetzungsarbeit ist aber die sogenannte Präventionskette. Diese Vernetzungsstruktur erfasst anhand der Kategorien Zielgruppe, Öffnungszeit und inhaltliche Ausrichtung alle Unterstützungsangebote für Familien im Stadtteil. Alle hierin vertretenen Einrichtungen arbeiten als Netzwerk zusammen. Aufgabe der Präventionskette ist es, Familien passgenaue Hilfen zu vermitteln und bei Veränderung des Bedarfs oder der Lebensphase den Übergang in eine andere Einrichtung ohne Umbruch zu gestalten. Anhand dieses Instruments wird die Kommunikation zwischen Einrichtungen entlang der Entwicklung des Unterstützungsbedarfs von Familien gezielt geplant. Neben dem Austausch auf Basis einzelner Fälle findet im Arbeitskreis „Soziale Einrichtungen" ein allgemeiner Austausch zwischen allen Einrichtungen statt. Es entsteht ein lückenloses Netz, das auf Kinder entwicklungsfördernd und auf Eltern unterstützend sowie motivierend in Bezug auf die Übernahme von

Erziehungsverantwortung wirkt. In regelmäßigen Arbeitssitzungen werden mit den beteiligten Einrichtungen aus dem Stadtteil die Lücken innerhalb der Kette analysiert und gegebenenfalls geschlossen.

Die Kooperation mit dem Jugendamt erfolgt auf Basis einzelner Fälle und wird im Sinne gemeinsamer Fallbesprechungen umgesetzt. Eine genauere Beschreibung der Fallbesprechungen findet sich im Unterpunkt „Innovation und Nachhaltigkeit". Eine über die Einzelfallarbeit hinausgehende Kooperation mit dem Jugendamt bilden die regelmäßigen und bedarfsorientierten Treffen zur kollegialen Fallberatung zusammen mit dem Schwesterprojekt. Um Impulse in der inhaltlichen und strukturellen Projektentwicklung zu setzen, werden Fortbildungsveranstaltungen durchgeführt. Teilnehmen können Mitarbeiterinnen und Mitarbeiter der Modellprojekte, des Jugendamts und von Einrichtungen aus den jeweiligen Stadtteilen. Die Themen im Jahr 2007 waren „frühe Bindung" und „kollegiale Fallberatung".

Die Kooperation mit der LAGS e.V. erfolgt im Rahmen des Projekts „Es bewegt sich was in Malstatt". Das von der LAGS koordinierte Projekt bietet in Zusammenarbeit mit dem „Kinderhaus" und anderen Einrichtungen für Kinder aus dem Stadtteil Bewegungsspiele und einen kostenlosen und gesunden Imbiss an allen Samstagen im Jahr an.

Ein weiteres Element der Vernetzung stellt die Planung für ein Kinderbildungszentrum (KIBIZ) dar. Aktivitäten der Nachmittagsbetreuung einer freiwilligen Ganztagsschule vor Ort, von Sportvereinen und anderen Einrichtungen sollen aufeinander abgestimmt und erweitert werden. Das können täglich wechselnde Freizeitangebote und Hilfen für die Kinder wie auch Beratungsangebote für Eltern sein. Dazu sollen freie Räume im Schulgebäude hergerichtet werden. Die Koordination des KIBIZ haben das Stadtteilbüro in Malstatt und das „Kinderhaus" übernommen.

Literatur

Diakonisches Werk an der Saar gGmbH, Paritätische Gesellschaft für Gemeinwesenarbeit gGmbh (Hrsg.) (2008): Sachstandsbericht 2007 des Modellprojekts „Freiraum für Prävention – ein Jugendhilfeprojekt zur Vorbeugung gegen Kinderarmut". Saarbrücken.

Gesundheitsamt Saarbrücken (2005): Ergebnisse der Einschulungsuntersuchungen aus dem Jahr 2004. Unveröffentlichtes Skript.

iSPO-Institut Saarbrücken (Hrsg.) (2006): Abschlussbericht der beiden Modellprojekte zur Bekämpfung von Kinderarmut. [http://www.ispo-institut.de/Hauptseite_Downloads_1_1_1_1_1_1_1.html] (17.07.2008).

Stadtteilbüro Malstatt (Hrsg.) (2007). Jahresbericht 2006. Saarbrücken.

Kontakt
Carsten Freels
Diakonisches Werk an der Saar gGmbH
Neustraße 23
66115 Saarbrücken
Telefon: 0681-9471342
Telefax: 0681-9473529
E-Mail: c.freels@quarternet.de
Website: http://www.dwsaar.de

Ausgewählt durch: *Hessische Arbeitsgemeinschaft für Gesundheitserziehung e. V. (HAGE) Regionaler Knoten Hessen*
Autorinnen: Uta Rodenkirchen (HAGE e. V.), Monika Kringe (bsj Marburg e. V.)

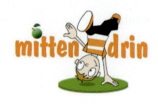

Marburger Gesundheitsnetzwerk für Kinder – „mittendrin"

Themen- und Handlungsfelder
Sozialraum/Quartier/Stadtteil – Kita – Schulkinder und Jugendliche/Setting Schule – Ernährung/Bewegung/Stressbewältigung

Gute Praxisbereiche
Niedrigschwellige Arbeitsweise – Empowerment – Partizipation – Integriertes Handlungskonzept/Vernetzung

Veröffentlichungsjahr: 2008

Abstract

Das Marburger Gesundheitsnetzwerk für Kinder „mittendrin" hat zum Ziel, die gesundheitliche Chancengleichheit der Kinder in den benachteiligten Stadtteilen der Stadt Marburg nachhaltig zu verbessern. Um die Lebenssituation der Kinder zu fördern, haben sich 49 Netzwerkpartner aus den Bereichen soziale Arbeit, Verwaltung, Gesundheit, Medien und Wissenschaft zu einem interdisziplinären Netzwerk zusammengeschlossen.

Zielgruppe des Modellprojekts sind Kinder im Alter von null bis zehn Jahren und ihre Familien. Mit insgesamt sechs Kindertagesstätten, drei Horten, zwei Grundschulen und drei Gemeinweseninitiativen aus den benachteiligten Stadtteilen erreicht das Netzwerk 1100 Kinder und ihre Eltern. Bei der Umsetzung des Modellvorhabens steht der sozialräumliche Zugang zu den Lebenswelten der Kinder und Eltern im Vordergrund. Gesundheitsförderliche Lebensstile der Bewohnerinnen und Bewohner sollen gestärkt und vorhandene Ressourcen im unmittelbaren Lebens- und Sozialraum unterstützt werden. Die einzelnen Maßnahmen und Aktivitäten des Projekts lassen sich drei Hauptzielen und den entsprechenden Maßnahmenbündeln zuordnen, die sich das Projekt für seine dreijährige Laufzeit gesetzt hat:

- bewegungsorientierte Gestaltung des Sozialraums,
- Vermittlung neuer Bewegungs- und Grenzerfahrungen,
- Erweiterung der Möglichkeiten zur familiären Selbstversorgung.

Gefördert wird das Netzwerk aus Mitteln des Bundesministeriums für Ernährung, Landwirtschaft und Verbraucherschutz (BMELV 2006 bis 2009). Träger und Leiter des Modellprojekts ist der Marburger Verein für bewegungs- und sportorientierte Jugendsozialarbeit e. V. (bsj).

Hintergrund

In den drei Marburger Stadtteilen Waldtal, Richtsberg und Stadtwald sind überproportional viele Menschen von Armut betroffen. Die Sozialhilfedichte beträgt zwischen 14,1 und 23,7 Prozent. Im Vergleich hierzu liegt der gesamtstädtische Durchschnitt bei 4,16 Prozent (Sozialhilfeplanung der Stadt Marburg 2002); der Anteil an Familien mit Migrationshintergrund ist sehr hoch.

Insgesamt leben 1100 Kinder im Alter von null bis zehn Jahren in diesen Stadtteilen. Die Daten der Schuleingangsuntersuchungen der zugehörigen Grundschulen ergaben, dass verhältnismäßig wenig Eltern die Vorsorgeuntersuchungen vollständig in Anspruch nehmen (38 Prozent) und bis zu dreimal mehr Kinder übergewichtig sind als im übrigen Landkreis (Gesundheitsamt Marburg 2005). Der Stadtteil Richtsberg ist bereits seit 1999 in das Programm „Soziale Stadt" aufgenommen worden, die beiden anderen Stadtteile stehen hierfür im Bewerbungsverfahren.

Bereits vor Projektbeginn wurden in Marburg in den letzten Jahren vielfältige Aktivitäten und Maßnahmen zur Gesundheitsförderung von Kindern und ihren Eltern auf den Weg gebracht, wie beispielsweise abenteuer- und bewegungsorientierte Projekte in Schulen und Stadtteilen, gemeinsame Bauprojekte zur Gestaltung von Spielplätzen und Bewegungsräumen unter Partizipation von Kindern, außerdem die Einrichtung interkultureller Gärten in benachteiligten Stadtteilen und Programme zur Förderung einer gesunden Ernährung von Schülerinnen und Schülern. Die Fachinstitutionen bsj e. V. und Integral, beides heute tragende Netzwerkpartner, verfügen über langjährige Erfahrungen in der Gesundheitsförderung für sozial benachteiligte Kinder und Jugendliche in den Bereichen Bewegungsförderung/Abenteuerpädagogik und Durchführung von Ernährungsprojekten. Die Gemeinweseninitiativen in den benachteiligten Stadtteilen – Arbeitskreis Soziale Brennpunkte (AKSB),

Bürgerinitiative für soziale Fragen (BSF) und die Initiative für Kinder-, Jugend- und Gemeinwesenarbeit (IKJG) – arbeiten seit vielen Jahren mit sozial benachteiligten Kindern und Jugendlichen. Ihre Querschnittsaufgabe ist in allen Angeboten stets die Schaffung gesundheitsfördernder Maßnahmen wie auch die Entwicklung einer gesundheitsfördernden Infrastruktur in ihrem jeweiligen Stadtteil.

Somit waren stadtteilbezogene Kooperationsstrukturen bereits vor Projektstart vorhanden. Hinzu kamen stadtteilübergreifende Kooperationsformen, die genutzt werden konnten, sowie die Unterstützung von Verwaltung und Politik als Voraussetzung für das Gelingen des Netzwerkvorhabens. Auf dieser Basis wurde das Netzwerkkonzept für das Marburger Gesundheitsnetz-

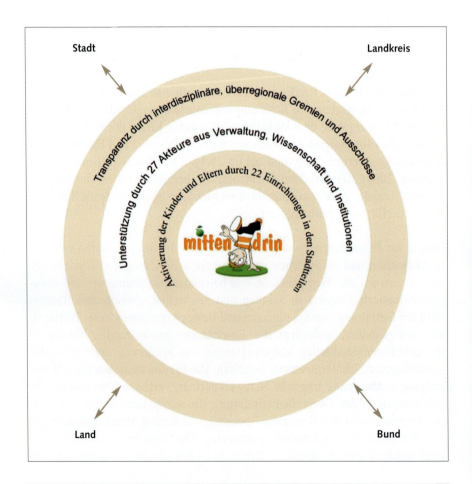

werk „mittendrin" entwickelt, mit dem Ziel, am bundesweiten Wettbewerb des Bundesministeriums für Ernährung und Landwirtschaft „Besser essen. Mehr bewegen" teilzunehmen. Hierüber wird das Netzwerk als Preisträger bis Oktober 2009 gefördert. Einen Überblick über das Netzwerk und seine Kooperationspartner gibt die nebenstehende Abbildung.

Vorgehen

Das Netzwerk geht von der Annahme aus, dass kommunale Gesundheitsförderung wirkungsvoll umgesetzt und nachhaltig verankert werden kann, wenn alle Akteure und Akteurinnen des Gemeinwesens in den sozialräumlichen Prozess einbezogen sind. Die Umsetzung gesundheitsfördernder Angebote und Maßnahmen kann nur wirkungsvoll sein, wenn sich die Angebote an den Bedürfnissen der Zielgruppe orientieren und partizipativ entwickelt werden. Die Beteiligung und Aktivierung der Kinder und ihrer Familien sind ein wesentlicher Grundsatz und Bestandteil des Modellvorhabens. Insbesondere die Maßnahmen in den Bereichen Bewegung und Ernährung werden gemeinsam mit den Bewohnerinnen und Bewohnern geplant und umgesetzt. Für die konkrete Umsetzung der Maßnahmen stehen seitens der Projektleitung eine Ökotrophologin sowie eine Bewegungsfachkraft zur Verfügung. In der konkreten Maßnahmenplanung stehen verschiedene Schwerpunkte und Handlungsfelder im Fokus: „Verbesserung in der Bewegungsförderung", „Verbesserung der Ernährungssituation für Kinder" und „Verbesserung der Selbstversorgung für Familien.

Verbesserung in der Bewegungsförderung
Im Bewegungsbereich ist die Unterstützung von elementaren Erfahrungen wie Klettern, Hangeln, Balancieren, Springen und Laufen ein wichtiges Ziel des Netzwerks. Im Wohnumfeld und in den Institutionen sollen Bewegungsräume erweitert werden, die die Kinder ermuntern, ihren Sozialraum zu freiem Bewegungsspiel zu nutzen. In diesem Kontext wurden die Kinder in einer breit angelegten Sozialraumerkundung nach Verbesserungsmöglichkeiten in ihrem Wohnumfeld befragt. Die Erkenntnisse der Sozialraumerkundung dienen der bewegungsorientierten Gestaltung des Sozialraums. Der Einbezug abenteuerpädagogischer Methoden soll die Kinder unterstützen, den Sozialraum in Besitz zu nehmen und das Wohnumfeld als Spielort verstärkt zu nutzen. Sozialräumliche Bewegungsangebote für Kleinkinder und ihre Eltern werden im Rahmen von körperbezogenen Einheiten wie Erfahrungen im Wasser oder Babymassage umgesetzt.

Verbesserung der Ernährungssituation für Kinder
Das Gesundheitsnetzwerk für Kinder „mittendrin" ernennt gesunde Ernährung zum Querschnittsthema in den Stadtteilen. Kochen lernen, Esskulturen und Ernährungsgewohnheiten aus unterschiedlichen Nationen werden in den Stadtteilen, Kindergärten und Schulen stärker thematisiert (zum Beispiel Durchführung einer interkulturellen Essenswoche, Kocheinheiten mit Eltern und Kindern, Kochen für junge Eltern). In Kindertagesstätten und Grundschulen sowie im nahen Wohnumfeld der Stadtteile werden Gemeinschaftsgärten für Kinder und Familien eingerichtet. Der Aufbau und Betrieb von Gärten als Abenteuerraum bietet transparente Lernfelder für Kinder, indem er zu Naturerfahrungen und Experimentiermöglichkeiten anregt. Gesundheitsförderung zeigt sich hier in einem sozialräumlichen, inklusiven, partizipativen und nachhaltigen Modell.

Verbesserung der Selbstversorgung für Familien
Das Netzwerk unterstützt die Versorgung der Familien durch den Aufbau eines flächendeckenden Mittagsangebots für alle Kinder des Stadtteils, sei es in den Elementareinrichtungen oder in Form von nachbarschaftlich geführten Kochclubs. Darüber hinaus soll die Selbstversorgung verbessert werden. Bereits im Jahr 2003 entstand in einem Marburger Stadtteil – einem Quartier mit besonderem Entwicklungsbedarf – die Idee für einen interkulturellen Garten. Der interkulturelle Garten ist heute ein Ort der Begegnung und des Erfahrungsaustauschs. Er ermöglicht die Eigenversorgung mit biologisch angebautem Gemüse und Früchten und trägt zur Belebung kultureller Ressourcen sowie handwerklicher Kompetenzen bei.

Weitere Projekte konnten initiiert werden: So entstanden neben einem gemeinsamen Bauerngarten, ein „internationales" Kräuterbeet und eine Streuobstwiese, die von 13 Paten und Patinnen bewirtschaftet wird. Aktuellstes Projekt ist ein „Gratisgarten", in dem Gärtnerinnen und Gärtner ihre überschüssigen Ableger einpflanzen und der Öffentlichkeit zur Verfügung stellen. Damit wird der Grundgedanke des interkulturellen Gartens im Stadtteil unter den Bewohnerinnen und Bewohnern weitergetragen.

Dem Wunsch der Kinder des Stadtteils nach einem eigenen, selbst gestalteten Gartenbereich wurde durch die Schaffung eines Abenteuergartens entsprochen, in dem gebaut und Feuer gemacht werden kann. Auch entstanden hier 15 kleine „Kinderparzellen", die selbstständig gepflegt werden und schon Kindern den Gedanken der Selbstversorgung nahebringt. Diese strukturellen Voraussetzungen werden von prozessorientierten Maßnahmen begleitet, die dabei die „grünen Inseln" des Stadtteils immer wieder beleben. Hierbei kann das Thema Ernährung, Bewegung und damit Gesundheitsförderung im ganzheitlichen Sinn selbstverständlich aufgegriffen werden.

▲ Guter Praxisbereich „Niedrigschwellige Arbeitsweise"

Die Kontaktaufnahme zu benachteiligten Familien wird direkt über die Netzwerkpartner vor Ort in den Stadtteilen hergestellt. Kinder und Eltern werden durch die Kindergärten, Schulen, Gemeinweseninitiativen und Eltern-Kind-Vereine angesprochen, die ihnen bereits bekannt sind. Darüber hinaus gibt es Aushänge in den Stadtteilen.

Aufgrund des hohen Anteils an Migrantinnen und Migranten waren zudem niedrigschwellige Zugänge für diese Personengruppen zu gestalten. Die interkulturellen Vereine und Initiativen, die in den Stadtteilen aktiv sind, fungieren hier als Vermittler für die Angebote des Netzwerks. So sind u. a. der Verein DOIZ (Deutsch-osteuropäisches Integrationszentrum) sowie der islamische Kulturverein HADARA eng mit dem Netzwerk über die Gemeinweseninitiativen verknüpft. Hier können durch muttersprachliche Mitarbeiterinnen und Mitarbeiter auch sprachliche Barrieren überwunden werden. Aufsuchende Arbeit in Form von Hausbesuchen wird ebenfalls durch die Mitarbeiterinnen und Mitarbeiter der Gemeinweseninitiativen durchgeführt, die in den Familien Sozialberatung anbieten. Andere Angebote, wie zum Beispiel Kochkurse und Bewegungsangebote für Mütter und Kleinkinder, finden an zentralen Orten statt, die Kindern und Eltern durch den täglichen Kontakt vertraut sind. Bevor Angebote etabliert werden, findet durch die Gemeinweseninitiativen eine Bedarfsermittlung statt, sodass Strukturen und Zeiten von Maßnahmen den Bedürfnissen der Zielgruppe entsprechen und damit niedrigschwellig gestaltet werden.

Viele Aktivitäten für Kinder aus den verschiedenen Maßnahmebündeln haben eine grundsätzlich offene Struktur, zum Beispiel die Bauprojekte. Für andere Angebote, wie die Kochkurse, müssen sich die Interessentinnen und Interessenten telefonisch oder persönlich anmelden. Hier sind aber keine weiteren Anmeldeformalitäten erforderlich. Wartezeiten entstehen keine, bis auf das Kochangebot in den Schulen – hier übersteigt das Interesse das Angebot. Geringe Wartezeiten werden gewährleistet durch passgenaue Angebote und Angebotsvielfalt. Die Angebote sind überwiegend kostenfrei. Die Finanzierung wird sichergestellt über Projektmittel, Mittel der Stadt Marburg und

Eigenmittel der Netzwerkpartner. Alle Angebote finden im direkten Wohnumfeld der Familien, in den Kitas und Schulen, den Räumlichkeiten der Gemeinweseninitiativen oder auf den wohnortnahen Grünflächen statt.

▲ Guter Praxisbereich „Empowerment"

Am Beispiel des Teilprojekts „Interkultureller Garten" lässt sich die nachhaltige Befähigung der beteiligten Menschen zur selbst organisierten und nachhaltigen Fürsorge für die eigene Gesundheit ableiten. Die Idee eines Interkulturellen Gartens entstand 2003 im Marburger Stadtteil Stadtwald, einem Quartier mit besonderem Entwicklungsbedarf. Aufgrund des hohen Anteils an sozial benachteiligten Familien sowie Bewohnerinnen und Bewohnern mit Migrationshintergrund aus insgesamt 33 Nationalitäten stehen in dieser Initiative Integration und Empowerment im Mittelpunkt.

Den anfänglichen Bedürfnissen der zugewanderten Familien – zu gärtnern und sich mit einheimischem Gemüse zu versorgen – wurde Rechnung getragen. Ein 3000 m² großes Grundstück wurde der Gemeinwesenarbeit pachtfrei von der Stadt Marburg zur Verfügung gestellt. Eine Anstoßfinanzierung wurde seitens der Kommune sowie durch die Stiftung Interkultur geleistet, die weitere Entwicklung wurde durch Projektgelder, Spenden und Preise ermöglicht. Schnell wuchs neben dem nachbarschaftlichen Netzwerk auch ein Unterstützungsnetzwerk von Kooperationspartnern, Förderern und fachlicher Beratung.

Während der Gemeinweseninitiative von Anfang an eher eine begleitende und hinsichtlich der Kooperationen und Absprachen mit Politik und Verwaltung unterstützende Rolle vorbehalten war, mussten die teilnehmenden Familien von der Urbarmachung der Fläche bis hin zur heutigen vielschichtigen Nutzung stets untereinander kommunizieren und sich miteinander abstimmen. An dem Projekt nehmen auch Menschen teil, die sich zuvor noch niemals mit dem Anbau von Obst und Gemüse beschäftigt haben. Hier geschieht eine Erweiterung von Ressourcen, die unabhängig vom Fortbestand des Projekts genutzt werden können. Über den Austausch untereinander erfahren die Beteiligten eine Erweiterung ihrer Kenntnisse über Lebensmittel und deren Zubereitung. Darüber hinaus stellt der Garten einen Ort gemeinschaftlichen Handelns und der interkulturellen Begegnung dar und dient damit der Erweiterung interkultureller Kompetenzen sowie der Sichtbarmachung kultureller Ressourcen. Damit wird die Identifizierung mit dem Stadtteil gefördert.

Der Garten stellt für die aktuell 20 Familien aus neun Nationen auf der individuellen Ebene einen Ort der Identitätsrekonstruktion dar, fungiert als Ort der Erholung und Selbstversorgung. Auf der Gemeinschaftsebene findet Begegnung statt, können persönliche Netzwerke erweitert und Integration befördert werden. Somit trägt der Garten, wie auch viele weitere Maßnahmen des Netzwerks, zur Bildung und Beförderung des sozialen Kapitals der Bewohnerinnen und Bewohner der Stadtteile bei.

▲ Guter Praxisbereich „Partizipation"

Wesentlicher Grundgedanke des Netzwerks ist die Beteiligung der Kinder und Jugendlichen an der Ausgestaltung der gesundheitsfördernden Angebote im Netzwerk „mittendrin". Ein tragendes Element der Partizipation ist die im ersten Halbjahr der Projektlaufzeit mit nahezu 900 Kindern, Eltern und Pädagogen und Pädagoginnen durchgeführte Sozialraumerkundung. Hierauf aufbauend wird die Angebotsstruktur der gesundheitsfördernden Maßnahmen gestaltet, insbesondere die bewegungsorientierte Gestaltung des Sozialraums.

In der Vorbereitung des Netzwerkprojekts wurden die Bewohnerinnen und Bewohner indirekt über die Gemeinweseninitiativen mit einbezogen. Der Projektrahmen wurde in enger Kooperation mit diesen entwickelt, die Konzeption wesentlich mitgestaltet. Im Vorfeld fanden Treffen mit allen Institutionen statt, nicht aber direkt mit Bewohnervertretern und -vertreterinnen.

Ebenso erfolgt die Rückmeldung der Teilnehmenden an die Projektleitung über die Institutionen und Vereine. Insbesondere den Gemeinweseninitiativen kommt an dieser Stelle die wichtige Funktion der Koordination und des Transfers zwischen Zielgruppe und Projektleitung zu. Partizipation wird über den Zwischenschritt der Einbindung der Netzwerkpartner gewährleistet.

Zu den einzelnen Angeboten ist eine Rückmeldung in kurzer schriftlicher Form auf Grundlage eines Auswertungsgesprächs vorgesehen. Insgesamt bedarf es noch der Verbesserung der Instrumente und Vorgehensweisen zur systematischen Erfassung der Rückmeldungen und Wünsche der Teilnehmenden. Für die meisten Bewohnerinnen und Bewohner stellt das Ausfüllen eines Frage- oder Rückmeldebogens zu den Aktivitäten eine Überforderung dar bzw. würde aufgrund sprachlicher Schwierigkeiten als beschämend erlebt werden. Deshalb wird darauf bislang verzichtet.

Die Bewohnerinnen und Bewohner der Stadtteile nutzen vorhandene Strukturen zur Mitbestimmung wie Bewohnerversammlungen, Arbeitskreise und Arbeitsgruppen und können hier auch Einfluss auf die weitere Ausgestaltung der Netzwerkaktivitäten nehmen. Im Gegensatz zu diesen sprachlastigen Formen der Mitbestimmung werden bei den Kindern eher gestalterische und kreative Methoden genutzt. Eine solche Methode stellt die Sozialraumerkundung dar, deren Ergebnisse konkret unter Beteiligung der Kinder umgesetzt werden. Während des Baus von Spielgeräten im Wohnumfeld werden Dokumentationstische eingerichtet, die den Kindern als Medium dienen, um den Bau- und Prozessverlauf festzuhalten. Im Sinne einer Zukunftswerkstatt überlegen, malen und gestalten die Kinder, wie sie sich eine weitere Gestaltung des Platzes vorstellen. Es hat sich bewährt, vielfältige Aktionsformen zu nutzen, um ein Meinungsbild der Kinder und Eltern zu erhalten (zum Beispiel im Rahmen gemeinsamer Pflanzaktionen, Gespräche während der mobilen, aufsuchenden Arbeit, Informationen aus der Wohnumfeldsprechstunde etc.).

Das Projekt entfaltet zurzeit seine Wirkung und wird zunehmend unter den Bewohnerinnen und Bewohnern der benachteiligten Stadtteile bekannt. Über die Gemeinweseninitiativen gelingt die Partizipation, indem Wünsche der Bewohnerinnen und Bewohner gemeinsam mit den Initiativen als Netzwerkpartner umgesetzt werden können.

▲ Guter Praxisbereich „Integriertes Handlungskonzept/ Vernetzung"

Das Projekt „mittendrin" ist ein Netzwerk von Kooperationspartnerinnen und -partnern im Gesundheitsbereich (siehe nebenstehende Abbildung). Das innere Netzwerk (1–3) besteht aus der bsj-Projektleitung, einem Organisationsteam und 22 verschiedenen Einrichtungen des Elementarbereichs. Unterstützt wird das innere Netz durch ein äußeres Netzwerk (4 und 5), zu dem u. a. die Kinderärzte und -ärztinnen, Hebammen, die Marburger Tafel, der BUND/ Nabu, die interkulturellen Vereine und das Büro für Stadterneuerung gehören. Ergänzt und begleitet wird das Netzwerk durch Gremien und Ausschüsse mit der Aufgabe, die Arbeit des Netzwerks zu unterstützen, in übergeordneten Gremien zu verorten und Öffentlichkeitswirksamkeit zu befördern.

Gesteuert wird das Netzwerk durch das Organisationsteam (2), das sich aus der Projektleitung, den Fachinstitutionen bsj und Integral sowie den Vertretern und Vertreterinnen der Gemeinweseneinrichtungen (AKSB, BSF, IKJG)

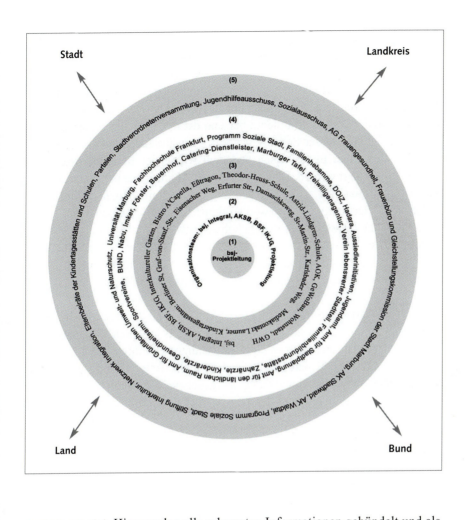

zusammensetzt. Hier werden alle relevanten Informationen gebündelt und als Katalysator für eine stetige Verbesserung der prozesshaften und strukturbildenden Maßnahmen genutzt. Stadtteilübergreifende Maßnahmen werden hier vorbereitet. Die Bildung der Steuerungsgruppe erhöht die Verantwortlichkeit der Gemeinweseninitiativen und stärkt die gemeinsame Steuerungsfunktion im Bereich der Gesundheitsförderung, die auch nach Beendigung der Förderungsdauer weitergeführt werden soll.

Geleitet wird das Organisationsteam von der Projektleitung. Es trifft sich in der Regel einmal monatlich zur weiteren Abstimmung und Planung. Darüber hinaus werden in jedem Stadtteil alle sechs Wochen Stadtteilkonferenzen sowie alle zwei bis drei Monate Netzwerktreffen aller Akteure und Akteurinnen eines jeweiligen Stadtteils durchgeführt. Zusätzlich finden bedarfsorientiert zahlreiche Koordinationsabsprachen und Treffen statt.

Vernetzung und damit Optimierung der Gesundheitsförderung für Kinder ist der Grundgedanke und das Fundament des Projekts. Das Gesundheitsnetzwerk für Kinder „mittendrin" lebt über und durch das Gelingen von Vernetzung. Hierdurch wird der Lebenslagenbezug gewährleistet und die Angebote können nah an den Bedürfnissen und dem Alltag der Bewohnerinnen und Bewohner gestaltet werden. Den Akteuren und Akteurinnen des inneren Netzwerks kommt hier eine zentrale Bedeutung zu: Sie fungieren als Schnittstelle zwischen Zielgruppe und Netzwerkstruktur. Einziger Nachteil eines solch umfangreichen Netzwerks ist in dem hohen Aufwand für notwendige Abstimmungsprozesse zu sehen. Die Projektleitung sieht sich mit der Aufgabe konfrontiert, allen Netzwerkpartnern, insbesondere denen des inneren Netzwerks, stets einen angemessenen Platz in der Struktur zu sichern.

Das Projekt hatte eine Vorbereitungszeit von über einem Jahr als Grundvoraussetzung, um sich vor der Antragstellung bereits mit allen 49 potenziellen Netzwerkpartnern abzustimmen – ein aufwendiges Verfahren, das sich jedoch im Ergebnis ausgezahlt hat. Breite institutionelle Unterstützung und politische Akzeptanz waren von Anfang an gegeben: die Stadtverordnetenversammlung votierte bereits vor der Zusage über Projektmittel einstimmig für die Durchführung des Projekts.

Literatur

Antonovsky, A. (1997): Salutogenese. Dgvt-Verlag, Tübingen.
Becker, P. (1992): Sozialarbeit mit Körper und Bewegung. Frankfurt am Main.
Fachbereich Gesundheitsamt Marburg (2005): Schuleingangsdaten.
Gut drauf: Bewegen, entspannen, essen – aber wie! Bundeszentrale für gesundheitliche Aufklärung, Köln 1997.
Hilbert, A. (2003): Adipositasprävention: Eine interdisziplinäre Perspektive. In: Hilbert, A., Rid, J., Hurrelmann, K.: Gesundheitssoziologie. Juventa Verlag, Weinheim und München.
Koch, J., Rose, L., Schirp, J., Vieth, J. (Hrsg.) (2003): Bewegungs- und körperorientierte Ansätze in der Sozialen Arbeit. Leske + Budrich, Opladen.
Patzlaff, R., Sassmannshausen, W. (2005): Kindheit – Bildung – Gesundheit. Leitlinien der Waldorfpädagogik für die Altersstufe von 3 bis 9 Jahren. Verlag freies Geistesleben, Stuttgart.
Rose, L. (2005a): Blitzlichter zu aktuellen Herausforderungen in der Kinder- und Jugendarbeit. In: Deutsche Jugend, 53. Jg. 2005, S. 511–519.
Rose, L. (2005b): „Überfressene" Kinder – Nachdenklichkeiten zur Ernährungs- und Gesundheitserziehung. In: Neue Praxis 35/2005, S. 19–34.
Stadt Marburg (2002): Sozialbericht der Stadt Marburg (31.12.2002).

Kontakt
Jochem Schirp
Verein zur Förderung bewegungs- und
sportorientierter Jugendsozialarbeit e. V.
Biegenstraße 40
35037 Marburg
Telefon: 06421-68533-0
Telefax: 06421-68533-22
E-Mail: schirp@bsj-marburg.de
Website: http://www.marburg-mittendrin.de

Ausgewählt durch: *Landeszentrale für Gesundheit in Bayern e. V. Regionaler Knoten Bayern*
Autorin: *Iris Grimm*

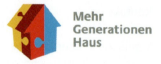

Mehrgenerationenhaus München

Themen- und Handlungsfelder
Sozialraum/Quartier/Stadtteil – Migration – Ernährung/Bewegung/Stressbewältigung

Gute Praxisbereiche
Niedrigschwellige Arbeitsweise – Integriertes Handlungskonzept/Vernetzung – Empowerment

Veröffentlichungsjahr: 2008

Abstract

Das interkulturell ausgerichtete „Mehrgenerationenhaus" (MGH) befindet sich in einer Wohnanlage der gemeinnützigen Wohnstätten- und Siedlungsgesellschaft mit ca. 2000 Wohneinheiten in Einfachausstattung. Die Bewohner und Bewohnerinnen der Sozialwohnungen sind meist minderverdienende, junge und kinderreiche Familien, Alleinerziehende (22,8 Prozent), Rentnerinnen und Rentner mit geringer Rente, Arbeitslose sowie Empfängerinnen und Empfänger von Transferleistungen.

Das MGH fördert Kontakte und ermöglicht den Besuchern und Besucherinnen, ein soziales Netz aufzubauen. Vielfältige Begegnungsmöglichkeiten und die aktive Teilhabe an der Angebotsgestaltung wirken der Isolation in der Großstadt entgegen. Die dadurch erzielte Stärkung der psychosozialen Faktoren und die gesellschaftliche Einbindung wirken sich positiv auf das gesundheitliche Wohlbefinden aus; Probleme werden besser bewältigt.

Das Projekt bietet und plant gesundheitsfördernde Angebote wie einen „gesunden" Mittagstisch, die regelmäßige Versorgung von Schülerinnen und Schülern mit gesundheitsbewusster Kost, Ernährungsvorträge und Kochkurse, Multiplikatorenschulungen im Rahmen der Sprach- und Sprecherziehung für Mitarbeiterinnen und Mitarbeiter der Einrichtung und Eltern, sozialpädagogische Beratung sowie die Unterstützung beim Aufsuchen von Ärztinnen und Ärzten. Kooperationspartner ist das ETC (Euro-Trainings-Centre) und die AG Buhlstraße. Gefördert wird das Projekt von der Stadt München, vom Bundesministerium und Europäischen Sozialfonds.

Hintergrund

Das soziale Umfeld des „Mehrgenerationenhauses" besteht aus sehr unterschiedlichen Bevölkerungsgruppen: 34,5 Prozent der Bewohnerinnen und Bewohner haben einen Migrationshintergrund, die Interventionsdichte durch die BSA (Bezirkssozialarbeit) ist mit 69 Prozent überdurchschnittlich hoch (Gesamtstadt: 37 Prozent), der Wohngeldbezug liegt bei 12 Prozent (Gesamtstadt: 7 Prozent). Dies zeigt überdeutlich den Bedarf langfristiger Betreuung.

Laut Armutsbericht der Stadt München liegt der Stadtteil Harthof, in dem sich das „Mehrgenerationenhaus" befindet, an erster Stelle, das heißt, die Menschen dort sind am meisten von Armut betroffen. Im Hinblick auf gesundheitliche Risiken zeigt sich, dass die Bewohnerinnen und Bewohner dieses Stadtteils sehr häufig von Sucht- und Alkoholproblemen betroffen sind. Bei Kindern und Jugendlichen zeigt sich besonders deutlich ein sehr ungesundes, mangelhaftes Ernährungsverhalten. Das oftmals anzutreffende niedrige Einkommensniveau verhindert ebenfalls die Teilnahme an Bildungs-, Kultur- und Qualifizierungsangeboten. Die finanzielle Lage führt zur sozialen Abgrenzung. Die Sanierung der Siedlung ist aufgrund der befürchteten noch größeren wirtschaftlichen Not durch Mietsteigerung sehr belastend. Die Zahlen und Daten belegen neben dem Armutsbericht der Stadt München (2004) auch die Regionalen Sozialberichte der Stadt München (2006).

Seit 2003 gibt es im Sanierungsgebiet am Harthof (München Nord) die Kooperationseinrichtung Bewohnertreff/Mütterzentrum „Unter den Arkaden". Neben dieser Kooperationseinrichtung führt das ETC seit 1998 sozialpädagogische Lernhilfen im Auftrag der Landeshauptstadt München für Kinder und Jugendliche durch. Mit dem Patenprojekt „Nordlicht" (seit 2003) konnten generationsübergreifend Patenschaften initiiert werden. Im September 2005 kam noch ein Teilprojekt in der EQUAL-Entwicklungspartnerschaft Integra.net (Kompetenz München Nord) dazu. Die Erfahrungen aus dem Zusammenspiel der unterschiedlichen Projekte, der gegenseitigen Unterstützung, der „familiären" Nutzerinnen und Nutzer sowie der gemeinsamen

Räumlichkeiten weckte den Bedarf nach einem interkulturell ausgerichteten Mehrgenerationenhaus. Darin sind alle Projekte mit ihrem individuellen Bestehen sowie den unterschiedlichen als auch gemeinsamen Nutzerinnen und Nutzern „unter einem Dach" zusammengefasst.

Die Idee des Projekts lautet „Gemeinsam sind wir stark". Stärken des Projekts sind die jederzeit offenen Türen, das über die Jahre aufgebaute Vertrauen sowie vor allem die enge Zusammenarbeit mit anderen sozialen Einrichtungen im Viertel und das daraus entstandene enge Netzwerk. So kann schnell und unbürokratisch geholfen werden. Organisiert werden u. a. Lernhilfen für Schülerinnen und Schüler, Betreuung durch Patinnen und Paten in verschiedenen Situationen (zum Beispiel Unterstützung beim Aufsuchen medizinischer und therapeutischer Hilfe), logopädische und sozialpädagogische Betreuung, Sprach- und Computerkurse, kulturelle Events, offene Treffs zum Erfahrungsaustausch sowie das Mütterzentrum.

Das MGH bietet allen Bewohnern und Bewohnerinnen des Stadtbezirks Platz: Kindern, Jugendlichen, Erwachsenen, Frauen sowie Seniorinnen und Senioren unterschiedlichster Herkunft. Es ist ein Haus, in dem sich die vorhandene Vielfalt des Quartiers widerspiegelt. Das interkulturell ausgerichtete MGH gibt jedem die Chance, Kontakte zu knüpfen, ein Nachbarschaftsnetz aufzubauen und sich selbst einzubringen. Dies hat einen positiven Einfluss auf die Gesundheit der Teilnehmenden – jede(r) wird gebraucht. Vor allem der gesunde Mittagstisch leistet einen Beitrag zur Gesundheitserziehung von Jung und Alt und fördert die Gemeinschaft. Einige Firmen unterstützen „Unter den Arkaden" im Rahmen ihrer Volunteering-Programme.

Da der Stadtteil vom Zentrum der Stadt sehr weit entfernt liegt, gibt es bei Seniorinnen und Senioren, jungen Müttern/Vätern und Jugendlichen eine große Nachfrage nach Angeboten vor Ort. Ein weiterer Grund für den Ausbau der bestehenden Einrichtung ist die sukzessive Sanierung und somit Veränderung des Wohnviertels, die zunehmend das Bedürfnis nach einem feststehenden Ort der Begegnung und Klärung unterschiedlicher Fragen hervorruft.

Vorgehen

Das MGH lebt als Selbsthilfeeinrichtung von der aktiven und engagierten Mitarbeit der Menschen am Harthof. Unterstützt werden sie von einigen fest angestellten Mitarbeiterinnen und Mitarbeitern, die meist eine sozialpädagogische Ausbildung haben. Jeder ist willkommen und kann im Rahmen seiner Möglichkeiten mitarbeiten und sein persönliches Wissen, seine Fähigkeiten, Neigungen und Erfahrungen einbringen. Es ist für die Bewohnerinnen und Bewohner aller Generationen und Nationalitäten am Harthof ein Treffpunkt, eine Informationsbörse und ein Ort für Veranstaltungen. Das MGH ist ein Ansprechpartner für die Belange der Bürgerinnen und Bürger am Harthof und unterstützt den Aufbau stabiler Nachbarschaften und Bewohnerstrukturen. Es erbringt generationenübergreifende nachbarschaftliche Dienstleistungen und verbessert das gegenseitige Verständnis zwischen Familien und Alleinstehenden, zwischen Jung und Alt. Der in Selbsthilfe organisierte öffentliche Raum und Treffpunkt für Familien mit Kindern setzt sich für die Verbesserung der Gesundheit und Lebensqualität von Frauen, Kindern und Familien ein und stärkt die Rolle der Frau in Familie und Gesellschaft. Der Treffpunkt ist offen für jegliche religiöse, politische und soziale Zugehörigkeit und unterstützt beim Wiedereinstieg in das Berufsleben.

Hauptziele des Projekts sind u. a.:
- wohnortnahe Angebote (alle Angebote sind für die Teilnehmer und Teilnehmerinnen des Stadtteils direkt erreichbar),
- die Hinführung zu Selbsthilfe und Selbstorganisation (zum Beispiel Gründung von Selbsthilfegruppen, Organisation von Kursen und Angeboten, Vermittlung an Selbsthilfegruppen und Hilfsangebote vor Ort),
- die Aktivierung eines selbst tragenden Nachbarschaftsnetzes mit bürgerlichem Engagement durch vorhandene und neue Strukturen im Stadtteil,
- die Beratung und Unterstützung bei Alltagsproblemen (gegebenenfalls Verweis auf bestehende Hilfseinrichtungen vor Ort),
- die Stärkung der gegenseitigen Akzeptanz,
- die Nutzung der Ressourcen von Seniorinnen und Senioren (zum Beispiel als Thekenkräfte oder Patinnen/Paten),
- die Bildung und Qualifizierung (Integranet, Hausaufgabenbetreuung),
- die Einbindung beeinträchtigter Menschen (Mithilfe im Projekt),
- die Schaffung von Beschäftigungsangeboten (nicht nur für Bewohnerinnen und Bewohner, sondern auch für Obdachlose der Einrichtung „Teestube" in München, die bei der Schaffung eines „Seniorengartens" mithelfen konnten),
- die Vernetzung bereits bestehender Angebote sowie
- der Einbezug der lokalen Ökonomie.

Durch den Erwerb und die Nutzung des ganzen Hauses werden der Ort der Begegnung und die Vernetzungsstrukturen im Sinne bedarfsorientierter und gesundheitsfördernder Angebote ausgeweitet. Dazu gehört der „gesunde" Mittagstisch, den Seniorinnen für Kinder und Jugendliche zubereiten, die tägliche Versorgung von 50 Kindern mit gesunden Lebensmitteln der „Münchner Tafel" wie zum Beispiel Obst, Gemüse und Milchprodukte, Ernährungsvorträge und Kochkurse. So wird den Kindern, die sich sehr ungesund und oft mangelhaft ernähren, der Weg zu einer gesunden Ernährungsweise aufgezeigt. Präventive Kursangebote wie Yoga für Kinder, Tai Chi u. a. werden ebenfalls regelmäßig durchgeführt. Stadtteilspezifische Treffs und Aktionen sowie eine logopädische Praxis vor Ort, die einen wichtigen ergänzenden Baustein der Gesundheits- und Bildungsangebote (Gesundheits- und Sprachförderung, Spracherwerb) darstellt, runden das Angebot ab. In der logopädischen Praxis werden auch Multiplikatorenschulungen für die Eltern und Mitarbeiter bzw. Mitarbeiterinnen des MGH im Rahmen der Sprech- und Spracherziehung abgehalten. Bei bestehenden Alkohol- und Suchtproblemen besteht zum Beispiel die enge Zusammenarbeit mit dem Blauen Kreuz und den Anonymen Alkoholikern, die sich direkt im Stadtteil befinden.

Der zunehmenden Isolation in der Großstadt wird durch die vielfältigen Begegnungsmöglichkeiten und der aktiven Teilhabe an der Angebotsgestaltung entgegengewirkt. Durch Eigeninitiative gegründete Selbsthilfegruppen zeigen ein hohes Maß an Eigenmotivation und eine starke Identifikation mit ihrem Anliegen. Da das MGH als ein vertrauter Ort im Stadtteil gilt, ist die Bereitschaft für kostengünstige und gut erreichbare Bildungs- und Qualifizierungsangebote sehr hoch. Das Verständnis und die Akzeptanz untereinander wachsen durch die gemeinsamen Aktionen. Das Projekt arbeitet an der Entwicklung einer lebendigen Nachbarschaft, die den sozialen Frieden der Stadtgesellschaft stärkt, indem Probleme neu bewältigt werden können. Die Aktivierung von Bewohnerinnen und Bewohnern, die Initiierung von integrativer Stadtteilkultur und eine kommunalpolitische Teilhabe sind Wege zur Verbesserung der sozialen Integrationskraft von Nachbarschaften, die in Programmen wie der „Agenda 21", der „Sozialen Stadt" und in den Leitlinien der Stadt München vorgeschlagen werden.

▲ Guter Praxisbereich „Niedrigschwellige Arbeitsweise"

Die niedrigschwellige Arbeitsweise des Projekts zeichnet sich vor allem dadurch aus, dass sich das MGH mit seinen unterschiedlichen Einrichtungen – bestehend aus dem Bewohnertreff, dem Mütterzentrum, der sozialpädagogischen Lernhilfe (LernZiel), dem Patenprojekt „Nordlicht" sowie dem Beratungs- und Qualifizierungsangebot für Migrantinnen (Integra.net) – direkt im Harthof befindet, mitten in der größten zusammenhängenden Wohnanlage der Gemeinnützigen Wohnstätten- und Siedlungsgesellschaft mbH (GWG). Die bestehenden Angebote sind wohnortnah und für die Bewohnerinnen und Bewohner des Viertels leicht zugänglich.

Der größte Anteil der Bewohnerinnen und Bewohner kommt selbstständig in die Einrichtung, um sich über bestehende Angebote und Programme, die an Informationstafeln aushängen, zu informieren. Ein weiterer Anteil der Bewohnerinnen und Bewohner des Wohnviertels wird durch Hauswurfsendungen über die unterschiedlichen Veranstaltungen in Kenntnis gesetzt und kommt dadurch in die Einrichtung. Frauen aus dem Viertel, die beim ehrenamtlichen Thekendienst in der Einrichtung mitarbeiten, geben die Angebote an die anderen Bewohnerinnen und Bewohner weiter. Zudem werden die Angebote in Lokalblättern angekündigt und über den Verteiler von REGSAM (Regionale Netzwerke sozialer Arbeit in München) bekannt gemacht. Bei der Vermittlung von Patinnen und Paten für Schülerinnen und Schüler gehen diese auf die Schulpflichtigen selbst zu.

Eine Beratung der Besucherinnen und Besucher der Einrichtungen ist tagsüber von Montag bis Freitag ohne Voranmeldung jederzeit möglich, wenn fest angestellte Mitarbeiterinnen bzw. Mitarbeiter vor Ort sind. Die Anmeldung zum „gesunden" Mittagstisch ist kurzfristig möglich. Kurse finden zu bestimmten Zeiten statt, die Anmeldung ist je nach Kurs erforderlich, es gibt offene und geschlossene Kurse. Die Preise für die Kurse sind sehr niedrig und liegen weit unter den Beiträgen für „übliche" Kurse, wie etwa bei der VHS.

Es finden auch weitere Veranstaltungen statt, beispielsweise einmal im Monat ein Kinoabend für 2,50 Euro, an dem die Teilnehmer und Teilnehmerinnen neben dem Kinofilm auch Essen und Trinken bekommen. Wer den Beitrag nicht bezahlen kann, darf trotzdem teilnehmen. Eine Kinderbetreuung für den „Notfall" kann für 1 Euro in Anspruch genommen werden.

Das Erlernen der deutschen Sprache wird in allen Kursen und Veranstaltungen gefördert. Die Flyer werden teilweise mehrsprachig aufgelegt. Es besteht ein enges Netzwerk, in dem zwölf verschiedene Sprachen vertreten sind. Ein eigener Dolmetscher bzw. eine Dolmetscherin ist nicht notwendig. Zur Sprachförderung erfolgt die Zusammenarbeit mit der Logopädischen Praxis im Haus, die auch verschiedene Geräte und Materialien zur Verfügung stellt.

▲ **Guter Praxisbereich „Integriertes Handlungskonzept/ Vernetzung"**

Eine besondere Stärke des Projekts ist das aufgebaute Netzwerk des Bewohnertreffs und die enge Zusammenarbeit mit anderen sozialen Einrichtungen im Stadtviertel Harthof. Es besteht zum einen der Kontakt mit dem Ärztehaus, insbesondere für die Schulung zum Erhalt eines Gesundheitszeugnisses (zum Beispiel für die Thekenkräfte und für die „Köchinnen des Mittagstisches").

Kooperiert wird weiterhin mit der Gesundheitsberatungsstelle der Landeshauptstadt München. Die Angebote des Mehrgenerationenhauses werden über den Verteiler von REGSAM (Regionale Netzwerke sozialer Arbeit in München) bekannt gemacht. Im Gebäude des MGH ist eine Logopädische Praxis integriert, die sich um Betroffene kümmert und die dem MGH Übungsmaterial bei der weiteren Betreuung überlässt.

Das MGH kooperiert mit allen Einrichtungen im Harthof wie Kirchen (Abwechslung Mittagstisch), Erziehungsberatungsstellen, Schulen, Kindergärten, gerontopsychiatrischem Dienst, Betreuung pflegender Angehöriger, „Tatendrang" sowie der Landeshauptstadt München (Bezirksausschuss, Fachbasis, Stadträte, Referate). Die Freizeiteinrichtungen aus dem Stadtviertel Harthof können vom MGH genutzt werden (zum Beispiel Kinderhaus und Jugendtreff), es sollen keine Parallelstrukturen aufgebaut werden.

Die Vermittlung von Kindern und Jugendlichen für „Patenschaften" in Form von Entlastung bei der Kinderbetreuung, Hilfe beim Einkaufen, Unterstützung bei Behördengängen, Hausaufgabenhilfe u. a. erfolgen in Zusammenarbeit mit der Fachstelle Sozialdienst/Allgemeine Sozialdienstleistung, dem Mütterzentrum Harthof, der Versöhnungskirche, dem Caritas-Freiwilligen-Zentrum München Nord sowie der Caritas-Beratungsstelle für pflegende Angehörige. Das Teilprojekt „LernZiel im Euro-Trainings-Centre ETC e. V. – mit Unterstützung besser lernen" arbeitet mit den Einrichtungen in den Stadtbezirken zusammen und kooperiert mit allen relevanten sozialen Einrichtungen und Initiativen der Region. „LernZiel" ist in verschiedenen Arbeits- und Facharbeitskreisen sowie in Kooperationsverbünden und Projektgruppen aktiv.

Das Projekt „Kompetenzzentrum München Nord" ist ein Bestandteil der sektoralen Entwicklungspartnerschaft Integra.net im Rahmen der Gemeinschaftsinitiative EQUAL. Das Bildungswerk der Hessischen Wirtschaft e. V. koordiniert und vernetzt dieses Teilprojekt mit den anderen Teilprojekten in Hessen, Baden Württemberg, Thüringen und Bayern (zum Beispiel Verein für Kultur und Bildung e. V., IHK Bildungshaus, Job.KOMM GmbH). Das Mehrgenerationenhaus „Unter den Arkaden" wurde im Februar 2007 von Bayerns Familienministerin Christa Stewens und Bundesfamilienministerin Dr. Ursula von der Leyen eröffnet. Es wurde laut von der Leyen als positives Beispiel benannt, „dass engagierte Familienarbeit auch zwischen unterschiedlichen Kulturen vermitteln kann. Als Teil des Aktionsprogramms ‚Mehrgenerationenhäuser' wird es seine zahlreichen Erfahrungen und Ideen an andere Häuser in Bayern und ganz Deutschland weitergeben – und auch selbst manche Anregungen für generationsübergreifende Arbeit erhalten".

▲ Guter Praxisbereich „Empowerment"

Das Mehrgenerationenhaus „Unter den Arkaden" hat sich zum Ziel gesetzt, als Selbsthilfeeinrichtung von der aktiven und engagierten Mitarbeit der Menschen am Harthof zu leben. Jeder ist willkommen und kann im Rahmen der Möglichkeiten mitarbeiten und sein persönliches Wissen, seine Fähigkeiten, Neigungen und Erfahrungen einbringen. Er erfährt durch diese Verantwortung eine positive Auswirkung auf seine psychosoziale Gesundheit und sein Selbstwertgefühl. Durch die kreative Mitarbeit der Teilnehmerinnen und Teilnehmer am Projekt wird die Vielfalt und Individualität des Angebots bestimmt. Die Projektbesucherinnen und -besucher können selbstständig und eigenverantwortlich Teilprojekte und Veranstaltungen organisieren und die Infrastruktur des MGH zu einem geringen Mietpreis nutzen. Ein Beispiel für ein selbst initiiertes Projekt ist eine Kleidertauschbörse, die von Besucherinnen und Besuchern selbst initiiert und organisiert wurde und immer noch weiterläuft. Ebenso wurde ein Flohmarkt gegründet. Der Erfolg dieser Teilprojekte macht das Gelingen des Empowermentprozesses deutlich. So werden Projekte je nach Bedarf gestaltet. Die Zufriedenheit der Nutzerinnen und Nutzer sowie Besucherinnen und Besucher zeigt dies auf.

Das Teilprojekt „LernZiel" zeichnet sich vor allem dadurch aus, dass eine enge Zusammenarbeit mit Eltern sowie Schülerinnen und Schülern erfolgt und diese innerhalb von zwei Jahren dazu befähigt werden, den Schulalltag selbst zu bewältigen. Die Familien lernen, wie sie ihr Kind individuell unterstützen können, seinen Alltag selbst zu gestalten.

Senioren und Seniorinnen kommen durch die Mitarbeit im MGH aus ihrer Isolation heraus, öffnen sich und können auf die Kontakte im Netzwerk zurückgreifen, Selbsthilfegruppen gründen und Veranstaltungen selbst organisieren. Sie arbeiten zum Beispiel als Thekenkräfte mit oder werden Patinnen bzw. Paten für Schulkinder. Dadurch wird das Kohärenzgefühl gesteigert, was zum gesundheitlichen Wohlbefinden beiträgt.

Das MGH bietet sowohl Einzelberatungen, -patenschaften, logopädische Betreuung etc. an. Ebenso gibt es auch Gruppenangebote in Form von Kursen, Mittagstischen, Müttertreffpunkten etc. Das MGH wird durch viele Spenderinnen und Spender unterstützt, beispielsweise wurden Computer für (Internet-)Kurse von verschiedenen Firmen gespendet.

Literatur

Armutsbericht der Stadt München 2004: [http://www.muenchen.de/cms/prod1/mde/_de/rubriken/Rathaus/85_soz/sozplan/archiv/armutsbericht/armutsbericht_fortschreibung2004.pdf] (28.09.2009).

Sozialberichte der Stadt München 2006: [http://www.muenchen.de/Rathaus/soz/sozplan/90090/sozzahlen_archiv.html#rsb] (28.09.2009).

Kontakt
Uschi Weber
Euro-Trainings-Centre e. V.
Dientzenhoferstraße 66–68
80937 München
Telefon: 089-30905478-0
Telefax: 089-30905478-14
E-Mail: u.weber@etcev.de
Website: http://www.bewohnertreff-harthof.de

Ausgewählt durch: *Regierungspräsidium Stuttgart, Landesgesundheitsamt*
Regionaler Knoten Baden-Württemberg
Autorinnen: *Katja Schnell, Christine Volk-Uhlmann*

Neues Altern in der Stadt – NAIS Bruchsal

Themen- und Handlungsfelder
Sozialraum/Quartier/Stadtteil – Ältere Menschen/Hochbetagte

Gute Praxisbereiche
Partizipation – Integriertes Handlungskonzept/Vernetzung – Qualitätsmanagement/Qualitätsentwicklung

Veröffentlichungsjahr: 2009

Abstract

Das Bruchsaler Projekt „Neues Altern in der Stadt" (NAIS) bietet vor dem Hintergrund des demografischen Wandels allen Bevölkerungsgruppen, aber insbesondere sozial Benachteiligten, Gesundheitsförderung und Prävention an. Es wird seit 01.01.2008 getragen von der Stadt Bruchsal, in der Pilotphase von 2006 bis 2007 wurde es unterstützt von der Bertelsmann Stiftung. Darüber hinaus bemühen sich die Projektverantwortlichen um Fördermittel im Rahmen thematisch passender Ausschreibungen.

Fünf Arbeitsgruppen zu den Themen „Bewegung und Ernährung", „Pflege ist mehr", „Geistig fit und aktiv", „Präventive Hausbesuche" und „Wegweiser" ermitteln Bedarfe, vernetzen und werben für bestehende Angebote, überprüfen und optimieren deren Qualität und initiieren gegebenenfalls neue Angebote.

Zu den bestehenden und geplanten Maßnahmen gehören beispielsweise öffentliche Kochkurse, Bewegungs- und Ernährungsberatung, die Überprüfung der Möglichkeiten zur Gemeinschaftsverpflegung und Erleichterung des Zugangs für ältere Menschen, die Verbesserung der Angebote der Stadtbibliothek, ehrenamtliche Besuchsdienste zur verbesserten Integration und die Erstellung eines Wegweisers, der die Angebote der Stadt übersichtlich bündelt und als persönliche Informationsbroschüre angelegt ist.

Hintergrund

Der demografische Wandel stellt eine zentrale Herausforderung für Deutschland dar. Von der Gestaltung dieser gesellschaftlichen Veränderung hängt die Zukunftsfähigkeit unserer Gesellschaft maßgeblich ab. Wesentliche Merkmale des demografischen Wandels sind ein deutlicher Bevölkerungsrückgang bei gleichzeitigem Anstieg der Zahl älterer Menschen und von Menschen mit Migrationshintergrund. Besonders in den Kommunen entstehen vielfältige Chancen und Anforderungen, diesem Phänomen gerecht zu werden. In vielen Kommunen zeigen sich bereits jetzt Folgen des demografischen Wandels, die langfristig zunehmen und diverse Auswirkungen auf das Zusammenleben haben werden. Dennoch fehlt vielerorts noch ein Entwurf für die Bewältigung dieser Herausforderung, in vielen kleineren und mittelgroßen Städten fehlt es an einer integrierten Altenplanung, die sich an den Lebensstilen, Lebenslagen und Lebenswelten der Bevölkerung orientiert.

Die Diskussion wird oft von negativen Altersbildern geprägt, Ressourcen und Potenziale Älterer werden nicht ausreichend berücksichtigt. Doch gerade hier liegen die Chancen für die Weiterentwicklung des sozialen Miteinanders, denn auch viele ältere Menschen suchen nach einer aktiven und produktiven Rolle in der Gesellschaft und verfügen über Ressourcen wie zum Beispiel Zeit und Lebenserfahrung, die in keiner anderen Generation so vorhanden sind. Die Chancen des demografischen Wandels bestehen in der steigenden Lebenserwartung, im besseren Gesundheitszustand im Alter, im besseren Bildungsstatus, in den unausgenutzten Potenzialen für bürgerschaftliches Engagement und in den größeren finanziellen Spielräumen und den daraus entstehenden Möglichkeiten für zusätzliches Wirtschaftswachstum.

Die Bruchsaler Bevölkerung wird in den kommenden Jahren laut dem Demografiebericht Landkreis weiter leicht wachsen. Bis 2025 wird ein Bevölkerungsrückgang von 0,7 Prozent prognostiziert. Laut aktuellem Entwurf des Kreispflegeplans, der eine Zeitspanne bis 2015 umfasst, wird die Zahl der Hochbetagten über 80 Jahre um lediglich 18 Prozent steigen. Der demografische Wandel wird daher mit Verzögerung spürbar. Damit steht Bruchsal im Vergleich zu vielen deutschen Kommunen derzeit günstig da. Die Zufriedenheit mit den Lebensbedingungen ist überdurchschnittlich hoch. In der Veränderung der Altersmischung und den daraus abzuleitenden Bedarfen hat der demografische Wandel jedoch bereits eingesetzt. Aus diesem Grund ist es für Bruchsal wichtig, dass es sich jetzt bereits auf die Folgen einstellt und Strategien entwickelt, um den Herausforderungen angemessen zu begegnen.

Vorgehen

Im Jahr 2005 hat die Bertelsmann Stiftung das Pilotprojekt „Neues Altern in der Stadt" (NAIS) mit dem Ziel ins Leben gerufen, in den Modellkommunen eine Neuausrichtung der Seniorenpolitik zu initiieren, um dort so eine langfristige Sicherung der Lebensqualität herbeizuführen. Dies soll mit Gesundheitsförderung, Prävention und Rehabilitation erreicht werden. Das Projekt soll die demografische Entwicklung transparent machen, um so die Bevölkerung für deren Chancen zu sensibilisieren. Die soziale Teilhabe der Einzelnen soll verbessert und vor allem Ältere sollen an den Planungsprozessen beteiligt werden. Die Stadt soll sich an den Chancen, Ressourcen, Bedürfnissen und Lebensstilen älterer Menschen orientieren, um so das bürgerschaftliche Engagement sowie die Akzeptanz des Projekts zu erhöhen. Wichtige Erfolgsfaktoren sind eine breite politische Unterstützung und die Beteiligung möglichst vielfältiger Akteurinnen und Akteure.

„NAIS" in Bruchsal wählt nicht speziell die Gruppe der Älteren als Zielgruppe, sondern richtet sich an alle Bürgerinnen und Bürger der Stadt, egal ob jung oder alt, und will ein Gesamtkonzept für alle bieten. Dadurch werden auf nicht stigmatisierende Weise auch sozial benachteiligte Gruppen erreicht. Dies geschieht insbesondere auch durch die Implementierung spezieller Angebote im Projektgebiet „Soziale Stadt". Alle Angebote sind zugänglich für die Bewohnerinnen und Bewohner der Kernstadt und der fünf Stadtteile. Außerdem wird bei allen Angeboten des Projekts auf Niedrigschwelligkeit geachtet. Diese hat verschiedene Facetten.

Ein wichtiger Ansatz ist es, Angebote zu den Menschen zu bringen. Hierzu zählen beispielsweise ein Bewegungsangebot für Hochbetagte an der Stirumschule im Gebiet „Soziale Stadt" und präventive Hausbesuche. Ziel der präventiven Hausbesuche ist es, durch vertrauliche Direktansprache Bedarfe zu erkennen, Vereinsamungstendenzen vorzubeugen und passende Hilfen zu vermitteln. Die Umsetzung erfolgt mit Unterstützung der Ehrenamtlichen durch eine Steuerung des hauptamtlichen Projektleiters und der Quartiersmanager und -managerinnen. Wichtig ist hierbei auch, dass die Angebote sehr geringe Kosten bei den Nutzern und Nutzerinnen verursachen, um finanziellen Hindernissen für eine Teilnahme vorzubeugen. Die Öffnung der Stadtbibliothek an Markttagen ist eine weitere Maßnahme, die es wenig mobilen Menschen ermöglicht, einen Marktbesuch mit einem Bibliotheksbesuch zu verbinden und durch die Angebote der Bibliothek „geistig fit und aktiv" zu bleiben.

Beispiele guter Praxis

Das Projekt „Neues Altern in der Stadt" war während der Förderung durch die Bertelsmann Stiftung in die drei Phasen *Analyse, Aktion* sowie *Abschluss und Transfer* unterteilt. In Bruchsal besteht das Projekt in seiner praktischen Umsetzung auch nach Ende der Förderung Ende November 2007 weiter bzw. macht man sich erst richtig auf den Weg. Der Gemeinderat hat im Frühjahr 2009 die Sanierung des Hauses der Begegnung zum Familienzentrum als weiteren Baustein beschlossen. Dafür werden Mittel von 3,2 Millionen Euro eingesetzt.

Die Analysephase

Zunächst galt es, in Bruchsal die Probleme zu erkennen und zu benennen, die die Bürgerinnen und Bürger beschäftigen und die der Verbesserung bedürfen. In einem ersten Schritt wurde offen zu einer „Zukunftswerkstatt" eingeladen, in der die rund 120 Teilnehmerinnen und Teilnehmer herausarbeiteten, was sie an Bruchsal stört und was verbessert werden muss, aber auch, was ihnen an ihrer Stadt gefällt. Aus dieser Zukunftswerkstatt entstand der ehrenamtliche Initiativkreis „NAIS". Hier engagieren sich für die Bruchsaler Seniorenpolitik und -arbeit relevante Aktive aus Politik, den Wohlfahrtsverbänden, der Stadtverwaltung sowie Einrichtungen und Institutionen, aber auch interessierte Bürgerinnen und Bürger (insgesamt 25 Personen). Der Initiativkreis entwickelt auf einer breiten kommunalen Datenlage Handlungsempfehlungen, um Themenfelder mit einem hohen Handlungsbedarf zu ermitteln.

Hierzu wurde das Verfahren der Szenariotechnik in neun Sitzungen angewandt. Es handelt sich um ein Denkmodell, in dem positive Extremszenarien (Wie könnte Bruchsal im besten Fall in 20 Jahren aussehen?) und negative Extremszenarien (Wie könnte Bruchsal im schlimmsten Fall in 20 Jahren aussehen?) vorgegeben werden und die Beteiligten diese Szenarien gemeinsam ausmalen. Das Negativszenario sollte die Bruchsaler Akteurinnen und Akteure sowie Bürgerinnen und Bürger für die Problematik der Bruchsaler Seniorenpolitik sensibilisieren und deutlich machen, wie die Zukunft in Bruchsal im negativsten Fall aussehen könnte. Das Positivszenario hingegen sollte Chancen und Möglichkeiten einer zukunftsorientierten Seniorenpolitik aufzeigen.

Ein real mögliches visionäres Zukunftsmodell war das Ziel; die Beurteilungskriterien sowie notwendige (Daten-)Erhebungen wurden vorab erarbeitet bzw. erhoben. Die Ergebnisse wurden jährlich in einer Bürgerversammlung vorgestellt.

Zunächst identifizierte der Initiativkreis „NAIS" die Schwierigkeiten und Probleme älterer Bruchsalerinnen und Bruchsaler und konnte daraus ein Leitbild für die zukünftige Umsetzung der Seniorenpolitik erarbeiten. Als übergeordnete Idee entstand das Leitbild „2020: Bruchsal – eine innovative Stadt mit Wirtschaftskraft, in der sich Alt und Jung wohlfühlen und füreinander da sind".

Es wurden Leitlinien in vier verschiedenen Bereichen entwickelt:
1. Seniorengerechte Infrastruktur statt Barrieren,
2. Integration statt Isolation,
3. gegenseitige Wertschätzung statt Missachtung,
4. Wohlstand und Wohlfühlen statt materieller Not.

Aus diesen Leitideen kristallisierten sich Projektideen heraus: ein Mehrgenerationenhaus in der Bruchsaler Kernstadt, die Projekte „Fit bis ins hohe Alter", „Pflegebedürftigkeit geht mich an", ein Bürgerhaus sowie ein Seniorenwegweiser. Als Schwerpunktthemen wurden Gesundheitsförderung und Prävention ermittelt, da Gesundheit einer der entscheidenden Einflussfaktoren in den Szenarien war und der Haupteinflussfaktor für Lebensqualität ist. Der Initiativkreis war die ganze Zeit offen für Menschen, die mitarbeiten wollten, sodass auch neue Bürgerinnen und Bürger hinzukommen konnten. Die Teilnehmerzahl bewegte sich daher zwischen 25 und 30 Personen.

Verschiedene Projektideen sind bzw. werden nun bereits Realität: Die inhaltliche Konzeption für das Mehrgenerationenhaus ist in der Zwischenzeit abgeschlossen. Derzeit werden die zu erwartenden Kosten ermittelt. Der „Wegweiser – Nicht nur für Senioren" wurde erstellt und bei der „Mach mit Meile" im September der Öffentlichkeit präsentiert. Das Konzept „Präventive Hausbesuche" ist erstellt, eine Vielfalt präventiver Angebote – auch schon für 2009 – umgesetzt bzw. konzipiert. Im Gebiet „Soziale Stadt" wurden Bewegungsangebote geschaffen, im Jugendbereich engagiert sich seit Spätsommer 2008 ein Quartiersmanager und bietet kreative sowie Sportangebote – ergänzt durch schulunterstützende Maßnahmen – an. Ein Mittagstischangebot wurde im Haus der Begegnung eingerichtet; außerdem ist ein Beratungsangebot (Beraterladen) durch Ehrenamtliche entstanden.

Die Aktionsphase
In der Aktionsphase sollten die identifizierten Leitlinien und Projektideen unter dem Gesichtspunkt der Gesundheitsförderung und Prävention konkretisiert werden. Es entstanden fünf Arbeitsgruppen, die sich jeweils mit einem

Themenfeld näher beschäftigten. Diese Gruppen wurden nicht extern moderiert, sondern von gewählten AG-Sprecherinnen und -Sprechern: extern von Thomas Altgeld als Berater für die Stadtverwaltung zum Thema Gesundheit, intern von Volker Falkenstein als städtischem Projektleiter sowie vom ehrenamtlichen Tandempartner Rolf Freitag.

1. Bewegung und Ernährung
Als Ziel setzte sich diese Arbeitsgruppe die bessere Vernetzung und Bewerbung vorhandener Angebote, Regeltermine und Aktivitäten in den Bereichen Bewegung, Sport, Tanz und Ernährung. Zusätzlich sollen diese bestehenden Angebote niedrigschwellig bekannt gemacht werden; Anzeigen in Zeitungen und dem Bruchsaler Amtsblatt, Flyer und eine eigene Internetplattform (www.neues-altern.de) sollen dies ermöglichen. Weitere neue Angebote wie Kochkurse an öffentlichen Orten mit großen Küchen sollen entstehen. Erste Kooperationen mit der AOK und dem Ernährungsamt des Landkreises haben bereits erfolgreich stattgefunden. Hier soll die Verbindung von Ernährung, Ernährungsberatung und geselligem Zusammensein im Vordergrund stehen. Eine weitere Idee ist ein Kochzirkel, der im Quartier generationenübergreifende Essenseinladungen in der Nachbarschaft initiiert. Bei all diesen Angeboten wird darauf geachtet, dass die Zugangsschwellen für ältere Menschen möglichst niedrig gehalten werden (Information, Angebote vor Ort, niedrige Kosten).

Geplant sind 2009 generationenübergreifende Koch- und Bewegungsprogramme, Kooperationen mit der AOK, Ärzten und Ärztinnen sowie Therapeuten und Therapeutinnen, Vereinen und die Auflistung von Mittagstischangeboten. Seit den Sommerferien gibt es auch einen Mittagstisch für Kinder und ältere Bedürftige. Dieser erreicht im Haus der Begegnung im Projektgebiet „Soziale Stadt" etwa 30 Personen (Schülerinnen und Schüler sowie ältere Bedürftige) am Tag.

2. Pflege ist mehr
In dieser Arbeitsgruppe sind Bürgerinnen und Bürger Bruchsals damit beschäftigt, eine verbesserte Zusammenarbeit der Pflegeeinrichtungen vor Ort zu initiieren sowie dazu anzuregen, sich mit dem Thema Pflegeeinrichtungen auseinanderzusetzen. Dadurch, dass die Teilnehmerinnen und Teilnehmer erfahren, wie die Arbeit tatsächlich aussieht und wie „es in einem Pflegeheim wirklich zugeht", wird zudem ein neues Image von Pflege geschaffen. Es wird in Zukunft auch eine rechtliche Aufklärung zum Thema Pflege geben. Im Jahr 2009 werden Angebote aus der Seniorenbegegnungsstätte in Abspra-

che mit den Einrichtungen zu den Menschen gebracht; eine neue Form von Begegnung und Offenheit wird so möglich.

3. Geistig fit und aktiv
Auch diese Arbeitsgruppe hat sich zum Ziel gesetzt, eine bessere Vernetzung und darüber hinaus eine Angebotsoptimierung zu erreichen und gegebenenfalls neue Projekte zu starten. Zu den Erfolgen zählt u. a., dass die Angebote der Stadtbibliothek ab 2009 verbessert werden, u. a. durch weitere Öffnungsstunden am Mittwochvormittag beim Wochenmarkt. Eine Seniorenbegegnungsstätte wird unterstützt, in der Vorträge, therapeutische Angebote, geselliges Beisammensein, Spiel und Spaß stattfinden und wo ältere Menschen zum Beispiel den Umgang mit dem Computer erlernen. Die Begegnungsstätte verzeichnet derzeit im Durchschnitt 150 Besucherinnen und Besucher, das Internetcafé etwa 50. Das „CappuKino" – ein Projekt mit dem ansässigen Kino – führt Menschen zusammen, die das Kino sonst nicht besuchen und oft allein leben, wie Nachfragen gezeigt haben. Es erreicht mittlerweile bei den einzelnen Filmen jeweils bis zu 200 Zuschauer und Zuschauerinnen. Außerdem hat sich eine Gruppe gebildet, die anschließend zusammen essen geht – ein neuer großer Treff, auch um neue oder geplante Angebote zu bewerben.

Darüber hinaus werden Lesestunden beim Altenzentrum angeboten. Die Musik- und Kunstschule führt dort ein generationenübergreifendes Theaterprojekt durch. Ein noch zu erreichendes Ziel ist die Einrichtung mobiler Angebote wie einer Bibliothek auf Rädern.

4. Präventive Hausbesuche
Die Einrichtung eines Quartiersmanagements, das präventive Hausbesuche für ältere sozial benachteiligte Bevölkerungsgruppen organisiert und vornimmt, soll Barrieren vorhandener Angebote abbauen und den Zugang zur Gruppe der sozial Benachteiligten, besonders auch zu Migrantinnen und Migranten, erleichtern. Hierfür wurde bereits von der NAIS AG ein Konzept ausgearbeitet. Dies soll ab Oktober 2009 – als ein Schwerpunkt aus dem bundesweiten Pilotprojekt „NAIS Bruchsal" heraus – im Projektgebiet „Soziale Stadt" umgesetzt werden. Ein Netzwerk aus Quartiersmanagement, kommunaler Projektsteuerung, Ehrenamtsbeteiligung und NAIS-Netzwerk soll mit Unterstützung des Landkreises helfen, neue Wege aufzuzeigen.

5. Wegweiser
Diese Arbeitsgruppe hat den „Wegweiser – Nicht nur für Senioren" erarbeitet, der alle relevanten Themen und Angebotsstrukturen vor Ort abdeckt.

Außerdem wurde eine Internetplattform mit der Adresse www.neues-altern.de eingerichtet. Dort kann der Wegweiser auch digital heruntergeladen werden. Da nur Internetuser und -userinnen diese Plattform nutzen können, entsteht eine Vernetzung mit der Arbeitsgruppe „Geistig fit und aktiv" und deren Angebotsidee „Computerkurse für Ältere". In diesem Zusammenhang ist auch die Homepage des Kreis-Seniorenrats des Landkreises Karlsruhe www.ksr-ka.de entstanden, die für die Bevölkerung ergänzende Informationen bereithält. Herr Freitag als Tandem des Projektleiters ist Vorsitzender des Kreisseniorenrats und führt so die Themen mit Unterstützung des Landkreises auch auf Kreisebene zusammen.

Parallel zu diesen Arbeitsgruppen wurde zu zwei Unternehmensforen eingeladen, mit dem Ziel, ein Bruchsaler Aktionsbündnis – „Fit für den demografischen Wandel – mit leistungsfähigen MitarbeiterInnen" – zu gründen. Das Interesse der ansässigen Unternehmen ist sehr hoch und der Austausch konnte mit Beteiligung der AOK, der Wirtschaftsförderung und der AG Sport in Bruchsal verstetigt werden. Die 40 eingeladenen Unternehmen (Teilnahme je Treffen ca. 25 Unternehmen, die zusammen rund 6000 Mitarbeiterinnen und Mitarbeiter vertreten) tauschen sich aus und lernen voneinander. Kooperationsmöglichkeiten werden ausgelotet, eine Internetplattform ist auch hier angedacht. Krankenkassen, die kommunale Wirtschaftsförderung und die Arbeitsgemeinschaft Sport sind wichtige Netzwerkspartner, um eine Win-win-Situation für alle zu schaffen.

Abschluss- und Transferphase
In dieser Phase wurden die Projektergebnisse und Methoden zusammengefasst, ausgewertet und veröffentlicht. Diese Zusammenfassung soll auch anderen Kommunen zur Verfügung stehen. Das entsprechende Handbuch der Bertelsmann Stiftung ist 2009 erscheinen.

Das Bruchsaler Projekt „Neues Altern in der Stadt" besteht in seiner praktischen Umsetzung und mit seinen Arbeitsgruppen und Arbeitskreisen auch nach Beendigung der Förderung durch die Bertelsmann Stiftung im November 2007 weiter. Notwendige Gemeinderatsbeschlüsse bestehen, um eine Nachhaltigkeit und Verstetigung zu erreichen.

Empfehlungen zur Übertragbarkeit
- Ein zentraler Punkt bei der Einführung vergleichbarer Projekte ist es, von Anfang an darauf zu achten, dass haupt- und ehrenamtlich Tätige zusammenarbeiten.

- Unabhängig von der angewandten Technik (Szenariotechnik, Zukunftswerkstatt u. a.) ist darauf zu achten, dass ein partizipativer Prozess – nicht nur von Haupt- und Ehrenamtlichen, sondern auch mit den Betroffenen – in Gang kommt. Die Bürgerinnen und Bürger, für die die Maßnahmen ja letztendlich gedacht sind, müssen in jeder Phase des Projekts beteiligt sein. Andernfalls besteht die Gefahr, dass an ihren Bedürfnissen vorbei geplant wird.
- Der gesamte Prozess von den ersten Überlegungen bis zur Implementierung sollte möglichst von einer Moderatorin bzw. einem Moderator moderiert werden, die bzw. der von allen Beteiligten akzeptiert wird. Damit wird gewährleistet, dass Bürgerinnen und Bürger verschiedenster Disziplinen und Herkunft respektvoll, effektiv und erfolgreich zur Erreichung des gemeinsamen Ziels beitragen. Klare Spielregeln sind eine weitere Voraussetzung. Eine externe Begleitung kann deshalb von Vorteil sein.
- Die Hauptamtlichen brauchen Zeit, die sie ausschließlich für das Projekt zur Verfügung haben. Sie müssen auch zu Samstags- und Sonntagsarbeit bereit sein und eigene Motivation mitbringen.
- Das Projekt braucht politische Rückendeckung. Eine politische Willenserklärung bzw. ein Gemeinderatsbeschluss ist anzustreben.
- Die Verwaltungsspitze muss das Vorgehen zu 100 Prozent tragen und Entwicklungsspielräume zulassen.
- Der Prozess muss dokumentiert sein. Es ist sinnvoll, eine Vernetzungsmatrix zu erstellen. Diese hilft dabei, den roten Faden für alle Interessierten erkennbar zu machen und bewahrt bei einer externe Betrachtung durch nachvollziehbare Schritte und belegbare Ergebnisse mit einer wissenschaftlichen externen Überprüfung vor einer oberflächlichen und unsachlichen Diskussion.

▲ Guter Praxisbereich „Partizipation"

Das komplette Projekt mit seinen Ideen und Ergebnissen ist in einem durchgängig partizipativem Prozess mit und durch die Bruchsaler Bevölkerung weiterentwickelt und durchgeführt worden. Immer wieder wurde die gesamte Bevölkerung Bruchsals in offenen Briefen und mit Befragungen angesprochen, sich aktiv am Projekt zu beteiligen. Auch nach Abschluss der Planungsphase stehen alle Gremien der breiten Bevölkerung offen. Die Prioritätenliste, aus der das Thema Gesundheitsförderung und Prävention hervorgegangen ist, wurde aus diesem Prozess entwickelt.

Zum Projekt gehörte eine Befragung der Bruchsaler Öffentlichkeit, in der mit einem Rücklauf von 40 Prozent bzw. rund 1200 Personen eine hohe Beteiligung zu verbuchen war. Zu Projektbeginn wurden alle Bürgerinnen und Bürger von der Stadt Bruchsal zu einer Zukunftswerkstatt eingeladen, in der sie äußern konnten, was sie sich für die Zukunft wünschen und was ihnen aktuell an der Stadt Bruchsal nicht gefällt. Aus dieser Zukunftswerkstatt entstand ein Bürgerinitiativkreis, der sich mit den ermittelten Themen beschäftigte und Leitbilder für das Projekt und die Stadt entwickelt hat. Dies geschah in demokratischen Verfahren.

Im Zuge dieser Leitbildfindung wurde eine Bürgerversammlung einberufen, um mit möglichst hoher Beteiligung der Bruchsalerinnen und Bruchsaler deren Visionen und Wünsche zu ermitteln, um diese anschließend im erweiterten Initiativkreis zu bearbeiten und in Ideen für eine Umsetzung zu formen. Zur Bearbeitung der einzelnen Themen haben sich ehrenamtliche Arbeitsgruppen konstituiert.

Jeder hat die Möglichkeit, seine Meinung zu äußern. Die Verfahren stimmen immer alle Interessierten gemeinsam miteinander ab. Die Treffen – sowohl die der Arbeitsgruppen als auch des erweiterten Initiativkreises – stehen in ihrer Struktur allen Interessierten aller Altersgruppen offen. So wird eine Vielfalt an Meinungen und Ideen gesammelt und in die Bearbeitung aufgenommen. Die kommunale Projektleitung sichert die sozialpolitisch notwendige Feinabstimmung und Vorbereitung der Beschlüsse.

Die Teilnehmerinnen und Teilnehmer bewerten die Angebote, wie zum Beispiel Koch- und Bewegungskurse. Je nachdem, wie gut die Angebote angenommen werden, müssen sie weiter aktualisiert, verbessert und verändert werden. Da die Ehrenamtlichen sehr hohe Ansprüche an ihr Projekt stellen, arbeiten sie stark ergebnisorientiert und stellen auch hohe Ansprüche an sich selbst und ihre Arbeit in den jeweiligen Arbeitsgruppen.

Bruchsal hat diesen teilweise sehr aufwendigen Weg als den für die Stadt richtigen Weg erlebt, denn so ließ sich eine ausgewogene Mischung zwischen Haupt- und Ehrenamtlichen erreichen, die Hand in Hand zusammenarbeiten. Die Initiative findet große Akzeptanz in der Bevölkerung, es handelt sich um „unser Bruchsaler Projekt". Auch erleichtert die Mitarbeit der Ehrenamtlichen viele Zugänge. So werden mehr Menschen, und dabei besonders sozial Benachteiligte, erreicht (insgesamt monatlich ca. 600–700).

▲ **Guter Praxisbereich „Integriertes Handlungskonzept/ Vernetzung"**

Bruchsal ist es mit dem Projekt „NAIS" gelungen, eine Vielfalt an Menschen, Organisationen und Angeboten zu vernetzen. Es entstanden kontinuierliche Beziehungen, in denen gemeinsam die Projektinhalte und Projektziele erarbeitet werden. Nur die fachliche Lenkung übernehmen weiterhin Experten bzw. Expertinnen.

Zu den Kooperationspartnern und -partnerinnen gehören u. a. der Kreisseniorenrat, die Lebenshilfe Bruchsal-Bretten, das evangelische Altenzentrum, die Volkshochschule, ortsansässige Ärztinnen und Ärzte, die AOK Mittlerer Oberrhein, die DAK, die kommunale Wirtschaftsförderung zum Thema Betriebliche Altersvorsorge, zahlreiche Bruchsaler Firmen, die Musik- und Kunstschule, die Käthe-Kollwitz-Schule, die AWO, der ASB, der Caritasverband, Diakonie, DRK, die AG Sportvereine, das Cineplex Bruchsal, die Stadtbibliothek, ehrenamtliche Bruchsaler Seniorengremien, kirchliche Institutionen und der ortsansässige Handel. Diese Kooperationspartner und -partnerinnen finden Themen und erarbeiten Umsetzungsmöglichkeiten an einem Runden Tisch bzw. in Arbeitskreistreffen. Ein weiterer aktueller Ansatz ist die begonnene Zusammenarbeit mit dem ortsansässigen Handel. In Kooperation mit dem Kreisseniorenrat sowie dem städtischen Seniorenrat können einzelne Geschäfte in Kürze eine Zertifizierung als „Seniorenfreundlicher Handel" erhalten.

In Bruchsal ist es also gelungen, Akteurinnen und Akteure aus nahezu allen Bereichen des öffentlichen Lebens an einen Tisch zu bekommen und gemeinsam über Projektinhalte und -ziele zu sprechen und zu verhandeln. Eine solch vielfältige Kooperation erleichtert die Ideenfindung ebenso wie die gemeinsame Zielüberprüfung. Unterschiedliche Interessen werden wahrgenommen und ins Projekt integriert. Aus diesem Grund stößt das Projekt „NAIS" in Bruchsal auf große Akzeptanz und Unterstützung, was den Fortbestand auch über die Förderung durch die Bertelsmann Stiftung gewährleistet.

▲ **Guter Praxisbereich „Qualitätsmanagement/ Qualitätsentwicklung"**

Durch die enge Zusammenarbeit mit dem Projektmanagement der Bertelsmann Stiftung, das auch weiter beratend zur Seite steht, durch die wissenschaftliche Begleitung und Evaluation von Instituten und Experten bzw. Expertinnen bis 2007 sowie die externe Begleitung durch den Geschäftsführer der Landesvereinigung Gesundheit Niedersachsen Thomas Altgeld bestand und besteht eine regelmäßige externe Überprüfung der einzelnen Projektinhalte und Projektziele. Zusätzlich tauschen sich die Mitglieder der einzelnen Arbeitsgruppen regelmäßig aus, prüfen den Erfolg der Angebote und überarbeiten, ergänzen und erneuern sie gegebenenfalls. In einem jährlichen Bürgerforum werden den Bruchsalerinnen und Bruchsalern die aktuellen Aktivitäten vermittelt. Über diese Information hinaus findet auch hier ein Austausch statt, in dem weitere Wünsche und der Grad an Zufriedenheit bei den Bürgerinnen und Bürgern erfasst werden. Auch eine jährliche Projektdokumentation zur Vorlage beim Gemeinderat überprüft, inwieweit die Ziele erreicht wurden. Die Qualitätssicherung während der Förderungsphase hat die Bertelsmann Stiftung überwacht.

Literatur

Bertelsmann Stiftung (2006): Neues Altern in der Stadt. Leitbildentwurf für Szenarien für Bruchsal 2020. Verlag Bertelsmann Stiftung, Gütersloh. [http://www.bertelsmann-stiftung.de/bst/de/media/xcms_bst_dms_20160_20161_2.pdf].

Bertelsmann Stiftung (2008): NAIS – Neues Altern in der Stadt. Abschlussbericht für Bruchsal. Verlag Bertelsmann Stiftung, Gütersloh.

Bertelsmann Stiftung (Hrsg.) (2009): Initiieren – Planen – Umsetzen. Handbuch kommunale Seniorenpolitik. Bertelsmann Stiftung, Gütersloh.

Kontakt

Volker Falkenstein
Stadt Bruchsal
Kaiserstraße 66
76646 Bruchsal
Telefon: 07251-79357
Telefax: 07251-7911357
E-Mail: volker.falkenstein@bruchsal.de
Website: http://www.neues-altern.de

Ausgewählt durch: *Gesundheit Berlin-Brandenburg e. V.*
Regionaler Knoten Berlin
Autor: *Stefan Bräunling*

„Unser Platz" in Berlin-Marzahn

Themen- und Handlungsfelder
Sozialraum/Quartier/Stadtteil – Ernährung/Bewegung/Stressbewältigung

Gute Praxisbereiche
Niedrigschwellige Arbeitsweise – Partizipation – Qualitätsmanagement/Qualitätsentwicklung

Veröffentlichungsjahr: 2009

Abstract

Das Projekt „Unser Platz" in Berlin-Marzahn bietet einen 16 000 m^2 großen Platz als multifunktionalen Sport- und Bewegungsraum für Kinder, Jugendliche und ältere Menschen an, den alle gemeinsam „besitzen", benutzen, pflegen und gestalten. Auf dem Platz finden vielfältige Aktivitäten statt, die interkulturellen, partizipativen und geschlechtersensiblen Ansprüchen der offenen Kinder- und Jugendarbeit entsprechen. „Unser Platz" ist ein gemeinsames Projekt von freien und kommunalen Trägern, dem Jugendamt, der Stattbau GmbH und der Wohnungsgesellschaft „Fortuna" unter der Federführung des Vereins „Dissens e. V.".

Unter Einbeziehung von Kindern, Jugendlichen, Nachbarinnen und Nachbarn sowie freien und öffentlichen Trägern stehen kostenlose und regelmäßige Sport- und Bewegungstrainings für verschiedene Zielgruppen wie Mädchen, Jungen, Familien, Seniorinnen und Senioren auf dem Programm. Diese werden den Praxisbereichen der „niedrigschwelligen Arbeitsweise", „Partizipation" und „Qualitätsmanagement/Qualitätsentwicklung" vorbildlich gerecht.

Hintergrund

Gesundheitsfördernde oder -riskante Verhaltensweisen werden im Kindes- und Jugendalter entscheidend geprägt. Möglichst früh sollte deshalb auf

Bewegung und ein gesundes Ernährungsverhalten in Familien geachtet werden. Dabei sind die Gesundheitschancen von Kindern sozial ungleich verteilt. Kinder aus sozial benachteiligten Lebenslagen sind häufig weniger körperlich aktiv und/oder haben einen hohen passiven Medienkonsum (Andresen und Hurrelmann 2007). Als Risikofaktoren für Übergewicht bei Kindern gelten zudem ein familiärer Hintergrund mit niedrigem sozialen Status, ein Migrationshintergrund, übergewichtige Mütter, Rauchen der Mutter während der Schwangerschaft, zu kalorienreiche Ernährung sowie psychische Faktoren (Kurth und Schaffrath Rosario 2007).

Bei Jungen und Mädchen von drei bis zehn Jahren aus sozial benachteiligten Familien, insbesondere mit Migrationshintergrund, sind vergleichsweise geringe sportliche Aktivitäten feststellbar (Lampert et al. 2007). Jungen sind zweimal weniger aktiv, Mädchen sogar dreimal weniger als Kinder aus sozial besser gestellten Vergleichsgruppen. Die Autorinnen und Autoren des KiGGS-Moduls zur Bewegung empfehlen im Anschluss an ihre Analyse eine zielgruppensensible Ausrichtung von bewegungsfördernden Programmen nach Migrationshintergrund, Sozialstatus und Wohnregion, die im alltäglichen Umfeld der Bewohnerinnen und Bewohner angeboten werden.

Der von Plattenbauten geprägte Stadtteil Marzahn ist von einem hohen Aussiedleranteil (Bezirksamt Marzahn-Hellersdorf 2007) und einer zunehmenden Verschlechterung der gesundheitlichen und sozialen Lage (Bezirksamt Marzahn-Hellersdorf 2008) gekennzeichnet. Im Vergleich der Berliner Bezirke hat Marzahn-Hellersdorf den größten Anteil an Ein-Kind-Haushalten und den größten Anteil an Alleinerziehenden. Marzahn-Hellersdorf ist vermutlich bald einer der ersten Bezirke, in denen die Mehrzahl der Kinder geschwisterlos aufwächst (Barthel et al. 2008). Angesichts fehlender Zukunftsperspektiven für einen relativ großen Teil der im Bezirk lebenden Kinder und Jugendlichen wird das Schrumpfen offener und bezahlbarer Freizeitangebote mit dem Aufenthalt in öffentlichen Räumen auf der Straße, auf Plätzen und Spielplätzen kompensiert und führt zu einer Anspannung der Atmosphäre und zu Konflikten. Das Projekt „Unser Platz" wirkt dem durch ein vielfältiges und partizipativ angelegtes Sport- und Bewegungsangebot wie zum Beispiel „MädchenStärken" und „JungenFördern" gezielt entgegen.

Die Gestaltung der 16 000 m² großen Anlage ist mit Bürgerbeteiligung sowie finanzieller Unterstützung von „Aktion Mensch" und der Wohnungsgesellschaft Fortuna entstanden. Sie verfügt über eine Halfpipe, Basketballplätze, einen kleinen Fußballplatz, Sitzmöglichkeiten, Tischtennisplatten, einen

Spielplatz, ein Volleyballfeld, Boulebahnen, Rasenflächen, ein großes Schachfeld, drei Container für Büro, Aufenthalt und Materiallagerung und anderes mehr.

Träger des Projekts ist Dissens e. V., ein gemeinnütziger Verein und anerkannter Träger der Jugendhilfe mit Beratungs-, Bildungs- und Forschungs- sowie Jugendarbeitsprojekten. Vorrangiges Ziel des Vereins ist die Förderung der Geschlechterdemokratie. Seine Arbeit wird mit Mitteln des Jugendamtes, des Bundes, der EU und durch Spenden finanziert. Das Projekt „Unser Platz" konnte darüber hinaus die ortsansässige Fortuna Wohnungsunternehmen e. G., die „Aktion Mensch" und die Deutsche Kinder- und Jugendstiftung als Förderer gewinnen.

Vorgehen

Zusammen mit Kindern und Jugendlichen und in Kooperation mit verschiedenen Organisationen, die in dem Sozialraum tätig sind, wird auf diesem Platz ein attraktives Angebot entwickelt, das Jugendliche und auch Anwohnerinnen und Anwohner dazu animiert, sich auf dem Platz aufzuhalten. Vor allem Jugendliche, aber auch Kinder werden in die Lage versetzt, im Projektverlauf selbst Angebote zu gestalten und in Partizipationsverfahren Interessenskonflikte auszuhandeln.

Es besteht das ganze Jahr hindurch ein vielfältiges, breite Zielgruppen ansprechendes Sport-, Spiel- und Bewegungsangebot. Für die Anwohnerschaft und die Platznutzerinnen und -nutzer gibt es regelmäßig Feste – mindestens drei pro Jahr – und Turniere. Es werden Beteiligungsverfahren angewandt, zum Beispiel Mädchen-, Jungen- und gemischte Platzkonferenzen, Modellbauprojekte (wenn es um Platz- und Raumgestaltungsfragen geht) sowie Besprechungen mit den Teilnehmerinnen und Teilnehmern der Angebote.

Für die in diesen Verfahren ermittelten Interessen werden gezielte Angebote entwickelt wie etwa spezielle Sportveranstaltungen und Bewegungstrainings. Jugendliche werden darin geschult, selbst Bewegungsangebote zu machen (zum Beispiel Jonglage), ihnen wird angeboten, Mediationsverfahren zu erlernen und – zuerst unter Anleitung – anzuwenden. Darüber hinaus werden sie darin unterstützt, Feste und Turniere zu organisieren. Kinder und Jugendliche lernen in einem interkulturellen und intergenerativen Kontext – zunächst mit Unterstützung von pädagogischem Personal – ihre Interessen zu vertreten und in Aushandlungsprozessen Lösungen zu entwickeln, die allen Beteiligten entsprechen. Die Wohnungsbaugesellschaft hat zusätzliche Gelder akquiriert, mit denen ein mobiler Aufenthaltsraum auf dem Platz errichtet und eingerichtet werden konnte. Das Projektteam besteht aus Mitarbeiterinnen und Mitarbeitern unterschiedlicher Qualifikationen. Neben der Gesamtkoordinatorin gibt es einen Sozialpädagogen, Sporttrainerinnen und -trainer sowie Angestellte des öffentlichen Beschäftigungssektors.

Ziele und Zielgruppen

Zielgruppen sind in erster Linie Kinder und Jugendliche aus der Nachbarschaft und den umliegenden Schulen. Etwa die Hälfte der Nutzerinnen und Nutzer des Platzes hat einen Migrationshintergrund, überwiegend aus Spätaussiedlerfamilien aus Russland, und besucht eine Haupt- oder Förderschule. Deshalb stammen auch mehrere Projektmitarbeiterinnen und -mitarbeiter aus dem öffentlichen Beschäftigungssektor aus Russland.

Es wird besonders auf geschlechtsspezifische Angebote Wert gelegt. Da Mädchen auf öffentlichen Sportplätzen stark unterrepräsentiert sind, werden sie gezielt angesprochen, denn Mädchen sollen selbstverständlich den Platz auch außerhalb der betreuten Zeiten nutzen. So gibt es Fußball- und Rugbytraining nur für Mädchen. Ein Beispiel für das Programm „MädchenStärken" ist ein von Nutzerinnen des Platzes selbstständig konzipierter Film, der sie beim Fußballspielen auf dem Berliner Alexanderplatz zeigt. Das Video ist auf der Homepage des Projekts und auf dem Videoportal „YouTube" (http://de.youtube.com/watch?v=JwRYvMHNWYA [30.04.2009]) veröffentlicht. Außerhalb der Trainingszeiten achtet das Projektteam darauf, dass Mädchen auch dann die Möglichkeit zum Spiel haben, ohne von den Jungs vertrieben zu werden. Gleichzeitig sollen sich die Jungen ihrerseits nicht vertrieben oder benachteiligt fühlen. Auch für sie gibt es spezielle Angebote wie zum Beispiel ein reines Jungenfußballtraining.

Kinder und Jugendliche, die sich nach Einschätzung des Sozialpädagogen in einer besonders schwierigen persönlichen Situation befinden, werden phasenweise von einem Mitarbeiter oder einer Mitarbeiterin individuell unterstützt, beraten und bei notwendigen Ämtergängen begleitet.

Um die Nutzervielfalt auf dem Platz zu erhöhen, werden sukzessiv Angebote für besondere Zielgruppen unterbreitet, zum Beispiel Rugbytraining für

Mädchen, Boulenachmittage für Erwachsene, Spiele für Familien und Spielaktionen, die auch die Beteiligung von kleineren Kindern sowie von Menschen mit körperlichen und geistigen Behinderungen ermöglichen. Zurzeit werden spezielle Angebote für Väter mit Kindern entwickelt. Diese haben sich bisher auf Tischtennis beschränkt.

Viermal pro Woche vormittags kommen Gruppen aus dem nahe gelegenen Kindergarten „Zwergenoase" zu Spiel und Sport auf den Platz. Mitarbeiterinnen und Mitarbeiter des Platzes leiten die Programme, während die Kindergartenerzieherinnen begleitend dabei sind.

Eine weitere Zielgruppe sind Seniorinnen und Senioren, von denen sich bereits etwa 15 zu verschiedenen Angeboten wie Boccia und Nordic Walking treffen. Hier erweist sich eine Kooperation mit einem nahe gelegenen Seniorentreff der Wohnungsgesellschaft Fortuna als hilfreich.

Zu Beginn des Jahres 2009 bestanden folgende Angebote:
Angebote für alle:
- Boccia/Boule
- Tischtennis, Badminton
- Einradfahren, Jonglieren
- Gartenschach
- Ausleihmöglichkeiten von Sportgeräten

Angebote für Mädchen:
- Rugby
- Fußball
- Tischfußball

Angebote für Jungen:
- Ballspiele (vor allem Fußball und Volleyball)
- Jonglieren und Einradfahren

Angebote für Kinder:
- Sport und Spiel für die Kinder des Kindergartens „Zwergenoase"

Angebote für Väter mit Kindern:
- Tischtennis

Angebote für Seniorinnen und Senioren:
- Boccia/Boule
- Nordic Walking
- Tischtennis
- Skat
- Selbstverteidigung

▲ Guter Praxisbereich „Niedrigschwellige Arbeitsweise"

Der Platz ist sozialpädagogisch betreut und gleichzeitig in einer Weise konzipiert, dass er so niedrigschwellig wie möglich nutzbar ist. Alle Angebote sind für die Nutzerinnen und Nutzer kostenlos. Der Platz ist umzäunt; den Eintritt ermöglichen zwei Drehtüren an den entgegengesetzten Längsseiten. Diese Drehtüren sind nie verschlossen. Der Platz ist offen für Menschen aller Altersgruppen. Angebote richten sich, wie beschrieben, an Kinder ab dem Kindergartenalter, Jugendliche und ältere Menschen. Die Nutzung durch Menschen mit Migrationshintergrund wird vor allem durch die Mitarbeit von Migrantinnen und Migranten gefördert. Die Anwesenheit des Fachpersonals macht es möglich, dass Kinder sich trauen, auch nachmittags allein – ohne ihre Eltern oder Erzieherinnen bzw. Erzieher – zu kommen.

Für die Nutzung des Platzes wird offensiv auf der eigenen Webseite, der Webseite des Bezirksamtes Marzahn-Hellersdorf, in den Schulen der Bezirksregion Marzahn-Nord, im Seniorenklub der Fortuna Wohnungsgesellschaft und mit Flyern im Wohnumfeld geworben. Angebote, die Interessierte über das direkte Wohnumfeld hinaus anziehen könnten, wie zum Beispiel der Selbstverteidigungskurs für ältere Menschen, werden auch in der Mieterzeitung der Fortuna bekannt gemacht. Mehrere Feste im Jahr sollen neue Nutzerinnen und Nutzer anregen, den Platz zu besuchen.

Drei Container auf dem Platz – davon zwei, in denen man sich aufhalten kann – ermöglichen die Nutzung auch bei schlechtem Wetter. Natürlich sind die Nutzerzahlen dennoch jahreszeitabhängig. Von Frühling bis Herbst nutzen täglich zwischen zehn und 100 Besucherinnen und Besucher den Platz. An den Nachmittagen von Montag bis Donnerstag sind 30 bis 40 Besucherinnen und Besucher üblich, von Freitag bis Sonntag 40 bis 100.

Aktionen, um Nachbarinnen und Nachbarn zum Mitmachen zu gewinnen, waren im Jahr 2007 der gemeinsame Bau einer Hütte, eines Kletterschiffes und einer Schaukel. Im Jahr 2008 richtete sich der Fokus der drei Feste stark auf Familien, die zum Beispiel kleine Wettbewerbe und Turniere bestreiten konnten. Gemeinsam mit dem Wohnungsunternehmen Fortuna und der Kita „Zwergenoase" wurde im benachbarten Garten des Vereins „Der Hafen" mit monatlichen Familienfrühstücken begonnen. Hier können Eltern und Kinder sich treffen, gemeinsam gesundes Essen zubereiten und Informationen über die Angebote des Regionalraumes erhalten.

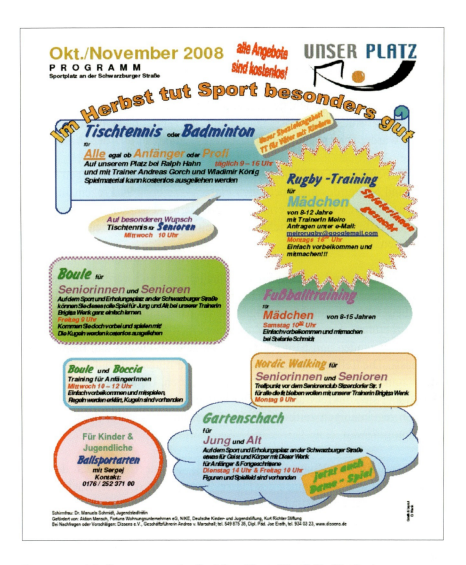

Programmankündigungsposter des Projekts „Unser Platz" für Oktober/November 2008

▲ Guter Praxisbereich „Partizipation"

Kinder und Jugendliche aus den umliegenden Schulen sowie Seniorinnen und Senioren aus der Nachbarschaft wurden als Zielgruppe von Anfang an in den Mittelpunkt aller Überlegungen gestellt und direkt danach befragt, welche

Angebote sie sich wünschen. Sie sollen selbst entscheiden, was ihnen wichtig ist und was sie gern aufbauen und nutzen möchten. Der Platz war bereits durch den gemeinnützigen Betrieb „Stattbau" unter Einbeziehung der Wünsche von Nachbarinnen und Nachbarn von einer Brachfläche zum Spiel- und Sportplatz gestaltet worden, bevor wegen vielfacher Klagen über Verschmutzung, Vandalismus und Lärmbelästigung der erste pädagogische Träger gesucht wurde. Dies wurde in einem Antragsverfahren 2005 der Dissens e. V.

Die Mitarbeiterinnen und Mitarbeiter konnten also auf die bisherigen Nutzerinnen und Nutzer des nicht betreuten Platzes – zu etwa 90 Prozent Jungen – zugehen und deren Wünsche ermitteln. Anschließend wurden durch den Kontakt mit umliegenden Einrichtungen weitere Nutzergruppen sukzessive erschlossen.

In allen Gremien und an allen Entscheidungen sind und waren die Nutzerinnen und Nutzer (Kinder, Jugendliche, Seniorinnen und Senioren) von Anfang an mitbeteiligt und stimmberechtigt. Das im Abschnitt „Ziele und Zielgruppen" aufgeführte Angebot ist in Zusammenarbeit mit allen Nutzerinnen und Nutzern entstanden und wird regelmäßig an deren Wünsche und Bedürfnisse angepasst. Die Teilnehmenden gestalten die Trainings mit und entscheiden, ob sie zum Beispiel mit oder ohne Musik trainieren, Übungen abwandeln und auch, wann sie konkret trainieren. Die Trainerinnen und Trainer geben lediglich den regelmäßigen zeitlichen Rahmen vor und sorgen für die inhaltliche Gestaltung.

Eine vierteljährliche Sportplatzversammlung, auf der Mitglieder der verschiedenen Interessengruppen des Platzes vertreten sind, entscheidet, welche Angebote es geben soll und welche Materialien dafür angeschafft werden. Außerdem können Vorschläge zur Platzgestaltung direkt an den Beirat herangetragen werden. Bestimmte Partizipationsmethoden wie Wunschbäume, Dialogtafeln und Zukunftswerkstätten finden zusätzlich vereinzelt Anwendung. Nach den „Stufen der Partizipation in der Gesundheitsförderung" (Wright et al. 2007) entspricht die Beteiligung der Nutzerinnen und Nutzer von „Unser Platz" der Stufe 6 (von neun Stufen) – „Mitbestimmung".

Das Instrument der „Sportplatzpatenschaft" richtet sich an Jugendliche ab 16 Jahren, erwachsene Nachbarinnen und Nachbarn, an interessierte Geschäftsleute sowie Politikerinnen und Politiker. Mit der Übernahme einer Patenschaft verpflichten sich die Beteiligten zu einer konkret definierten und langfristigen Unterstützung des Sportplatzes. So formalisiert ist dies noch nicht in Gang gekommen, etabliert hat sich jedoch bisher, dass mehrere Erwachsene aus der Nachbarschaft ehrenamtlich eigenständig ein wöchentliches Sportangebot machen oder am Wochenende nach dem Rechten sehen.

Damit das Modell der Sportplatzpaten sich selbst tragen und zu einer Struktur werden kann, die ohne professionelle Hilfe auskommt, bedarf es noch weiterer Freiwilliger – zum Beispiel für die Öffentlichkeitsarbeit oder als Helfer und Helferinnen bei Festen.

▲ Guter Praxisbereich „Qualitätsentwicklung/ Qualitätsmanagement"

Das Projekt hat einen Beirat gegründet. In ihm sind die Schirmherrin des Projekts, die Jugendstadträtin von Marzahn-Hellersdorf (Frau Dr. Schmidt), Jugendliche, die Wohnungsbaugesellschaft, das Natur- und Umweltamt, die benachbarten Frauenprojekte „Hafen" und „Mädchenmobil", Streetworker sowie das Jugendamt vertreten. Dieser Beirat trifft sich halbjährlich, beschließt nach einer Bestandsaufnahme weitere Vorhaben und Vorgehensweisen und erörtert damit verbundene Schwierigkeiten.

In regelmäßigen Supervisionssitzungen besprechen die Geschäftsführerin, der Sozialpädagoge vor Ort und der Projektkoordinator die kurz- und langfristigen Ziele und Teilziele sowie deren inhaltliche Weiterentwicklung. Grundlage dieser Sitzungen und der regelmäßigen Gesamtversammlungen bietet das „Diensttagebuch", in das besondere Vorkommnisse sowie die Anzahl der täglichen Besucherinnen und Besucher des Platzes eingetragen werden. Einmal wöchentlich wertet es der Sozialpädagoge vor Ort aus, halbjährlich auch die Geschäftsführerin.

Diverse Arbeitspapiere werden jährlich allen am Projekt mitwirkenden Personen zur Verfügung gestellt. Beschwerden bespricht der Sozialpädagoge mit den Beteiligten und sucht gemeinsam mit ihnen nach Lösungswegen. Zusätzlich zu den Treffen des Beirats, den Supervisionen und den Gesamtsitzungen finden vierteljährliche Sportplatzkonferenzen statt (siehe Abschnitt: Guter Praxisbereich „Partizipation").

Die Projektverantwortlichen achten stets auf folgende Qualitätsindikatoren:
- die Anzahl der Nutzerinnen und Nutzer des Platzes,
- die Zufriedenheit der Nutzerinnen und Nutzer,

- die möglichst große Mischung der Nutzerinnen und Nutzer des Platzes nach den Kriterien: Altersspektrum, Geschlecht, soziokultureller Hintergrund, körperliche Einschränkungen,
- die Häufigkeit besonderer Vorkommnisse wie Streitereien und
- die Annahme der geschlechtsspezifischen Angebote.

Außerdem müssen regelmäßige Projektanträge und damit verbundene Berichte an die Finanzierungspartner übersendet werden.

Gesammelte Erfahrungen (Lessons Learned)

Mit dem Platz im Zentrum ist ein mit offenen und klaren Regeln gestalteter Sozialraum entstanden, in dem sich die Besucherinnen und Besucher ihre Angebote selbst schaffen. Kinder und Jugendliche nehmen dabei eine führende, konstruktive Stellung ein.

Die Beteiligung und Befähigung der Nutzerinnen und Nutzer scheint deutliche Früchte zu tragen. So sind kaum noch Vandalismusschäden zu verzeichnen, seit Dissens e. V. die Betreuung des Platzes übernommen hat. Auch mit rechtsradikalen Jugendlichen, die im öffentlichen Raum in Marzahn nicht selten anzutreffen sind, gibt es auf diesem Platz kaum Vorkommnisse. Alle Mitarbeiterinnen und Mitarbeiter haben eine Schulung erhalten, wie sich Rechtsradikale bemerkbar machen, um gegebenenfalls sehr schnell eingreifen zu können. Die verhältnismäßig starke Präsenz von Mädchen auf dem Platz hält – wie oben erwähnt – auch zu den nicht betreuten Zeiten an.

Entscheidend für den Erfolg des Projekts ist weiterhin seine intensive Einbettung in das regionale Umfeld und die entsprechende Besetzung des Beirates. „Unser Platz" wird von vielen Aktiven in der Region als ein attraktives, wichtiges Angebot wahrgenommen, mit dem sie gern kooperieren und das sie auch unterstützen.

Literatur

Andresen, S., Hurrelmann, K. (2007): Kinder in Deutschland 2007. 1. World Vision Kinderstudie. Fischer Verlag, Frankfurt am Main.

Barthel, W., Ferchland, R., Zahn, D. (Hrsg.) (2008): Marzahn-Hellersdorf – Tendenzen der demografischen und sozialräumlichen Entwicklung. Institut für Sozialdatenanalyse (isda e. V.), Berlin (im Auftrag der Rosa-Luxemburg-Stiftung).

Bezirksamt Marzahn-Hellersdorf von Berlin (Hrsg.) (2007): Soziale Infrastruktur Marzahn-Hellersdorf 2006. Bereich Gesundheit und Soziales. [http://www.berlin.de/imperia/md/content/bamarzahnhellersdorf/publikationen/gesundheit/gessozplanung/soziale_infrastruktur_2006ge_n.pdf] (30.04.2009).

Bezirksamt Marzahn-Hellersdorf von Berlin (Hrsg.) (2008): Gesundheitsbericht Marzahn-Hellersdorf 2006/2007. [http://www.berlin.de/imperia/md/content/bamarzahnhellersdorf/publikationen/gesbericht 2002/gesbericht2006_2007.pdf] (30.04.2009).

Kurth, B.-M., Schaffrath Rosario, A. (2007): Die Verbreitung von Übergewicht und Adipositas bei Kindern und Jugendlichen in Deutschland. Ergebnisse des bundesweiten Kinder- und Jugendgesundheitssurveys (KiGGS). Bundesgesundheitsblatt, 50 (5/6), S. 736–744.

Lampert, T., Mensink, G. B. M., Romahn, N., Woll, A. (2007): Körperlich-sportliche Aktivität von Kindern und Jugendlichen in Deutschland. Ergebnisse des Kinder- und Jugendgesundheitssurveys (KiGGS). Bundesgesundheitsblatt, 50 (5/6), S. 634–643.

Wright, M., Block, M., von Unger, H. (2007): Stufen der Partizipation in der Gesundheitsförderung. Info-Dienst für Gesundheitsförderung, 3-07, S. 4–5.

Kontakt
Andrea von Marschall
Dissens e. V.
Allee der Kosmonauten 67
12681 Berlin
Telefon: 030-54987530
Telefax: 030-54987531
E-Mail: andrea.v.marschall@dissens.de
Website: http://www.dissens.de/unserplatz

Ausgewählt durch: *Landeszentrale
für Gesundheit in Bayern e. V.
Regionaler Knoten Bayern
Autorin: Iris Grimm*

REGSAM

Themen- und Handlungsfelder
Sozialraum/Quartier/Stadtteil

Gute Praxisbereiche
Integriertes Handlungskonzept/Vernetzung –
Niedrigschwellige Arbeitsweise – Settingansatz

Veröffentlichungsjahr: 2008

Abstract

REGSAM – eine Abkürzung für „Regionale Netzwerke für soziale Arbeit in München" – ist ein Projekt zur Vernetzung aller Einrichtungen aus den Bereichen Soziales, Gesundheit und Schule der Landeshauptstadt München. Dies beinhaltet auch in diesen Bereichen tätige Initiativen, politische Entscheidungsgremien auf unterster kommunaler Ebene, städtische Referate und engagierte Bürgerinnen und Bürger. Es wird vom Sozialreferat der Stadt München gefördert.

REGSAM umfasst regionale Netzwerke für soziale Arbeit in 16 Münchner Regionen. Ziel ist es, unterschiedliche Angebote in diesen REGSAM-Regionen transparent zu machen. Institutionen und Dienste können durch das vernetzte Arbeiten ihre Leistungen besser koordinieren und diese durch optimale Ausnutzung ihrer Ressourcen bedarfsgerechter gestalten. Engpässe in der sozialen und gesundheitlichen Versorgung werden leichter erkannt und können rechtzeitig kommuniziert werden. Durch REGSAM vernetzte Einrichtungen sind beispielsweise „Donna Mobile" (Gesundheitsberatung für Migrantinnen), „Zusammen Aktiv Bleiben" (Verein für Freizeit, Soziales und Gesundheit), „Frühkindliche Gesundheitsförderung und Gesundheitsvorsorge" des Referates für Gesundheit und Umwelt der Landeshauptstadt München, die Münchner Aktionswerkstatt Gesundheit und das Frauengesundheitszentrum.

Hintergrund

Das Projekt REGSAM wurde 1992 durch das Sozialreferat der Landeshauptstadt München ins Leben gerufen, um „eine Vernetzung aller Akteure vor Ort zur besseren gegenseitigen Transparenz der Arbeitsweise der Einrichtungen, eine abgestimmte Kooperation der Aufgabenwahrnehmung, eine Optimierung des Ressourceneinsatzes und eine bessere Beteiligung bei Bedarfseinschätzungen und Planungen zu ermöglichen" (Beschlussvorlage des Stadtrates). Es wurde in Zusammenhang mit dem Beschluss zur Regionalisierung und Dezentralisierung des Sozialreferats modellhaft in vier Regionen (Stadtteilen) eingerichtet.

Seit Juli 1996 bilden die REGSAM-Regionen auf Beschluss des Stadtrats die Grundstruktur sozialer Arbeit in München. 1997 wurde eine Rahmenvereinbarung zwischen dem Sozialreferat, den Wohlfahrtsverbänden und dem Referat für Umwelt und Gesundheit über die Modalitäten der Zusammenarbeit getroffen. Seit 2003 existieren flächendeckend 16 REGSAM-Regionen. Ein Jahr später wurde das Projekt beim Trägerverein für regionale soziale Arbeit e. V. angesiedelt.

Das Projekt REGSAM dient der regionalen Vernetzung im sozialen Bereich in München. Es ist unabhängig, neutral, offen für alle und vertritt die Interessen der Region nach dem Motto „Regional handeln – Münchenweit denken". Die Stärke von REGSAM ist das fundierte Wissen der Projektpartner über die Regionen und ihre Besonderheiten. Aktuelle Trends und Themen werden aufgegriffen und Impulse für die Sozialpolitik gesetzt. REGSAM wirkt aktiv mit bei der Gestaltung der sozialen Landschaft und Infrastruktur. Das Netzwerk kooperiert mit freien und öffentlichen Trägern. Entsprechend der Veränderung der sozialen Landschaft wird zunehmend auch die Vernetzung in andere Bereiche wichtig, zum Beispiel verstärkt im Gesundheitsbereich (Krankenkassen), zu Wohnungsbaugesellschaften etc.

REGSAM entwickelt und organisiert Projekte, Fachveranstaltungen und Fortbildungen, sowohl zu aktuellen sozialpolitischen Themen als auch für die konkrete Vernetzungsarbeit in den Regionen. Weitere Aktivitäten sind Ressourcenbörsen, runde Tische, Konzepte, Stadtteilfeste u. a. Das Projekt trägt dazu bei, Dienstleistungen aus den Bereichen Soziales, Gesundheit und Schule in München zu vernetzen, zu verbessern sowie Engpässe in der Versorgung zu beheben. Dabei ist es wichtig, dass Einrichtungen, Verwaltung, Politik sowie Bürgerinnen und Bürger an einem Strang ziehen.

REGSAM arbeitet in unterschiedlichen Strukturen. Dazu gehören
- zielgruppenorientierte Facharbeitskreise,
- die Regionale Arbeitsgemeinschaft Soziales (RAGS),
- eine Vollversammlung und
- ein beratendes Kuratorium als überregionales Gremium.

Ziel ist es, eine sozial lebenswerte und gerechte Stadt zu gestalten. Themen, Bedarf, Wissen, Projekte, Initiativen und Ressourcen aus den Regionen werden im REGSAM-Team diskutiert und gebündelt. Vom regelmäßigen Austausch profitieren wiederum die Regionen. Synergien und Ressourcen werden effektiv genutzt. Die soziale Fachbasis wird zur lernenden Organisation. Das hauptamtliche REGSAM-Team besteht aus der Geschäftsführerin, den Verwaltungsmitarbeiterinnen und -mitarbeitern sowie einer befristet angestellten Projektmitarbeiterin. Seit 2004 begleiten acht Moderatorinnen und Moderatoren die einzelnen Regionen. Anstellungsträger für das hauptamtliche Team ist der Trägerverein für regionale soziale Arbeit e.V. Er garantiert die Beteiligung aller wesentlichen Akteure und Akteurinnen der sozialen Landschaft sowie die Neutralität von REGSAM. Das Kuratorium kam neu hinzu. Es setzt sich zusammen aus den Delegierten der 16 Regionen und ist Bindeglied zwischen den Regionen und dem Trägerverein für regionale soziale Arbeit. Das Gremium berät den Trägerverein und die Geschäftsführung. Während der vier- bis sechsmal jährlich stattfindenden Treffen werden Themen bearbeitet, die in mehreren oder allen REGSAM-Regionen aktuell sind. Das überregionale REGSAM-Forum „betrifft: SOZIALES" informiert gemeinsam mit unterschiedlichen Mitgliedsverbänden alle zwei Monate über aktuelle Themen im Rahmen der Netzwerkarbeit.

REGSAM hat auf seiner Homepage auch Hinweise und Links zu den Themenbereichen Arbeit, Bildung, Ausbildung und Qualifizierung, Daten, Fakten und Meinungen zur Sozialpolitik, Frauen und Gender, Gesundheit und Pflege, Kinder – Jugend – Familie, Lesben und Schwule, Menschen mit Behinderung, Migration und Interkulturelles, psychische Gesundheit und SeniorInnen. Der Bereich „Gesundheit und Pflege" umfasst beispielsweise Links zu den Seiten des Bayerischen Sozialministeriums, zur Plattform „Gesundheitsförderung bei sozial Benachteiligten", zum Regionalen Knoten Bayern, zum Gesundheitsbeirat der Stadt München, zur Münchner Pflegebörse und zum Referat für Gesundheit und Umwelt der Landeshauptstadt München.

Durch den regelmäßigen Austausch im Netzwerk von REGSAM profitieren Fachkräfte und Ehrenamtliche aus dem sozialen, gesundheitlichen und schulischen Bereich, die vor Ort mit sozial benachteiligten Zielgruppen befasst sind; bestehende Ressourcen können effektiv genutzt werden. Soziale Einrichtungen greifen im Verbund die Anliegen der Bürgerinnen und Bürger vor Ort auf und unterstützen sie. Durch die sozialräumliche Arbeit leistet REGSAM einen Beitrag dazu, dass Bürgerinnen und Bürger ihre sozialen Bedürfnisse und Interessen leben und organisieren. Die unterschiedlichen Angebote sind aufgeteilt in die Zielgruppen Kinder, Jugendliche und Familien, Seniorinnen und Senioren sowie Migrantinnen und Migranten.

Vorgehen

Die Vernetzungsstruktur ist für alle 16 Regionen gleich: Es gibt zielgruppenorientierte Facharbeitskreise (FAK), die zielgruppenübergreifende Regionale Arbeitsgemeinschaft für Soziales (RAGS) und eine professionelle Moderation. Die Moderatorinnen und Moderatoren sind regional und stadtweit Ansprechpartnerinnen und -partner sowie Bindeglied zwischen den Beteiligten auf den Ebenen soziale Fachbasis, Verwaltung, Träger, Bezirksausschüsse und Stadtrat. Sie unterstützen Projekte in den Regionen und arbeiten mit fach- und referatsübergreifenden Kooperationspartnerinnen und -partnern zusammen, zum Beispiel „Soziale Stadt", Interkulturelle Qualitätsentwicklung (IQE) oder regionale Planungsforen. Dabei nutzen sie ihre Kontakte und stellen ihre Erfahrung und ihr Fachwissen über soziale Themen und Projekte der ganzen Stadt zur Verfügung.

In den FAKs erfolgt ein fach- und themenorientierter Informationsaustausch. Hier wird der Bedarf von Zielgruppen wie Kindern und Familien, alten Menschen, Pflegebedürftigen oder Migrantinnen und Migranten benannt. Regionale Angebote im Sozialbereich werden aufeinander abgestimmt, um gemeinsam die Angebotsstruktur zu verbessern. Im FAK planen und organisieren die sozialen Einrichtungen mit engagierten Bürgerinnen und Bürgern oder mit anderen Kooperationspartnerinnen und -partnern gemeinsame Projekte und Veranstaltungen.

Jeder FAK hat zwei Sprecher/-innen. In den 16 REGSAM-Regionen sind 150 Sprecherinnen und Sprecher und mehr als 2000 Professionelle und Ehrenamtliche in den Fachkreisen und Projektgruppen engagiert. Mitglieder der RAGS sind alle Facharbeitskreis-Sprecherinnen und -Sprecher der Region sowie Vertreter und Vertreterinnen der Bezirksausschüsse und der Sozialverwaltung.

Die RAGS ist das fachübergreifende Steuerungsgremium in der Region. Das Gremium fungiert als kompetenter Ansprechpartner für Politik, Verwaltung, Bürgerinnen und Bürger und vertritt den Stadtteil nach außen. Die Vollversammlung wird auf Wunsch der RAGS einberufen, in der Regel einmal pro Jahr. Eingeladen werden alle Interessierten sowie die Kooperationspartnerinnen und -partner in der Region. Sie dient der Darstellung der geleisteten REGSAM-Arbeit, dem gesamtregionalen Austausch und der Auseinandersetzung mit aktuellen sozialpolitischen Themen und Entwicklungen innerhalb der Region (zum Beispiel Armutsbericht, Zukunft der Sozialarbeit, bürgerschaftliches Engagement u. a.). Das Kuratorium ist das überregionale Gremium. Es vertritt die Interessen und Themen der Regionen und wird für ganz München sozialpolitisch aktiv.

Auf der Homepage von REGSAM (http://www.regsam.net) wurde zudem das Onlineverzeichnis „München Sozial" erstellt. Es bietet eine Übersicht über soziale, gesundheitsbezogene, kulturelle und schulische Einrichtungen, sortiert nach Stadtbezirken, Zielgruppen und Angeboten. „München Sozial" enthält neben Adresse und Kontaktmöglichkeit zur jeweils genannten Einrichtung auch weiterführende Informationen zu Angebot und Leistungen, Barrierefreiheit, Erreichbarkeit mit dem öffentlichen Nahverkehr, Homepage, Öffnungs- und Bürozeiten sowie aktuelle Ankündigungen. Wegen ihres hohen Informationsgehalts, der interaktiven Nutzung, der Aktualität der Daten sowie der bequemen Suchfunktionen ist die Datenbank einmalig. Die Nutzung ist kostenfrei. Alle Einträge erfolgen nur mit Einverständnis der Einrichtungen.

▲ Guter Praxisbereich „Integriertes Handlungskonzept/ Vernetzung"

Das Projekt REGSAM zeichnet sich durch seine Vernetzung mit vielen verschiedenen Institutionen aus. Eine enge Verbindung besteht zum Sozialreferat der Stadt München, das gemeinsam mit Einrichtungen vor Ort die Vernetzung durch REGSAM angeregt hat. Durch den Vorstand des Trägervereins besteht ebenfalls eine enge Vernetzung. So ist beispielsweise der Vorstandsvorsitzende gleichzeitig Geschäftsführer der Caritas-Zentren München Stadt/Land. Andere Vorstandsmitglieder arbeiten beim Sozialreferat der Stadt München, beim Landkreis München oder beim Paritätischen Wohlfahrtsverband. REGSAM kooperiert mit den eingangs genannten korporativen Mitgliedern des Trägervereins.

Schon seit der Planungsphase wirken die Netzwerkteilnehmerinnen und -teilnehmer vor Ort aktiv mit. Die Einrichtungen berichten, wie es derzeit in den Regionen aussieht und welche Netzwerke es gibt. Die Ziele werden dann in den Regionen selbst formuliert. Welche Veranstaltungen organisiert werden, wird aus dem Bedarf des Stadtviertels ermittelt. Der Vorteil dieser Organisation durch die einzelnen Regionen ist, dass deren Wünsche auch mitgetragen und an der Basis umgesetzt werden, da die Ziele nicht „von oben" vorgeschrieben werden.

Bereits bei der Planung eines Projekts werden auch die zur Umsetzung notwendigen Akteure und Akteurinnen aus Politik, Verwaltung und Praxis mit einbezogen. Die Vernetzung mit Bezirksausschüssen, politischen Vertreterinnen und Vertretern und Stadtrat trägt positiv zum Ablauf des Projekts bei. Wichtige Entscheidungen können leichter getroffen werden. Alle zwei Jahre werden auf einem Fachtag die sogenannten Best-Practice-Projekte vorgestellt, mit der Überlegung, diese in anderen Stadtteilen je nach Bedarf ebenfalls umzusetzen.

Es wurden beispielsweise in zwei Stadtteilen „Regionale Pflegebörsen" eingerichtet. Diese vernetzen die örtlichen Pflegedienste und sind auf Initiative des Pflegedienstes und der Beratungsstellen vor Ort entstanden. Ansprechpartnerinnen und -partner sind niedergelassene Ärztinnen und Ärzte sowie Personal aus den Krankenhäusern. Im Netzwerk von REGSAM arbeiten auch Ansprechpartnerinnen und -partner aus dem Drogenbereich und verschiedenen Institutionen aus dem Bereich „Aufklärung" (Verhütung, Familienplanung) mit.

Zusätzlich gibt es auf der Homepage des Projekts REGSAM das Onlineverzeichnis „München Sozial", das eine Übersicht über soziale, gesundheitsbezogene, kulturelle und schulische Einrichtungen bietet, sortiert nach Stadtbezirken, Zielgruppen und Angeboten. Es ist mittlerweile in 25 Stadtbezirke gegliedert. Vernetzt sind Einrichtungen wie Gesundheitsberatung, frühkindliche Gesundheitsförderung, Beratungsstellen, Schulen, Kindergärten, Kinderkrippen, Kindertagesstätten, Volkshochschulen, Pfarrämter, Wohlfahrtseinrichtungen, Senioreneinrichtungen, Diakonie (Innere Mission München), Kirchen, Integrationsdienst für ältere Menschen, Jugendstellen (Fachstellen für Jugendarbeit) und heilpädagogische Tagesstätten. Die vielseitigen Beziehungen und Kooperationen aus dem gesundheitlichen, sozialen und schulischen Bereich erhöhen die Reichweite und Effizienz des Gesamtprojekts REGSAM.

▲ Guter Praxisbereich „Niedrigschwellige Arbeitsweise"

REGSAM steht in direktem Kontakt zu den Einrichtungen in den einzelnen REGSAM-Regionen. Die Niedrigschwelligkeit zeichnet sich dadurch aus, dass die Einrichtungen Mitglieder im REGSAM-Netzwerk sind. Dadurch kann das ganze Netzwerk niedrigschwellig arbeiten, da die Betroffenen in direktem Kontakt zu den Einrichtungen stehen.

Die Einrichtungen befinden sich vor Ort, das heißt unmittelbar in dem Stadtteil, in dem sich die Zielgruppen befinden. Die von REGSAM organisierten Veranstaltungen finden ebenfalls in diesen Einrichtungen für die Menschen aus dem Stadtteil statt. Die Zielgruppe kann die Einrichtungen, die größtenteils offene Treffpunkte haben, gut erreichen. Zusätzlich werden noch Einladungen zu den verschiedenen Veranstaltungen über Adressen der Einrichtungen per Post und E-Mail versandt.

In den Einrichtungen wird die Zielgruppe über Veranstaltungen informiert. Es werden Flyer für die Zielgruppe ausgelegt oder verteilt. Eine Einrichtung vor Ort ist beispielsweise die Gesundheitsberatungsstelle Hasenbergl, die speziell sozial schwache Kinder, Jugendliche und ihre Familien betreut. Auch 2004 gehört laut dem Münchner Armutsbericht der Stadtbezirk 24 Feldmoching-Hasenbergl zu den drei von Armut am meisten betroffenen Münchner Stadtbezirken. Mit einer Armutsdichte von 209 Menschen pro 1000 Einwohner bzw. Einwohnerinnen liegt der Stadtbezirk 24 im Vergleich zum städtischen Mittelwert von 131 deutlich darüber.

Das Hasenbergl hat einen sehr hohen Anteil an Kindern und Jugendlichen (beispielsweise 2006 18,3 Prozent im Vergleich zum städtischen Durchschnitt von 14 Prozent). Es gibt dort 24,1 Prozent Haushalte mit Kindern im Vergleich zu 16 Prozent im gesamtstädtischen Mittel. Auch im Jahr 2004 nimmt der Stadtbezirk 24 Feldmoching-Hasenbergl in Bezug auf den Anteil der Empfängerinnen und Empfänger von Hilfe zum Lebensunterhalt, bei der Wohngelddichte, bei den BSA-Interventionen im Falle wirtschaftlicher Schwierigkeiten und bei der Arbeitslosigkeit einen negativen Spitzenplatz ein. Die niedrigschwellige Arbeitsweise wird besonders bei dem Teilprojekt „Gesundheitsvorsorge" im Stadtbezirk Ramersdorf-Perlach deutlich. Dort finden vor Ort Gesundheitsberatung und Gesundheitsinformation, ärztliche Sprechstunden und Untersuchungen, schwerpunktbezogene Gesundheitsaktionen und gesundheitsfördernder Unterricht, vor allem an den Schulen, statt.

Planung und Gestaltung der Veranstaltungen richten sich danach, was von den örtlichen Einrichtungen gewünscht wird, die sich an den Rückmeldungen der teilnehmenden Zielgruppe orientieren. Der Bedarf verschiedener Veranstaltungen wird von den Einrichtungen bei REGSAM angefragt und von dort aus organisiert. Die Formalitäten werden vom Netzwerk übernommen, sodass die kooperierenden Einrichtungen und die Betroffenen selbst nicht damit belastet werden. REGSAM berücksichtigt bei der Organisation von Veranstaltungen Schwierigkeiten beim Zugang zu Zielgruppen mit Migrationshintergrund. Es werden mehrsprachige Veranstaltungen durchgeführt. Im Rahmen dieser interkulturellen Qualitätsentwicklung wurden auch Übersetzerinnen und Übersetzer für bestimmte Veranstaltungen eingesetzt. Derzeit findet zum Beispiel eine Veranstaltung der AOK auf Türkisch statt, bei der Betroffene über die Auswirkungen der Gesundheitsreform für Familien informiert werden und ihnen Unterstützung angeboten wird.

Die Zielgruppe soll die Möglichkeit haben, möglichst kostenlose oder kostengünstige Angebote wahrzunehmen. So wird von REGSAM beispielsweise bekannt gegeben, wo es im Stadtteil günstiges oder kostenloses Mittagessen gibt.

▲ Guter Praxisbereich „Settingansatz"

Die Aktivitäten von REGSAM sind auf den jeweiligen Stadtteil und die dortigen Einrichtungen bezogen. Vor Ort befinden sich verschiedene Teilprojekte, die durch REGSAM vernetzt sind. Es geht vor allem darum, Versorgungsstrukturen aufzubauen und verschiedene Angebote für die Stadtteilbewohnerinnen und -bewohner aufzuzeigen.

Das Projekt „Sprungbrett für Jobs", Lehrstellenbörse für Jugendliche, hat sich direkt aus dem Bedarf des Stadtviertels entwickelt. Es arbeitet nun bereits in drei Stadtteilen.

Der Facharbeitskreis „Vernetzte Versorgung Neuhausen/Nymphenburg/Gern und Moosach" hat zum Ziel, Versorgungsstrukturen für die Bewohnerinnen und Bewohner im Stadtteil aufzubauen. Er besteht aus ambulanten Pflegediensten, Vertreterinnen und Vertretern der Alten- und Servicezentren, Hausärztinnen und -ärzten, Krankenhaussozialdiensten, Beratungsstellen für ältere Menschen und ihre Angehörigen sowie der Fachstelle häusliche Versorgung des Sozialbürgerhauses. Ziel des Teilprojekts ist es, die häusliche Versorgung von Menschen zu optimieren, den Austausch und die Vernetzung der ambulanten Pflegedienste zu gewährleisten, die Vernetzung von Pflege, Medizin, Therapie und Pädagogik sowie die Bearbeitung gemeinsamer Themen, beispielsweise der Palliativmedizin.

Das Teilprojekt „Streetsoccer" in Hadern strebt an, das Umfeld von Kindern und Jugendlichen im Sinne der Gesundheitsförderung positiv zu verändern. Es soll Jugendliche zu sinnvoller Freizeitgestaltung anregen. Teamfähigkeit und soziales Lernen werden durch das Angebot ermöglicht, der Erstkontakt mit „schwierigen" Jugendlichen gelingt einfacher. Der gesundheitsförderliche Aspekt liegt in der Motivation der Jugendlichen zu mehr Bewegung, um Krankheiten vorzubeugen, die durch Bewegungsmangel verursacht werden. Darüber hinaus bewirkt das Projekt eine Sucht- und Gewaltprävention bei den Jugendlichen sowie die Integration und Stärkung des Selbstwertgefühls. Die mobile Streetsoccer-Arena verstärkt die bereits bestehende Vernetzung der Einrichtungen im Stadtteil. Weitere Institutionen werden einbezogen. Ein mobiler Einsatz der Streetsoccer-Arena, die auch an andere Einrichtungen verliehen werden kann, ist dabei von Vorteil.

Das abgeschlossene Projekt „Messe ‚Leben mit Hartz IV'" im Stadtbezirk Feldmoching-Hasenbergl konnte den Bürgerinnen und Bürgern alternative Einkaufsmöglichkeiten und Beratungsangebote in ihrem Stadtteil zeigen, mit denen sie ihren Lebensunterhalt mit Hartz IV besser bestreiten können. Es waren u. a. Einrichtungen wie das Stadtteilcafé, die Schuldnerberatung, das Arbeitslosenzentrum und das Freiwilligen-Zentrum München Nord beteiligt. Verteilt wurde auch schriftliches Informationsmaterial über weitere kostengünstige Adressen, auch aus den Bereichen Bildung und Kultur sowie Hilfs- und Beratungsangeboten.

Kontakt
Martina Hartmann
REGSAM, Trägerverein für regionale soziale Arbeit e. V.
Bayerstraße 77 a, Rückgebäude
80335 München
Telefon: 089-189358-16
Telefax: 089-189358-20
E-Mail: hartmann@regsam.net
Website: http://regsam.net

Ausgewählt durch: *Landeszentrale für Gesundheitsförderung in Rheinland-Pfalz e.V.*
Regionaler Knoten Rheinland-Pfalz
Autorin: Christina Göth

SIGNAL

Themen- und Handlungsfelder
Sozialraum/Quartier/Stadtteil

Gute Praxisbereiche
Niedrigschwellige Arbeitsweise – Innovation und Nachhaltigkeit – Partizipation

Veröffentlichungsjahr: 2008

Abstract

Auf der Basis wissenschaftlicher Untersuchungen, die sich in der Beobachtung der Klientelen im täglichen Umgang bestätigen, zeichnen sich sozial benachteiligte Kinder und ihre Familien in der Regel durch gravierenden Bewegungsmangel aus, häufig begleitet von ungesunder Ernährung und mangelnder gesundheitlicher Vorsorge. Das Projekt setzt auf die Fähigkeit, in der Kindheit gesundheitsförderliche Verhaltensmuster zu prägen.

„SIGNAL" 2004 bis 2006 beschreibt eine Initiative zur Entwicklung von Gesundheitskompetenz von Kindern und Erwachsenen eines sozial benachteiligten Stadtteils, dem Wormser Nordend. Durch abgestimmte Maßnahmen und gesundheitsfördernde Aktionen für Kinder und Erwachsene werden relevante Inhalte und Themen zur Entwicklung von Gesundheitskompetenz in Familien transportiert bzw. durch gemeinsames Erleben nachhaltige Lernerfahrungen initiiert. Die nachhaltige Wirkung auf gesundheitsförderliches Verhalten wird durch die partizipative Grundhaltung gegenüber den Zielgruppen in der Planung und Durchführung der Angebote weiter gestärkt.

Die bisherigen Ergebnisse der Projektarbeit zeigen sich beispielsweise in der ständigen Präsenz des Themas „Bewegung, Ernährung und Vorsorge" im Stadtteil. Bewegungsangebote für Kinder und Eltern werden positiv angenommen und aktiv gefordert. Eltern kümmern sich bewusster darum, welche Nahrungsmittel ihre Kinder zu sich nehmen, die Themen Rauchen und Alkoholkonsum werden oft zwischen Eltern und Kindern diskutiert. Die Kooperationsbeziehungen mit Ärzten und Ärztinnen, Krankenkassen und Vereinen konnten neu auf- und ausgebaut werden.

Kooperationspartner des Projekts sind: Deutscher Alpenverein Sektion Worms, Sportjugend Rheinland-Pfalz, Volkshochschule Worms, Reiterhof Worms, Pestalozzi-Grundschule, Liebfrauengemeinde, AOK, DRK, AK Impfwesen Rheinland-Pfalz, Caritas-Zentrum St. Elisabeth Worms, Verein „Klasse 2000", ortsansässige Hebamme, Ärztinnen und Ärzte. Finanzierungspartner sind: Ministerium für Bildung, Wissenschaft, Jugend und Kultur, „Aktion Mensch", Sportjugend Rheinland-Pfalz, „Netzwerk Leben", private Sponsoren und Sponsorinnen.

Hintergrund

Die Einwohnerzahl im Stadtteil beträgt ca. 2400, davon ca. 590 unter 18 Jahren; dies sind ca. 24 Prozent (in Worms insgesamt ca. 18 Prozent). Etwa 500 Menschen haben eine ausländische Staatsangehörigkeit (20,6 Prozent der Bevölkerung, in Worms insgesamt 11 Prozent). Bei den Familien, die im Nordend wohnen, handelt es sich vorrangig um deutsche, türkische und amerikanische Familien sowie um Spätaussiedlerfamilien.

Die Infrastruktur im Stadtteil ist unzureichend. Es fehlen Ärztinnen und Ärzte, Banken, Poststellen, Freizeitstätten, Spielplätze für Jugendliche und zentrale Gemeinschaftsräume. Dennoch ist die Fluktuation im Stadtteil insgesamt eher gering. Der Stadtteil besteht aus mehreren Wohnquartieren, die teilweise durch Bahnlinien und eine Bundesstraße voneinander getrennt sind. Durch ungünstige Verbindungen ergeben sich teilweise lange Wegstrecken zu Institutionen wie Grundschule, Hauptschule und Kindergärten sowie zu den Einkaufsmöglichkeiten.

Im Stadtteil verdichten sich gesamtgesellschaftliche Problemlagen und Entwicklungen wie Arbeitslosigkeit, Wohnungsnotstände, mangelnde gesellschaftliche Teilhabe und Perspektivlosigkeit, die sich auf die Entwicklungs- und Bildungschancen der Bewohnerinnen und Bewohner – vor allem der Kinder – nachteilig auswirken. Die soziale Benachteiligung der Kinder und Familien wird durch die fehlende Infrastruktur, räumliche Isolation und Stigmatisierung des Gebietes verstärkt.

Der Caritasverband Worms e. V. hat im Wormser Nordend an zwei Standorten Einrichtungen zur gemeinwesenorientierten Arbeit aufgebaut: Die Spiel- und Lernstube Nordend im Wohngebiet „Am Holzhof" ist eine Kontakt- und Anlaufstelle für Kinder und Jugendliche im Alter von sechs bis 14 Jahren und deren Eltern. Mit dem Ladengeschäft „Stadtteilbüro Nordend" besteht ein weiterer Standort für Erwachsene.

Die Spiel- und Lernstube Nordend befindet sich am äußersten Rand der Siedlung in einem schmucklosen Bau für obdachlos eingewiesene Personen. Die Wohnungen sind durch niedrige Standards gekennzeichnet; die einzige Wasserstelle in den Wohnungen befindet sich in der Küche, es existieren weder Bad noch Dusche. Nach mehreren räumlichen Erweiterungen und einer grundlegenden Renovierung verfügt die Spiel- und Lernstube Nordend nun über vier Wohnungen mit insgesamt 180 m². Das Außengelände mit ca. 300 m² ist ungünstig geschnitten und bietet nur bedingt die Möglichkeit für Großgruppen- oder Ballspiele.

Die Spiel- und Lernstube besteht an ihrem jetzigen Standort seit 1984, zuvor bereits ab 1974 im Wohngebiet „In den Trumpen". Die stadtteiloffene Einrichtung arbeitet mit dem Ziel, der sozialen Benachteiligung der Kinder und Familien durch sozialpädagogische Hilfen entgegenzuwirken und die schulische und soziale Integration der Kinder zu fördern. Das Team aus sozialpädagogischen Fachkräften (2,5 Planstellen und eine Planstelle im Berufspraktikum) wird unterstützt durch einen Zivildienstleistenden, eine Kraft im Freiwilligen sozialen Jahr und durch Honorarkräfte.

Die Angebote gliedern sich in die Hausaufgabenhilfe in Kleingruppen mit individuellen Förderplänen und integrierter Sprachförderung, in freizeitpädagogische Maßnahmen im Rahmen des „Offenen Treffs" sowie Ferienprogramme und Elternarbeit. Der Anteil an Kindern mit Migrationshintergrund beträgt je nach Angebot zwischen 50 und 60 Prozent.

Ergänzend zu den Angeboten der Spiel- und Lernstube Nordend arbeitet das Stadtteilbüro Nordend ebenso mit und für die Menschen des Nordends. Die Arbeit bewegt sich auf verschiedenen Handlungsebenen: Durchführung von psychosozialer Beratung bei rechtlichen, sozialen und persönlichen Fragestellungen, bei Fragen im Umgang mit Behörden, Formularhilfen, Ladenservice, Durchführung von soziokulturellen Veranstaltungen im Stadtteil (Stadtteilfest, Weihnachtsmarkt), Durchführung von Stadtteilangeboten (Stadtteilfrühstück), Sanierungsbegleitung, Entwicklung und Umsetzung eines niedrigschwelligen medizinischen Versorgungsangebots für obdach- und wohnungslose Menschen.

Im Rahmen der Ausschreibung des rheinland-pfälzischen Sozialministeriums für innovative soziale Projekte entwickelten Spiel- und Lernstube sowie Stadtteilbüro aus bereits praktizierten einzelnen Angeboten im Bereich der Gesundheitsförderung und weiteren Angebotsideen ein vernetztes, ganzheitliches Konzept. Dieses Programm wurde mit dem Innovationspreis „Sozial aktiv" des Landes Rheinland-Pfalz prämiert.

Auf der Basis der institutionalisierten Arbeit der beiden Einrichtungen, die von den Bewohnerinnen und Bewohnern und den ansässigen Institutionen anerkannt sind, bot es sich an, den Aspekt der Gesundheitsförderung in die Arbeit weiter zu integrieren und zu stärken. Der zweite Armutsbericht der Stadt Worms 2005 stützt die Arbeit flankierend.

Ansatzpunkte für die Arbeit im Bereich der Gesundheitsförderung waren u. a. folgende Beobachtungen:
- Familien nehmen Vorsorgeuntersuchungen wenig in Anspruch,
- Kinder sehen Bewegung nicht als adäquate Alternative zu dem vorhandenen erhöhten Medienkonsum,
- Kinder kommen zur Hausaufgabenhilfe oft ohne Mittagessen,
- Kinder bringen bei Ausflügen keine oder wenig nahrhafte Verpflegung mit,
- Kinder kennen viele Obst- und Gemüsesorten nicht,
- Kinder wachsen oft in einem gesundheitsgefährdenden Umfeld auf (Tabak- und Alkoholkonsum der Eltern, emotionale Vernachlässigung).

Die Spiel- und Lernstube Nordend und das Stadtteilbüro Nordend entwickelten ein Programm mit drei Schwerpunkten:
1. Schwerpunkt: Bewegungsförderung für Kinder, Erwachsene und Familien,
2. Schwerpunkt: Änderung des Ernährungsverhaltens,
3. Schwerpunkt: Stärkung der Vorsorge.

Vorgehen

Die Spiel- und Lernstube Nordend und das Stadtteilbüro Nordend bieten über „SIGNAL" im Rahmen der freizeitpädagogischen Maßnahmen, der Eltern- und Familienarbeit sowie im Rahmen von Veranstaltungen im Stadtteil gesundheitsfördernde Maßnahmen an. Diese Maßnahmen sind alle niedrigschwellig, an der Lebenssituation der Zielgruppe orientiert und darauf ausgerichtet, nachhaltig auf gesundheitsförderliches Verhalten hinzuwirken. Bei der Umsetzung hat die jeweilige Zielgruppe grundsätzlich die Möglichkeit, eigene Interessen und Bedürfnisse einzubringen und die Angebote mitzugestalten. Die langjährige vertrauensvolle Zusammenarbeit und die unbedingte Wertschätzung der Menschen sind die Basis für das Erreichen und die aktive Zusammenarbeit mit den Bewohnerinnen und Bewohnern. Die Umsetzung gelingt mit den zahlreichen Kooperationspartnern.

1. Schwerpunkt: Bewegungsförderung
Bewegungsförderung findet am Beispiel „Klettern im In- und Outdoorbereich und Hippotherapie" statt. Zentrale Ziele sind dabei: Aufbau von Vertrauen, Kooperieren innerhalb der Gruppe, Übernahme von Verantwortung, Grenzerfahrungen und Steigerung der körperlichen Fitness. Weitere Animation zur Bewegungsförderung erfolgt durch die Nutzung des Hartplatzes des in der Nachbarschaft gelegenen Sportvereins. Im städtischen Schwimmbad finden im Rahmen des normalen Badebetriebs in Kleingruppen Schwimmkurse statt.

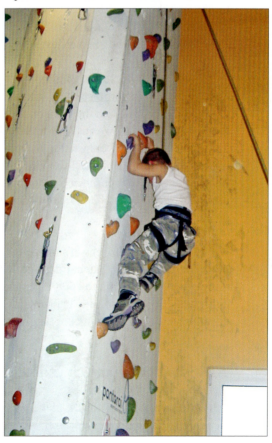

Für Erwachsene werden Bauchtanz, Tai Chi, Radtouren, Schwimmen und Bowling angeboten. Ziele sind hier die Entdeckung von neuen Fähigkeiten für sich und bei anderen, sinnvolle Freizeitgestaltung und der eigenverantwortliche Umgang mit der Gesundheit. Die Bewegungsangebote ermöglichen auch die Steigerung des körperlichen Wohlbefindens, die einen Ansporn zur regelmäßigen sportlichen Aktivität bietet. Nicht zuletzt entwickeln die Erwachsenen dadurch eine Vorbildfunktion für die Kinder.

Die Angebote für die Familien umfassen jährliche Familienwochenenden, Ausflüge und Fahrradtouren in Naherholungsgebiete und gemeinsames Klettern. Dabei geht es um die gemeinsam verbrachte Zeit, um Erholung, Erleben der eigenen Rollen und der Verantwortung dafür sowie um Spaß an Bewegung und gesunder Ernährung. Grenzerfahrung und Vertrauensarbeit insbesondere beim Klettern runden diesen Aspekt ab.

2. Schwerpunkt: Ernährungsverhalten
Angebote für die Kinder in puncto Ernährungsverhalten sind Koch- und Backnachmittage, die wöchentliche Organisation eines Kioskbetriebs und ein regelmäßiges Ferienfrühstück. Für die Erwachsenen findet einmal im Monat ein Stadtteilfrühstück statt, zum Teil auch als „Internationales Frühstück", darüber hinaus finden thematisch gestaltete Kochaktionen und Infoveranstaltungen zu gesunder Ernährung statt. Gemeinsame Aktionen für Kinder und Erwachsene sind das Familienfrühstück, die gemeinsame Versorgung bei den Freizeitangeboten und Fahrten sowie der Betrieb des Stadtteilcafés. Ziel dieser Aktivitäten ist es, andere Ernährungsweisen kennenzulernen und sich der Verantwortung für die eigene Gesundheit bewusst zu werden.

3. Schwerpunkt: Vorsorge stärken
Zum Bereich „Vorsorge stärken" gehören Informationsveranstaltungen über gesunde Ernährung und Impfungen bei Kinderkrankheiten ebenso wie die Beteiligung an der Wormser Suchtwoche mit Aktionen zu Alkohol- und Tabakkonsum. Diese Veranstaltungen sind in die regelmäßigen Aktivitäten integriert, sodass die Hemmschwelle der Beteiligung sehr niedrig ist. Aus dem Bedarf der nachgewachsenen Erwachsenengeneration, die aus der Arbeit mit der Spiel- und Lernstube Nordend entstanden ist, wurde auch eine Schwangerengruppe angeboten.

Neben den bewährten Schwerpunkten im präventiven Bereich besteht ein großer Bedarf an einem Angebot der ärztlichen Versorgung. Mit mehreren Ärztinnen und Ärzten wird ab 2008 eine wöchentliche Sprechstunde im Stadtteil aufgebaut. Damit sollen frühzeitig Zugänge zum Gesundheitssystem erschlossen und der Chronifizierung von Erkrankungen vorgebeugt werden.

▲ Guter Praxisbereich „Niedrigschwellige Arbeitsweise"

Der Arbeitsansatz der Spiel- und Lernstube des Caritasverbandes zeichnet sich durchgängig durch niedrigschwelliges Vorgehen aus, dies gilt ebenso für die gesundheitsfördernden Angebote im Projekt „SIGNAL". Viele Angebote erfolgen im offenen Treff ganz ohne Anmeldeformalitäten. Wer von den Kindern mitmachen möchte, weiß, dass es genügt, einfach rechtzeitig da zu sein. Zusätzliche Angebote werden über eine direkte Ansprache der Kinder und Eltern sowie Aushänge in der Einrichtung und einschlägigen „Treffpunkten" in der Siedlung bekannt gemacht. Darüber hinaus funktioniert die „Mund-zu-Mund-Propaganda" sehr gut.

Bei Aktivitäten, die nur begrenzte Teilnahmemöglichkeiten haben, liegen Listen aus, in die sich Interessierte eintragen können. Finanzielle Beiträge werden direkt bei den Veranstaltungen eingesammelt und – wenn nötig – wird auch ohne diskriminierende Wirkung Zahlungsaufschub gewährt bzw. erlassen.

Für die Kinder und Eltern ist grundsätzlich klar, dass es im Rahmen des offenen Treffs täglich wechselnde Angebote gibt, die alle Kinder nutzen können. Keiner wird abgewiesen, solange die Regeln für das Miteinander eingehalten werden. Die Angebotspalette wird an den Bedürfnissen und Wünschen der Kinder orientiert und in der Regel mit diesen auch besprochen und anlassbezogen vorbereitet. Aktivitäten für die ganze Familie werden zeitlich so geplant, dass alle Interessierten daran teilnehmen können. Das Familienfrühstück findet grundsätzlich am Wochenende statt, wobei darauf geachtet wird, dass keine weiteren Angebote anderer Institutionen im Stadtteil parallel stattfinden.

Die Mitarbeiterinnen und Mitarbeiter der Einrichtungen des Caritasverbandes im Nordend sind für die Bewohnerinnen und Bewohner Ansprechpartnerinnen und Ansprechpartner. Alle Fragen und Anliegen werden wertschätzend aufgenommen. Es wird entsprechend informiert oder man vermittelt weitere Unterstützungsmaßnahmen, wenn diese nicht in der Einrichtung möglich sind. Bei Bedarf werden die nötigen Angebote auch in der Spiel- und Lernstube ausgerichtet. In Einzelfällen werden die Menschen auch bei schwierigen Gängen zu Behörden begleitet.

Zur Überwindung von Hemmschwellen werden so auch erste Kontakte zu Beratungsangeboten geschaffen. Die Schwangerenberatung und Geburtsvorbereitung wird zunächst im vertrauten Raum des Stadtteilbüros Nordend angeboten, um den Schritt in die entsprechenden Beratungsstellen für die Betroffenen zu erleichtern.

▲ Guter Praxisbereich „Innovation und Nachhaltigkeit"

Die Spiel- und Lernstube Nordend und das Stadtteilbüro Nordend sind feste Institutionen im Stadtteil, die aufgrund ihrer Präsenz seit 1973 und der breiten Akzeptanz bei den Bewohnerinnen und Bewohnern gute Voraussetzungen für eine kontinuierliche und nachhaltige Arbeit mitbringen.

Die Kombination aus den festen Hausaufgabengruppen und dem offenen Angebot an freizeitpädagogischen Maßnahmen in Verbindung mit gezielten Beratungs- und Weiterbildungsangeboten für die Eltern ermöglicht die Vertiefung der Themen wie beispielsweise der Gesundheitsförderung. Über die Verzahnung und gegenseitige Verstärkung des Wirkungsgrades und -kreises der Angebote wird es ermöglicht, nachhaltige Veränderungen in Gang zu setzen und Verhaltensmuster auszubilden. Beispielhaft ist die Veränderung der Essgewohnheiten bei Festen, die sich darin ausdrückt, dass mitgebrachte und vor Ort zubereitete Speisen immer mehr zur Kategorie „Gesunde, leckere Speisen" zu zählen sind, die auch gern von Kindern und Erwachsenen gegessen werden.

Das Thema „Nichtrauchen", das in den Angeboten für Jugendliche ebenso wie in Familien- und Elternangeboten aufgegriffen wurde, wirkte insofern, dass bei gemeinsamen Feiern nicht geraucht wurde und dass auch Bewohnerinnen in der Schwangerschaft ganz selbstverständlich das Rauchen aufgegeben haben.

Der zweimal wöchentlich stattfindende Cafébetrieb im Stadtteilbüro Nordend ist ein weiteres Indiz für die Schaffung nachhaltiger Strukturen. Wunsch der Bewohnerinnen und Bewohner war es, einen Treffpunkt auch für Erwachsene einzurichten, wozu sich das Stadtteilbüro Nordend als Standort im Stadtteilzentrum mit geeigneten Räumlichkeiten anbot. Zur Vorbereitung des Cafébetriebs konnten interessierte Frauen einen Back- und Hygienekurs bei einer Konditorin besuchen, wo sie neben Rezepten und Backanleitungen die nötigen Arbeitsschritte und Richtlinien zum Betrieb eines Cafés erlernten. Mit der anfänglichen Begleitung durch eine Mitarbeiterin im Stadtteilbüro Nordend organisieren nun drei Frauen inzwischen wöchentlich selbstständig den kompletten Betrieb. Darüber hinaus bietet dieser Treff eine weitere niedrigschwellige Zugangsmöglichkeit zum Stadtteilbüro Nordend mit seinen vielfältigen Unterstützungsangeboten, mit denen sich die Besucherinnen und Besucher des Cafés ganz zwanglos vertraut machen können.

Die beständigen und erfolgreichen Anstrengungen zur Finanzierung der Angebote wie in „SIGNAL" spielen bei der nachhaltigen Wirkung der Angebote eine wichtige Rolle. Neben der institutionellen Förderung und dem finanziellen Engagement des Trägers werden über gezielte Öffentlichkeitsarbeit in Form von Pressearbeit und Berichterstattung in den örtlichen Gremien – ebenso wie über gut gepflegte Kontakte zu Spenderinnen und Spendern in örtlichen und regionalen Organisationen und Zusammenschlüssen – die nötigen Mittel zusammengetragen. Der finanzielle Spielraum ermöglicht die fortwährende Weiterentwicklung und Erweiterung der Angebotspalette.

▲ Guter Praxisbereich „Partizipation"

Im Rahmen des offenen Treffs organisieren die Kinder zwischen sechs und 14 Jahren in Begleitung eines Mitarbeiters bzw. einer Mitarbeiterin oder auch mehrerer Begleitpersonen der Spiel- und Lernstube Nordend den Kioskbetrieb. Sie stellen selbst das Angebot zusammen und erledigen den Einkauf dafür. Gemeinsam werden die Preise nach den vereinbarten Richtlinien festgelegt. So sind frische Produkte wie Obst, Gemüse und Milchprodukte am günstigsten und Süßigkeiten am teuersten. Das Angebot wird jeweils durch selbst hergestellte Produkte aus dem offenen Angebot, wie zum Beispiel dem Backangebot, ergänzt. Die Kinder verwalten zu zweit die Kasse. Dies beinhaltet auch, dass sie bei Bedarf ein Kreditvolumen für die Kunden verwalten und die Verantwortung für die Rückzahlung mit übernehmen.

Die Beteiligung der Kinder und die Möglichkeit, Verantwortung zu übernehmen, stärken das Selbstbewusstsein und das eigenverantwortliche Handeln der Kinder. Die Produktpalette wird zwar durch die vereinbarte Preisstruktur mit gesteuert, aber auch diese wurde mit den Kindern gemeinsam erarbeitet. Nach anfänglichem Zögern der „Kunden" beim Kauf von gesunden Nahrungsmitteln steigt die Nachfrage immer mehr. Die Kinder sind quasi „auf den Geschmack gekommen". In der gemeinsamen Aktion lernen die Kinder, ihre eigenen Interessen und Bedürfnisse zu erkennen, zu entwickeln und arbeiten mit daran, sie zu erfüllen.

Die Herausforderungen, sich auch mit den Wünschen und Bedürfnissen der anderen auseinanderzusetzen, bieten Raum, ein Gefühl für die Bedeutung eines Konsenses zu entwickeln, Konflikte auszutragen, eigene Interessen durchzusetzen und auch eigene Bedürfnisse gelegentlich zurückzustellen.

Kontakt
Nicole Scholz
Caritasverband Worms e. V.
Am Holzhof 67
67547 Worms
Telefon: 06241-43873
Telefax: 06241-973684
E-Mail: spiel-lernstube@caritas-worms.de
Website: http://www.caritas-worms.de

4.2 Kurzfassungen von Beispielen guter Praxis der Auflagen 1–3

4.2.1 Frühförderung/Early Start

Ausgewählt durch: *Hamburgische Arbeitsgemeinschaft für Gesundheitsförderung e. V. (HAG) Regionaler Knoten Hamburg*
Autorin: *Petra Hofrichter*

ADEBAR – Beratung und Begleitung für Familien

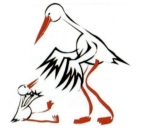

Themen- und Handlungsfelder
Frühförderung/Early Start – Familien/Eltern/Alleinerziehende

Gute Praxisbereiche
Niedrigschwellige Arbeitsweise – Multiplikatorenkonzept – Empowerment

Veröffentlichungsjahr: 2005

Kurzdarstellung
Das Hamburger Familienprojekt ADEBAR ist ein sozialraumorientiertes Projekt der Gesundheitsförderung und der Sozialarbeit. Es stärkt die soziale und gesundheitliche Situation und soll die Kompetenzen von Familien aus St. Pauli-Süd und Altona-Altstadt, zwei einkommensschwachen Stadtteilen mit schwieriger sozialer Lage, verbessern. Denn Kinder aus sozial benachteiligten Familien weisen mehr gesundheitliche Belastungen auf als andere – beispielsweise Defizite im Bereich der Wahrnehmung, der Motorik, der Sprachentwicklung, der Zahngesundheit und des Ernährungsverhaltens. Zielgruppe sind Schwangere und Familien mit Kindern im Alter bis zu zehn Jahren.

Folgende vier Arbeitsbereiche sind in das Projekt integriert:
- Entwicklung von Unterstützungsangeboten im Stadtteil,
- das Angebot von Familienhebammen während der Schwangerschaft und im ersten Lebensjahr des Kindes,
- das Familiencafé als Ort der Kontaktaufnahme und des Austausches
- sowie die familiäre flexible Krisenhilfe für akute Kriseninterventionen.

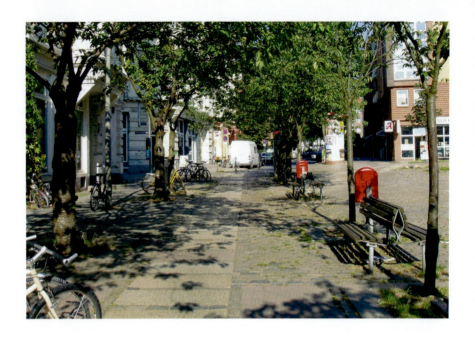

Die Angebote setzen an den Lebenswelten der Betroffenen an. Ziel ist es, die Familien in das bestehende Hilfesystem zu integrieren und ihnen, wenn nötig, individuelle Unterstützung zu geben. Projektträger ist der Bezirk Altona, Projektpartner sind die Gemeinwesenarbeit St. Pauli-Süd, das Kinderhaus am Pinnasberg, der Kreisel e.V., das Nachbarschaftsheim St. Pauli sowie der Allgemeine Soziale Dienst (ASD) Altona und der ASD St. Pauli.

Die Vorbildlichkeit von „ADEBAR" zeigt sich in seiner niedrigschwelligen Arbeitsweise, seinem Multiplikatorenansatz und dem Empowerment der Betroffenen:
- Die Angebote sind offen und integrativ angelegt. Nur wenige Anmeldeformalitäten und die Tatsache, sich nicht zu einer regelmäßigen Teilnahme verpflichten zu müssen, erleichtern den Familien den Zugang. Zudem arbeitet das multidisziplinäre Team aufsuchend.
- Die Familienhebammen nehmen am „Runden Tisch Altona – St. Pauli" mit anderen medizinischen und sozialen Fachkräften teil und kooperieren mit dem Netzwerk der Hamburger Familienhebammen.

Die Befähigung der Familien zur Selbsthilfe und zu eigenverantwortlichem gesundheitsförderndem Handeln ist ein Grundprinzip der Tätigkeit von „ADEBAR".

Kontakt
Mirjam Hartmann
GWA St. Pauli-Süd e. V./Kölibri
Große Bergstraße 177
22767 Hamburg
Telefon: 040-31812828
Telefax: 040-31798167
E-Mail: Mirjam.Hartmann@ADEBAR-HamburgAltona.de
Website: http://www.ADEBAR-HamburgAltona.de

Ausgewählt durch: *Hamburgische Arbeitsgemeinschaft für Gesundheitsförderung e. V. (HAG)*
Regionaler Knoten Hamburg
Autorin: *Petra Hofrichter*

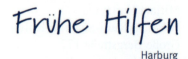

Beratungsstelle „Frühe Hilfen" Harburg

Themen- und Handlungsfelder
Frühförderung/Early Start – Familien/Eltern/Alleinerziehende

Gute Praxisbereiche
Innovation und Nachhaltigkeit – Integriertes Handlungskonzept/ Vernetzung – Niedrigschwellige Arbeitsweise

Veröffentlichungsjahr: 2007

Kurzdarstellung
Belastende Lebenssituationen wie Armut, psychische Erkrankungen oder Suchtmittelabhängigkeit der Eltern haben oftmals negative Auswirkungen auf die Beziehung zum Kind. Insbesondere Säuglinge und Kleinkinder können in hoch belasteten Familien vielfältigen Risiken für ihre emotionale, soziale und kognitive Entwicklung ausgesetzt sein. Mit dem Angebot einer entwicklungspsychologischen Unterstützung hat die Beratungsstelle „Frühe Hilfen" Hamburg-Harburg einen Zugang zu hoch belasteten Familien geschaffen. „Frühe Hilfen" verfolgt das Ziel, Familien mit Kindern bis zum Alter von drei Jahren zu erreichen, um den Risiken von Vernachlässigung und Misshandlung frühzeitig entgegenzuwirken.

Den Eltern wird geholfen, die Signale und Bedürfnisse ihres Säuglings wahrzunehmen, sie richtig zu deuten und angemessen darauf zu reagieren. Sie erfahren praktische Begleitung und Hilfe in konkreten Situationen, etwa beim Beruhigen oder Füttern des Kindes oder in Einschlaf- und Spielsituationen. Ziel ist es, die Eltern-Kind-Beziehung zu stabilisieren, die Familie insgesamt zu entlasten und zu stärken und dadurch eine gesunde Entwicklung des Kindes in der Familie zu fördern.

Die Methoden der Beratung und Therapie sind vielfältig: Nach einer ausführlichen Diagnostik der Interaktion zwischen Eltern und Kind helfen Schlaf-

oder Fütterprotokolle sowie die Arbeit mit Video-Feedbacks oder Wissensvermittlung der Familie, situationsgerecht mit dem Kind umzugehen.

Die Beratungsstelle „Frühe Hilfen" arbeitet in Trägerschaft des Hamburger Kinderschutzbundes und entstand 2003 aus einem regionalen Kooperationsprojekt zwischen dem Kinderschutzzentrum Hamburg-Harburg und der Mütterberatung des „Öffentlichen Gesundheitsdienstes".

Das Angebot zeichnet sich durch sein innovatives Vorgehen aus. Weiterhin baut es auf einem integrierten Handlungskonzept auf und bietet der Zielgruppe niedrigschwellige Zugänge. Tragende Säule des Projekts ist eine neuartige Kooperation zwischen Jugendhilfe und Gesundheitsbereich. Der Blick aus der gemeinsamen Perspektive ermöglicht eine ganzheitliche Betrachtungsweise und erleichtert die Einschätzung der notwendigen Unterstützungsangebote. Als Projekt der sozialraumorientierten Angebotsentwicklung ist „Frühe Hilfen" auch Teil einer fachübergreifenden Kooperation im Team Harburg-Kern. Dies trägt zur besseren Erreichbarkeit der Risikofamilien bei. Die Inanspruchnahme des Angebots verursacht den Eltern keine Kosten.

Kontakt
Ralf Slüter
Deutscher Kinderschutzbund Hamburg,
Landesverband Hamburg e. V.
Eißendorfer Pferdeweg 40 a
21075 Hamburg
Telefon: 040-79010444
Telefax: 040-79010499
E-Mail: beratungsstelle-fruehe-hilfen@hamburg.de
Website: http://www.kinderschutzbund-hamburg.de

Ausgewählt durch: *Landesvereinigung für Gesundheitsförderung e. V. in Schleswig-Holstein*
Regionaler Knoten Schleswig-Holstein
Autorin: Bettina Steen

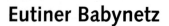

Eutiner Babynetz

Themen- und Handlungsfelder
Frühförderung/Early Start – Familien/Eltern/Alleinerziehende

Gute Praxisbereiche
Niedrigschwellige Arbeitsweise – Integriertes Handlungskonzept/Vernetzung – Kosten-Nutzen-Relation

Veröffentlichungsjahr: 2005

Kurzdarstellung
In der Zeit der Schwangerschaft und Geburt kumulieren insbesondere bei sozial benachteiligten Familien unterschiedliche Belastungsfaktoren. Die Palette der gesundheitsbezogenen Angebote vor Ort ist in der Regel wenig transparent und wird vor allem von bildungsfernen Familien nicht ausreichend in Anspruch genommen.

Zielsetzung des „Eutiner Babynetzes" ist es, durch eine optimale Koordination von medizinischen, behördlichen und sozialen Beratungs- und Hilfsmöglichkeiten von der Schwangerschaft über die Entbindung bis hin ins Säuglingsalter die gesundheitliche Situation von Schwangeren und jungen Familien zu verbessern. Dabei koordiniert die Beratungsstelle für Familienplanung und Schwangerschaftskonflikte des Kreises Ostholstein zahlreiche Netzwerkpartner – unter ihnen Behörden, psychosoziale Beratungseinrichtungen, Beratungsstellen für Schwangere, eine Klinik, Arztpraxen und Ähnliches mehr.

Die Angebotspalette reicht von medizinischen und psychosozialen Beratungs- und Versorgungsangeboten über praktische Hilfen nach der Geburt, Angebote der Frühförderung, berufliche Qualifizierungsangebote für junge Mütter, (Selbsthilfe-)Gruppen für Alleinerziehende und für junge Mütter bis hin zu stationären Hilfen für Mütter mit Kindern. Dieses vernetzte Hilfeangebot bietet vor allem denjenigen eine effektive Unterstützung, die den größten Bedarf haben, weil sie in sozial schwierigen Verhältnissen leben.

Das „Eutiner Babynetz" arbeitet sehr niedrigschwellig und unbürokratisch und beruht auf einem integrierten Handlungskonzept, das verschiedene Partner und Systeme miteinander vernetzt. Dadurch sind je nach Bedarf passgenaue Hilfen bei kurzen Zugangswegen möglich. Darüber hinaus weist das Angebot eine günstige Kosten-Nutzen-Relation auf, da mit relativ wenig Aufwand ein hoher Synergieeffekt entsteht. Es werden keine gesonderten Projektmittel beansprucht. Dies bedeutet zugleich, dass das Angebot unabhängig von einer zeitlich befristeten finanziellen Förderung ist.

Das „Eutiner Babynetz" ist aktiv im Rahmen von „Schutzengel für Ostholstein" tätig, das wiederum an das landesweite Projekt „Schutzengel für Schleswig-Holstein" angebunden ist. Das Modell lässt sich grundsätzlich auf jede andere Region übertragen.

Kontakt
Angela Jagenow
„Eutiner Babynetz" c/o Kreis Ostholstein
Lübecker Straße 41
23701 Eutin
Telefon: 04521-788314
Telefax: 04521-78896314
E-Mail: a.jagenow@kreis-oh.de

Ausgewählt durch: *Hamburgische Arbeitsgemeinschaft für Gesundheitsförderung e. V. (HAG)*
Regionaler Knoten Hamburg
Autorinnen: *Petra Hofrichter, Maike Schlaht*

Familienhebammen im Kinder- und Familienzentrum (KiFaZ) Barmbek-Süd

Themen- und Handlungsfelder
Frühförderung/Early Start – Familien/Eltern/Alleinerziehende

Gute Praxisbereiche
Niedrigschwellige Arbeitsweise – Settingansatz – Integriertes Handlungskonzept/Vernetzung

Veröffentlichungsjahr: 2007

Kurzdarstellung
In der Zeit rund um Schwangerschaft und Geburt benötigen Mütter und Väter Entlastung und Unterstützung. Sozial benachteiligte Familien können jedoch selten auf ein entsprechendes soziales Netzwerk zurückgreifen. Hinzu kommt, dass sie reguläre Angebote der Gesundheitsförderung oder medizinischen Versorgung kaum in Anspruch nehmen.

Die Familienhebammen im Hamburger Stadtteil Barmbek-Süd bieten den Eltern Hilfen an, die so früh wie möglich im Leben eines Kindes ansetzen sollen. Zu berücksichtigen ist der enge Zusammenhang von körperlicher, seelischer und geistiger Gesundheit, ferner soll die Kompetenz der Eltern gestärkt und auf eine stabile Eltern-Kind-Bindung gezielt werden.

Zu den Zielgruppen gehören Eltern in Belastungssituationen wie zum Beispiel Alleinerziehende, Migrantinnen und Migranten, Personen mit sehr niedrigem Einkommen, Suchtabhängige und Wohnungslose.

Die Familienhebammen begleiten die Mütter und ihre Kinder von der Schwangerschaft bis zum Ende des ersten Lebensjahres. Die Frauen können dabei Beratungen und Gespräche in den Räumen des Kinder- und Familienzentrums (KiFaZ) in Anspruch nehmen, werden bei Bedarf aber auch zu Hause aufgesucht. In schwierigen gesundheitlichen Situationen findet eine Einzel-Geburtsvorbereitung statt, ansonsten in der Gruppe. Auch Rückbildungs- und Babymassagekurse sind Teil des Programms. Die frühe Kontaktaufnahme zu den werdenden oder jungen Familien erhöht die Gesundheitschancen von sozial benachteiligten Kindern.

Die Angebote des Projekts sind niedrigschwellig gestaltet: Einzelpersonen und Familien können unkompliziert und unverbindlich an den Veranstaltungen teilnehmen. Sozial benachteiligte Menschen, die Komm-Strukturen nicht wahrnehmen können oder wollen, werden zu Hause aufgesucht.

Das Familienhebammenprojekt greift im Rahmen seines Settingansatzes auf verhaltens- und verhältnisbezogene Maßnahmen zurück, hat also sowohl die Verbesserung der Lebensbedingungen der Mütter, Kinder und Familien im Stadtteil als auch die Förderung eines positiven Gesundheitsverhaltens im Fokus.

Die aktive Integration der betreuten Frauen und Familien in die sozialen Strukturen des Stadtteils stellt einen weiteren Schwerpunkt der Arbeit dar. Das Projekt ist in das örtliche Kinder- und Familienzentrum eingegliedert. Ein runder Tisch mit verschiedenen Kooperationspartnern aus dem Stadtteil dient als interdisziplinäre Arbeitsgruppe zum Aufbau eines verbesserten gesundheitlichen Versorgungsnetzes für Frauen, Familien und Kinder.

Kontakt
Helmut Szepansky
Verband Kinder- und Jugendarbeit Hamburg e.V.
Marschnerstraße 5
22081 Hamburg
Telefon: 040-29821311
Telefax: 040-51906418
E-Mail: mail@kifaz.de
Website: http://www.kifaz.de

Ausgewählt durch: *Landesvereinigung für Gesundheitsförderung e. V. in Schleswig-Holstein*
Regionaler Knoten Schleswig-Holstein
Autorin: Bettina Steen

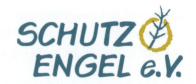

Schutzengel e. V.

Themen- und Handlungsfelder
Frühförderung/Early Start – Familien/Eltern/Alleinerziehende

Gute Praxisbereiche
Integriertes Handlungskonzept/Vernetzung – Niedrigschwellige Arbeitsweise – Dokumentation und Evaluation

Veröffentlichungsjahr: 2005

Kurzdarstellung
Zahlreiche Familien und Alleinerziehende befinden sich in schwierigen sozialen Lagen und leiden unter Mehrfachbelastungen und Überforderungen, die sich negativ auf die Gesundheit der Kinder auswirken. Das Projekt „Schutzengel", das zunächst für den Flensburger Stadtteil Neustadt entwickelt worden ist, bietet den Betroffenen eine intensive Frühbegleitung von unmittelbar nach der Geburt bis zum Kindesalter von drei Jahren.

Das Hauptziel ist dabei, Entwicklungsstörungen und gesundheitliche Probleme bei den Kindern zu verringern oder zu verhindern. Zu den konkreten Angeboten der verschiedenen am Projekt beteiligten Träger gehören insbesondere:
- eine Familienhebamme als Ansprechpartnerin für alle Probleme rund ums Kind,
- eine Familienbegleiterin der Diakonie zur Unterstützung bei der Alltagsbewältigung,
- ein Elterntreffcafé zum Austausch untereinander, das langfristig zu einem Ort der Selbsthilfe werden soll, wo Eltern Kompetenzen erwerben und weitergeben können, sowie
- der Kindergarten Adelby 1. Der Träger, die Adelby 1 Kindergarten GmbH, ist für die wissenschaftliche Begleitung, die Koordination des Elterntreffcafés und die pädagogische Frühförderung der betreuten Kinder verantwortlich.

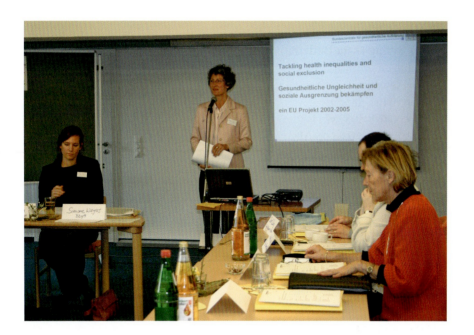

Als vorbildlich erweisen sich die interdisziplinäre Arbeitsweise des Projekts und die verstärkte Einbindung von Kooperationspartnern. Zu ihnen zählen zum Beispiel Kliniken, Krankenkassen, Ämter und Kitas. Dies führt zu einer effektiven Kooperation der beteiligten Institutionen vor Ort. Da „Schutzengel" aufsuchend und unabhängig von Ämtern arbeitet sowie den Betroffenen ein hohes Maß an Anonymität bietet, ist sein Angebot ausgesprochen niedrigschwellig. Eine Evaluation nach der dreijährigen Erstlaufzeit hat ergeben, dass alle Beteiligten, also Familien, Teammitglieder und Netzwerkpartner, das Konzept als zukunftsweisend und übertragbar ansehen.

Aufgrund seines Erfolges wird „Schutzengel" seit Herbst 2006 mit Unterstützung des Ministeriums für Soziales, Gesundheit, Familie und Senioren Schleswig-Holstein in allen Kreisen und kreisfreien Städten des Landes umgesetzt. Die Landesvereinigung für Gesundheit Schleswig-Holstein begleitet diesen zunächst auf weitere drei Jahre angelegten Prozess.

Träger des Angebots
Förderverein Schutzengel e. V.

Kontakt
Volker Syring (Kita Bullerbü)
Schleibogen 6
24943 Flensburg
Telefon: 0461-38559
Telefax: 0461-50528711
E-Mail: vsyring@adelby.de
Website: http://www.schutzengel-flensburg.de

Ausgewählt durch: *Landesvereinigung für Gesundheitsförderung Mecklenburg-Vorpommern e. V.*
Regionaler Knoten Mecklenburg-Vorpommern
Autorin: Roswitha Bley

Sozialräumliche Angebote für Familien mit besonderem Unterstützungsbedarf

Themen- und Handlungsfelder
Frühförderung/Early Start – Sozialraum/Quartier/Stadtteil – Familien/Eltern/Alleinerziehende

Gute Praxisbereiche
Niedrigschwellige Arbeitsweise – Empowerment – Partizipation

Veröffentlichungsjahr: 2007

Kurzdarstellung
Viele junge oder werdende Eltern fühlen sich von den Herausforderungen, die die neue Lebenssituation mit sich bringt, überfordert und verunsichert. Für das Entstehen von Kindesvernachlässigung sind vor allem Risikofaktoren wie soziale Belastungen und Benachteiligungen verantwortlich.

Die sozialräumliche Familienhilfe der AWO-Familienbildungsstätte Soziale Dienste gGmbH Westmecklenburg unterstützt werdende und junge Eltern in sozialer und medizinischer Hinsicht. Ihr Anspruch ist es, gesundheitlichen Schädigungen der bis zu einem Jahr alten Kinder rechtzeitig entgegenzuwirken und den Familien bei der Bewältigung ihrer Probleme und der Schaffung eines gesundheitsfördernden Lebensraums zu helfen.

Den größten Anteil der Unterstützung macht die Einzelbegleitung von Müttern in aufsuchender Form aus. Hier ermöglicht die Zusammenarbeit der Familienbildungsstätte (FBS) und einer Hebamme eine gute tragfähige Verbindung aus medizinisch-präventiver und sozialpädagogischer Hilfeleistung.

Im Rahmen der aufsuchenden Hilfe stehen den Familien folgende Angebotsinhalte zur Verfügung:
- Sensibilisierung für die kindlichen Bedürfnisse,
- Erläuterung der Pflege/Hygiene eines Säuglings und Kleinkindes,
- Informationen zur gesunden Ernährung,

- Gespräche zur Gestaltung und die gemeinsame Einrichtung der Schlafumgebung eines Kindes,
- Förderung der kindlichen Bewegungsentwicklung,
- Umgang mit dem Baby bei Erkrankungen.

Zusätzlich zur aufsuchenden individuellen Beratung bietet das Programm Kleingruppenarbeit zu speziellen Themen, zum Beispiel Säuglingspflege oder Erziehungsfragen.

Die sozialräumliche Familienberatung ist ein niedrigschwelliges und partizipatives Projekt, das auf einem Empowermentansatz beruht: Der Kontakt zu den Betroffenen entsteht häufig über Kindertagesstätten und die kommunalen sozialen Dienste. Durch die aufsuchende Hilfe entstehen den Familien keine Kosten und Wartezeiten. Anmeldeformalitäten sind nicht nötig.

Ziel der begleitenden Familienhilfe ist die Befähigung der Eltern, einen sicheren Umgang mit den Neugeborenen und Kleinkindern zu erlangen. Dazu gehört neben der Übernahme von Selbstverantwortung auch die Förderung eines positiven Selbstwertgefühls. Für jede Person, die die Primärhilfe der FBS in Anspruch nimmt, wird ein individueller Hilfeplan erstellt. Er beruht auf persönlichen Wünschen und Zielen und lässt sich nur mit Eigeninitiative zur Verbesserung der Situation erfüllen.

Kontakt
Conni Hartwig
AWO Soziale Dienste gGmbH Westmecklenburg
Brunnenstraße 34
19053 Schwerin
Telefon: 0385-5958995
Telefax: 0385-5958994
E-Mail: fbs@awo-sn.de

Ausgewählt durch: *Institut für Prävention und Gesundheitsförderung an der Universität Duisburg-Essen*
Regionaler Knoten Nordrhein-Westfalen
Autorin: Monique Faryn-Wewel

Steps

Themen- und Handlungsfelder
Frühförderung/Early Start – Kita – Familien/Eltern/Alleinerziehende

Gute Praxisbereiche
Integriertes Handlungskonzept/Vernetzung – Multiplikatorenkonzept – Niedrigschwellige Arbeitsweise

Veröffentlichungsjahr: 2006

Kurzdarstellung
Die steigenden Zahlen von Schwangerschaften sehr junger Frauen, die Zunahme unterversorgter Säuglinge und Kleinkinder und die Problematik suchtkranker Eltern sind ein bundesweites Problem, das auch die Region Herford betrifft. Auch hier werden gerade diejenigen, die besonders dringend Hilfe bräuchten, von den bestehenden Hilfesystemen oft nicht erreicht.

Die Stadt und der Kreis Herford haben deshalb ein Netzwerk ins Leben gerufen, in dem junge Familien aufgefangen werden, die besonderen Belastungen ausgesetzt sind. In Kooperation mit niedergelassenen Gynäkologinnen und Gynäkologen, Hebammen, Kliniken, Kinderärztinnen und -ärzten sowie den Jugendämtern im Kreis Herford werden verschiedene Hilfen während der gesamten Zeitspanne von der Schwangerschaft und Geburt bis zum Kleinkindalter optimiert.

Das Projekt „Steps" setzt sich aus sieben Teilprojekten zusammen. Es zielt darauf ab, die Selbstsicherheit, Eigenverantwortung und Handlungskompetenz von jungen Schwangeren und Müttern sowie Müttern in sozialen Problemlagen zu stärken. Zu den Angeboten zählen zum Beispiel:
- im Vorfeld der Geburt Interventionen der Hebammen bei Ängsten junger Mütter vor einer Überforderung durch das Baby; dazu gehört auch die begründete Sorge seitens der Hebammen, das Neugeborene könnte unzureichend versorgt werden,

- Cafés als Ort der Information und des Austauschs für Eltern mit Babys und Kleinkindern,
- eine individuelle Förderung von Kindern im Vorschulalter, die in problematischen Familienverhältnissen aufwachsen.

Die Stärken des Projekts liegen in seinem integrierten Handlungskonzept, seiner Multiplikatorenarbeit und der Niedrigschwelligkeit seines Angebots: Das Zusammenwirken vielfältiger Netzwerkpartner und die aufeinander aufbauenden „Steps" machen eine umfassende Begleitung von der Schwangerschaft bis zur Grundschulzeit möglich.

Die Vertreterinnen und Vertreter der kooperierenden Einrichtungen wirken gleichzeitig als Multiplikatorinnen und Multiplikatoren. „Steps" ermöglicht schnelle, unkomplizierte und unbürokratische Unterstützung. Die Zielgruppe erhält direkte Informationen und Hilfen über Personen, mit denen sie in der Regel ohnehin Kontakt hat, wie zum Beispiel die Hebamme. Durch die Möglichkeit, die verschiedenen „Steps" sukzessive zu durchlaufen, werden häufig bestehende Berührungsängste zu anderen Institutionen verringert.

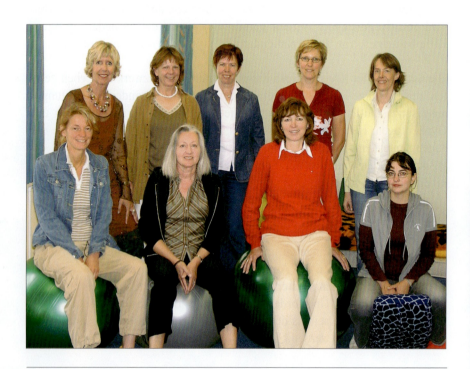

Kontakt
Heidi Pahmeyer
Stadtjugendamt Herford
Auf der Freiheit 23
32052 Herford
Telefon: 05221-189731
Telefax: 05221-189625
E-Mail: heidi.pahmeyer@herford.de
Website: http://www.steps-herford.de

Ausgewählt durch: *Gesundheit Berlin-Brandenburg e. V.*
Regionaler Knoten Brandenburg
Autorin: *Annett Schmok*

Stillförderprogramm für sozial Benachteiligte/ sozial-medizinische Elternberatung

Themen- und Handlungsfelder
Frühförderung/Early Start – Familien/Eltern/Alleinerziehende

Gute Praxisbereiche
Empowerment – Innovation und Nachhaltigkeit – Integriertes Handlungskonzept/Vernetzung

Veröffentlichungsjahr: 2007

Kurzdarstellung
Nach dem heutigen Erkenntnisstand ist Muttermilch die optimale Ernährung für Säuglinge. Stillen sorgt für eine enge Bindung zwischen Mutter und Kind und fördert eine gesunde psychosoziale Entwicklung des Kindes. Es beschleunigt bei der Mutter den Rückbildungsprozess und hat zudem einen positiven Einfluss auf ihre Psyche.

Die regionale Beratungsstelle pro familia in Fürstenwalde befindet sich in einem sozialen Brennpunkt der Stadt und widmet sich mit ihrem Stillförderprogramm jungen schwangeren Frauen und ihren Angehörigen aus sozial schwachen Strukturen. Viele der sehr jungen oder minderjährigen Hilfe-

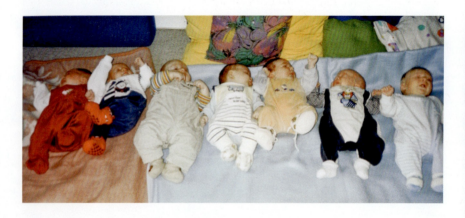

suchenden stehen vor zahlreichen existenziellen Herausforderungen. Dazu gehören neben finanziellen Problemen und rechtlichen Aspekten auch Fragen zur Früherkennung, Entbindung und zum Gesundheits- und Ernährungsverhalten.

Das Stillförderprogramm beginnt in der Schwangerschaft und begleitet die jungen Familien über die Geburt hinaus während des ersten Lebensjahres des Kindes. Neben einer Einzelberatung ist das Kursangebot dabei ein wesentliches Kernstück. In zwei verschiedenen Kursen wird das Ziel verfolgt, die persönlichen Probleme der Klientinnen und Klienten gemeinsam anzugehen, Wissen zu vermitteln und individuelle Bedürfnisse in den Mittelpunkt zu rücken. Dabei wird nach Maßnahmen und Möglichkeiten gesucht, um die Betroffenen in ihrer Lebenssituation zu entlasten und soziale Kontakte aufzubauen. Die Frauen setzen sich während des Stillförderprogramms bewusst mit dem Stillen als erster Maßnahme der Gesundheitsförderung auseinander und reflektieren auch ihr eigenes Verhalten. Das Projekt ist zunächst darauf ausgerichtet, werdende Mütter für ihre Lebenslage zu sensibilisieren und ihren Kenntnisstand zu erhöhen. Es soll sie dazu befähigen, ihren Teil zu einer gesunden Schwangerschaft und der Gesundheit ihres ungeborenen Kindes beizutragen.

Das Stillförderprogramm ist in die Strukturen von pro familia eingebettet und wird regelmäßig angeboten. Dies gewährleistet seine Kontinuität. Der Aufbau langfristiger sozialer Kontakte und Netzwerke führt die Familien aus einer möglichen Isolation. Zudem baut der Kontakt zu den Ärztinnen des „Öffentlichen Gesundheitsdienstes", die in den Kursen präsent sind, Berührungsängste ab. Darüber hinaus unterstützt ein Netzwerk weiterer Kooperationspartner die Arbeit von pro familia. Außer von den Ärztinnen des ÖGD werden Kurseinheiten vom Deutschen Roten Kreuz (DRK) gestaltet.

Kontakt
Ines Scholz
pro familia, Beratungsstelle Fürstenwalde
im Gesundheitszentrum Nord
Karl-Liebknecht-Straße 21
15517 Fürstenwalde
Telefon: 03361-349917
Telefax: 03361-367382
E-Mail: fuerstenwalde@profamilia.de
Website: http://www.profamilia.de

Ausgewählt durch: *Institut für Prävention und Gesundheitsförderung an der Universität Duisburg-Essen*
Regionaler Knoten Nordrhein-Westfalen
Autorin: Monique Faryn-Wewel

Zukunft für Kinder in Düsseldorf – Hilfen für Kinder und Familien in Risikolagen

Themen- und Handlungsfelder
Frühförderung/Early Start – Familien/Eltern/Alleinerziehende – Sozialraum/Quartier/Stadtteil

Gute Praxisbereiche
Integriertes Handlungskonzept/Vernetzung – Innovation und Nachhaltigkeit – Kosten-Nutzen-Relation

Veröffentlichungsjahr: 2007

Kurzdarstellung
Bei den Bevölkerungsgruppen der sozial benachteiligten Kinder und Jugendlichen sowie der Alleinerziehenden besteht ein erhöhtes Risiko für Verarmung und Kindesvernachlässigung. Dies wurde auf der Fachtagung „Neue Wege in der Prävention – Zukunft für Kinder in Düsseldorf" der Düsseldorfer Gesundheitskonferenz im September 2005 einmal mehr deutlich. Vor diesem Hintergrund ist das Vernetzungsprojekt „Zukunft für Kinder in Düsseldorf" mit dem Ziel entstanden, vor allem sozial benachteiligten Familien frühestmöglich geeignete Hilfen für eine gute gesundheitliche und psychosoziale Entwicklung der Kinder anzubieten.

Das zentrale Steuerungsinstrument des Projekts ist die sogenannte Clearingstelle, eine eigenständige städtische Institution. Sie vernetzt verschiedene Düsseldorfer Angebote und Institutionen, um das optimale Gelingen einer koordinierten Vor- und Nachsorge für Kinder sowie deren Mütter oder Eltern mit einem erhöhten medizinischen oder sozialen Risiko in den ersten drei Lebensjahren sicherzustellen. In der Clearingstelle arbeiten Fachkräfte des Gesundheitsamts, ein Kinderarzt oder eine Kinderärztin sowie Kinderkrankenschwestern und eine Sozialarbeiterin des Jugendamts. Sie suchen den Kontakt zu den Eltern nach Möglichkeit bereits während der Schwangerschaft. Die Angebote für Kinder und deren Eltern basieren auf den Grundprinzipien von Therapie, Förderung, Beratung, Begleitung, Aktivierung und

Entlastung. Durch die frühzeitige individuelle Hilfeplanung lässt sich ein Teil der bei diesen Kindern drohenden Langzeitdefizite kompensieren. Ganzheitliche Betreuungsprogramme, die medizinisches, psychosoziales und entwicklungspsychologisches Arbeiten kombinieren, tragen in diesem Sinne langfristig zur Optimierung der Entwicklungschancen der betroffenen Kinder in Düsseldorf bei.

„Zukunft für Kinder in Düsseldorf" kennzeichnet also eine intensive Vernetzung zahlreicher Akteurinnen und Akteure. Zu ihnen zählen alle Geburtskliniken und große Teile der psychosozialen wie auch medizinischen Landschaft. Insbesondere die institutionenübergreifende Zusammenarbeit zwischen Jugend- und Gesundheitsamt sowie die Einbettung in das Gremium der Düsseldorfer Gesundheitskonferenz sind ebenso elementare wie innovative Projektbestandteile.

Ein solches Vernetzungsprojekt kann auch Einspareffekte erzielen, da in der Regel frühzeitig Risikolagen erkannt werden und geeignete Interventionen gegensteuern.

Kontakt
Renate Hoop
Gesundheitsamt der Landeshauptstadt Düsseldorf
Geschäftsstelle Düsseldorfer Gesundheitskonferenz
Kölner Straße 180
40227 Düsseldorf
Telefon: 0211-8996950
Telefax: 0211-8939650
E-Mail: renate.hoop@duesseldorf.de
Website: http://www.duesseldorf.de/gesundheit/zukunft
_fuer_kinder/index.shtml

4.2.2 Kita

Ausgewählt durch: *Landesvereinigung für Gesundheitsförderung e. V. in Schleswig-Holstein*
Regionaler Knoten Schleswig-Holstein
Autorinnen: *Bettina Steen, Dorothee Michalscheck*

„Das schmeckt gut!"
Interkulturelles Ernährungsprojekt für Eltern und Kinder im Setting Kindertagesstätte

Themen- und Handlungsfelder
Kita – Ernährung/Bewegung/Stressbewältigung

Gute Praxisbereiche
Niedrigschwellige Arbeitsweise – Empowerment – Innovation und Nachhaltigkeit

Veröffentlichungsjahr: 2007

Kurzdarstellung
Um dem vielfach belegten Zusammenhang von Übergewicht und Adipositas mit der Herkunft aus sozial benachteiligten Familien bei ihren Kindern entgegenzuwirken, hat eine Kindertagesstätte im sozialen Brennpunkt Kiel-Gaarden das interkulturelle Ernährungsprojekt „Das schmeckt gut!" angeboten. Über einen Zeitraum von drei Monaten hinweg reflektierten Kinder und ihre Eltern im dortigen Kinderhaus der Arbeiterwohlfahrt (AWO) kindgerechte Ernährungsgewohnheiten.

Mithilfe von zweisprachigen Fachkräften erhielten die Eltern Informationen über gesunde Ernährung, Prävention von Übergewicht und pädagogische Fragen in diesem Zusammenhang. Parallel hat eine Gruppe von 22 Kindern unter der fachlichen Leitung der Bezugserzieherin das Thema „Ernährung" auf vielfältige Weise bearbeitet und in den Kindergartenalltag integriert. Im Gesprächskreis wurde thematisiert, was die Kinder zu Hause essen und trinken und wozu der Körper welche Nährstoffe benötigt. Hierbei diente die Ernährungspyramide als wichtige und bildhafte Informationsquelle. Der Zuckergehalt in verschiedenen Lebensmitteln wurde den Kindern durch die entsprechende Anhäufung von Würfelzucker veranschaulicht. Die Kinder nahmen aktiv an der Zubereitung eines gesunden Frühstücks zum Beispiel mit Obstsalat teil. Außerdem wurden Spiele und Bücher zu den Themen Ernährung, Bewegung und Zahnpflege im Kinderhaus bereitgestellt und in das tägliche Spiel integriert. Zum Programm gehörten auch gemeinsame interkulturelle Mahlzeiten mit Kindern und Eltern.

Durch seinen niedrigschwelligen Projektansatz hat „Das schmeckt gut!" Zugang zu Familien mit einem erhöhten Übergewichtsrisiko gefunden. Auch wurde ein hoher Anteil an Migrantinnen und Migranten erreicht: Zwölf der 20 teilnehmenden Mütter und Väter hatten einen Migrationshintergrund. Die Teilnahme war ohne Kosten, Wartezeiten oder Anmeldeformalitäten möglich.

Eltern und Kinder haben dabei Kenntnisse einer gesunden Ernährung erworben, die ihnen eine eigenverantwortliche Zusammenstellung der täglichen Nahrung im Hinblick auf die Gesundheit und das Wohlbefinden der Kinder ermöglichen soll. Die Kinder wurden auf spielerische Weise an das Thema herangeführt.

Der innovative Aspekt des Projekts lag in der gleichzeitigen Ansprache von Eltern und Kindern. Im Alltag der Kita sind darüber nachhaltige Veränderungen entstanden, die auch nach Projektende Bestand haben. Dazu zählen zum Beispiel die Ausweitung des wöchentlichen Müslitages und ein frischkosthaltigeres Mittagessen.

Kontakt
Özlem Ünsal
AWO IntegrationsCenter Ost, Kiel
Preetzer Straße 35
24143 Kiel
Telefon: 0431-7757057
Telefax: 0431-7757073
E-Mail: ozlem.unsal@awo-kiel.de
Website: http://www.awo-kiel.de

Ausgewählt durch: *Landesvereinigung für Gesundheitsförderung Thüringen e. V.*
Regionaler Knoten Thüringen
Autorin: Uta Maercker

Ernährung, Umwelt, Zahngesundheit und Bewegung in Kitas

Themen- und Handlungsfelder
Kita – Ernährung/Bewegung/Stressbewältigung

Gute Praxisbereiche
Innovation und Nachhaltigkeit – Niedrigschwellige Arbeitsweise – Settingansatz

Veröffentlichungsjahr: 2006

Kurzdarstellung
Viele Familien ernähren sich mangelhaft und bewegen sich zu wenig. Insbesondere das Ernährungsverhalten von Kindern wird durch eine unzureichende Ernährungserziehung im familiären, vorschulischen und schulischen Bereich negativ beeinflusst. Um diesem Problem entgegenzuwirken, entwickelte die Deutsche Gesellschaft für Ernährung e. V. (DGE) in Thüringen das Projekt „Ernährung, Umwelt, Zahngesundheit und Bewegung in Kindertagesstätten". Es beruht auf einem ganzheitlichen Ansatz und soll Klein- und Vorschulkindern im Alter von drei bis sechs Jahren kindgerecht-spielerisch Grundkenntnisse einer gesunden Ernährung und Zahngesundheit sowie ein positives Umweltbewusstsein vermitteln.

Die Umsetzung erfolgt durch das Team der Kindertagesstätte. Die Eltern sind in den drei- bis viermonatigen Projektverlauf intensiv einbezogen. Wesentlich ist dabei, dass die Kinder die Projektinhalte handlungsorientiert erleben und begreifen und so zum Beispiel lernen, sich an der Speisenzubereitung zu beteiligen. Zusätzlich zu verhaltensbezogenen Aspekten versucht die DGE, auf eine gesundheitsfördernde Gestaltung der Essensversorgung in den Kindertagesstätten einzuwirken. Deshalb vermittelt sie auch die Einrichtung von Kinderküchen.

Die Deutsche Gesellschaft für Ernährung e. V., Sektion Thüringen, ist an die Ernährungswissenschaftliche Fakultät der Universität Jena angegliedert. Die

Einrichtung wird vom Thüringer Ministerium für Soziales, Familie und Gesundheit gefördert. „Ernährung, Umwelt, Zahngesundheit und Bewegung in Kindertagesstätten" besteht seit 1994.

Um die Kontinuität der Arbeit auch nach Abschluss des Projekts sicherzustellen, leistet die DGE den Kitas Hilfestellung. Das zur Verfügung stehende Projekthandbuch ermöglicht es den Erzieherinnen und Erziehern, die Projektinhalte kontinuierlich in den Alltag der Einrichtung zu integrieren.

Da 96 Prozent der Thüringer Kinder einen Kindergarten besuchen, lässt sich ein Großteil der Kinder und ihrer Familien über das Setting Kita erreichen. Das Projekt setzt an einer Entwicklung der Lebenswelt Kindertagesstätte an und unterstützt die Einrichtung in der Durchführung gesundheitsfördernder Angebote, jeweils abgestimmt auf deren individuellen Bedarf und ihre individuelle Situation. In diesem Rahmen ist eine intensive Zusammenarbeit und wechselseitige Unterstützung zwischen den Familien und den Kindereinrichtungen zur Förderung der Gesundheit der Kinder zustande gekommen.

Kontakt
Witold Maichrowitz
Deutsche Gesellschaft für Ernährung e. V.
Sektion Thüringen
Dornburger Straße 23
07743 Jena
Telefon: 03641-949749
Telefax: 03641-949742
E-Mail: b9mawi@uni-jena.de
Website: http://www.dge.de

Ausgewählt durch: *Gesundheit Berlin-Brandenburg e. V.*
Regionaler Knoten Berlin
Autorin: Dagmar Siewerts

„Fitness für Kids"
Frühprävention im Kindergarten- und Grundschulalter

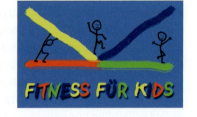

Themen- und Handlungsfelder
Kita – Schulkinder und Jugendliche/Setting Schule – Ernährung/Bewegung/Stressbewältigung

Gute Praxisbereiche
Multiplikatorenkonzept – Innovation und Nachhaltigkeit – Dokumentation und Evaluation

Veröffentlichungsjahr: 2005

Kurzdarstellung
Das Berliner Projekt „Fitness für Kids" leitet zu regelmäßiger gesundheitsorientierter Bewegungserziehung in Kindertagesstätten und Grundschulen an. Damit leistet es einen erheblichen Beitrag zur Prävention von Herz-Kreislauf-Erkrankungen, Schwächen des Stütz- und Bewegungsapparates, Fettstoffwechselstörungen u. a. mehr. Denn immer mehr Kinder in Deutschland leiden unter den Risikofaktoren Übergewicht und Bewegungsmangel und weisen bereits motorische Defizite und eine schlechte körperliche Fitness auf. Die Projektträger – die Berliner Gesellschaft für Prävention und Rehabilitation von Herz-Kreislauferkrankungen e. V. (BGPR) und die Unfallkasse Berlin – bieten die Maßnahme in Kitas in Berliner Bezirken mit unterschiedlicher Sozialstruktur an. Die Kinder erhalten dabei dreimal wöchentlich 45 Minuten Bewegungstraining. Eine entsprechende Anleitung und Qualifizierung der Erzieherinnen und Erzieher versetzt diese in die Lage, die Bewegungserziehung selbstständig fortzuführen. Damit erweist sich das Projekt auf Dauer als kostenneutral. Die Ergebnisse einer Evaluation durch die Universität Potsdam haben gezeigt, dass sich diese Bewegungsförderung äußerst positiv auf die motorische Entwicklung und den Gesundheitsstatus der Kinder auswirkt. Kinder aus sozial schwachen Familien, deren motorische Leistungsfähigkeit anfänglich deutlich schlechter im Vergleich zu anderen Kindern war, haben ihre Defizite mithilfe dieser gezielten Förderung aufgeholt.

Aufgrund dieser Erfolge wird das ebenso innovative wie nachhaltige Projekt inzwischen vorrangig an sozialen Brennpunkten Berlins durchgeführt. Da es sich wegen seines Multiplikatorenkonzepts sehr schnell fortsetzt, nehmen inzwischen über 150 Kindergärten in Berlin, Leipzig und Chemnitz daran teil. Des Weiteren ist „Fitness für Kids" auch in 30 Berliner Grundschulen in entsprechend modifizierter Form implementiert, damit die im Kindergarten aufgebauten Strukturen weiterbestehen können. Um einen gesunden, aktiven Lebensstil ebenfalls im Elternhaus der Kinder zu verankern, werden auch die Eltern in das Projekt einbezogen.

Kontakt
Dr. Kerstin Ketelhut
Förderverein der Berliner Gesellschaft für Prävention
und Rehabilitation von Herz-Kreislauf-Erkrankungen e. V.
Perleberger Straße 51
10559 Berlin
Telefon: 030-8039415
Telefax: 030-8039826
E-Mail: k.ketelhut@t-online.de
Website: http://fitness-fuer-kids.de

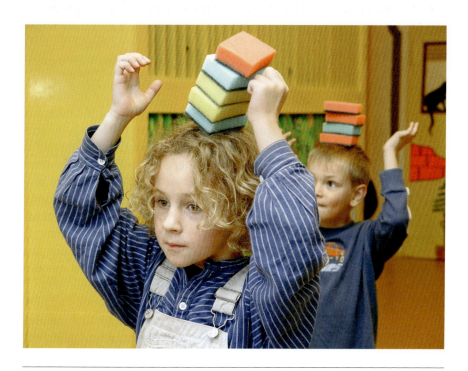

Ausgewählt durch: *Regierungspräsidium Stuttgart, Landesgesundheitsamt Regionaler Knoten Baden-Württemberg* Autor: *Torben Sammet*

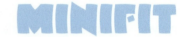

Früh übt sich. MINIFIT. Von klein auf gesund.

Themen- und Handlungsfelder
Kita – Ernährung/Bewegung/Stressbewältigung

Gute Praxisbereiche
Integriertes Handlungskonzept/Vernetzung – Qualitätsmanagement/ Qualitätsentwicklung – Dokumentation und Evaluation

Veröffentlichungsjahr: 2007

Kurzdarstellung
Angesichts eines kontinuierlichen Anstiegs der Adipositasprävalenz bei Kindern und Jugendlichen in den letzten Jahren bietet das Ludwigsburger Netzwerk „MINIFIT" Gesundheitsförderung von Kindern im Vorschulalter an. Das Projekt richtet sich an die Altersgruppe der Drei- bis Sechsjährigen in Kindertageseinrichtungen und wird von der mhplus Betriebskrankenkasse getragen. Mit der Vernetzung durch „MINIFIT" wurde in Ludwigsburg erstmals eine zielorientierte Bündelung von vielfältigen Angeboten im Bereich Gesundheitsförderung für die Zielgruppe erreicht.

Die Stärkung der Gesundheit der Kinder soll in verschiedenen Modulen aus den fünf Themenfeldern Bewegungsförderung, gesunde Ernährung, Elterninformation, Verkehrserziehung und Gesundheitsförderung der Erzieherinnen und Erzieher an allen 61 Kindertageseinrichtungen in Ludwigsburg erfolgen. Diese können aus dem Pool an Modulen die für sie relevanten Angebote auswählen. Die Verringerung von Übergewicht und Bewegungsmangel ist dabei ein zentrales Anliegen von „MINIFIT". Bewegung soll einen selbstverständlichen Platz im Tagesablauf der Einrichtungen erhalten, sodass über die regelmäßigen Bewegungszeiten hinaus Lernen und Erfahren durch Bewegung und Wahrnehmung zu einem allgemeinen Prinzip pädagogischer Arbeit mit den Kindern wird.

Im Fokus des Netzwerks stehen Kinder aus sozial und wirtschaftlich benachteiligten sowie eingewanderten Familien. Bei der Planung und Umsetzung der

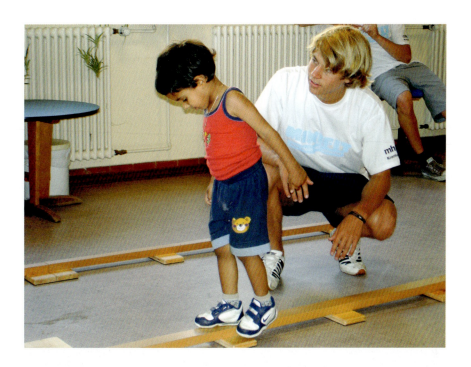

Angebote werden die Bedürfnisse dieser Zielgruppe in besonderem Maße berücksichtigt und sprachliche Hürden mithilfe von Dolmetscherinnen und Dolmetschern gelöst.

Die Gesundheitsförderung der Kinder ist eine Gemeinschaftsaufgabe aller Netzwerkpartner im Setting. Aufgaben der Koordination und des regelmäßigen Qualitätsmanagements übernehmen zwei hauptamtliche Fachkräfte, ein Beirat und eine Arbeitsgruppe, in der auch alle beteiligten Institutionen vertreten sind. Sämtliche Maßnahmen zur Qualitätssicherung finden in Abstimmung mit der Bundesforschungsanstalt für Ernährung und Lebensmittel (BfEL) statt, die das Projekt auch evaluiert.

Die Ergebnisse aus Befragungen der Kinder, der Eltern und der Kita-Leitungen mithilfe standardisierter Fragebogen und eine ausführliche Dokumentation der Inanspruchnahme von „MINIFIT" fließen in die weitere Projektgestaltung mit ein.

Kontakt
Michaela Roth
mhplus Betriebskrankenkasse
Franckstraße 8
71636 Ludwigsburg
Telefon: 07141-9790-951
Telefax: 07141-9790-44951
E-Mail: Michaela.Roth@mhplus.de
Website: http://www.minifit.de

Ausgewählt durch: *Gesundheit Berlin-Brandenburg e. V.*
Regionaler Knoten Berlin
Autorin: Dagmar Siewerts

Labyrinth
Kindermuseum
Berlin

Gesund groß werden

Themen- und Handlungsfelder
Kita – Schulkinder und Jugendliche/Setting
Schule – Bewegung/Ernährung/ Stressbewältigung

Gute Praxisbereiche
Niedrigschwellige Arbeitsweise – Empowerment – Integriertes Handlungskonzept/Vernetzung

Veröffentlichungsjahr: 2007

Kurzdarstellung
Angesichts zunehmender Gesundheitsprobleme gewinnt die Gesundheitsförderung von Kindern vor allem aus sozial benachteiligten Familien immer mehr an Bedeutung. Das Berliner Projekt „Gesund groß werden" hatte es sich deshalb zur Aufgabe gemacht, mit einem vielfältigen Angebot gesundheitsfördernder Maßnahmen einen Beitrag zur gesunden Entwicklung von Kindern im Alter von zwei bis zwölf Jahren zu leisten. Im Fokus standen dabei Kinder aus sozial benachteiligten Familien, insbesondere Aussiedler- und Migrantenfamilien. Das Labyrinth Kindermuseum Berlin richtete das Modellprojekt von 2005 bis 2008 im Bezirk Pankow in Zusammenarbeit mit der dortigen Plan- und Leitstelle für Gesundheit aus; die Finanzierung sicherte die Behindertenhilfe „Aktion Mensch". An dem Programm beteiligten sich drei Kindertagesstätten, zwei Schulhorte, zwei Grundschulen sowie ein Kinder- und Jugendclub.

Das Projekt umfasste sechs Praxismodule mit den Kindern zu den Themen Bewegungsförderung, gesunde Ernährung, Stress/Entspannung, Umgang mit Gefühlen, Lärmbelastung und Förderung des Nichtrauchens. Hinzu kamen parallele Fortbildungsveranstaltungen für die Fachkräfte sowie Elternabende, Aktionstage und Workshops für die Eltern. Neben verhaltensorientierten Maßnahmen beschäftigten sich weitere Aktivitäten mit der Gestaltung eines gesundheitsfördernden Umfelds zum Beispiel durch Farben, Licht, Lärmschutz, Pflanzen oder Bilder.

Bei der Konzeption von „Gesund groß werden" wurde darauf geachtet, die Hürde für alle Beteiligten möglichst niedrig zu halten. Deshalb war die Teilnahme an allen Veranstaltungen des Modellprojekt kostenlos. Die Eltern wurden direkt auf Elternabenden oder Aktionstagen angesprochen und informiert. Um den Informationsfluss sicherzustellen, erhielten sie alle aktuellen Informationen zudem in schriftlicher Form und bei Bedarf in verschiedenen Sprachen. Auf den Veranstaltungen standen Dolmetscherinnen und Dolmetscher zur Verfügung.

Ein weiteres zentrales Anliegen war die Befähigung von Kindern, Eltern und Pädagoginnen und Pädagogen. Die Kinder wurden auf verschiedene Weise aufgefordert, sich mit den Gesundheitsthemen zu befassen, und sollten darüber ein besseres Verständnis für die Zusammenhänge entwickeln.

Um das Thema Gesundheitsförderung auch langfristig und nachhaltig im Bezirk und in den Einrichtungen zu integrieren, wurden Kooperationsstrukturen in den sozialen Brennpunkten aufgebaut; darüber hinaus wurde eine Vernetzung der beteiligten Akteurinnen und Akteure angestrebt.

Kontakt
Roswitha von der Goltz
Labyrinth Kindermuseum Berlin gGmbH
Osloer Straße 12
13359 Berlin
Telefon: 030-800931153
Telefax: 030-4948097
E-Mail: vonderGoltz@labyrinth-kindermuseum.de
Website: http://www.labyrinth-kindermuseum.de

Ausgewählt durch: *Regierungspräsidium Stuttgart, Landesgesundheitsamt Regionaler Knoten Baden-Württemberg*
Autor: *Torben Sammet*

Kinder Stärken! – Resilienzförderung in der Kindertagesstätte

Themen- und Handlungsfelder
Kita – Familien/Eltern/Alleinerziehende

Gute Praxisbereiche
Niedrigschwellige Arbeitsweise – Multiplikatorenkonzept – Dokumentation und Evaluation

Veröffentlichungsjahr: 2007

Kurzdarstellung
Seit einigen Jahren liegt der Blick bei der Förderung kindlicher Entwicklung zunehmend auf den Stärken und seelischen Widerstandskräften, der sogenannten Resilienz. Resilienz ist die psychische Widerstandsfähigkeit von Kindern gegenüber verschiedenen Entwicklungsrisiken. Es hat sich gezeigt, dass die gezielte Förderung von Selbstwert und Selbstwirksamkeit, Selbststeuerungsmöglichkeiten, sozialer Kompetenz und Problemlösefähigkeit generell die Bewältigung von Krisen und Problemen verbessert sowie zur Gesundheitsförderung beiträgt. Resilienzstärkung sollte möglichst früh in der Entwicklung der Kinder ansetzen. Insbesondere in Wohnquartieren mit hohen Belastungsfaktoren kann ein besonderer Handlungsbedarf bestehen.

„Kinder stärken! – Resilienzförderung in der Kindertagesstätte" – so hieß das Projekt, das das Zentrum für Kinder- und Jugendforschung (ZfKJ) an der Evangelischen Fachhochschule Freiburg 2005 bis 2007 vor diesem Hintergrund umsetzte. Es zielte darauf ab, den Kindern präventiv unterschiedliche Wege aufzuzeigen, wie sie mit belastenden Situationen erfolgreich umgehen können.

Das Projekt verfolgte einen ganzheitlichen Ansatz und setzte auf folgenden vier Ebenen an:
- gezielte Gesundheits- und Resilienzförderung der Kinder in 20 Trainingseinheiten über zehn Wochen hinweg,
- Unterstützung der Eltern durch Kurse und Beratung,

- Fortbildung und Begleitung der Erzieherinnen und Erzieher,
- Vernetzung der Einrichtung mit anderen unterstützenden Institutionen.

Das Projekt „Kinder stärken!" wurde in jeweils zwei Kindertagesstätten der Stadt Freiburg und des Landkreises Breisgau-Hochschwarzwald in Kooperation mit den örtlichen Erziehungsberatungsstellen umgesetzt. Eine der Kitas liegt in einem sozialen Brennpunkt; eine andere weist ebenfalls einen hohen Anteil von Kindern aus armutsbedrohten Familien auf. Die Finanzierung haben die „Aktion Mensch", die Stadt Freiburg und der Landkreis Breisgau-Hochschwarzwald sichergestellt.

Das Projekt zeichnete sich durch seinen niedrigschwelligen Zugang und einen Multiplikatorenansatz aus. Die kostenlosen Angebote fanden immer mit den gleichen Bezugspersonen in den Kitas statt. Die Erzieherinnen und Erzieher der beteiligten Kitas haben Fachkräfte sowie Kinder und Eltern in anderen Einrichtungen weitergebildet und so ihr eigenes Wissen weitergetragen. Das Projekt wurde – bezogen auf die Prozesse und die Ergebnisse – nach quantitativen und qualitativen Forschungsmethoden evaluiert. Dabei ließen sich konkrete positive Veränderungen bei den Kindern nachweisen.

Kontakt
Maike Rönnau-Böse
Zentrum für Kinder- und Jugendforschung
an der Evangelischen Hochschule Freiburg
Bugginger Straße 38
79114 Freiburg
Telefon: 0761-47812-24
Telefax: 0761-47812-22
E-Mail: roennau-boese@eh-freiburg.de
Website: http://www.zfkj.de

Ausgewählt durch: *Landesvereinigung für Gesundheit und Akademie für Sozialmedizin Niedersachsen e. V. Regionaler Knoten Niedersachsen*
Autor/Autorin: *Antje Richter, Marcus Wächter*

Kindertagesstätte Regenbogen Wilhelmshaven

Themen- und Handlungsfelder
Kita – Ernährung/Bewegung/Stressbewältigung

Gute Praxisbereiche
Settingansatz – Integriertes Handlungskonzept/Vernetzung – Innovation und Nachhaltigkeit

Veröffentlichungsjahr: 2007

Kurzdarstellung
Die Kindertagesstätte Regenbogen liegt im Stadtteil Fedderwardergroden der Stadt Wilhelmshaven, einem Wohnquartier mit hoher Arbeitslosigkeit und vielen sozial benachteiligten Familien. Die von der Evangelisch-lutherischen Friedenskirche getragene Kita hat ihr Konzept auf die besonderen Bedingungen des Umfelds und die Zielgruppe sozial benachteiligter Kinder und Eltern ausgerichtet; sie verfolgt ein ganzheitliches, integriertes Handlungskonzept und reichert Alltagsroutinen mit Aspekten der Gesundheitsförderung an. Unter anderem in den Bereichen Ernährung, Bewegung, Sprachförderung und Erzieherinnengesundheit werden kontinuierlich Angebote unterbreitet, die sich sowohl an Kinder als auch an Eltern und Beschäftigte richten.

Um den Kindern eine gesunde Ernährung näherzubringen, können sie bei der Zubereitung von Speisen mithelfen. Die Erzieherinnen und Erzieher sowie eine externe Ernährungsberaterin informieren sie mit Spielen und Büchern über das Thema. Unterstützend wurden eine Kinderküche, ein Erfahrungsraum mit Kräuterbeet, Beerensträuchern und Obstbäumen auf der Freifläche der Kita sowie ein täglich kostenlos angebotenes Büfett mit Rohkost und zuckerfreien Getränken eingeführt. Auch die Bewegungsförderung erfolgt multimethodisch. Zusätzlich zu einem reichhaltigen Spiel- und Bewegungsangebot für die Kinder beraten Fachkräfte Eltern in Kleingruppen- und Einzelgesprächen über Bewegungsmöglichkeiten im häuslichen Umfeld. Zur Sprachförderung kommt eine Logopädin ins Haus. Die Finanzierung dieses integrierten Konzepts setzt sich aus einer Kombination verschiedener Projektgelder und Spenden zusammen.

Das settingorientierte Vorgehen in der Kindertagesstätte Regenbogen führt zur allmählichen Integration gesundheitsfördernder Maßnahmen in den gesamten Kita-Alltag. Die Einrichtung ist umfassend vernetzt und arbeitet mit zahlreichen öffentlichen Institutionen zusammen, darunter dem Gesundheitsamt, der Jugendzahnpflege, Jugendhilfeeinrichtungen, Grundschulen und der Kirche. Sie kooperiert außerdem träger- und konfessionsübergreifend mit weiteren Wilhelmshavener Kindertagesstätten.

Die Arbeit der Kita Regenbogen ist nachhaltig: Durch strategisch vorausschauende Planung gelingt es seit Jahren, immer wieder neue Projektmittel zu akquirieren, um neue Ansätze zu erproben und bereits etablierte zu sichern.

Kontakt
Beate Greulich
Kindertagesstätte Regenbogen der Ev.-luth. Friedenskirche
Preußenstraße 45 a
26388 Wilhelmshaven
Telefon: 04421-56266
Telefax: 04421-53916
E-Mail: kita.regenbogen@kirche-am-meer.de
Website: http://www.kirche-am-meer.de

Ausgewählt durch: *Hamburgische Arbeitsgemeinschaft für Gesundheitsförderung e. V. (HAG)*
Regionaler Knoten Hamburg
Autorin: Petra Hofrichter

Lernen durch Genießen – Gesunde Ernährung aus Sehpferdchens Küche

Themen- und Handlungsfelder
Kita – Ernährung/Bewegung/Stressbewältigung

Gute Praxisbereiche
Niedrigschwellige Arbeitsweise – Empowerment – Settingansatz

Veröffentlichungsjahr: 2006

Kurzdarstellung
„Lernen durch Genießen" – so lautet das Konzept der Kita „Sehpferdchen" in Heimfeld-Nord, ein ehemaliges Arbeiterviertel am Rand des Bezirks Hamburg-Harburg. In diesem Wohnquartier mit hoher Arbeitslosigkeit und einem Anteil von gut einem Drittel Migrantinnen und Migranten an der Bevölkerung ist häufig ein mangelhaftes Ernährungsverhalten zu beobachten. In armen Haushalten steht wenig Geld für eine abwechslungsreiche gesunde Ernährung zur Verfügung, und Eltern fehlt häufig das nötige Wissen, ihren Kindern bedarfsgerechte Speisen zuzubereiten.

Die Kita „Sehpferdchen", eine Einrichtung des Arbeiter-Samariter-Bundes, bereitet gesundes Essen mit und für Kinder zu. Dabei lernen sie, einzelne Obst- und Gemüsesorten zu benennen und vorbereitende Tätigkeiten wie Schälen, Schneiden und Raspeln eigenständig auszuführen. Das Mittagessen findet beispielsweise in festen Tischgemeinschaften statt. Dabei essen auch die Erzieherinnen mit, achten auf eine gepflegte Tischkultur und den sicheren Umgang der Kinder mit Messer und Gabel und führen mit ihnen Gespräche über das Essen und seine Zubereitung.

Als Zwischenmahlzeiten werden gemeinsam Obstteller zubereitet. Kochkurse und Veranstaltungsreihen vermitteln den Eltern sowohl ernährungsphysiologisches Wissen als auch die Möglichkeit, es praktisch anzuwenden. Die Mitarbeit im Arbeitskreis „Gesundes Heimfeld" hilft der Kita dabei, ihre Angebote lebensweltorientiert auszurichten. Gesunde Ernährung ist als übergreifendes Konzept in der Kita verankert, dient aber auch als Medium, um die Kompetenzen der Kinder in den Bereichen Sprache, Sozial- und Konfliktverhalten zu fördern sowie die Eigenverantwortung der Eltern zu unterstützen.

Das Konzept „Lernen durch Genießen" verändert das gesamte Setting der Kita und führt zu einer nachhaltigen Veränderung der Ernährungsgewohnheiten der Kinder/Eltern. Es weckt die Neugier und Entdeckerfreude der Kinder und stärkt die Fähigkeiten der Familien, sich gesund zu ernähren. Zudem ist das Projekt niedrigschwellig konzipiert und bezieht die Eltern integrativ in seine Angebote mit ein. Das Team der Kita ist mit zwei Erzieherinnen aus dem russisch- und dem türkischsprachigen Kulturkreis multikulturell besetzt.

Kontakt
Dr. Hannelore Fischer
Kindertagesstätte Sehpferdchen
Nobléestraße 38
21075 Hamburg
Telefon: 040-76750605
Telefax: 040-7676063
E-Mail: kita-sehpferdchen@asb-hamburg.de

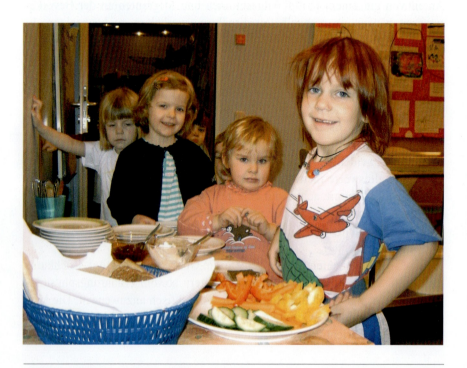

Ausgewählt durch: *Gesundheit Berlin-Brandenburg e. V.*
Regionaler Knoten Brandenburg
Autorin: *Iris Schiek*

Pfiffikus durch Bewegungsfluss

Themen- und Handlungsfelder
Kita – Ernährung/Bewegung/Stressbewältigung

Gute Praxisbereiche
Dokumentation und Evaluation – Innovation und Nachhaltigkeit – Settingansatz

Veröffentlichungsjahr: 2006

Kurzdarstellung
Die zunehmende Tendenz verminderter Gesundheit bei gleichzeitiger Abnahme der motorischen und geistigen Leistungsfähigkeit von Kindern und Jugendlichen steht oftmals eng in Zusammenhang mit ihrer sozialen Herkunft. Deshalb bildet der Kindergarten gerade an sozialen Brennpunkten ein zentrales „Auffangbecken" für Kinder aus benachteiligten Familien. Häufig erfahren sie hier die wichtigste gezielte Förderung.

Das Institut für Sportmedizin und Prävention der Universität Potsdam entwickelte deshalb ein Konzept, das im Settingbereich Kita ansetzt. Das daraus hervorgegangene dreijährige Modellprojekt „Pfiffikus durch Bewegungsfluss" (2002–2005) verfolgte das Ziel, Kinder im Vorschulalter durch ausgesuchte koordinativ anspruchsvolle Übungen motorisch und geistig optimal zu fördern. Zur Umsetzung der Projektinhalte wurden Fortbildungen mit den Erzieherinnen durchgeführt. Gleichzeitig erfolgte eine Analyse der personellen, materiellen, räumlichen und organisatorischen Rahmenbedingungen in den Kitas als Grundlage für eine bewegungsfördernde Umgestaltung. Die Übungsinhalte wurden schrittweise in den normalen Kita-Alltag integriert.

Nachahmenswert ist das Projekt im Hinblick auf die Evaluation seiner Wirksamkeit, seine Nachhaltigkeit und seinen Settingansatz: Die Ergebnisse der Abschlussuntersuchung zeigen deutliche Unterschiede zwischen den Projektkindern und nicht geförderten Kontrollgruppen. So erreichen die Kinder der Projektkindergärten deutlich bessere Ergebnisse beim Körperkoordinationstest für Kinder (KTK).

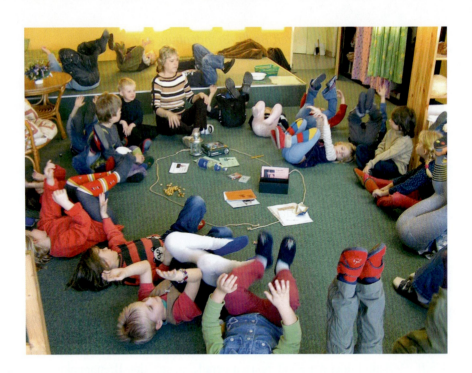

„Pfiffikus durch Bewegungsfluss" ist mittlerweile fester Bestandteil des pädagogischen Programms in den beteiligten Kitas, hat sich nach der Modellphase also als Regelangebot etabliert. Zur Weitergabe von Projektkonzept und -erfahrungen entwickelte das Pfiffikus-Team im Jahre 2006 eine Plattform für Bewegungs- und Kognitionsförderung im Kindergarten, die vor allem für Fortbildungseinrichtungen, Kindertageseinrichtungen und Erzieherinnen eine Anlaufstelle darstellt. Neben einer Fortbildungsreihe mit fünf Modulen für Erzieherinnen und Lehrkräfte bietet das Pfiffikus-Team auch Beratungsleistungen an.

Die Integration der entwickelten Übungen in den Alltag des Settings Kita stellte eine besondere Herausforderung dar und ist zum Beispiel mithilfe farbiger Karteikarten gelungen. Regelmäßige Rituale im Tagesablauf geben allen Kindern Raum für Bewegung und regen sie zum spielerischen Erproben der eigenen Möglichkeiten an.

Kontakt
Norman Radeiski
Universität Potsdam, Institut für Sportmedizin und Prävention
Am Neuen Palais 10
14469 Potsdam
Telefon: 0331-977-1160 oder -1768
Telefax: 0331-977-1296
E-Mail: pfiffikus@bvfg-potsdam.de
Website: http://www.pfiffikusdurchbewegungsfluss.de

Ausgewählt durch: *Gesundheit Berlin-Brandenburg e. V.*
Regionaler Knoten Berlin
Autorin: *Dagmar Siewerts*

Sicher und gesund in der Kita – SiGiKi

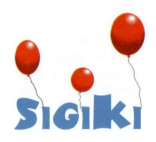

Themen- und Handlungsfelder
Kita

Gute Praxisbereiche
Multiplikatorenkonzept – Innovation und Nachhaltigkeit – Niedrigschwellige Arbeitsweise

Veröffentlichungsjahr: 2007

Kurzdarstellung
Unfälle stellen die häufigste Todesursache von Kindern bis 14 Jahren dar. Im Jahr 2005 verletzten sich insgesamt 1,6 Millionen Kinder, das sind laut Bundesarbeitsgemeinschaft Mehr Sicherheit für Kinder e. V. rund 4400 am Tag. Hiervon könnten nach Einschätzung von Expertinnen und Experten rund 60 Prozent durch vorbeugende Maßnahmen vermieden werden.

Die Unfallkasse Berlin hat gemeinsam mit der MUT – Gesellschaft für Gesundheit mbH, ein gemeinnütziges Unternehmen der Ärztekammer Berlin, das Projekt „SiGiKi – Sicher und gesund in der Kita" entwickelt, um die kindliche Umwelt sicherer und kindgerechter zu gestalten. Das Projekt konzentriert sich auf Unfälle in Kindereinrichtungen und im Heim- und Freizeitbereich. „SiGiKi" wendet sich zunächst an Erzieherinnen und Erzieher von Kindern zwischen vier bis sechs Jahren mit dem Ziel, sie als Multiplikatorinnen und Multiplikatoren im Bereich Kindersicherheit auszubilden. An zwei Fortbildungstagen erhalten die Teilnehmenden alle wichtigen Informationen zur Unfallprävention sowie vielfältige Anregungen für die Umsetzung von Maßnahmen in ihren Einrichtungen. Alles Wissenswerte ist in zwei anschaulich und praktikabel gestalteten Ordnern zusammengefasst.

Im nächsten Schritt schulen die pädagogischen Fachkräfte die von ihnen betreuten Kinder. Dabei sollen die Kinder einerseits mehr über Gefahrenquellen in ihrer Umgebung erfahren, diese erkennen und den Umgang mit ihnen erlernen und andererseits ihre Körperwahrnehmung trainieren. Anhand zahlreicher Wahrnehmungs-, Bewegungs-, Aktions- und Rollenspiele bekommen sie Gelegenheit, mit allen Sinnen zu spüren, was mit ihrem Körper machbar ist und wo ihre Grenzen liegen. Um auch den Heim- und Freizeitbereich sicherer zu gestalten, erhalten die Eltern Informationsmaterialien zum Projekt und zu einzelnen Themen der Kindersicherheit. Die Rückmeldungen zeigen, dass die Lernerfolge bei den beteiligten Kindern groß sind.

Neben seinem Multiplikatorenkonzept zeichnet sich „SiGiKi" durch seine innovative Arbeit aus. Das Projekt hat erstmalig alle relevanten Themen der Kindersicherheit in einer Materialsammlung zusammengestellt und zu einem Gesamtkonzept zusammengefügt. Zudem ist der Zugang niedrigschwellig: Die Schulungen finden in den Kitas statt, der Schulungszeitpunkt wird mit den Erzieherinnen und Erziehern individuell vereinbart. Sowohl das Schulungsangebot als auch die Materialiensammlung sind kostenfrei.

Kontakt
Annette Kuhlig
Unfallkasse Berlin
Culemeyerstraße 2
12277 Berlin
Telefon: 030-7624-1371
Telefax: 030-7624-1109
E-Mail: a.kuhlig@unfallkasse-berlin.de
Website: http://www.unfallkasse-berlin.de

Ausgewählt durch: *Gesundheit Berlin-Brandenburg e. V.*
Regionaler Knoten Brandenburg
Autorin: *Iris Schiek*

Vorbeugen ist besser als heilen – Vorbeugen ist billiger als heilen

Themen- und Handlungsfelder
Kita – Schulkinder und Jugendliche/Setting Schule

Gute Praxisbereiche
Partizipation – Multiplikatorenkonzept – Settingansatz

Veröffentlichungsjahr: 2005

Kurzdarstellung
Probleme mit Suchtmitteln insbesondere bei Kindern und Jugendlichen hatten im Landkreis Oder-Spree in den 90er-Jahren kontinuierlich zugenommen. Um dieser Entwicklung entgegenzutreten, überarbeitete das Gesundheitsamt des Landkreises seine bisherige Präventionsstrategie und initiierte das Projekt „Vorbeugen ist besser als heilen – Vorbeugen ist billiger als heilen". Als regionales wie überregionales Projekt der primären Suchtprävention bei Kindern und Jugendlichen vernetzt es die qualifizierte Präventionsarbeit zahlreicher Partner stärker als zuvor, um vorhandene Ressourcen effizienter nutzen zu können. Darüber hinaus setzt es bei den Kindern möglichst früh mit der präventiven Arbeit an und richtet diese langfristiger aus. Das Gesundheitsamt als Träger versteht sich dabei als Initiator, Koordinator und Kommunikator.

Das Projekt findet in einer grenzüberschreitenden Zusammenarbeit mit dem polnischen Partnerkreis Sulecin an Kindertagesstätten und Grundschulen statt. In der EU-geförderten Modellphase von 2002 bis 2004 nahmen auf deutscher Seite 14 Kitas, fünf Grundschulen und eine Förderschule teil. Einige der Kitas und Schulen auf deutscher Seite lagen in sozial benachteiligten Stadtteilen, drei Schulen hatten einen sehr hohen Anteil von Migrantinnen und Migranten.

Bei „Vorbeugen ist besser als heilen – Vorbeugen ist billiger als heilen" geht es zentral um eine ganzheitliche Stärkung der Persönlichkeit der Kinder unter Berücksichtigung der individuellen Lebensumwelten. Die Kinder sollen befähigt werden, gesundheitsfördernde Entscheidungen zu treffen und so Verant-

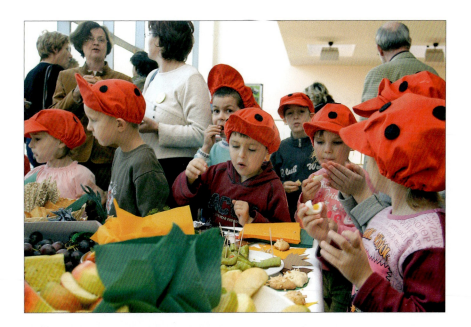

wortung für sich und ihre Umwelt zu übernehmen. Zu diesem Zweck soll ihnen die primäre Präventionsarbeit dabei helfen, kritisches und kreatives Denken sowie die Fähigkeit zur Kommunikation und zur Entwicklung von Strategien der Problemlösung herauszubilden. Das Projektteam des Gesundheitsamtes besteht aus einer Zahnärztin, einer Sozialarbeiterin, der Projektkoordinatorin und der Koordinatorin für Gesundheitsverwaltung. Über den Settingansatz des Programms gelang es, alle Kinder der beteiligten Kitas und Schulen mit einzubeziehen und flexibel sowohl ihre Interessen als auch die Verhältnisse in der jeweiligen Einrichtung zu berücksichtigen. Zudem zeichnet sich das Projekt, das sich seit 2005 in der Verstetigungsphase befindet, durch ein Multiplikatorenkonzept aus.

Kontakt
DM Gudrun Sommer
Landkreis Oder-Spree
Glashüttenstraße 10
15890 Eisenhüttenstadt
Telefon: 03364-5054365
Telefax: 03364-5054399
E-Mail: gudrun.sommer@l-os.de
Website: http://www.landkreis-oder-spree.de

Ausgewählt durch: *Gesundheit Berlin-Brandenburg e. V.*
Regionaler Knoten Brandenburg
Autorin: *Iris Schiek*

Waldameisen

Themen- und Handlungsfelder
Kita

Gute Praxisbereiche
Partizipation – Innovation und Nachhaltigkeit – Settingansatz

Veröffentlichungsjahr: 2006

Kurzdarstellung
In städtischen Bereichen haben Kinder durch Verbauung von Bewegungsräumen und Spielflächen oft unzureichende Bewegungsmöglichkeiten. Freie und naturbelassene Spielplätze zum selbstständigen Erkunden sind in der Regel kaum vorhanden.

An diesem Problem setzt das Projekt „Waldameisen" der Kita „Storchennest" an. Die Kita liegt in einem sozialen Brennpunktgebiet der Stadt Cottbus und betreut überproportional viele Kinder aus sozial benachteiligten Familien, die in einem defizitären Umfeld aufwachsen. Ziel des Projekts ist die Förderung der Gesundheit der Kinder sowie eine grundsätzliche Stärkung des Gesundheitsbewusstseins von Eltern und Kindern.

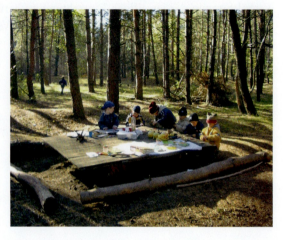

Die „Waldameisen" – 26 Kinder zwischen drei und sechs Jahren – besuchen dreimal wöchentlich bei Wind und Wetter ein Waldstück bei Cottbus-Gallinchen. Sie haben ein beeindruckendes „Waldameisendorf" aus Totholz errichtet. Es gibt Hütten mit Vorgärten, einen Konzertsaal, ein Lernfenster, einen Morgenkreis, einen Basteltisch, einen Speiseraum und vieles mehr. Seilschaukeln, Kletterseile und Baumwippen dienen als Spielgeräte. Die Kinder lernen, mit Lupen, Ferngläsern und Kompass umzugehen und Naturerscheinungen genau wahrzunehmen. Sie arbeiten mit Taschenmessern und Säge. Auf diese Weise entwickeln sie ein wertschätzendes Verhalten gegenüber der Natur und ihr Umweltbewusstsein wird ausgebildet. Die Kinder erleben den Wechsel der Jahreszeiten im Wald.

Das Projekt arbeitet partizipativ und nachhaltig: Kindern wird die Möglichkeit geboten, sich außerhalb des Elternhauses eigenständig zusammen mit Gleichaltrigen ein Lern- und Erfahrungsfeld zu erschließen. Zudem tragen die Eltern eine aktive Mitverantwortung für das Gelingen des Projekts und arbeiten gut mit den Erziehern und Erzieherinnen zusammen. Der Krankenstand innerhalb der Waldgruppe liegt deutlich niedriger als der der übrigen Kindergruppe der Kita. Auch das Sozialverhalten der „Waldameisen" hat sich sehr positiv entwickelt; aggressives Verhalten ist ohne maßgebliche erzieherische Einwirkung stetig zurückgegangen.

Zudem verändert das innovative Projekt das gesamte Setting der Kita: Die Erfahrungen mit der „Waldameisengruppe" fördern bei allen Mitarbeitern und Mitarbeiterinnen eine entsprechende Bewusstseinsbildung und wirken damit im Sinne einer umfassenden Organisationsentwicklung. Der ganzheitliche Lernansatz und die Erweiterung des Lebensraums führen zu bleibenden Veränderungen der Lebensgewohnheiten der Kinder. Diese reichen bis ins Elternhaus hinein.

Kontakt
Bärbel Neumann
Kita „Storchennest"
Schopenhauerstraße 92
03048 Cottbus
Telefon: 0355-523749
Telefax: 0355-5298238
E-Mail: kita@jugendhilfe-cottbus.de
Website: http://www.jugendhilfecottbus.de/index.php?sid=4&projekt=10

4.2.3 Schulkinder und Jugendliche/Setting Schule

Ausgewählt durch: *Sächsische Landesvereinigung für Gesundheitsförderung e. V.*
Regionaler Knoten Sachsen
Autor: Harry Müller

Gesundheitsfördernde Schule als Ganztagsangebot in der Mittelschule Körnerplatzschule Döbeln

Themen- und Handlungsfelder
Schulkinder und Jugendliche/Setting Schule

Gute Praxisbereiche
Settingansatz – Qualitätsmanagement/Qualitätsentwicklung – Innovation und Nachhaltigkeit

Veröffentlichungsjahr: 2007

Kurzdarstellung
Problem- und Konfliktsituationen bei Schülerinnen und Schülern, Eltern und Lehrkräften waren in den vergangenen Jahren in zahlreichen Schulen kennzeichnend. Zu ihnen zählte auch die Körnerplatzschule, eine Mittelschule im sächsischen Döbeln mit einem hohen Anteil sozial benachteiligter Schülerinnen und Schüler. Um die gesundheitlichen und psychosozialen Belastungen aller Beteiligten zu senken, hat sie in den Jahren 2004 bis 2007 am Handlungsforschungsprojekt „Gesundheitsfördernde Schule als Ganztagsangebot" teilgenommen. In diesem Rahmen ist eine Schulstation entstanden, in die das Projekt nach Ablauf der Förderphase als Regelangebot überführt worden ist. Die Station ist mit zwei sozialpädagogischen Fachkräften besetzt und während der gesamten Schulzeit geöffnet.

Die Schulstation offeriert allen wesentlichen am System Schule beteiligten Zielgruppen Unterstützung: Schülerinnen und Schüler finden dort ein offenes Ohr für Probleme und Hilfestellungen zur Überwindung von persönlichen Schwierigkeiten sowie Rückzugsmöglichkeiten in Stresssituationen. Im Rahmen individueller Förderprogramme werden Beratungs- und Unterstützungsleistungen sowie Entwicklungshilfen geboten. Darüber hinaus können Schülerinnen und Schüler zu Streitschlichtern ausgebildet werden. Die Projektphase umfasste zudem auch freizeitpädagogische Angebote. Den Lehrkräften bietet die Station die Möglichkeit der Entlastung bei Konflikten mit Kindern und projektorientierte Zusammenarbeit mit einzelnen Klassen zu sozialpädagogischen Themen wie zum Beispiel Sozialtraining oder Umgang mit Stress. Auch die Eltern können sich in allen Fragen der schulischen Entwicklung ihrer Kinder an sie wenden.

Der Projektträger war der SOPRO e. V. (Soziale Projekte in Sachsen Rosswein), Kooperationspartner waren das Sächsische Staatsministerium für Kultus, das Landratsamt Döbeln und die Techniker Krankenkasse. Begleitet und evaluiert wurde das Projekt von der Hochschule Mittweida (FH), Fachbereich Soziale Arbeit.

Die Projektphase der „Gesundheitsfördernden Schule als Ganztagsangebot" beruhte auf dem Settingansatz. Der Einsatz einer Steuerungsgruppe, in die alle Entscheidungsträger integriert waren, sowie die ständige Präsenz von ausgebildeten Ansprechpartnern und -partnerinnen in der Schulstation garantierten die Überprüfung und Einhaltung der Qualitätskriterien durch festgelegte Parameter. Das Projekt hatte für den ehemaligen Landkreis Döbeln Modellcharakter und führte u. a. zur Einrichtung der Schulstation als eine der wichtigsten Neuerungen im Schulleben.

Kontakt
Prof. Günter Zurhorst
Hochschule Mittweida, Fakultät Soziale Arbeit
Döbelner Straße 58
04741 Rosswein
Telefon: 034322-48671
Telefax: 034322-48653
E-Mail: zurhorst@htwm.de

Ausgewählt durch: *Sächsische Landesvereinigung für Gesundheitsförderung e. V Regionaler Knoten Sachsen* Autor: *Harry Müller*

Gesundheitsförderung mit benachteiligten Jugendlichen im IB Hirschfelde

Themen- und Handlungsfelder
Schulkinder und Jugendliche/Setting Schule –
Ernährung/Bewegung/Stressbewältigung

Gute Praxisbereiche
Settingansatz – Innovation und Nachhaltigkeit –
Niedrigschwellige Arbeitsweise

Veröffentlichungsjahr: 2006

Kurzdarstellung
Das Bildungszentrum Hirschfelde des Internationalen Bundes (IB) in der Nähe des sächsischen Zittau ist eine überbetriebliche Ausbildungsstätte für lernbehinderte Jugendliche, die vielfach weitere Beeinträchtigungen aufweisen. Ein Großteil von ihnen kommt aus sozial schwachen Familien, hat keinen Schulabschluss und verfügt nur über geringe soziale Kompetenzen. Die Zielgruppe ist für Maßnahmen der Gesundheitsförderung in der Regel nur schwer zu erreichen.

In einem berufsspezifischen Setting bot der IB als Bildungsträger die Möglichkeit eines ganzheitlichen gesundheitsfördernden Ansatzes, der sowohl die Verhältnisse als auch das Verhalten der benachteiligten Jugendlichen berücksichtigt.

Das Projekt verfolgte das Ziel, die Jugendlichen beim verantwortungsvollen Umgang mit der eigenen Gesundheit und der Gesundheit anderer zu unterstützen und sie zu befähigen, Fragen von Gesundheit und Wohlbefinden mit ihrem Alltag und ihren Lebensbedingungen zu verknüpfen. Dies geschah zum Beispiel durch das Angebot einer Fitnesstanzgruppe und von Sportaktivitäten wie Schwimmen, Kegeln und Volleyball. Dabei orientierte sich das Projekt an den Alltagsrealitäten der lernbehinderten Jugendlichen und bezog deren gesundheitsbezogenen Potenziale in das Vorgehen ein. Die meisten Jugendlichen waren während ihrer Berufsvorbereitung oder Ausbildung in einem Wohnheim mit Vollverpflegung und ganztägiger Betreuung untergebracht.

Das Projekt beruhte auf einer Kooperation der AOK Sachsen und des IB Hirschfelde. Es ist 2007 ausgelaufen, wird aber in ähnlicher Form unter dem Namen „BodyGuard" fortgesetzt. Zu den nachahmenswerten Aspekten des Programms gehört zunächst sein ganzheitlicher Settingansatz, der das gesamte Bildungszentrum einschloss und darüber auch die Lebensgewohnheiten der Jugendlichen veränderte.

Bezogen auf Berufsschulen, berufsbildende Förderschulen und staatlich anerkannte Ersatzschulen hat das Projekt in der Region Modellcharakter. Durch die Bildung eines Steuerungsgremiums und die kontinuierliche Arbeit von Gesundheitszirkeln ist es in Hirschfelde gelungen, Themen der Gesundheitsförderung dauerhaft zu bearbeiten und nachhaltig in der Institution zu verankern. Vorbildlich ist zudem das niedrigschwellige Vorgehen, mit dem die Maßnahmen die Zielgruppe in ihrem unmittelbaren Lebensumfeld erreichte.

Träger des Angebots
AOK Sachsen – Die Gesundheitskasse

Kontakt
Susanne Neupert (IB-Bildungszentrum Hirschfelde)
Flachsspinnereistraße 5
02788 Hirschfelde
Telefon: 035843-2760
Telefax: 035843-27623
E-Mail: BZ.Hirschfelde@internationaler-bund.de

Ausgewählt durch: *Landesvereinigung für Gesundheitsförderung e. V. in Schleswig-Holstein*
Regionaler Knoten Schleswig-Holstein
Autorin: Bettina Steen

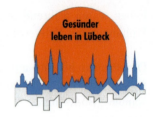

Gesundheit und Aktivität in Schulen

Themen- und Handlungsfelder
Schulkinder und Jugendliche/Setting Schule – Ernährung/Bewegung/Stressbewältigung

Gute Praxisbereiche
Settingansatz – Integriertes Handlungskonzept/Vernetzung – Dokumentation und Evaluation

Veröffentlichungsjahr: 2006

Kurzdarstellung
Das grenzüberschreitende EU-Projekt „Gesundheit und Aktivität in Schulen" entwickelte und erprobte ein gesundheitsförderndes Good-Practice-Modell insbesondere für sozial benachteiligte Kinder und Jugendliche im Setting Schule. Kooperationspartner des 2007 abgeschlossenen Programms waren das Gesundheitsamt Lübeck und die Stadt Størstroms Amt in Dänemark.

Da bereits bei Kindern im Alter von sechs bis sieben Jahren gesundheitliche Risikofaktoren wie Übergewicht und Bewegungsmangel auftreten, gehörten die Bereiche Ernährung sowie Bewegung und Entspannung zu den Modulen der offenen Ganztagsangebote der beteiligten Schulen in Lübeck. Zielgruppe waren Kinder der Jahrgangsstufen 5 und 6 zweier Hauptschulen und eines Förderzentrums in sozial benachteiligten Stadtteilen. Die Erfahrungen der beteiligten Fachkräfte sowie der Schülerinnen und Schüler aus dem Austausch und Wissenstransfer beider Länder sind systematisch in die Projektentwicklung eingeflossen.

Die Angebote fanden abwechselnd in Blöcken à zwölf Wochen statt, nachmittags jeweils in eineinhalbstündigen Kurseinheiten. „Ernährung/Kochen" vermittelte Kenntnisse über eine gesunde und ausgewogene Ernährung sowie praktische Fertigkeiten durch die gemeinsame Zubereitung von Mahlzeiten in der Schulküche. Der Kurs „Bewegung/Entspannung" strebte Konditionssteigerung durch Ausdauerläufe und -spiele und das Kennenlernen unterschiedlicher altersgerechter Entspannungsmethoden an. Ausgebildete Fachkräfte haben die Kurse in Zusammenarbeit mit dem Lehrpersonal gestaltet. Die Teilnahme beruhte auf der Wahl der Kinder zu Beginn des jeweiligen Schuljahres, war danach allerdings verpflichtend.

Den Schulalltag hat das Projekt im Sinne einer Verhältnisprävention nachhaltig verändert und um die Komponente Gesundheitsförderung bereichert. Umgangsregeln und Kommunikationsstrukturen wurden verändert sowie das Essen in zwei beteiligten Schulkantinen verbessert. Gesundheitsbezogene Kursangebote konnten verstetigt werden.

Beispielhaft ist auch das integrierte Handlungskonzept, das „Gesunde Städte"-Mitglieder aus Schleswig-Holstein und Dänemark sowie zahlreiche weitere Partner mit einbezogen hat. Die Universitäten Lübeck und Kopenhagen haben das Projekt jeweils für ihr Land wissenschaftlich begleitet und seine Wirksamkeit evaluiert.

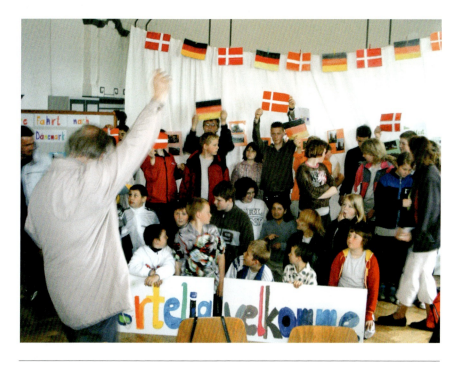

Kontakt
Dr. Michael Hamschmidt
Gesundheitsamt Lübeck
Sophienstraße 2–8
23560 Lübeck
Telefon: 0451-1225300
Telefax: 0451-1225390
E-Mail: gesundheitsamt@luebeck.de

Ausgewählt durch: *Landesvereinigung für Gesundheit Sachsen-Anhalt e. V. Regionaler Knoten Sachsen-Anhalt*
Autorin: Birgit Ferner

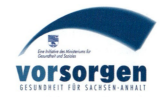

Impflückenschließung in Grundschulen in Sachsen-Anhalt

Themen- und Handlungsfelder
Schulkinder und Jugendliche/Setting Schule

Gute Praxisbereiche
Integriertes Handlungskonzept/Vernetzung – Niedrigschwellige Arbeitsweise – Dokumentation und Evaluation

Veröffentlichungsjahr: 2007

Kurzdarstellung
Bei Schuleingangsuntersuchungen haben die Gesundheitsämter Sachsen-Anhalts festgestellt, dass etliche Kinder Impflücken aufweisen und über keinen altersgerechten Impfstatus verfügen. Die Durchimpfungsraten lagen in einigen Regionen, zum Beispiel in der Stadt Halle und in den ehemaligen Landkreisen Aschersleben-Staßfurt und Weißenfels, bei ausgewählten Impfungen weit unter 50 Prozent. Betrachtet wurden dabei vorrangig die erste Auffrischimpfung gegen Tetanus und Diphtherie und die zweite Masern-, Mumps-, Rötelnimpfung, darüber hinaus die Keuchhustenimpfung. Einer der Gründe für das mangelnde Impfverhalten liegt in der Tatsache, dass sozial benachteiligte Bevölkerungsgruppen im Rahmen der Problemvielfalt, von der sie betroffen sind, dem Impfen nicht die nötige Aufmerksamkeit schenken.

Um insbesondere Kindern mit diesem Hintergrund gleichberechtigte Gesundheitschancen zu eröffnen und deren Familien bei der Umsetzung zu unterstützen, wurde das Projekt „Aufsuchende Impflückenschließung in Grundschulen" konzipiert. Träger waren die Landesvereinigung für Gesundheit Sachsen-Anhalt e. V. und der BKK Landesverband Ost.

Zu den Zielen des einjährigen, im Herbst 2004 abgeschlossenen Projekts zählten:

- die Beteiligung möglichst vieler Grundschulen und Kinder,
- die Prüfung und falls nötig Herstellung eines altersgerechten Impfstatus bei den beteiligten Kindern,
- die Schließung von Impflücken sowie
- die Erprobung eines „aufsuchenden" Angebots als Problemlösungsansatz zur Steigerung der Erreichbarkeit insbesondere von benachteiligten Zielgruppen.

Die mitwirkenden Grundschulen lagen in Stadtteilen, die in einem hohen Maße von Armut, Migration und Arbeitslosigkeit betroffen sind. Das Projekt unterstützte eines der fünf Gesundheitsziele des Landes Sachsen-Anhalt, das das „Erreichen eines altersgerechten Impfstatus bei über 90 Prozent der Bevölkerung" vorsieht.

Zur Realisierung des Programms wurden alle unmittelbar und mittelbar betroffenen Akteurinnen und Akteure aus Politik, Verwaltung und Praxis einbezogen, unter ihnen die Krankenkassen, die Ärztekammer, die Kassenärztliche Vereinigung, die regionalen Gesundheitsämter, das Landesamt für Verbraucherschutz, die Mitglieder des Arbeitskreises Impfen sowie die Schulen.

Wegen des niedrigschwelligen, aufsuchenden Projektansatzes ließen mehr sozial benachteiligte Familien ihre Kinder in der Schule impfen, als es im Kontext der ärztlichen Praxen üblich ist. Das Projekt ist ausführlich dokumentiert worden.

Kontakt
Birgit Ferner
Landesvereinigung für Gesundheit Sachsen-Anhalt e. V.,
BKK Landesverband Ost
Badestraße 2
39114 Magdeburg
Telefon: 0391-8364111
Telefax: 0391-8364110
E-Mail: birgit.ferner@lvg-lsa.de
Website: http://www.lv-gesundheit-sachsen-anhalt.de

Ausgewählt durch: *Landesvereinigung für Gesundheitsförderung e. V. in Schleswig-Holstein*
Regionaler Knoten Schleswig-Holstein
Autorin: Dorothee Michalscheck

Kinder-Brücke

Themen- und Handlungsfelder
Schulkinder und Jugendliche/Setting Schule – Seelische Gesundheit einschließlich Sucht

Gute Praxisbereiche
Niedrigschwellige Arbeitsweise – Innovation und Nachhaltigkeit – Partizipation

Veröffentlichungsjahr: 2007

Kurzdarstellung
Oft stellen Kinder von psychisch kranken und sozial zurückgezogenen Eltern deren einzige Bezugspersonen dar und wachsen in Unsicherheit, Orientierungslosigkeit und stetiger Überforderung auf. Gegenüber der Vergleichsgruppe haben sie ein zwei- bis dreifach erhöhtes Risiko, später selbst psychische Störungen oder Erkrankungen zu erleiden. Das Projekt „Kinder-Brücke" wendet sich an Kinder im Alter von fünf bis 13 Jahren, deren psychisch erkrankte Eltern – häufig traumatisierte alleinerziehende Mütter – in der Brücke Dithmarschen e. V. in Heide ambulant betreut werden. Als primärpräventive Intervention will die „Kinder-Brücke" die Isolation dieser Kinder durchbrechen und ihre psychosozialen Belastungen vermindern.

Neben der Beratung und Unterstützung im Umgang mit ihrer schwierigen Situation erhalten die Kinder die Möglichkeit, positiv stärkende Erfahrungen in einer Gruppe zu machen. Das Angebot findet einmal wöchentlich zu einer festen Zeit statt und dauert etwa zwei bis drei Stunden. Zwei Heilpädagoginnen und eine Objektdesignerin mit sozialtherapeutischer Zusatzausbildung betreuen zehn bis zwölf Kinder in unterschiedlichen Kleingruppen. Im gemeinsamen Erleben, beim Kochen, Essen, Spielen sowie bei sportlichen, kreativen und kulturellen Aktionen und Projekten erfahren die Kinder Wertschätzung und lernen ein verlässliches Umfeld kennen. In akuten Notsituationen wenden sie sich später oftmals an die Mitarbeiter und Mitarbeiterinnen der „Kinder-Brücke".

Das Projekt zeichnet sich durch seine Niedrigschwelligkeit aus, es ist innovativ und nachhaltig und verfolgt einen partizipativen Ansatz: In der „Brücke" betreute Eltern können ihre Kinder ohne größere Formalitäten der „Kinder-Brücke" anvertrauen und damit ein Hilfsangebot nutzen, das es insbesondere an der Westküste Schleswig-Holsteins in dieser Form kaum gibt. Bei der Projektkonzeption sind die Eltern zur Ermittlung der Bedarfe ihrer Kinder miteinbezogen worden. Die Kinder selbst planen und gestalten ihre Gruppennachmittage mit und lernen so, mit Entscheidungsfindungsprozessen umzugehen.

Kontakt
Karola Wischmann
Die Brücke Dithmarschen e. V.
Neue Anlage 23–25
25746 Heide
Telefon: 0481-684940
Telefax: 0481-6849444
E-Mail: info@bruecke-dithmarschen.de
Website: http://www.bruecke-dithmarschen.de

Ausgewählt durch: *Landesvereinigung für Gesundheitsförderung Thüringen e. V.*
Regionaler Knoten Thüringen
Autorin: Uta Maercker

Schulpädagogische Sozialarbeit und Schuljugendarbeit an der Staatlichen Regelschule „Werner Seelenbinder" in Apolda

Themen- und Handlungsfelder
Schulkinder und Jugendliche/Setting Schule – Ernährung/Bewegung/ Stressbewältigung

Gute Praxisbereiche
Integriertes Handlungskonzept/Vernetzung – Niedrigschwellige Arbeitsweise – Empowerment

Veröffentlichungsjahr: 2005

Kurzdarstellung
Schülerinnen und Schüler bringen mögliche Probleme aus der Schule und dem Elternhaus oft in Freizeiteinrichtungen mit. Derartige Erfahrungen machte auch ein Jugendclub in Apolda-Nord, einem sozialen Brennpunkt in Thüringen. Dazu zählen hier insbesondere eine unzureichende Ernährung, eine mangelhafte Konzentrationsfähigkeit und ein gesteigertes Aggressionspotenzial der Jugendlichen. Dem stand das Team oft hilflos gegenüber. Der Träger des Jugendclubs, das Christliche Jugenddorfwerk Deutschland e. V. (CJD), lancierte deswegen gemeinsam mit der nahe gelegenen staatlichen Regelschule „Werner Seelenbinder" im Jahr 2000 ein Kooperationsprojekt, das neben Schulsozialarbeit eine Frühstückversorgung umfasst. Anschließend wurde das Programm im Rahmen der Richtlinie Schuljugendarbeit des Thüringer Kultusministeriums um unterschiedliche Interessengemeinschaften wie zum Beispiel Bewegungsangebote, Hausaufgabenhilfe, Schülerzeitung, Streitschlichtung und Schulumfeldgestaltung erweitert. An ihnen können die Schülerinnen und Schüler kostenfrei und auf freiwilliger Basis teilnehmen.

Regelmäßig steht den Heranwachsenden im Club ein Sozialarbeiter als Ansprechpartner zur Verfügung. Darüber hinaus entwickelt das Projektteam verstärkt Angebote der Gesundheitsförderung, darunter Tabakprävention und

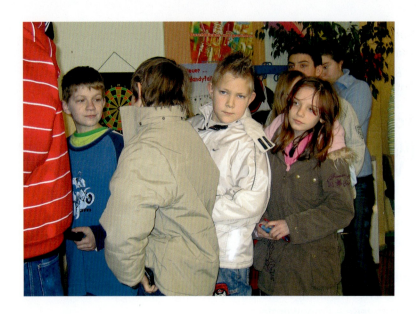

gesunde Ernährung. Eltern und Lehrkräfte sind intensiv in die Zusammenarbeit eingebunden.

Mit dem Frühstücksangebot decken viele Schülerinnen und Schüler ihr Defizit an Schulbroten und Getränken ab, da sie ohne Frühstück zur Schule gehen. Ausreichend ernährte Kinder sind aufmerksamer, leistungsfähiger und weniger aggressiv. Freizeitangebote wie Jungenclique und Mädchenarbeit stellen sich auf die speziellen Interessen und Probleme der Geschlechter ein. Neben einer sinnvollen Freizeitbeschäftigung geht es dabei vorwiegend um die soziale Betreuung. Meditation wird vor allem Schülerinnen und Schülern der Klassen 5 und 6 angeboten, um sie zu befähigen, selbst auf ihr Verhalten Einfluss zu nehmen und sich zur Ruhe zu bringen.

Die Stärken des Projekts liegen in seinem integrierten Handlungskonzept, seiner niedrigschwelligen Arbeitsweise und seiner Empowermentstrategie: Es besteht eine intensive Vernetzung zwischen dem Jugendclub und der Schule „Werner Seelenbinder". Offene Räume wie zum Beispiel ein Schülercafé bieten sich Kindern und Jugendlichen als Orte der Kommunikation an. Auch sind die Schülerinnen und Schüler an der Gestaltung des Projekts aktiv beteiligt und lernen darüber, Verantwortung für sich und ihr Umfeld zu übernehmen.

Kontakt
Lothar Regling
Staatliches Schulamt Weimar
Werner-Seelenbinder-Straße 6
99510 Apolda
Telefon: 03644-555556
Telefax: 03644-555558
E-Mail: rs_wss_ap@gmx.de

Ausgewählt durch: *Landesvereinigung für Gesundheit und Akademie für Sozialmedizin Niedersachsen e. V.*
Regionaler Knoten Niedersachsen
Autorin: Antje Richter

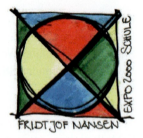

Schulprogramm Fridtjof-Nansen-Schule

Themen- und Handlungsfelder
Schulkinder und Jugendliche/Setting Schule – Ernährung/Bewegung/Stressbewältigung

Gute Praxisbereiche
Partizipation – Settingansatz – Dokumentation und Evaluation

Veröffentlichungsjahr: 2005

Kurzdarstellung
Die Fridtjof-Nansen-Grundschule im sozialen Brennpunkt Hannover-Vahrenheide integriert Gesundheitsförderung umfassend in den schulischen Alltag der Schülerinnen, Schüler und der Lehrkräfte. Es handelt sich dabei um eine volle Halbtagsschule mit integriertem Hort. Die Altersgruppe der Kinder liegt zwischen sechs und zehn Jahren. Übergreifendes Ziel des Projekts „Bewegte Schule – Schule als lernendes System im Stadtteil" ist die Anbahnung von lebenslangem, gesundheitsförderndem, eigenverantwortlichem Lernen und Leben bei allen Beteiligten. Das Programm beruht auf kind- und erwachsenengerechter Rhythmisierung des Schulalltags, sinnes- und handlungsaktivem Lernen, der Stärkung der Entwicklung eines positiven Selbstwertgefühls und der Verbesserung motorischer Fähigkeiten. Dabei wirkt das Zusammenspiel von innerer und äußerer Bewegung zur Förderung der Gesundheit als Leitmotiv und didaktische Klammer aller Einzelschritte. Darüber hinaus fördern u.a. auch die gemeinschaftliche Gestaltung des Innen- und Außenbereichs, Sozialarbeit in der Schule und eine Neuorganisation des Lernens ein gesundes Schulklima und die Herausbildung eines ganzheitlichen Gesundheitsverständnisses.

Das Projekt zeichnet sich durch seine partizipativen Elemente aus: Eine Steuerungsgruppe, in der alle Schulprogrammschwerpunkte, die Eltern und der

Hort vertreten sind, entscheidet über zentrale Belange der Schule mit. Die Kinder können sich mit ihren Interessen im Kinderparlament Gehör verschaffen und den Unterricht über Vorschläge zu Themenvielfalt und -bearbeitung mitgestalten. Auch die Elternarbeit ist ein wesentlicher Programmschwerpunkt. Über den Settingansatz werden alle Schülerinnen, Schüler und Lehrkräfte erreicht, wobei eine gemeinwesenorientierte Zusammenarbeit mit Institutionen aus dem sozialen Umfeld auch eine Öffnung zum Stadtteil hin bewirkt hat. Der Projekterfolg ließ sich durch eine Evaluation stützen, die Indikatoren wie Kommunikationsstrukturen, Arbeitsplatzbedingungen und Formen des Zusammenlebens berücksichtigte. Am Beispiel der Kariesprophylaxe in Zusammenarbeit mit dem jugendzahnärztlichen Dienst konnten Erfolge statistisch nachgewiesen werden.

Kontakt
Hermann Städtler (Schulleiter)
Fridtjof-Nansen-Schule (GS)
Leipziger Straße 38
30179 Hannover
Telefon: 0511-168 469 31
Telefax: 0511-371849
E-Mail: h.staedtler@web.de
Websites: http://www.fns-online.de
http://www.bewegteschule.de

Ausgewählt durch: *Sächsische Landesvereinigung für Gesundheitsförderung e. V.*
Regionaler Knoten Sachsen
Autor: Harry Müller

„Starke Kids" und „Fit fürs Leben"

Themen- und Handlungsfelder
Schulkinder und Jugendliche/Setting Schule

Gute Praxisbereiche
Innovation und Nachhaltigkeit – Integriertes Handlungskonzept/ Vernetzung

Veröffentlichungsjahr: 2007

Kurzdarstellung
Insbesondere bei sozial benachteiligten und lernbehinderten Kindern und Jugendlichen besteht der Bedarf einer Stärkung sozialer Handlungskompetenzen und des Selbstwertgefühls. In Erscheinung treten diesbezügliche Entwicklungsdefizite häufig auf der Ebene von Verhaltensstörungen wie dem Aufmerksamkeitsdefizitsyndrom (ADS) und der Aufmerksamkeitsdefizit-Hyperaktivitätsstörung ADHS. Handgreiflichkeiten ersetzen oft die verbale Kommunikation.

Das Hort- und Schulprojekt „Starke Kids" und „Fit fürs Leben" stellt neben der Selbstkompetenzstärkung die Sucht- und Gewaltprävention bei sozial benachteiligten Kindern und Jugendlichen in den Mittelpunkt. Ursprünglich hatte die „Sperlingsbergschule", eine Schule zur Lernförderung im sächsischen Kirchberg, das für sie konzipierte Projekt „Starke Kids" begonnen. Nach guten Praxisergebnissen wurde 2005 an der „Lindenschule" in Crimmitschau, ebenfalls eine Förderschule, das Tochterprojekt „Fit fürs Leben" initiiert. Das Projekt soll den Kindern und Jugendlichen im schulischen Rahmen Selbstkompetenz vermitteln. Dies geschieht über mehrere Schuljahre hinweg in einem zeitlich gestaffelten und aufeinander aufbauenden System von neun Modulen, darunter Themen wie Konfliktlösung, Gesundheit und Körpersprache. Die Projektarbeit wird kontinuierlich bis zum Übergang in die Oberstufe fortgesetzt. Pro Schuljahr werden etwa 60 Kinder und deren Familien erreicht. Die Finanzierung erfolgt über das Jugendamt, Fachbereich Jugend und Soziales.

Im pädagogischen Rahmen des Projekts besteht ein ausgewogenes Verhältnis zwischen Eigenaktivität der Zielgruppe und Angeboten, die sich an den Bedürfnissen der Kinder und Jugendlichen orientieren. Der Zielgruppe werden vielfältige Möglichkeiten eröffnet, Erlebnisse und Erfahrungen zu verarbeiten, sich mit der Umwelt auseinanderzusetzen, Neues kennenzulernen und Zusammenhänge zu erfassen.

Das Projekt ist in ein sozialpädagogisches Netzwerk zahlreicher Kooperationspartner eingebunden, unter ihnen Jugendamt, Gesundheitsamt, das Deutsche Rote Kreuz, die freiwillige Feuerwehr, das Kontakt- und Informationsbüro für präventive Kinder- und Jugendarbeit und die Polizei. Es fördert das Lernen, die Schulsozialarbeit und den präventiven Kinder- und Jugendschutz im ehemaligen Landkreis Zwickauer Land.

Kontakt
Katrin Resch
Landkreis Zwickau – Dezernat 3
Schule, Jugend, Kultur und Sport
Königswalder Straße 18
08412 Werdau
Telefon: 0375-4402 23111
Telefax: 0375-4402 23240
E-Mail: katrin.resch@landkreis-zwickau.de

4.2.4 Familien/Eltern/Alleinerziehende

Ausgewählt durch: *Landesvereinigung für Gesundheit Sachsen-Anhalt e. V. Regionaler Knoten Sachsen-Anhalt*
Autorin: Birgit Ferner

ELTERN-AG
Das Empowermentprogramm für mehr Elternkompetenz in Problemfamilien

Themen- und Handlungsfelder
Familien/Eltern/Alleinerziehende

Gute Praxisbereiche
Empowerment – Niedrigschwellige Arbeitsweise – Partizipation

Veröffentlichungsjahr: 2007

Kurzdarstellung
Je früher Kinder aus einkommensschwachen und bildungsfernen Elternhäusern eine Förderung erhalten, desto größer ist die Chance, einem möglichen Scheitern in Schule und Berufsausbildung mit all seinen gesundheitlichen Folgeerscheinungen vorzubeugen. Der Steigerung der Erziehungskompetenz fällt angesichts der zentralen Rolle, die die Eltern für die Entwicklung ihres Kindes im Vorschulalter einnehmen, eine Schlüsselrolle zu.

Vor diesem Hintergrund entwickelte die Magdeburger Akademie für Praxisorientierte Psychologie (MAPP e. V.) an der Hochschule Magdeburg/Stendal unter der Leitung von Professor Meinrad Armbruster das Programm „Eltern-AG". Zielgruppe sind sozial benachteiligte Eltern, die von den üblichen Beratungs- und Jugendhilfeangeboten nicht erricht werden, mit Kindern in der Altersspanne von der Geburt bis zum siebten Lebensjahr.

Das Programm strebt seit 2004 die Verbesserung der sozialen und pädagogischen elterlichen Fertigkeiten, die Förderung der frühen emotionalen, kognitiven und sozialen Entwicklung der Kinder, die Verminderung von schichtspezifischen Risikofaktoren sowie die Anregung zur Bildung nachbarschaftlicher Elternnetzwerke an.

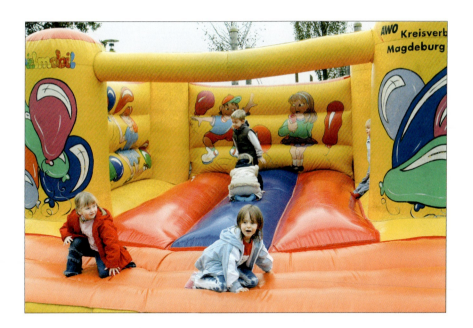

„Eltern-AGs" sind Arbeitsgruppen, die Selbsthilfe und Beratung miteinander kombinieren. Eltern berichten aus ihrem Alltag mit den Kindern und lassen sich von anderen Eltern sowie von einer Mentorin oder einem Mentor beraten. Die Mentorinnen und Mentoren bauen die AGs in den Stadtteilen und Regionen wohnortnah auf und leiten sie über eine Periode von 20 Sitzungen hinweg. Im Anschluss daran sollen die Gruppen selbstständig weiterarbeiten, bei nur noch sporadischer Anwesenheit der Leitung.

Grundlage des Konzepts ist ein Empowermentansatz: Die Eltern werden in den Treffen befähigt, ihre Ressourcen als Erziehende zu erkennen und zu nutzen. Dies fördert wiederum ihre Möglichkeiten, den Erziehungsalltag zu bewältigen, auftretenden Alltagsstress zu reduzieren und die Entwicklungsparameter ihres Kindes mit nachhaltigem Effekt positiv zu beeinflussen. Zudem sind die Zugangsbarrieren so niedrig wie möglich gehalten: Die Adressaten und Adressatinnen werden oft auf Hinweise aus Kitas, Kinderarztpraxen und anderen Einrichtungen vor Ort aufgesucht, um ihnen die kostenfreie Teilnahme am Projekt anzubieten. Zugleich laufen originelle Werbemaßnahmen. Die AGs orientieren sich an den Lebenswelten und Bedürfnissen der relativ homogen zusammengestellten Gruppen.

Beispiele guter Praxis

Kontakt
Meinrad Armbruster
Magdeburger Akademie für Praxisorientierte Psychologie e. V.,
An-Institut der Hochschule MD/Stendal
Klausenerstraße 15
39112 Magdeburg
Telefon: 0391-7277640
Telefax: 0391-7277645
E-Mail: info@eltern-ag.de
Websites: http://www.eltern-ag.de
http://www.meinrad-armbruster.de

Ausgewählt durch: *Regierungspräsidium Stuttgart,
Landesgesundheitsamt
Regionaler Knoten Baden-Württemberg*
Autorin: *Kathrin Eitel*

„Endlich fragt mich mal einer!"
Bedarfserhebung zur gesundheitlichen Lage von Alleinerziehenden im Rems-Murr-Kreis

Themen- und Handlungsfelder
Familien/Eltern/Alleinerziehende

Gute Praxisbereiche
Empowerment – Partizipation – Innovation und Nachhaltigkeit

Veröffentlichungsjahr: 2005

Kurzdarstellung
Alleinerziehende sind aufgrund ihrer Lebenssituation erhöhten Belastungen ausgesetzt, die sich negativ auf ihre Gesundheit auswirken. Dazu zählen häufig etwa Schwierigkeiten, Erziehung und Erwerbstätigkeit miteinander zu vereinbaren, ein hohes Armutsrisiko, ein Gefühl der ständigen Überforderung und anderes mehr. Im Rems-Murr-Kreis kam außerdem hinzu, dass der konkrete Unterstützungsbedarf von Alleinerziehenden zu wenig bekannt war und Angebote der Gesundheitsförderung die Zielgruppe nicht genügend erreichten. In der Folge verblieben Alleinerziehende oftmals lange in der Sozialhilfe.

Das Projekt „Endlich fragt mich mal einer!" sollte in den Jahren 2005 bis 2008 zu einer nachhaltigen Verbesserung der Lebenssituation Alleinerziehender und damit zur Förderung ihrer Gesundheit beitragen. Auf Initiative des Landkreises hatte eine Planungsgruppe aus Vertreterinnen und Vertretern aller betreffenden Fachinstitutionen detailliertes Datenmaterial über die Situation Alleinerziehender im Landkreis erhoben. Sowohl die zentralen Facheinrichtungen als auch die Alleinerziehenden selbst waren über Angebote und Strukturen bzw. ihre Lebensbedingungen schriftlich befragt worden. Die Auswertung der Ergebnisse zeigte einen vorrangigen Handlungsbedarf auf den Feldern Kinderbetreuung, finanzielle Situation sowie Beratungs- und Versorgungsangebote. Auf Grundlage dieser Empfehlungen wurden in Arbeitsgruppen gemeinsam angemessene Strategien und Maßnahmen entwickelt und eingeleitet. Dazu zählten zum Beispiel Veranstaltungen für Alleinerziehende in

Kooperation mit der Familienbildungsstätte Waiblingen oder die Einrichtung einer Arbeitsgemeinschaft nach § 78 KJHG „Alleinerziehende". Dort koordinierten sowohl die Träger der öffentlichen und der freien Jugendhilfe als auch die Träger geförderter Maßnahmen ihre Angebote.

Das Projekt basierte auf einem Empowermentansatz und wirkte partizipativ: Die durchgeführten schriftlichen Befragungen der Alleinerziehenden und der wesentlichen Fachinstitutionen boten den Betroffenen und den Multiplikatoren und Multiplikatorinnen einen hohen Grad an Beteiligung. Dies regte zu Bewältigungsstrategien an, die im personalen, sozialen und materiellen Bereich liegen und zu einer gesundheitsfördernden Lebensweise der Alleinerziehenden und ihrer Kinder führen sollten. Zudem hatte „Endlich fragt mich mal einer!" einen innovativen Charakter, denn die qualitative, aktivierende Angebots- und Bedarfserhebung des Projekts war auf Landkreisebene einzigartig.

Kontakt
Karin M. Müller
Landratsamt Rems-Murr-Kreis, Gesundheitsamt
Bahnhofstraße 1
71332 Waiblingen
Telefon: 0715-15011-1619
Telefax: 0715-15011-1634
E-Mail: ka.mueller@rems-murr-kreis.de
Website: http://www.rems-murr-kreis.de

Ausgewählt durch: *Landesvereinigung für Gesundheit Sachsen-Anhalt e. V. Regionaler Knoten Sachsen-Anhalt*
Autorin: *Birgit Ferner*

Familienprogramm ELAN

Themen- und Handlungsfelder
Familien/Eltern/Alleinerziehende

Gute Praxisbereiche
Niedrigschwellige Arbeitsweise – Empowerment –
Dokumentation und Evaluation

Veröffentlichungsjahr: 2007

Kurzdarstellung
Angesichts der vielfältigen Belastungen, denen Familien mit Kindern ausgesetzt sind, versucht das Programm „ELAN" Familien in Sachsen-Anhalt zu stärken. „ELAN" steht für: **E**igeninitiative entwickeln, **l**ebensorientierend handeln, **a**ktiv sein und **N**achhaltigkeit sichern. Das Familienbildungsprogramm wurde auf Initiative des Deutschen Roten Kreuzes, Landesverband Sachsen-Anhalt, und des Landesverbandes der Kinder- und Jugenderholungszentren Sachsen-Anhalt e. V. im Jahre 2004 begonnen und richtet sich an bildungsferne Eltern und ihre Kinder – mit dem Ziel der Stärkung familiärer Kompetenzen und der Entwicklung von Bewältigungsstrategien für den Alltag.

Die Teilnehmergewinnung erfolgt aufsuchend: Die Projektmitarbeiter und -mitarbeiterinnen führen in den Stadtteilen persönliche Gespräche mit Familien, unabhängig von ihrem kulturellen und sozialen Hintergrund. In Form von zweistufigen Maßnahmen, also einem einführenden, wohnortfernen Wochenende sowie in Veranstaltungen in Wohnortnähe zu zehn verschiedenen Modulen, wird den Familien Bildung und Erholung angeboten. Sowohl in Kleingruppenarbeit zu Themen wie „Gesunde Ernährung", „Umgang mit Geld", „Kommunikation in der Familie" und „Hilfen in der Erziehung" als auch bei begleitenden erlebnispädagogischen Aktivitäten erhalten sie Anregungen, gemeinsam die Probleme des Alltags zu meistern und wieder mehr miteinander zu unternehmen.

„ELAN" ist ein niedrigschwelliges, aufsuchendes Angebot, das sich insbesondere an sozial benachteiligte Familien in Sachsen-Anhalt richtet. Der persönliche Kontakt in der direkten Ansprache baut mögliche Hemmschwellen ab. Der Kostenbeitrag der Nutzerinnen und Nutzer ist gering. Das multidisziplinäre Projektteam ermöglicht eine Unterstützung auf mehreren Ebenen, darunter Soziales, Gesundheit und Bildung. Dadurch werden vorhandene Kompetenzen der Familien gestärkt, Defizite gemildert und ihr Selbsthilfepotenzial aktiviert. „ELAN" wurde von der Fachhochschule Merseburg wissenschaftlich begleitet und evaluiert.

Kontakt
Nancy Wellenreich
DRK Landesverband Sachsen-Anhalt
Rudolf-Breitscheid-Straße 6
06110 Halle/Saale
Telefon: 0345-5008597
Telefax: 0345-2023141
E-Mail: nancy.wellenreich@sachsen-anhalt.drk.de
Website: http://www.sachsen-anhalt.drk.de

Ausgewählt durch: *Hamburgische Arbeitsgemeinschaft
für Gesundheitsförderung e. V. (HAG)*
Regionaler Knoten Hamburg
Autorin: Petra Hofrichter

Kinder und Aids

Themen- und Handlungsfelder
Familien/Eltern/Alleinerziehende – Frühförderung/Early Start – Kita

Gute Praxisbereiche
Niedrigschwellige Arbeitsweise – Empowerment – Integriertes Handlungskonzept/Vernetzung

Veröffentlichungsjahr: 2007

Kurzdarstellung
HIV und Aids sind noch immer mit einem gesellschaftlichen Makel verbunden. Dies trifft insbesondere Kinder und Jugendliche aus HIV-betroffenen Familien. Auch wenn sie nicht selbst HIV-positiv sind, erleben sie oft durch die Infektion eines Familienmitglieds Diskriminierung, psychische und finanzielle Not.

Das Projekt „Kinder und Aids" der Arbeitsgemeinschaft Kinder- und Jugendschutz Hamburg e.V. (ajs) wendet sich an Kinder und Jugendliche und ihre Familien aus Hamburg und dem angrenzenden Umland. Es ist in Norddeutschland das einzige familienorientierte Projekt der AIDS-Hilfe und will den betroffenen Familien den Zugang zum öffentlichen Hilfesystem erleichtern. Das Hamburger Amt für Familie, Jugend und Sozialordnung sowie Spenden sichern die Finanzierung des Angebots.

Angesichts der Tatsache, dass eine HIV-Infektion nach wie vor stark tabuisiert wird und sich die betroffenen Familien aus Scham und Angst oft zurückziehen, bedarf es einer konstruktiven und offenen Auseinandersetzung mit dem Thema. So soll das Programm Kindern und Eltern dabei helfen, einen altersentsprechenden Umgang mit Tabus und Geheimnissen zu finden und sie aus ihrer Isolation zu befreien. Dies bezwecken Gruppentreffen und Informationsveranstaltungen zu HIV-spezifischen Fragen, eines der drei Hauptarbeitsfelder des Projekts. Dabei können die Betroffenen in einem geschützten Rahmen miteinander in Kontakt kommen und sich gegenseitig unterstützen.

Die Hilfestellungen der begleitenden psychosozialen Beratung sind abhängig von den unterschiedlichen Problemlagen der Familien und werden zusammen mit den Eltern entwickelt und umgesetzt. Zudem strebt „Kinder und Aids" durch Öffentlichkeitsarbeit und Multiplikatorengewinnung eine verstärkte gesellschaftliche Integration des Themas „HIV und Aids" an, insbesondere in Kindertageseinrichtungen und Schulen sowie im allgemeinen Jugendhilfe- und Gesundheitswesen. In diesem Kontext erhalten pädagogische Fachkräfte entsprechende Fortbildungen.

Das Projekt arbeitet niedrigschwellig und aufsuchend. Um Schwellenängste zu mindern, schützt es die Anonymität der häufig sozial benachteiligten Betroffenen. Die betreuten Familien sollen so weit stabilisiert werden, dass sie viele Erfordernisse des alltäglichen Lebens eigenverantwortlich bewältigen können.

„Kinder und Aids" ist sowohl innerhalb von Hamburg als auch bundesweit mit vielen Projekten der AIDS-Hilfe sehr gut vernetzt. Dies ermöglicht eine zielgruppen- und bedarfsgerechte Versorgung.

Kontakt
Ute Senftleben
Arbeitsgemeinschaft Kinder- und Jugendschutz Hamburg e.V.
Hellkamp 68
20255 Hamburg
Telefon: 040-410980/62, -80 oder -82
Telefax: 040-41098092
E-Mail: kinder@ajs-hh.de
Website: http://www.hamburg.jugendschutz.de

4.2.5 Frauen und Mädchen

Ausgewählt durch: *Gesundheit Berlin-Brandenburg e. V.*
Regionaler Knoten Berlin
Autorin: *Dagmar Siewerts*

Älterwerden und Gesundheit – Die Patientinnenschulung

Themen- und Handlungsfelder
Frauen und Mädchen – Ältere Menschen/Hochbetagte – Migration

Gute Praxisbereiche
Niedrigschwellige Arbeitsweise – Empowerment – Integriertes Handlungskonzept/Vernetzung

Veröffentlichungsjahr: 2007

Kurzdarstellung
Geschlechtsspezifische Unterschiede hinsichtlich der gesundheitlichen Situation von Frauen abzubauen und Frauen über ihre Rechte als Patientinnen zu informieren – dies sind die wesentlichen Anliegen des Projekts „Älterwerden und Gesundheit" des Feministischen Frauengesundheitszentrums Berlin e. V. (FFGZ). Es wendet sich seit 2004 an sozial benachteiligte Frauen zwischen 40 und 70 Jahren deutscher und nichtdeutscher Herkunft.

Das Projekt hat sich zum Ziel gesetzt, den Frauen dabei zu helfen, Erkrankungen vorzubeugen und ihr Selbsthilfepotenzial für den Umgang mit Beschwerden und gesundheitlichen Einschränkungen besser zu nutzen. Hierfür wurde ein mehrwöchiges Schulungsprogramm entwickelt, das sich am kulturellen, sozialen und individuellen Hintergrund der Frauen orientiert.

Das Programm besteht aus acht Modulen und ist auf maximal zwölf Teilnehmerinnen ausgerichtet. Mitarbeiterinnen des FFGZ, eine Sozialpädagogin und eine Pädagogin, leiten die Kurse. Migrantinnen erhalten dabei Unterstützung von einer muttersprachlichen Dolmetscherin. Die Teilnahme ist kostenlos, aber verbindlich und erstreckt sich über einen Zeitraum von zwei bis drei Monaten. In einer ersten Phase stehen der Umgang mit der eigenen Gesundheit oder mit Beschwerden im Mittelpunkt, wobei die Kurse die Informationsvermittlung mit konkreten praktischen Übungen verbinden. In einer zweiten Phase geht es dann um die Rolle der Frau im Gesundheitssystem und ihre Rechte als Patientin.

Das Projekt „Älterwerden und Gesundheit" arbeitet niedrigschwellig, will die Befähigung der Teilnehmerinnen stärken und zeichnet sich durch ein integriertes Handlungskonzept aus:
- Die Kurse finden vor Ort in den gewohnten Treffpunkten der Frauen statt. Das Schulungsprogramm orientiert sich an der Lebenswelt der Teilnehmerinnen.
- Die Frauen sollen in die Lage versetzt werden, sich im Gesundheitssystem zu orientieren und eigenverantwortlich mit Vertretern und Vertreterinnen des Gesundheitswesens zu kommunizieren.
- Die Einbeziehung von Kooperationspartnern erleichtert den Zugang zur Zielgruppe.

So besteht ein enger Kontakt zum Beispiel zu interkulturellen Frauenzentren, dem Netzwerk Frauengesundheit, den Plan- und Leitstellen für Gesundheit der Bezirke, zu Seniorinneneinrichtungen, Nachbarschaftsheimen, dem Quartiersmanagement und insbesondere auch dem Gemeinde-Dolmetschdienst.

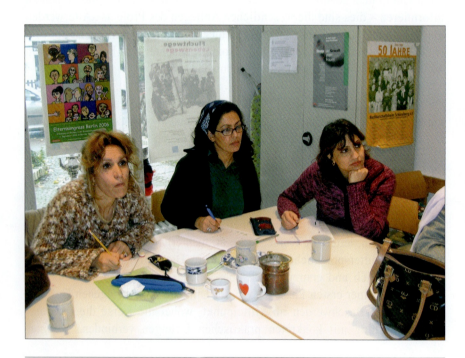

Kontakt
Petra Bentz
Feministisches FrauenGesundheitsZentrum e. V.
Bamberger Straße 51
10777 Berlin
Telefon: 030-2139597
Telefax: 030-2141927
E-Mail: ffgzberlin@snafu.de
Website: http://www.ffgz.de

Ausgewählt durch: *Landesvereinigung für Gesundheit Bremen e. V.*
Regionaler Knoten Bremen
Autorin: Elke Anna Eberhard

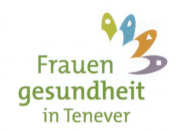

Frauengesundheit in Tenever

Themen- und Handlungsfelder
Frauen und Mädchen – Migration

Gute Praxisbereiche
Partizipation – Empowerment – Innovation und Nachhaltigkeit

Veröffentlichungsjahr: 2007

Kurzdarstellung
Seit 1989 praktiziert der Frauengesundheitstreff Tenever (FGT) Gesundheitsförderung speziell für Frauen in einem sozialen Brennpunkt. Der Ortsteil

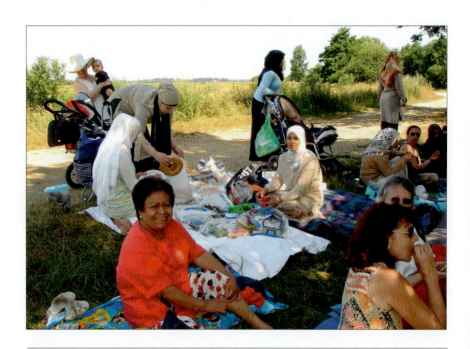

Tenever ist eines der am stärksten benachteiligten Gebiete der Hansestadt Bremen. Ziel des Projekts ist es, Bewohnerinnen des Stadtteils zu Eigenverantwortung und Selbstbewusstsein zu ermutigen und ihre Stärken zu fördern. Dabei setzt der FGT die Grundideen der Ottawa-Charta zur Gesundheitsförderung von 1986 in die Praxis um und ergänzt sie um feministische Gesichtspunkte. Dazu gehört, geschlechtsspezifische Rollenerfahrungen und Lebenssituationen aufzugreifen und Frauen in ihrer Selbstachtung, Autonomie und Kompetenz zu bestärken.

Das Stadtteilprojekt bietet zweimal pro Woche einen „Offenen Treff", in dessen Rahmen Frauen zwanglos Kontakte aufbauen und sich über verschiedene gesundheitliche und soziale Themen informieren können. Das Programm umfasst ebenso regelmäßige Kurse, beispielsweise Bewegungs- und Gesprächsgruppen, sowie eine breite Palette von Sonderveranstaltungen und Aktivitäten, die Wissen vermitteln, Kompetenzen und soziale Fähigkeiten stärken. Ein solches Angebot fördert die Entwicklung von stützenden Netzwerken der Frauen untereinander. Die Frauen, insbesondere Migrantinnen, sind besser über das Gesundheits- und Sozialsystem informiert und nehmen psychosoziale und medizinische Hilfsangebote gezielter und frühzeitiger in Anspruch. Träger der Einrichtung ist der im Jahr 1989 gegründete gemeinnützige Verein „Frauen und Gesundheit e.V.". Das Land Bremen unterstützt das Projekt mit einer Grundfinanzierung. Hinzu kommen Drittmittel von verschiedenen Seiten.

Als Grundlage der niedrigschwelligen Vorgehensweise des Frauengesundheitstreffs dienen die Prinzipien der „Partizipation", also der Beteiligung an der Entwicklung und Gestaltung von Angeboten, und des „Empowerments", der Befähigung zu einem gesundheitsfördernden Handeln. Zum nachhaltigen Erfolg des FGT in den 20 Jahren seines Bestehens hat auch die enge Vernetzung mit anderen Institutionen im sozial benachteiligten Bremer Stadtteil Tenever beigetragen.

Kontakt
Frau Inge Koepsell
Frauengesundheitstreff Tenever
Koblenzer Straße 3 a
28325 Bremen
Telefon: 0421-401728
Telefax: 0421-4094434
E-Mail: FGT@gmx.net

Ausgewählt durch: *Regierungspräsidium Stuttgart, Landesgesundheitsamt Regionaler Knoten Baden-Württemberg*
Autorin: *Katja Schnell*

Gesundheit und Miteinander ins Viertel!
Kultur, Beratung und Information für Frauen mit und ohne Behinderungen

Themen- und Handlungsfelder
Frauen und Mädchen – Sozialraum/Quartier/Stadtteil

Gute Praxisbereiche
Partizipation – Settingansatz – Integriertes Handlungskonzept/Vernetzung

Veröffentlichungsjahr: 2005

Kurzdarstellung
Behinderte Frauen haben in bestimmten Lebensbereichen gerade wegen ihrer Behinderungen häufig Probleme. Dazu zählen eine mangelnde Eingliederung in den Beruf, ein erhöhtes Armutsrisiko, ein erschwerter Zugang zu Einrichtungen und die fehlende Einbindung in soziale Netzwerke. Dem versuchte das Stuttgarter Projekt „Gesundheit und Miteinander ins Viertel!" aus dem Jahr 2005 entgegenzuwirken. Es setzte sich dafür ein, eine größere Öffnung der vielfältigen kulturellen Angebote und Möglichkeiten in Stuttgart auch für behinderte Frauen zu erreichen, Brücken zwischen Ämtern und Stadtteilinitiativen zu bauen, Serviceleistungen zu erweitern, Hilfe zur Selbsthilfe zu stärken sowie Ämter, Vereine und andere Institutionen für die Bedürfnisse von Menschen mit Behinderungen zu sensibilisieren.

Dies geschah beispielsweise durch einen gemeinsamen Besuch im Balletthaus mit Blick hinter die Kulissen oder eine geschichtliche Stadtführung, die für Rollstuhlfahrerinnen und Frauen mit Gehbehinderungen besonders geeignet ist. Zum Programm gehörten aber u. a. auch Veranstaltungen mit Arbeitgeberinnen und Arbeitgebern, Serviceleistungen von Ämtern direkt im Stadtteil sowie Erfahrungsaustausch, gegenseitige Hilfe und Information.

Die Stabsstelle für individuelle Chancengleichheit von Frauen und Männern der Landeshauptstadt Stuttgart war Träger des Projekts und hatte es im Rahmen ihrer integrativen Stadtteilarbeit gemeinsam mit dem Frauenprojekt „Lilith" des Vereins „Aktive Behinderte Stuttgart und Umgebung e. V. – Zentrum für selbstbestimmtes Leben" und dem Frauenkulturzentrum Sarah e. V. organisiert.

Das Projekt war partizipativ, weil es die Zielgruppe mit ihren konkreten Bedürfnissen in die Gestaltung intensiv mit einbezog. Es beruhte auf dem Settingansatz, weil sich seine Interventionen auf eine Veränderung derjenigen Institutionen richteten, mit denen behinderte Frauen in ihrem täglichen Leben in Kontakt kommen. Hierdurch sollten deren Lebensqualität und Chancen auf gesellschaftliche Teilhabe erhöht werden. Die Ergebnisse wie zum Beispiel zum Thema Barrierefreiheit wurden in der Verwaltung und im städtischen Raum umgesetzt. Darüber hinaus war die Vernetzung mit zahlreichen Kooperationspartnern ein nachahmenswertes Kennzeichen von „Gesundheit und Miteinander ins Viertel!"

Kontakt
Hannelore Ernst
Landeshauptstadt Stuttgart – Stabsstelle für individuelle
Chancengleichheit von Frauen und Männern
Eberhardstraße 61
70173 Stuttgart
Telefon: 0711-216-6395
Telefax: 0711-216-6945
E-Mail: hannelore.ernst@stuttgart.de

Ausgewählt durch: *Landesvereinigung für Gesundheitsförderung e. V. in Schleswig-Holstein*
Regionaler Knoten Schleswig-Holstein
Autorin: Bettina Steen

JUMP – Junge-Mütter-Projekt in Husum und Friedrichstadt

Themen- und Handlungsfelder
Frauen und Mädchen – Frühförderung/Early Start

Gute Praxisbereiche
Empowerment – Innovation und Nachhaltigkeit – Integriertes Handlungskonzept/Vernetzung

Veröffentlichungsjahr: 2007

Kurzdarstellung
Schwangerschaften Minderjähriger werfen bei den Betroffenen eine Vielzahl von psychischen und sozialen Problemen auf. Jedoch werden klassische

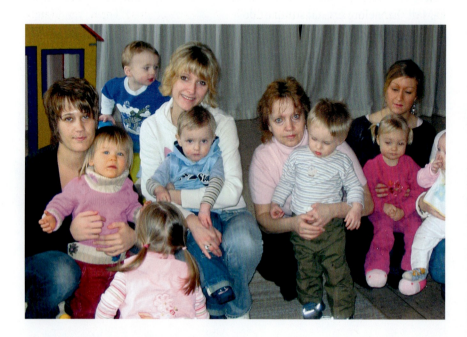

Angebote hinsichtlich Schwangerschaft und Geburt von jungen Müttern kaum angenommen, da sie in diesem Rahmen wenig Hilfestellung für ihre besondere Situation erfahren.

Das **Ju**nge-**M**ütter-**P**rojekt „JUMP" in Husum und Friedrichstadt richtet sich an Frauen unter 25 Jahren mit ihren Kindern und bietet einen offenen Treffpunkt mit begleitender Einzelberatung an. In dieser Region, einer weitläufigen Landschaft mit vielen kleinen Dörfern und Höfen, leben die Frauen oftmals sehr isoliert und mehrere Kilometer von der nächsten Ortschaft entfernt. Für „JUMP" in Friedrichstadt wurde deshalb ein Fahrdienst eingerichtet, sodass Frauen auch aus den umliegenden Orten ohne hinreichende Verkehrsanbindung eine Teilnahme an dem Angebot ermöglicht wird.

Das Projekt verfolgt das Ziel, die jungen Mütter in ihrer Alltagsbewältigung zu stärken, ihnen Informationen zu gesundheitlichen und sozialen Fragestellungen zu vermitteln und sie zu befähigen, eine Orientierung für die eigene Lebensplanung und berufliche Perspektive zu erarbeiten. Bei einem Frühstückstreff jeweils einmal pro Woche an jedem der beiden Standorte können sie unter Leitung einer Sozialpädagogin Kontakte untereinander aufbauen.

Auch praktische Informationen zur Entwicklung des Kindes, eine spielerische Förderung der Mutter-Kind-Beziehung und gesundheitliche Fragestellungen finden dort Raum. Individuelle Beratung, auch in Form von Hausbesuchen, soll Hilfe bei der persönlichen Lebensgestaltung leisten. Das Angebot des Frühstückstreffs nutzen wöchentlich zehn bis zwölf Frauen sowohl in Husum als auch in Friedrichstadt. Die „JUMP"-Projekte werden durch die sozialraumorientierte Jugendhilfe in Husum und durch den Träger des Sozialraums in Friedrichstadt-Kompass langfristig finanziert.

„JUMP" stärkt und befähigt die Mütter im Umgang mit der neuen Lebenssituation und den daraus resultierenden Herausforderungen. Das Projekt ist innovativ, da spezielle Interventions- und Präventionsangebote für junge Mütter im ländlichen Raum Schleswig-Holsteins bisher ganz fehlten. Die Vernetzung mit Behörden und Beratungseinrichtungen vor Ort spielt darüber hinaus eine wichtige Rolle bei der praktischen Umsetzung von „JUMP". Sie trägt wesentlich zur Erhöhung der Effizienz und Reichweite des Projekts im Raum Husum und Friedrichstadt bei.

Kontakt
Christiane von Ahlften
Ev. Familienbildungsstätte Husum
Woldsenstraße 45–47
25813 Husum
Telefon: 04841-2153
Telefax: 04841-640587
E-Mail: leitung@fbs-husum.de
Website: http://www.fbs-husum.de

4.2.6 Wohnungslose

Ausgewählt durch: *Landesvereinigung für Gesundheit und Akademie für Sozialmedizin Niedersachsen e. V.*
Regionaler Knoten Niedersachsen
Autor/Autorin: Antje Richter, Marcus Wächter

Die KuRVe

Themen- und Handlungsfelder
Wohnungslose – Ältere Menschen/Hochbetagte

Gute Praxisbereiche
Innovation und Nachhaltigkeit – Dokumentation und Evaluation – Integriertes Handlungskonzept/Vernetzung

Veröffentlichungsjahr: 2006

Kurzdarstellung
Die Krankenwohnung „Die KuRVe" (Dienstleistung bei Krankheit und Regeneration, Medizinische Versorgung Wohnungsloser) verbessert seit 1998 die Situation kranker wohnungs- und obdachloser Bürgerinnen und Bürger in Hannover. Die für das Projekt angemietete Wohnung verfügt über sechs Betten und ist speziell für die Bedürfnisse Kranker ausgestattet. Die Aufnahme setzt eine Verordnung für häusliche Krankenpflege nach § 37 SGB XI voraus. Ziel der „KuRVe" ist die Vermeidung oder Verkürzung eines Krankenhausaufenthalts durch Sicherstellen einer medizinischen und pflegerischen Versorgung in häuslicher Umgebung.

Hierzu werden die Patientinnen und Patienten befähigt, gesundheitsschädigendes Verhalten zu erkennen und zu verändern sowie das medizinische Regelsystem selbstständig zu nutzen. Das Angebot der „KuRVe" setzt bei der medizinischen Versorgung der Bewohnerinnen und Bewohner ausschließlich auf Kooperation mit und Integration in das allgemeine medizinische Hilfesystem.

Ein weiterer Arbeitsschwerpunkt ist das Entwickeln neuer Lebensperspektiven gemeinsam mit den Betroffenen. Der Aufenthalt in der Krankenwohnung stellt für die Bewohnerinnen und Bewohner eine Chance dar, ihrem Leben eine Wendung zu geben.

Die Kosten für Wohnung und Personal teilen sich die Region Hannover und das Diakonische Werk als Träger. Die anfallenden Kosten für den ambulanten Pflegedienst werden über eine ärztliche Verordnung zur häuslichen Krankenpflege nach § 37 SBG XI von der Kranken- bzw. Pflegekasse übernommen.

Die Ergebnisse einer anfänglichen wissenschaftlichen Evaluation durch die Medizinische Hochschule Hannover (MHH) bestätigen die Bedeutung der Krankenwohnung für die Genesung der Patientinnen und Patienten. Durch den Aufenthalt in der „KuRVe" konnten nicht nur objektive Heilungserfolge, sondern auch ein gesteigertes subjektives Wohlbefinden der Bewohnerinnen und Bewohner nachgewiesen werden.

„Die KuRVe" ist Teil eines Verbundsystems ambulanter Hilfen und bildet mit anderen Einrichtungen der Wohnungslosenhilfe eine Fachgruppe der Zentralen Beratungsstelle Hannover (ZBS) des Diakonischen Werkes e. V. Die Zusammenarbeit mit Ärztinnen und Ärzten im Umfeld der Krankenwohnung, mit ambulanten Pflegediensten, Heimen und Krankenhäusern leistet einen wesentlichen Beitrag zum Erfolg der „KuRVe". Eine solche Vernetzung sichert die Nachhaltigkeit der Wirkungen bei den Adressaten. Das innovative Projekt war bei Gründung das erste seiner Art in Deutschland.

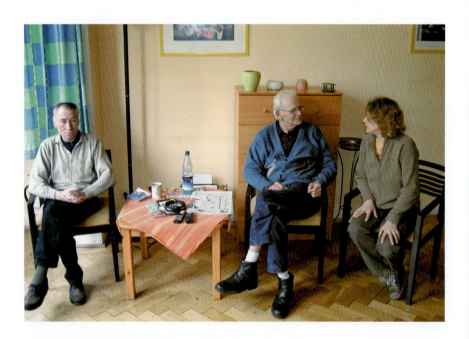

Kontakt
Corinna Genz
Diakonisches Werk der Ev.-luth. Landeskirche Hannover e. V.
Güntherstraße 7
30519 Hannover
Telefon: 0511-838-7320
Telefax: 0511-838-7324
E-Mail: die.kurve@zbs-hannover.de

Ausgewählt durch: *Landesvereinigung für Gesundheit und Akademie für Sozialmedizin Niedersachsen e. V.*
Regionaler Knoten Niedersachsen
Autorin: Antje Richter

Kontaktladen Mecki
Anlauf- und Vermittlungsstelle für Personen in besonderen sozialen Schwierigkeiten

Themen- und Handlungsfelder
Wohnungslose – Sozialraum/Quartier/Stadtteil

Gute Praxisbereiche
Niedrigschwellige Arbeitsweise – Empowerment – Integriertes Handlungskonzept/Vernetzung

Veröffentlichungsjahr: 2006

Kurzdarstellung
Mit dem Leben auf der Straße sind zahlreiche Risiken und Belastungen verbunden. Die Folgen für die Betroffenen reichen von schlechtem körperlichem Allgemeinzustand bis hin zur Verelendung. Um diesem Prozess entgegenzuwirken, kombiniert der Kontaktladen „Mecki" in Hannover die Methoden und Hilfestellungen von sozialer Arbeit mit verschiedenen Angeboten zur gesundheitlichen Grundversorgung in einer im Lebensraum der Zielgruppe angesiedelten Anlaufstelle. Dort erhalten von Armut und Obdachlosigkeit betroffene Menschen nicht nur basale Hilfen wie Schlafsack, Essen und Kleidung, sondern auch eine medizinische Grund- oder Erstversorgung. Personell wird das Konzept des Kontaktladens durch drei Sozialarbeiterinnen und Sozialarbeiter sowie eine Krankenschwester umgesetzt. Zudem findet seit 1999 einmal pro Woche eine ärztliche Sprechstunde statt.

Das Angebot soll dazu beitragen, das Risiko einer Chronifizierung von Erkrankungen bei den Betroffenen zu verringern und eine Verstetigung der defizitären gesundheitlichen und sozialen Versorgungslage zu vermeiden. Zudem soll Wohnungslosen, Durchreisenden, Trebegängerinnen und Trebegängern über die Anlaufstelle der Weg in das allgemeine soziale und gesundheitliche Versorgungssystem geebnet werden. Ziele im weiteren Verlauf sind die Unterbringung der Betroffenen in einer Wohnung und die soziale Integration.

Gegründet wurde „Mecki" im Jahr 1985 vom Diakonischen Werk – Stadtverband für Innere Mission – Hannover e.V. Das Ladenlokal, das den Kontaktladen beherbergt, befindet sich in unmittelbarer Nähe des Hauptbahnhofs. Dieser zentrale Standort und die Prinzipien aufsuchender Straßensozialarbeit zeichnen das Angebot des Kontaktladens „Mecki" als niedrigschwellig aus. In seinem Konzept ist die Stärkung der Selbsthilfepotenziale und die Förderung von Eigeninitiative der Obdachlosen grundlegend verankert.

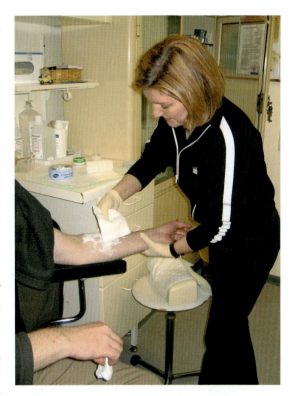

Der Kontaktladen ist Teil eines Verbundsystems ambulanter sozialer und gesundheitlicher Hilfen und nutzt deren Ressourcen zur Integration Wohnungsloser in die bestehenden Hilfs- und Unterstützungssysteme.

Kontakt
Veronika Horn
Diakonisches Werk e.V., Zentrale Beratungsstelle
für Menschen in besonderen sozialen Schwierigkeiten
Raschplatz 8 c
30161 Hannover
Telefon: 0511-3480264
Telefax: 0511-3888454
E-Mail: mailbox@ZBS-Hannover.de

4.2.7 Arbeitslosigkeit

Ausgewählt durch: *Landeszentrale für Gesundheit in Bayern e. V.*
Regionaler Knoten Bayern
Autorin: *Iris Grimm*

Arbeitshilfe 2000
Arbeit für gesundheitlich und sozial beeinträchtigte Menschen in Augsburg – Selbstfinanzierung eines sozialen Projekts durch wirtschaftliche Betätigung

Themen- und Handlungsfelder
Arbeitslosigkeit

Gute Praxisbereiche
Niedrigschwellige Arbeitsweise – Integriertes Handlungskonzept/ Vernetzung – Innovation und Nachhaltigkeit

Veröffentlichungsjahr: 2007

Kurzdarstellung
Für Menschen mit schweren gesundheitlichen Problemen wie Aids, Abhängigkeits- und chronischen Erkrankungen ist es oftmals sehr schwierig, einer geregelten Arbeit nachzugehen. Damit sind die Betroffenen in zweifacher Hinsicht gesundheitlichen Belastungen ausgesetzt: zum einen durch ihre Krankheit selbst und die daraus resultierenden gesundheitlichen und sozialen Probleme, zum anderen durch die Arbeitslosigkeit, die negative Auswirkungen auf die Gesundheit hat und die die ohnehin bereits bestehende soziale Not noch verschlimmert.

Das Augsburger Projekt „Arbeitshilfe 2000" setzt sich seit 1996 zum Ziel, die ökonomische und soziale Situation von gesundheitlich oder sozial beeinträchtigten Menschen durch bezahlte Arbeit zu verbessern. Die Betroffenen sollen durch Beschäftigung zu selbstständigerer Lebensführung gebracht und für den Arbeitsmarkt „fit" gemacht werden.

Dies wird erreicht durch Vermittlung einfacher Arbeitsmöglichkeiten, die kurzfristig und ohne bürokratischen Aufwand durchführbar sind. Die Projektteilnehmerinnen und -teilnehmer lernen, dass eigene Leistung sich in mehrfacher Hinsicht lohnt: Ihr Selbstwertgefühl wird gestärkt, sie können ihre finanzielle Situation verbessern, sie erfahren Anerkennung statt Ausgrenzung und werden sozial stabilisiert, was insgesamt zur Verbesserung ihrer Lebensqualität beiträgt.

Für die Umsetzung des Projekts haben sich Akteurinnen und Akteure aus verschiedenen Institutionen der Stadt Augsburg sowie aus diversen Arbeitsbereichen zusammengefunden, die sich in verschiedenen Bereichen des Projekts engagieren. Dazu zählen das Sozialamt und das Liegenschaftsamt, die ARGE Stadt und Landkreis, soziale Einrichtungen sowie Firmen und Ehrenamtliche.

Zudem ist das Arbeitsangebot niedrigschwellig: Die Zielgruppe befindet sich größtenteils auf der Straße, daher wird der Erstkontakt in Szenetreffpunkten und durch Streetwork hergestellt. Für die Klientinnen und Klienten bestehen keine Ausschlusskriterien und Zeitvorgaben.

Nachhaltigkeit zeigt sich auf zwei Ebenen: Indem die Betroffenen erleben, dass ihre verbliebene Leistungsfähigkeit sinnvoll eingesetzt wird und sie Anerkennung statt Ausgrenzung erfahren, trauen sie sich auch langfristig zu, einer geregelten Arbeit nachzugehen. Zum anderen ist der Fortbestand des Projekts „Arbeitshilfe 2000" dauerhaft gesichert, da es sich aufgrund verschiedener Einnahmequellen inzwischen selbst tragen kann.

Kontakt
Erwin Riegel
Arbeitshilfe 2000 e. V.
Pulvergässchen 6
86152 Augsburg
Telefon: 0821-3242079
Telefax: 0821-3242082
E-Mail: arbeitshilfe2000@gmx.de
Websites: http://www.arbeitshilfe2000.de
http://www.sozialkaufhaus-augsburg.de

Ausgewählt durch: *Institut für Prävention und Gesundheitsförderung an der Universität Duisburg-Essen*
Regionaler Knoten Nordrhein-Westfalen
Autorin: *Monique Faryn-Wewel*

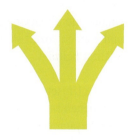

BEAM – Berufliche Eingliederungs- und Arbeitsmaßnahme

Themen- und Handlungsfelder
Arbeitslosigkeit – Seelische Gesundheit einschließlich Sucht

Gute Praxisbereiche
Empowerment – Dokumentation und Evaluation – Settingansatz

Veröffentlichungsjahr: 2005

Kurzdarstellung
Das Hattinger Modellprojekt BEAM (**B**erufliche **E**ingliederungs- und **A**rbeits**M**aßnahme) richtete sich an Sozialhilfebezieherinnen und -bezieher mit Abhängigkeitserkrankungen und psychischen Problemen. Diese leben häufig in einem Teufelskreis: Langzeitarbeitslosigkeit verstärkt bereits vorhandene psychische und physische Belastungen, und ein mangelhafter Gesundheitszustand wiederum ist ein erhebliches Hindernis auf dem Arbeitsmarkt. Zudem zeigt die Zielgruppe oft ein problematisches Gesundheitsverhalten. Das Projekt „BEAM" der Aus- und Weiterbildungseinrichtung Haus Theresia verfolgte daher das Ziel, die Betroffenen mit beruflicher Qualifizierung in Kombination mit einer gesundheitlichen Stabilisierung wieder an Arbeit heranzuführen.

Das insgesamt zwei Jahre dauernde Modellprojekt wurde vom BKK Bundesverband unterstützt. Die Teilnehmerinnen und Teilnehmer einer Qualifizierungsmaßnahme hatten die Chance, über einen Zeitraum von einem halben Jahr freiwillig ein zusätzliches Gesundheitsmodul zu durchlaufen. Dies umfasste die Themengebiete Selbst- und Zeitmanagement, Alltags- und Stressbewältigung, gesunde Ernährung, körperliche Fitness sowie Wellness und Entspannung. Zudem bot „BEAM" die Möglichkeit zu individuellen Beratungsgesprächen. Mittels einer Mischung aus Theorie- und Praxiseinheiten ließen sich Über- und Unterforderung sowie Langeweile vermeiden. Die einzelnen Elemente waren didaktisch-methodisch exakt auf die Zielgruppe zugeschnitten.

Dem Projekt ist es innerhalb der Qualifizierungsmaßnahme gelungen, Arbeitslose über das Setting einer Aus- und Weiterbildungseinrichtung zu erreichen und sie darüber hinaus zur Eigeninitiative anzuregen. Eine eingehende Projektdokumentation und ein Evaluationsbericht zeigen, dass das Empowerment als bedeutendes Kriterium für Good Practice in der Gesundheitsförderung erfolgreich war: Die Teilnehmerinnen und Teilnehmer beschäftigen sich nun stärker mit dem Thema Gesundheit und verhalten sich gesünder.

Mit den Erfahrungen von „BEAM" und aufbauend auf dieses Modellprojekt werden derzeit die Projekte „GLEISE – Wege ins Leben" als Grundstufe und „BEAM + AlfA – Berufliche Eingliederungs- und Arbeitsmaßnahme in alkoholfreier Arbeitsumgebung" als Aufbaustufe durchgeführt.

Kontakt
Ulrike Kopf
Theresia Albers gGmbH
Haus Theresia in Hattingen
Hackstückstraße 37
45527 Hattingen
Telefon: 02324-5988250
Telefax: 02324-5988222
E-Mail: u.kopf@t-a-s.net
Websites: http://www.t-a-s.net
http://www.gesundheit50plus.net

Ausgewählt durch: *Institut für Prävention und Gesundheitsförderung an der Universität Duisburg-Essen*
Regionaler Knoten Nordrhein-Westfalen
Autorin: Monique Faryn-Wewel

JobFit Regional

Themen- und Handlungsfelder
Arbeitslosigkeit – Seelische Gesundheit einschließlich Sucht – Ernährung/Bewegung/Stressbewältigung

Gute Praxisbereiche
Dokumentation und Evaluation – Multiplikatorenkonzept – Innovation und Nachhaltigkeit

Veröffentlichungsjahr: 2007

Kurzdarstellung
Repräsentative Untersuchungen belegen eine höhere Gesundheitsbelastung Arbeitssuchender mit vielfältigen Symptomen und Beschwerden. Zudem sind sozialer Rückzug, Selbstzweifel und Depression häufige Verhaltensweisen der Betroffenen, die eine Wiedereingliederung in den Arbeitsmarkt erschweren.

Das BKK-Modellprojekt „JobFit Regional" hat erstmals in Deutschland eine Verknüpfung arbeitsmarktpolitischer Maßnahmen mit gesundheitsfördernden Ansätzen verwirklicht. Das Projekt dauerte von November 2004 bis Juni 2006 und wird aktuell bei veränderter Ausrichtung unter dem Namen „JobFit NRW" fortgeführt.

Im Rahmen von „JobFit Regional" haben insgesamt neun Beschäftigungs-, Bildungs- und Qualifizierungsträger in sieben Städten Nordrhein-Westfalens Angebote der Gesundheitsförderung in ihre Programme mit aufgenommen. Sie sollten erproben, wie und mit welchen Angeboten Arbeitslose für eine Teilnahme gewonnen werden können und welche Auswirkungen die Teilnahme auf Gesundheitszustand und -verhalten und damit auch auf die Beschäftigungsfähigkeit hat.

In einer individuellen Gesundheitskompetenzberatung haben die zuvor entsprechend geschulten Fachkräfte der Maßnahmenträger mit den Teilnehmerinnen und Teilnehmern persönliche Gesundheitsziele erarbeitet und einen

Gesundheitsförderplan erstellt. Die Inhalte der Gruppenmodule wurden von den Trägern vor dem Hintergrund der speziellen Situation ihrer jeweiligen Klientel festgelegt und stammten aus den „klassischen Gesundheitsfeldern" Bewegung, Ernährung, Entspannung und Sucht.

Eine begleitende Projektdokumentation und eine extern durchgeführte Evaluation zeigten, dass die innovative Integration von gesundheitsfördernden Modulen im Setting von Beschäftigungs- und Qualifizierungsträgern geeignet ist, um die Zielgruppe für gesundheitsfördernde Module zu sensibilisieren. Die Beschäftigungsfähigkeit und gesundheitliche Indikatoren konnten im Verlauf messbar verbessert werden.

Durch die Qualifikation von Fachkräften der Maßnahmenträger und die Nutzung vorhandener Ressourcen sind Voraussetzungen für den Aufbau kommunaler Netzwerke geschaffen worden. Dies ist ein erstes Fundament, um krankheitsvorbeugende und gesundheitsfördernde Aspekte institutionalisiert in die Arbeitsvermittlung zu integrieren.

Träger des Angebots
Institut für Prävention und Gesundheitsförderung
an der Universität Duisburg-Essen

Kontakt
Barbara Hordt (Gesellschaft für innovative
Beschäftigungsförderung mbH)
Im Blankenfeld 4
46238 Bottrop
Telefon: 02041-767-250
Telefax: 02041-767-299
E-Mail: b.hordt@gib.nrw.de
Website: http://www.gib.nrw.de/homepage/service/specials/JobFit

4.2.8 Migration

Ausgewählt durch: *Gesundheit Berlin-Brandenburg e. V.*
Regionaler Knoten Berlin
Autor: Sven Brandes

Gesund essen mit Freude

Themen- und Handlungsfelder
Migration – Ernährung/Bewegung/Stressbewältigung

Gute Praxisbereiche
Innovation und Nachhaltigkeit – Settingansatz – Partizipation

Veröffentlichungsjahr: 2005

Kurzdarstellung
Immer mehr Kinder leiden unter Übergewicht. Von diesem Problem sind sozial benachteiligte Kinder, vor allem auch Kinder mit türkischem Migrationshintergrund, in besonderem Maße betroffen. Das Berliner Modellprojekt „Gesund essen mit Freude", ein zehnwöchiger interkultureller Ernährungskurs in einer Grundschule an einem sozialen Brennpunkt, hat Müttern aus Familien mit Migrationshintergrund theoretische und praktische Kenntnisse über gesunde Ernährung vermittelt. Da diese Frauen eine Schlüsselposition für die Gesundheit ihrer Familien einnehmen, lässt sich über sie am ehesten die Integration der erworbenen Kenntnisse in den Familienalltag erreichen. Der BKK Bundesverband förderte das Modellprojekt. Der Kurs mit jeweils zweieinhalbstündigen Gruppengesprächen wurde von einer ausgebildeten Ökotrophologin durchgeführt, die das Kurskonzept gemeinsam mit türkischen Migrantinnen entwickelt hatte und im Rahmen des Kurses auch ein Kiezkochbuch erstellte. Das Angebot besteht auch über die Modellphase hinaus.

„Gesund essen mit Freude" verfolgt einen Settingansatz, arbeitet partizipativ und ist ebenso innovativ wie nachhaltig: Durch die Kooperation mit Mitarbeiterinnen und Mitarbeitern der Schule sowie die Nutzung und Förderung der sozialen Kontakte an der Schule wurde unmittelbar Einfluss auf die sozialen Strukturen des Settings genommen. Die enge Verknüpfung von Familie und Schule stößt wiederum partizipative Prozesse zur Schaffung gesundheitsfördernder Rahmenbedingungen im Alltag von Familien an, die bislang Präventionsangebote wenig wahrnehmen. Eine Änderung der Essgewohnheiten in den Familien legt den Grundstein für ein gesundheitsförderndes Ernährungsverhalten der Kinder bis ins Erwachsenenalter. Dadurch wird ein nachhaltiger Beitrag zur Verringerung ernährungsabhängiger chronisch degenerativer Erkrankungen geleistet. Ein großes Interesse an der Projektidee zeigte sich auch daran, dass Kochrezepte, die die Frauen entwickelt hatten, im türkischsprachigen Fernsehen für Zuschauerinnen und Zuschauer in Deutschland vorgestellt wurden. Eine Woche lang wurden die Rezepte jeden Vormittag im Studio nachgekocht. Expertengespräche und eine türkischsprachige Telefonhotline begleiteten das Programm.

Kontakt
Andrea Möllmann
Gesundheit Berlin – Brandenburg e. V.
Friedrichstraße 231
10969 Berlin
Telefon: 030-44319067
Telefax: 030-44319063
E-Mail: moellmann@gesundheitberlin.de
Website: http://www.saglik-berlin.de

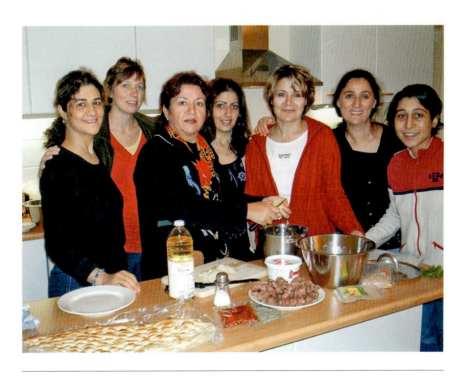

Ausgewählt durch: *Institut für Prävention und Gesund- heitsförderung an der Universität Duisburg-Essen Regionaler Knoten Nordrhein-Westfalen Autorin: Monique Faryn-Wewel*

Gesundheitsförderung für MigrantInnen

Themen- und Handlungsfelder
Migration – Frauen und Mädchen

Gute Praxisbereiche
Niedrigschwellige Arbeitsweise – Empowerment – Multiplikatorenkonzept

Veröffentlichungsjahr: 2006

Kurzdarstellung
Sprachbarrieren und unzureichende Kenntnisse über Funktionsweise und Angebote des deutschen Gesundheitswesens erschweren vielen Migrantinnen und Migranten den Zugang zu psychosozialen Einrichtungen. Insbesondere präventive Angebote werden von ihnen selten genutzt.

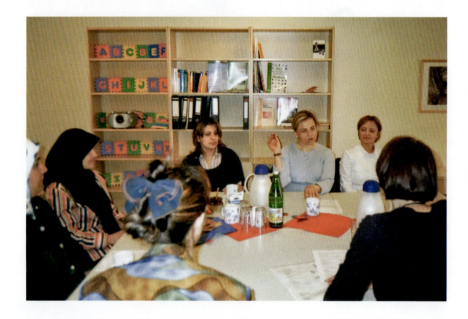

An diesem Problem setzt das Projekt „Gesundheitsförderung für MigrantInnen" von pro familia Bonn an. Das Programm richtet sich hauptsächlich an Frauen und Mädchen mit Migrationshintergrund, und zwar insbesondere diejenigen, die durch die bestehenden Angebote medizinischer und psychosozialer Art kaum oder gar nicht erreicht werden. In zweiter Linie bietet das Projekt Jugendlichen mit Migrationshintergrund die Möglichkeit, sich aufklären zu lassen. Ziel ist es, bei der Zielgruppe selbstbestimmtes Handeln im Bereich der sexuellen Gesundheit zu fördern. Implizit geht es auch um die Vermeidung ungewollter Schwangerschaften und die Prävention sexuell übertragbarer Krankheiten inklusive HIV/Aids. Wesentlich für eine Zielerreichung ist die aufsuchende Arbeit in enger Kooperation mit Institutionen, die im interkulturellen Bereich tätig sind.

So zählen zu den Maßnahmen des Programms in erster Linie Gruppenveranstaltungen in den Räumlichkeiten der Kontaktorganisationen, etwa in Sprachschulen, Stadtteilbüros und Frauentreffs. Weiter sind Multiplikatorenschulungen zum Themengebiet „Sexuelle Gesundheit und Migration" mit den Teams anderer Organisationen aus den Bereichen Gesundheitserziehung und Migration ebenso bedeutsam wie eine Öffentlichkeitsarbeit, die für das Thema sensibilisiert und den Bekanntheitsgrad des Projekts erhöht.

Das Programm arbeitet niedrigschwellig. Die Zielgruppe wird in ihren Alltagssituationen aufgesucht, beispielsweise in Deutschkursen. Die Informationsveranstaltungen gehen auf die Interessen und Bedürfnisse der Frauen, Mädchen und Jugendlichen ein und setzen an einer Stärkung ihrer Eigenverantwortung und Autonomie durch Vermittlung von Wissen in Fragen zur Sexualität und zum deutschen Gesundheitswesen an. Dass das Projekt mittlerweile als Beispiel einer erfolgreichen Ansprache von Migrantinnen zum Thema sexuelle Gesundheit gilt, ist auch seinem Multiplikatorenansatz zu verdanken.

Kontakt
Stéphanie Berrut
pro familia Bonn
Poppelsdorfer Allee 15
53115 Bonn
Telefon: 0228-2422243
Telefax: 0228-2422245
E-Mail: stephanie.berrut@profamilia.de
Website: http://www.profamilia.de/getpic/5291

Ausgewählt durch: *Regierungspräsidium Stuttgart, Landesgesundheitsamt Regionaler Knoten Baden-Württemberg*
Autorin: *Katja Schnell*

MIGES – Migration und Gesundheit

Themen- und Handlungsfelder
Migration – Frauen und Mädchen

Gute Praxisbereiche
Empowerment – Innovation und Nachhaltigkeit – Integriertes Handlungskonzept/Vernetzung

Veröffentlichungsjahr: 2006

Kurzdarstellung
Das Ludwigsburger Projekt MIgrantinnenGESundheit (MIGES) widmet sich dem Problem, dass der Gesundheitszustand von Zuwandererfamilien im Durchschnitt schlechter ist als der Gesundheitszustand der einheimischen Bevölkerung. Nichtdeutsche Kinder leiden im Schnitt viermal häufiger unter Übergewicht, zudem sind Impfstatus sowie die Inanspruchnahme von Vorsorgeuntersuchungen bei ihnen unterdurchschnittlich. Frauen mit Migrationshintergrund erleben besonders häufig einen Schwangerschaftskonflikt, und der Anteil der Migrantinnen und Migranten an Aidsfällen liegt deutlich höher als ihr Anteil an der Wohnbevölkerung.

„MIGES" beruht auf einer Zusammenarbeit des Kreisgesundheitsamts Ludwigsburg mit dem Frauenseminar der Initiative „Integration durch Elternbildung Ludwigsburg" (IDEL) und dem Internationalen Frauencafé des Vereins Frauen für Frauen e.V. Das Projekt ist im Stadtteil Eglosheim angesiedelt, einem sozialen Brennpunkt, und wendet sich vor allem an türkische Frauen.

Ziel ist es, diesen Frauen Wissen und Kompetenzen zu vermitteln, damit sie ihre gesundheitliche Situation und die ihrer Familie verbessern sowie ein eigenverantwortliches gesundheitsförderndes Verhalten weiterentwickeln können. Seit 2001 finden jährlich acht Workshops mit kreativ- und erlebnisorientiertem Ansatz statt. Neben Gesprächsrunden und Kurzvorträgen zu einer breiten Palette von Gesundheitsthemen werden Rollenspiele und Spielstationen eingesetzt.

Das Angebot ist vorbildlich im Hinblick auf seinen Empowermentansatz, seine Nachhaltigkeit und die Vernetzung zahlreicher Institutionen vor Ort: Durch die Aktivitäten gelingt es, Selbstvertrauen und Eigenverantwortung der Teilnehmerinnen zu stärken. Das neu erworbene Wissen wird von den Frauen weiterverbreitet. Sie berichten, dass sie sich bei manchen Themen wie Expertinnen vorkommen und ihren Freundinnen, Kindern und Männern Wissen weitergeben konnten, über das diese bisher nicht verfügten.

Auch die Kommunikation mit Ärztinnen und Ärzten wird erleichtert, Hemmschwellen gegenüber Behörden wie dem Gesundheitsamt und deren Angeboten werden abgebaut. Darüber hinaus ließen sich bei den teilnehmenden Frauen eine Verbesserung des Impfstatus sowie eine dauerhafte Gewichtsreduzierung durch verbesserte Ernährungsgewohnheiten erreichen.

„MIGES" ermöglicht aufgrund einer sektorenübergreifenden Zusammenarbeit verschiedener Einrichtungen – unter ihnen das Stadtteilbüro, Kindergärten, Beratungsstellen, Schulen, die Kirchengemeinde und Vereine – einen niedrigschwelligen Zugang zu den Zielgruppen.

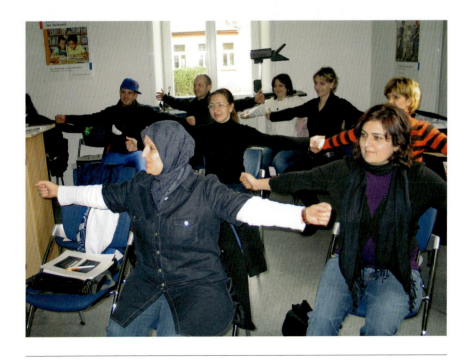

Kontakt
Peggy Stier
Kreis-Gesundheitsamt Ludwigsburg
Gesundheitsdezernat Gesundheitsförderung
Hindenburgstraße 20/1
71638 Ludwigsburg
Telefon: 07141-1441342
Telefax: 07141-1441340
E-Mail: peggy.stier@landkreis-ludwigsburg.de

Ausgewählt durch: *Landesvereinigung für Gesundheit und Akademie für Sozialmedizin Niedersachsen e. V. Regionaler Knoten Niedersachsen*
Autor/Autorin: Antje Richter, Marcus Wächter

Mit Migranten für Migranten – Interkulturelle Gesundheit in Deutschland (MiMi)

Themen- und Handlungsfelder
Migration

Gute Praxisbereiche
Multiplikatorenkonzept – Innovation und Nachhaltigkeit – Dokumentation und Evaluation

Veröffentlichungsjahr: 2006

Kurzdarstellung
Für alle Migrantinnen und Migranten bringt das Leben in der fremden Kultur psychische und soziale Veränderungen mit sich. Daraus resultierende Stresssituationen wirken sich – gepaart mit einem niedrigen sozialen Status und finanzieller Armut – negativ auf den individuellen Gesundheitszustand aus.

Das „MiMi-Gesundheitsprojekt des Ethno-Medizinischen Zentrums Hannover (EMZ) leistet durch mehrsprachige und kultursensible Interventionen Gesundheitsförderung und Prävention für Migrantinnen und Migranten. Kernstück des Konzepts ist die Schulung von Gesundheitsmediatorinnen und -mediatoren, die als bereits integrierte Zugewanderte ihren Landsleuten ihrerseits Wissen über Gesundheitsthemen und das deutsche Gesundheitssystem in der Muttersprache vermitteln.

Die Ausbildung der Mediatorinnen und Mediatoren ist auf 50 Stunden in drei Modulen angelegt. Die jeweils etwa zwei- bis dreistündigen Informationsveranstaltungen, die sie im Anschluss daran selbstständig ausrichten, finden in Settings wie Sprachschulen, religiösen Einrichtungen und Flüchtlingsheimen statt. Um ein koordiniertes Vorgehen in der Gesundheitsversorgung Zugewanderter anzustoßen, erfolgt eine Vernetzung der Migrations- und Gesundheitsdienste sowie der Migrantenvereine. Ziel des Projekts ist es, die Eigenverantwortung der Migrantinnen und Migranten für ihre Gesundheit zu stärken und einen Beitrag zur Reduzierung der gesundheitlichen Ungleichheit zu leisten.

Das Projekt startete 2003 zunächst in vier Ballungszentren Niedersachsens und Nordrhein-Westfalens und ist mittlerweile in zahlreichen weiteren Bundesländern vertreten.

Die Stärken des MiMi-Gesundheitsprojekts liegen zunächst im Multiplikatorenkonzept als seinem zentralen Element – individuell über die Gesundheitsmediatorinnen und -mediatoren und institutionell durch eine gezielte Stärkung der beteiligten Dienste. Darüber hinaus erfolgt eine nachhaltige bundesweite Vernetzung der entsprechenden Institutionen.

Das Modell ist auf Expansion angelegt und lässt sich durch seine universell anwendbaren Methoden kostengünstig in neue oder bereits bestehende Strukturen implementieren. MiMi wird vom Ethno-Medizinischen Zentrum und der Medizinischen Hochschule Hannover evaluiert.

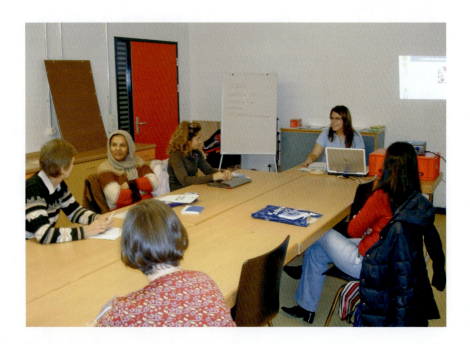

Kontakt
Ramazan Salman
Ethno-Medizinisches Zentrum e. V.
Königstraße 6
30175 Hannover
Telefon: 0511-16841020-62
Telefax: 0511-457215
E-Mail: ethno@onlinehome.de
Website: http://www.ethno-medizinisches-zentrum.de

Ausgewählt durch: *Landesvereinigung für Gesundheitsförderung Thüringen e. V.*
Regionaler Knoten Thüringen
Autorin: *Uta Maercker*

Psychosoziales Zentrum für Flüchtlinge in Thüringen (PsZF)

Themen- und Handlungsfelder
Migration

Gute Praxisbereiche
Niedrigschwellige Arbeitsweise – Integriertes Handlungskonzept/Vernetzung – Qualitätsmanagement/Qualitätsentwicklung

Veröffentlichungsjahr: 2007

Kurzdarstellung

„REFUGIO Thüringen" in Jena ist ein Psychosoziales Zentrum für Flüchtlinge (PsZF), die beispielsweise Verfolgung, Folter, Kriegsgewalt oder die Ermordung naher Familienangehöriger erleben mussten und posttraumatische Belastungsreaktionen entwickelt haben. Sein Konzept beruht auf der ganzheitlichen Idee, Traumatherapie und psychosoziale Begleitung der Betroffenen unabhängig von ihrem Aufenthaltsstatus miteinander zu verbinden. Das von „refugio thüringen e. V." aufgebaute und getragene Zentrum ist das erste seiner Art im Freistaat Thüringen und schließt damit eine Lücke im Versorgungsangebot.

Der Kontakt zur Zielgruppe wird vor allem über Dritte erreicht. Flüchtlinge, die zunächst bei anderen Einrichtungen Kontakt suchen und Beratung in Anspruch nehmen, werden über die dortigen Fachkräfte an das Zentrum vermittelt. Das Erstgespräch im PsZF unterstützen im Idealfall bereits eine Dolmetscherin oder ein Dolmetscher. Neben der psychosozialen Anamnese und einer sozialen Stabilisierung erfolgt hier eine therapeutische Anamnese. Im Mittelpunkt des zweiten Gespräches stehen die Diagnostik und die Festlegung des Therapiemodus. Die Leistungen des „REFUGIO Thüringen" sind für die Betroffenen kostenfrei. Außer therapeutischen Maßnahmen und ganzheitlicher psychosozialer Beratung bietet das Zentrum eine Gutachtenerstellung in asylrechtlichen und sozialen Fragen. Die Arbeit erfolgt in einem interdisziplinären Team.

Das PsZF ist darüber hinaus Ansprechpartner für andere Migrantengruppen im Bereich der Vermittlung und Koordination von Hilfsangeboten. Diesbezüglich will „REFUGIO Thüringen" Strukturen schaffen, die eine bessere Integration und Gesundheitsversorgung aller in Thüringen lebender Flüchtlinge ermöglicht. Dazu zählen zum Beispiel der Aufbau eines Pools für Kultur- und Sprachmittlerinnen und -mittler, die Vermittlung von Dolmetschern und Dolmetscherinnen sowie Weiterbildungen für Fachkräfte, die Kontakt zu Flüchtlingen haben.

„REFUGIO Thüringen" arbeitet aufsuchend und niedrigschwellig. Die Arbeit mit den Flüchtlingen wird durch Netzwerkarbeit mit allen relevanten Akteurinnen und Akteuren aus Migranten- und Flüchtlingsorganisationen, aus der Ärzteschaft, der Politik und von therapeutischer Seite sowohl in Thüringen als auch auf Bundesebene begleitet. Das Zentrum nimmt regelmäßig Selbstevaluationen vor und entwickelt sein Konzept nach neuen Forschungsergebnissen und Erkenntnissen während der laufenden Arbeit sowie aktuellen Anforderungen stets weiter.

Kontakt
Dr. Anja Hense
REFUGIO Thüringen
Psychosoziales Zentrum für Flüchtlinge
Wagnergasse 25
07743 Jena
Telefon: 03641-226281
Telefax: 03641-238198
E-Mail: refugio-thr@web.de
Website: http://www.refugio-thueringen.de

4.2.9 Seelische Gesundheit einschließlich Sucht

Ausgewählt durch: *Landesvereinigung für Gesundheit Sachsen-Anhalt e. V. Regionaler Knoten Sachsen-Anhalt*
Autorin: *Birgit Ferner*

Ambulant betreutes Wohnen für Suchtkranke

Themen- und Handlungsfelder
Seelische Gesundheit einschließlich Sucht

Gute Praxisbereiche
Qualitätsmanagement/Qualitätsentwicklung – Empowerment – Integriertes Handlungskonzept/Vernetzung

Veröffentlichungsjahr: 2007

Kurzdarstellung
Abhängige Suchtkranke benötigen viel Hilfe, um wieder in ein familiäres, berufliches und soziales Leben zurückzufinden. Entgiftung, Entwöhnungsbehandlung und herkömmliche Beratungsleistungen reichen oftmals nicht aus, sodass eine hohe Rückfallgefahr besteht. Das vom DRK-Kreisverband Jerichower Land getragene Projekt „Ambulant betreutes Wohnen für Suchtkranke" in Möckern bietet seit 1997 ein ganztägiges Betreuungsprogramm für Alkohol- und Medikamentenabhängige an. Darin erfahren die Betroffenen Beratung und Unterstützung und erhalten über die Beteiligung an der Tagesstruktur verschiedene Beschäftigungsmöglichkeiten. Dazu zählen die Bereiche Sozialarbeit, Hauswirtschaft, Garten- und Außenanlagen, Werkstatt, Tischlerei, Um- und Ausbau sowie Möbelrecycling. Ziel ist es, die Suchtkranken zu rehabilitieren, ihre Arbeits- und Erwerbsfähigkeit zu festigen und ihnen Möglichkeiten aufzuzeigen, ihr Leben wieder sinnvoll und ausfüllend zu gestalten.

Der Aufnahme in das betreute Wohnen geht eine qualifizierte Entgiftung im medizinisch-therapeutischen Bereich des Fachkrankenhauses für Psychiatrie und Neurologie in Jerichow voraus. Anschließend mietet die Klientin oder der Klient eine von 32 Projektwohnungen an. Die maximale Aufenthaltsdauer beträgt zwei Jahre. Sämtliche therapeutischen Maßnahmen sollen helfen, den eigenen Tag zu organisieren und zu strukturieren. Nicht zuletzt werden Bewerbungs-, Gedächtnis- oder auch Sozialtrainings durchgeführt, bei denen zum Beispiel Behördengänge sowie der Umgang mit Geld thematisiert und geprobt werden.

Die Beratungen und Fortschritte der Klientinnen und Klienten werden regelmäßig dokumentiert; die Maßnahmen werden entsprechend angepasst. Die Suchtberaterinnen und -berater des DRK treffen sich regelmäßig, um ihre Erfahrungen auszutauschen und das Vorgehen bei möglichen Problemfällen gemeinsam zu besprechen. Die Tagesstruktur im „Ambulant betreuten Wohnen" soll die Betroffenen stärken, ihr weiteres Leben gesundheitsfördernder zu gestalten. Der DRK-Kreisverband Jerichower Land unterhält Kooperationsbeziehungen zu verschiedenen Einrichtungen, um den Suchtkranken vielfältige Möglichkeiten zur Genesung und der weiteren persönlichen Entwicklung bieten zu können. Durch das „Ambulant betreute Wohnen" konnten Rückfälle in die Sucht stark eingeschränkt werden. Laut Aussagen der Projektleitung schaffen es ungefähr 87 Prozent der Suchtkranken, über längere Zeit oder dauerhaft, abstinent zu bleiben.

Kontakt
Wolfgang Auerbach
Deutsches Rotes Kreuz
Kreisverband Jerichower Land e. V.
Magdeburger Straße 35
39291 Möckern
Telefon: 039221-7795
Telefax: 039221-63804
E-Mail: w27111955@aol.com

Ausgewählt durch: *Gesundheit Berlin-Brandenburg e. V.*
Regionaler Knoten Berlin
Autorin: *Dagmar Siewerts*

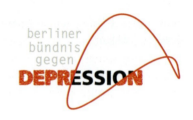

Berliner Bündnis gegen Depression

Themen- und Handlungsfelder
Seelische Gesundheit einschließlich Sucht – Migration – Ältere Menschen/Hochbetagte

Gute Praxisbereiche
Niedrigschwellige Arbeitsweise – Multiplikatorenkonzept – Innovation und Nachhaltigkeit

Veröffentlichungsjahr: 2006

Kurzdarstellung
Depressionen sind, wie die meisten seelischen Erkrankungen, ein Thema, das in der Öffentlichkeit nach wie vor tabuisiert wird. Dabei gehören depressive Störungen zu den Volkskrankheiten. Etwa 15 bis 20 Prozent der Bevölkerung leiden im Laufe ihres Lebens an einer behandlungsbedürftigen Depression mit teilweise tief greifenden Folgen wie Arbeitsunfähigkeit oder sozialer Isolation.

Das „Berliner Bündnis gegen Depression" will seit 2005 einen Beitrag zur Gesundheitsförderung und Prävention leisten und die gesundheitliche Situation depressiver Menschen, insbesondere von Migrantinnen und Migranten, verbessern. Dazu gehört auch, Suiziden vorzubeugen und die Anzahl adäquat behandelter Betroffener zu steigern. Ein weiteres wichtiges Anliegen des Bündnisses ist die Aufklärung der Bevölkerung über die Krankheit Depression und deren Enttabuisierung. Das Projekt wird getragen von der Psychiatrischen Universitätsklinik der Charité im St.-Hedwig-Krankenhaus.

Da türkischstämmige Bewohner den größten Anteil nichtdeutscher Gruppen in Berlin bilden, hat das „Berliner Bündnis gegen Depression" seinen Schwerpunkt zunächst auf diese Personengruppe gelegt. Durch Bereitstellung muttersprachlicher Informationen über Krankheitssymptome und Therapiemöglichkeiten, die gezielte Ansprache türkischer Einrichtungen und Gemeinden sowie Fortbildungsmaßnahmen für türkisch sprechende Hausärztinnen und -ärzte sollen Türkischstämmige besser erreicht werden. In weiteren Schritten werden Broschüren für Menschen russischer, polnischer, arabischer und angelsächsischer Herkunft bereitgestellt.

„Berliner Bündnis gegen Depression" arbeitet niedrigschwellig: Durch eine sehr breit angelegte Öffentlichkeitsarbeit wird die allgemeine und speziell die türkischsprachige Öffentlichkeit über das Thema Depression informiert. Zudem hilft ein kleiner Fragebogen auf der Homepage des Berliner Bündnisses interessierten Personen dabei, herauszufinden, ob bei ihnen tatsächlich Zeichen einer Depression vorliegen und ein Hilfebedarf besteht.

Über Fortbildungsveranstaltungen und „Train-the-Trainer"-Seminare werden Multiplikatorinnen und Multiplikatoren gewonnen, was zur weiteren Verbreitung von Wissen über das Thema in den jeweiligen Berufsgruppen führt.

Das „Berliner Bündnis gegen Depression" arbeitet insofern mit einer innovativen Konzeption, als es sich gezielt an die sonst nur schwer zu erreichende Personengruppe der Migrantinnen und Migranten wendet und dabei kulturelle Kontexte mit einbezieht.

Kontakt
Dr. Meryam Schouler-Ocak
Psychiatrische Universitätsklinik der Charité
im St.-Hedwig-Krankenhaus
Große Hamburger Straße 5–11
10115 Berlin
Telefon: 030-23112120
Telefax: 030-23112790
E-Mail: kontakt@berlinerbuendnisgegendepression.de
Website: http://www.berlinerbuendnisgegendepression.de

Ausgewählt durch: *Hamburgische Arbeitsgemeinschaft für Gesundheitsförderung e. V. (HAG)*
Regionaler Knoten Hamburg
Autorin: *Petra Hofrichter*

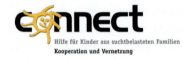

Connect – Hilfe für Kinder aus suchtbelasteten Familien – Kooperation und Vernetzung

Themen- und Handlungsfelder
Seelische Gesundheit einschließlich Sucht – Sozialraum/Quartier/Stadtteil

Gute Praxisbereiche
Multiplikatorenkonzept – Innovation und Nachhaltigkeit – Dokumentation und Evaluation

Veröffentlichungsjahr: 2006

Kurzdarstellung

Kinder, die mit suchtkranken Eltern aufwachsen, leiden häufig unter einer Vielzahl von psychischen, sozialen und körperlichen Belastungen; die Gefahr, dass sie selbst eine Suchterkrankung entwickeln oder psychosomatisch erkranken, ist erhöht. Präventives Handeln zu einem möglichst frühen Zeitpunkt ist für diese Kinder besonders wichtig. Das 2005 abgeschlossene Modellprojekt „Connect" im Hamburger Stadtteil Altona-Osdorf (ein Quartier mit schlechter sozialer Lage) zielte auf eine arbeitsfeldübergreifende Zusammenarbeit in der Suchtprävention. Bei „Connect" ging es nicht darum, neue Angebote für die Zielgruppe zu entwickeln, sondern die vorhandenen Hilfen durch Zusammenwirken der Einrichtungen effektiver zu gestalten. Gemeinsame Fortbildungen, Workshops und Fallbesprechungen ermöglichten eine sektorenübergreifende Zusammenarbeit und sensibilisierten die Mitarbeiterinnen und Mitarbeiter für das Thema „Kinder aus suchtbelasteten Familien". Sie wurden Teil eines unterstützenden Netzwerks. Bereits auf frühzeitige Anzeichen von Belastungen der Kinder können sie künftig professionell und vernetzt reagieren.

Im Ergebnis arbeiten etwa 30 Institutionen, die rund um das Kind und die Familie aktiv sind und zu denen nicht nur Sucht- und Beratungseinrichtungen zählen, in einer Netzwerkstruktur sozialraumorientiert und verbindlich miteinander. Zu ihnen zählen Kindertagesstätten ebenso wie Hebammen, Erziehungsberatungsstellen oder auch niedergelassene Ärztinnen und Ärzte. Damit ist es gelungen, eine unbürokratische kollegiale Fallberatung unter regelhafter Einbeziehung der Kompetenz aus der Suchthilfe zu entwickeln und über die Projektphase hinaus als neues Instrument strukturell zu verankern.

Die Gesamtkoordination des zweijährigen Modellprojekts lag beim Büro für Suchtprävention der Hamburgischen Landesstelle für Suchtfragen. Finanziert wurde es von der Behörde für Soziales und Familie und der Hamburgischen Arbeitsgemeinschaft für Gesundheitsförderung (HAG) sowie aus Spenden.

„Connect" war innovativ und beruhte auf einem Multiplikatorenansatz: Das Projekt stellte die Qualität der vorhandenen Hilfen durch Vernetzung und Synergieeffekte auf eine neue Stufe. Die gemeinsame Qualifizierung der vor Ort mit Kindern und Familien Tätigen zu Multiplikatorinnen und Multiplikatoren war eine zentrale Säule des Projekts. „Connect" wurde projektbegleitend vom Arbeitsfeld Wissenschaft und Forschung des Büros für Suchtprävention evaluiert.

Kontakt
Irene Ehmke
Büro für Suchtprävention der Hamburgischen
Landesstelle gegen die Suchtgefahren e. V.
Repsoldstraße 4
20097 Hamburg
Telefon: 040-2849918-0
Telefax: 040-2849918-19
E-Mail: ehmke@suchthh.de

Ausgewählt durch: *Gesundheit Berlin-Brandenburg e. V.*
Regionaler Knoten Berlin
Autorin: *Dagmar Siewerts*

IdeFix – Rund um den Hund

Themen- und Handlungsfelder
Seelische Gesundheit einschließlich Sucht – Sozialraum/Quartier/Stadtteil

Gute Praxisbereiche
Empowerment – Innovation und Nachhaltigkeit – Niedrigschwellige Arbeitsweise

Veröffentlichungsjahr: 2006

Kurzdarstellung
Mit dem Konsum von Opiaten wie zum Beispiel Heroin gehen erhebliche gesundheitliche und soziale Probleme einher. Dazu zählen vor allem das Risiko einer Hepatitis-C- oder einer HIV-Infektion, aber auch Langzeitarbeitslosigkeit, Wohnungslosigkeit und Beschaffungsprostitution.

„Fixpunkt", eine gemeinnützige Gesellschaft für Gesundheitsvorsorge und sozialintegrierende Hilfen für suchtmittelabhängige Menschen mbH, führt in Berlin verschiedene Projekte für Drogenabhängige und substituierte Menschen durch. Dazu zählt auch „IdeFix – Rund um den Hund". Ziel dieses Projekts ist es, die gesundheitliche und soziale Situation von substituierten drogenabhängigen Menschen zu verbessern, den Aufbau sozialer Kompetenzen und die Eingliederung in das Berufsleben zu fördern sowie langfristig den Rückfall in die Abhängigkeit durch das Aufbrechen von Suchtstrukturen zu vermeiden.

Ursprünglich hatte „IdeFix" mit dem Angebot an Drogenabhängige und Substituierte begonnen, deren Hunde zum Beispiel während eines Therapieaufenthalts zu betreuen. Dieser „Hundesitterdienst" besteht zwar heute noch zusammen mit einem umfangreichen Serviceangebot „rund um den Hund", aber der Schwerpunkt des Projekts liegt seit 2005 auf dem Beschäftigungs- und Qualifizierungsangebot für substituierte Menschen. Die Maßnahme umfasst eine individuelle Berufsplanung, eine berufsbezogene psychosoziale Betreuung, Bewerbungstrainings sowie die Vermittlung in Praktika und Erwerbstätigkeiten. Eine weitere Aufgabe besteht darin, von Drogenabhängigen frequentierte Plätze in Berlin zu reinigen und herumliegende gebrauchte Spritzen im Quartier einzusammeln und fachgerecht zu entsorgen. Als Standort wählte „IdeFix" Räumlichkeiten unmittelbar am Kottbusser Tor, mitten in der größten Drogenszene Berlins.

Das Projekt zeichnet sich durch seinen Empowermentansatz, sein innovatives Vorgehen und seine niedrigschwellige Arbeitsweise aus: Menschen mit Drogen- und Suchtproblemen erhalten passgenaue Hilfen, um sich beruflich orientieren, qualifizieren und integrieren zu können. Da viele Drogenabhängige und Substituierte einen Hund besitzen, ist es über das Medium Tier gelungen, mit einem Teil der oftmals nur schwer erreichbaren Zielgruppe Kontakt aufzubauen und weitere Perspektiven zu erarbeiten. Zudem sind die Aktivitäten niedrigschwellig angelegt und orientieren sich durch ihre hundespezifische Ausrichtung an den Fähigkeiten und Ressourcen der Zielgruppe.

Träger des Angebots
Fixpunkt gGmbH

Kontakt
Sören Sörensen
Dresdener Straße 20
10999 Berlin
Telefon: 030-69565881
Telefax: 030-69565883
E-Mail: idefix@fixpunkt.org
Website: http://www.idefixpunkt.org

Ausgewählt durch: *Landesvereinigung für Gesundheitsförderung Thüringen e. V.*
Regionaler Knoten Thüringen
Autorin: Uta Maercker

Medienprojekt „Wir lassen uns nicht manipulieren"

Themen- und Handlungsfelder
Seelische Gesundheit einschließlich Sucht – Schulkinder und Jugendliche/ Setting Schule

Gute Praxisbereiche
Partizipation – Multiplikatorenkonzept – Integriertes Handlungskonzept/ Vernetzung

Veröffentlichungsjahr: 2005

Kurzdarstellung
Die Massenmedien – und hier insbesondere die Werbung – beeinflussen vermehrt den Lebensstil und die Persönlichkeitsentwicklung der heranwachsen-

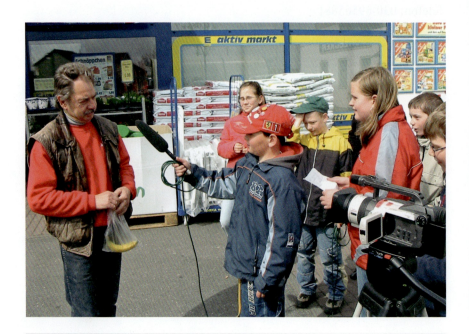

den Generation. Der Konsum von Genuss- und Suchtmitteln, der eine Form der Auseinandersetzung von Kindern und Jugendlichen mit den an sie gestellten Aufgaben darstellen kann, steht in einem engen Kontext mit der Wahrnehmung von Werbung für diese Produkte.

Das Thüringer Projekt „Wir lassen uns nicht manipulieren" hat die Förderung des Nichtrauchens bei Heranwachsenden zum Ziel. Über den Zugangsweg der aktiven Medienarbeit sollen die allgemeinen Lebenskompetenzen und der eigenverantwortliche Umgang mit Medien bei den Teilnehmerinnen und Teilnehmern gestärkt werden.

Die Kinder und Jugendlichen entwickeln eigenständig Medienprodukte, wobei sie sich kritisch mit der oft raffiniert gestalteten Werbung für Tabakwaren auseinandersetzen. Eine Woche lang produzieren beispielsweise zwei Schülergruppen mit Unterstützung des Landesfilmdienstes Thüringen e.V. je einen Nichtraucherwerbespot und konkurrieren dabei auf spielerische Weise. Am Ende des Projekts präsentieren beide Gruppen ihre Arbeitsergebnisse vor Mitschülerinnen und Mitschülern, Lehrkräften und Eltern. In diesem medienpädagogisch begleiteten Prozess gelingt es ihnen, die Motive der Tabakindustrie und deren manipulativen Elemente zu enttarnen.

Das Projekt wird seit dem Jahr 2000 von der Landesvereinigung für Gesundheitsförderung Thüringen e.V. – AGETHUR in Kooperation mit medienpädagogisch tätigen Einrichtungen in Thüringen angeboten. Es setzt bereits im Grundschulalter an. Als Interventionssetting wählte die AGETHUR in der modellhaften Umsetzung Schulen in sozialen Brennpunktgebieten und benachteiligten Quartieren aus, was der ausgeprägten sozialen Polarisierung des Rauchverhaltens Rechnung trägt. Die Umsetzung des Medienprojekts erfolgt mit Unterstützung der AOK Thüringen.

Das Projekt beruht auf einem partizipativen Ansatz, in dessen Rahmen die teilnehmenden Kinder intensiv einbezogen werden. Mit Handmaterial und Lehrerfortbildungen werden Multiplikatorinnen und Multiplikatoren gewonnen. Dies ermöglicht, dass das Projekt mit seinen flexiblen Gestaltungsmöglichkeiten an vielen Schulen und Jugendeinrichtungen aufgegriffen wird. „Wir lassen uns nicht manipulieren" ist gut mit anderen Akteuren der Gesundheitsförderung und Suchtprävention vernetzt. Dazu zählen auch die zuständigen Stellen an den Landratsämtern und in den Stadtverwaltungen.

Kontakt
Uta Maercker
Landesvereinigung für Gesundheitsförderung Thüringen e. V.
Carl-August-Allee 1
99423 Weimar
Telefon: 03643-59223
Telefax: 03643-501899
E-Mail: maercker@agethur.de
Website: http://www.agethur.de

Ausgewählt durch: *Landesvereinigung für Gesundheitsförderung Thüringen e. V.*
Regionaler Knoten Thüringen
Autorin: Uta Maercker

„Mit den Augen des anderen"
Integrationsprojekt für Menschen
mit psychischen Behinderungen

Themen- und Handlungsfelder
Seelische Gesundheit einschließlich Sucht – Ernährung/Bewegung/ Stressbewältigung

Gute Praxisbereiche
Niedrigschwellige Arbeitsweise – Empowerment –
Innovation und Nachhaltigkeit

Veröffentlichungsjahr: 2007

Kurzdarstellung
Menschen mit psychischen Behinderungen und gesundheitlichen Einschränkungen, beispielsweise durch einen Unfall oder wegen Dickleibigkeit, erfahren im Alltag oft Benachteiligung und Ausgrenzung. „Mit den Augen des anderen" hieß das Projekt, das der Verein Gesundheitsförderung e. V. Jena, die Deutsche Gesellschaft für Ernährung e. V., Sektion Thüringen, und die Thüringer Sozialakademie aus diesem Grund im Jahr 2006 gemeinsam umgesetzt haben. Es sollte das Selbstwertgefühl und die Persönlichkeit arbeitsloser, sozial benachteiligter und psychisch erkrankter Jugendlicher und junger Erwachsener stärken und ihnen helfen, sich besser in ihr soziales Umfeld zu integrieren.

In Workshops über einen Zeitraum von acht Monaten wurden ein- bis zweimal wöchentlich individuelle Fähigkeiten der Teilnehmerinnen und Teilnehmer aufgedeckt und gestärkt. Die Workshops vermittelten Kenntnisse über gesunde Ernährung, Stressbewältigung, Entspannungstechniken und den Umgang mit dem PC, umfassten aber auch ein Bewerbungs- und Kommunikationstraining. Bewegungs- und erlebnisorientierte Angebote wie zum Beispiel Aquatraining, Schwimmen, Nordic Walking und Tanzimprovisation gaben den Teilnehmerinnen und Teilnehmern über die sportliche Betätigung hinaus die Gelegenheit, bestehende Frustrationen abzubauen. Das Programm ermöglichte es den Jugendlichen und jungen Erwachsenen, ihre persönlichen Stärken und Schwächen zunächst in einem geschützten Raum zu erfahren, um darüber anschließend einen Weg zurück in die Gesellschaft zu finden.

Die Träger haben das Projekt über das Förderprogramm „LOKAST – Lokales Kapital für soziale Zwecke in Thüringen" gemeinsam mit der Gesellschaft für Arbeits- und Wirtschaftsförderung (GfAW) im Auftrag des Freistaates Thüringen aus Mitteln der Europäischen Sozialfonds umgesetzt.

„Mit den Augen des anderen" war ein niedrigschwelliges Angebot, das die Selbstverantwortung der Betroffenen nachhaltig stärkte. Die Teilnehmerinnen und Teilnehmer wurden anfangs im Rahmen von persönlichen Kontakten für das Projekt interessiert. Wesentlich war dabei insbesondere die Kooperation mit der Aktion Wandlungswelten Jena e. V., einem Verein, der psychisch kranken Menschen Lebens- und Wohnraum außerhalb einer Klinik erschließt.

Anerkennung fand das Projekt für die Art, in der die Teilnehmenden dazu befähigt wurden, aktiv und selbstbestimmt ihre Zukunft zu gestalten. Darüber hinaus ist die innovative Weise bemerkenswert, wie Elemente der Gesundheitsförderung nachhaltig mit einer beschäftigungsfördernden Maßnahme verknüpft wurden.

Kontakt
Petra Hartung
Thüringer Sozialakademie gGmbH
Ernst-Abbe-Platz 3–4
07749 Jena
Telefon: 03641-574555
Telefax: 03641-574547
E-Mail: epost@gz-jena.de

4.2.10 Ernährung/Bewegung/Stressbewältigung

Ausgewählt durch: *Landesvereinigung für Gesundheitsförderung Thüringen e. V.*
Regionaler Knoten Thüringen
Autorin: *Uta Maercker*

„fit ist cool"
Thüringer Netzwerk für mehr Bewegung und ausgewogene Ernährung

Themen- und Handlungsfelder
Ernährung/Bewegung/Stressbewältigung – Schulkinder und Jugendliche/ Setting Schule

Gute Praxisbereiche
Integriertes Handlungskonzept/Vernetzung – Innovation und Nachhaltigkeit – Dokumentation und Evaluation

Veröffentlichungsjahr: 2007

Kurzdarstellung
Das Thüringer Netzwerk „fit ist cool" für mehr Bewegung und ausgewogene Ernährung von Kindern entstand 2005 als Kooperationsprojekt zahlreicher Partner. Mit gebündelten Aktivitäten will es die bekannten, deutlich erhöhten Prävalenzraten für Übergewicht und Adipositas vor allem in der Gruppe der sozial Benachteiligten nachhaltig senken. Bis dahin waren die meisten Ansätze zur Förderung einer gesunden Ernährung und eines gesunden Bewegungsverhaltens in Thüringen als Einzelaktionen auf einen der Bereiche beschränkt geblieben.

Als zentrales Programmelement baute das Netzwerk bis 2008 gemeinsam in jedem Stadt- und Kreissportbund Thüringens mindestens ein Angebot für Kinder zwischen acht und zwölf Jahren mit mangelnden Bewegungserfahrungen und Übergewicht auf. Die Gruppen mit maximal 15 Kindern sollen über einen Zeitraum von neun Monaten möglichst zweimal die Woche in einem Sportverein betreut werden. Der Einstieg erfolgt über Kursangebote zur Verminderung des Bewegungsmangels durch Bewegung, Spiel und Sport mit dem Ziel der Erhöhung des Grundenergieumsatzes. Neben Bewegung ist die Ernährung ein wichtiger Teil des Projekts. Zweimal im Monat finden Ernährungsberatungen gemeinsam für Eltern und Kinder mit dem Ziel der Ernährungsumstellung statt. Denn eine Zusammenführung der Bereiche Ernährung und Bewegung bietet die Chance, durch sektorenübergreifende Koordinierung effektiver, öffentlich wirksamer und zielgenauer zu arbeiten.

Als Ziel hat sich das Projekt die Etablierung eines langfristigen Ernährungs- und Bewegungsangebots in jedem Landkreis und jeder kreisfreien Stadt Thüringens für übergewichtige Kinder gesetzt. Dabei sollen alle Akteurinnen und Akteure aus der Lebensmittelindustrie, dem Sport, der Agrarwirtschaft, dem Gesundheitswesen und der Politik sowie Eltern und Kinder bis hin zu den Medien zusammenwirken, um die Öffentlichkeit für das Thema zu sensibilisieren.

Das Programm ist aber nicht nur wegen seines integrierten Handlungskonzepts nachahmenswert, sondern arbeitet auch nachhaltig: Das Netzwerk will dauerhafte Strukturen schaffen, um Übergewicht im Kindesalter vorzubeugen. Zudem wird „fit ist cool" von der Friedrich-Schiller-Universität Jena auf der Basis von Daten aus Untersuchungen der teilnehmenden Kinder evaluiert. Als übergeordnete Indikatoren zur Erfolgsbewertung werden der Verbleib der Kinder in den Vereinsstrukturen, die feste Verankerung des Angebots in der Region und eine Beteiligung der Eltern im Bewegungsbereich beschrieben.

Kontakt
Anette Skujin
Landessportbund Thüringen e. V.
Referat Kinder- und Jugendsport
Werner-Seelenbinder-Straße 1
99096 Erfurt
Telefon: 0361-3405436
Telefax: 0361-3405499
E-Mail: a.skujin@lsb-thueringen.de
Website: http://www.thueringen-sport.de

Ausgewählt durch: *Landesvereinigung für Gesundheit Sachsen-Anhalt e. V. Regionaler Knoten Sachsen-Anhalt*
Autorin: *Birgit Ferner*

Fit und stark fürs Leben

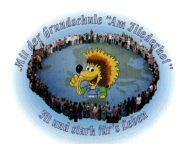

Themen- und Handlungsfelder
Ernährung/Bewegung/Stressbewältigung – Schulkinder und Jugendliche/Setting Schule

Gute Praxisbereiche
Settingansatz – Empowerment – Innovation und Nachhaltigkeit

Veröffentlichungsjahr: 2007

Kurzdarstellung
„Fit und stark fürs Leben", ein Unterrichtsprogramm zur Persönlichkeitsförderung in den Bereichen Gewalt, Aggression, Stress und Sucht, ist sowohl für Schulen als auch Kindergärten konzipiert worden. Die Magdeburger Grundschule „Am Fliederhof" hat die Idee als erste Schule in Sachsen-Anhalt aufgegriffen und setzt sie seit 1997 in den Jahrgangsstufen 1 bis 4 mit jeweils 20 Unterrichtseinheiten in die Realität um. Mittlerweile beteiligen sich über 80 Schulen im gesamten Bundesland an dem Programm. Für weiterführende Schulen liegen Aufbaumodule bis zur achten Klasse vor.

Neue Spiel- und Lernformen wecken die Freude der Kinder am Lernen und stärken die sozialen Beziehungen innerhalb der Klasse, das Selbstwertgefühl sowie das Vertrauen in die eigenen Fähigkeiten. Dabei sollen die Kinder auch lernen, eine eigene Meinung zu vertreten, Gruppenzwängen zu widerstehen und Nein zu sagen. Die „Igel-Igor-Stunden" des Programms helfen ihnen, Einfallsreichtum und Kreativität zu entwickeln. Bei Igel Igor handelt es sich um eine Figur, die durch die Unterrichtsstunden führt und alle Sachverhalte kindgerecht erläutert. In die Stunden sind auch Atem- und Entspannungsübungen sowie Fantasiereisen integriert, mittels derer die Kinder dabei unterstützt werden, Ängste und Stress zu bewältigen und abzubauen.

„Fit und stark fürs Leben" konnte erfolgreich seinen Settingansatz umsetzen und zudem in den Bereichen Innovation und Nachhaltigkeit überzeugen. Seit Beginn der Projektumsetzung hat sich das Lehren und Lernen in der Grundschule „Am Fliederhof" wesentlich verändert. Rings um das Programm sind Aktivitäten und Traditionen entstanden, die die Grundschule als einen Ort zum Wohlfühlen, aber auch als eine leistungsorientierte Bildungseinrichtung kennzeichnen.

Das Programm fördert die Entwicklung von Lebenskompetenzen, dient der Persönlichkeitsstärkung von Schulkindern und leistet somit einen Beitrag zur ebenso frühzeitigen wie nachhaltigen Prävention von Aggressionsverhalten, Rauchen und Sucht sowie deren Folgeschäden. Insbesondere vom Zugewinn an sozialen Kompetenzen und den Anstößen zur weiteren Persönlichkeitsentwicklung können die Schülerinnen und Schüler langfristig profitieren.

Kontakt
Olaf Neumann
Grundschule Am Fliederhof
Hans-Grade-Straße 83
39130 Magdeburg
Telefon: 0391-7225401
Telefax: 0391-5069762
E-Mail: kontakt@gs-fliederhof.bildung-lsa.de

Ausgewählt durch: *Landesvereinigung für Gesundheitsförderung e. V. in Schleswig-Holstein*
Regionaler Knoten Schleswig-Holstein
Autorin: Bettina Steen

Sport gegen Gewalt, Intoleranz und Fremdenfeindlichkeit

Themen- und Handlungsfelder
Ernährung/Bewegung/Stressbewältigung – Schulkinder und Jugendliche/ Setting Schule

Gute Praxisbereiche
Niedrigschwellige Arbeitsweise – Integriertes Handlungskonzept/ Vernetzung – Dokumentation und Evaluation

Veröffentlichungsjahr: 2006

Kurzdarstellung
In den letzten Jahren ist das Thema Gewalt bei Kindern und Jugendlichen immer mehr ins Zentrum des öffentlichen Interesses gerückt. Die Forschung geht mehrheitlich davon aus, dass Gewalt durch Verhältnisse begünstigt wird, in denen Erwerbsarbeit und wirtschaftliche Sicherheit fehlen, Familienbeziehungen belastet sind und wenig Aussicht auf eine Besserung der Lebenssituation besteht. Das Schleswig-Holsteiner Projekt „Sport gegen Gewalt, Intoleranz und Fremdenfeindlichkeit" verfolgt das Ziel, die soziale Kompetenz und den Teamgeist durch pädagogisch angeleitete Sportangebote zu fördern. Das Programm steht allen Heranwachsenden zwischen sechs und 20 Jahren offen. Zielgruppenschwerpunkt sind jedoch sozial benachteiligte, gewaltbereite oder verhaltensauffällige Kinder und Jugendliche. Sie sollen mithilfe gemeinsam erarbeiteter Fair-Play-Regeln kooperative Formen der Konfliktbewältigung erlernen.

Inzwischen wurden landesweit 85 Projektgruppen eingerichtet, die insbesondere in sozialen Brennpunkten einen wichtigen gewaltpräventiven Beitrag leisten. In Abstimmung mit den Kooperationspartnern sowie nach den Interessenschwerpunkten der Jugendlichen zählen dazu vor allem Ballsportangebote wie Streetball, Fußball, Basketball sowie offene Spiel- und Sportangebote und Selbstverteidigungskurse wie Judo, Karate und Aikido. Verantwortlich für deren Durchführung sind sozialpädagogische Fachkräfte mit

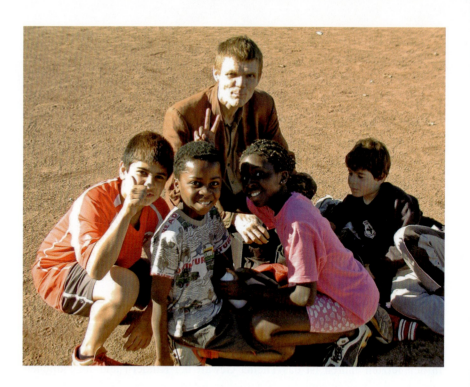

Übungsleiterlizenzen. Träger des 1994 initiierten Projekts ist der Landessportverband Schleswig-Holstein. Die Finanzierung gewährleisten die Landesregierung und private Sponsoren.

„Sport gegen Gewalt, Intoleranz und Fremdenfeindlichkeit" ist vorbildlich im Hinblick auf seine niedrigschwellige Arbeitsweise, sein integriertes Handlungskonzept und die Evaluation seiner Wirksamkeit: Die Kinder und Jugendlichen können die wohnortnahen Sportkurse besuchen, ohne sich zu einer regelmäßigen Teilnahme oder Mitgliedschaft zu verpflichten. Die Vernetzung kooperierender Schulen und Institutionen der außerschulischen Jugendarbeit gewährleistet dabei einen hohen Nutzungsgrad der Angebote.

Dass die gewaltpräventiven Ziele des Projekts, gemessen an den zur Verfügung stehenden Ressourcen, überwiegend erreicht werden, zeigten zwei Evaluationen durch die Christian-Albrechts-Universität Kiel. Dabei gab deutlich über die Hälfte der Teilnehmerinnen und Teilnehmer an, in der Gruppe gelernt zu haben, besser miteinander auszukommen und Rücksicht auf Schwächere zu nehmen.

Kontakt
Klaus Michael Pötzke
Landessportverband Schleswig-Holstein
Winterbeker Weg 49
24114 Kiel
Telefon: 0431-6486137
Telefax: 0431-6486190
E-Mail: sport.gegen.gewalt@lsv-sh.de
Website: http://www.lsv-sh.de/sport-gegen-gewalt

4.2.11 Sozialraum/ Quartier/Stadtteil

Ausgewählt durch: *Gesundheit Berlin-Brandenburg e. V.*
Regionaler Knoten Berlin
Autorin: *Dagmar Siewerts*

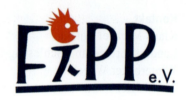

Abenteuerspielplatz und Kinderbauernhof Waslala

Themen- und Handlungsfelder
Sozialraum/Quartier/Stadtteil – Ernährung/Bewegung/Stressbewältigung – Schulkinder und Jugendliche/Setting Schule

Gute Praxisbereiche
Partizipation – Niedrigschwellige Arbeitsweise

Veröffentlichungsjahr: 2007

Kurzdarstellung
Viele Kinder und Jugendliche, insbesondere sozial benachteiligte, erhalten in den Großstädten kaum die Möglichkeit, sich in ihrer Freizeit kreativ zu entfalten, eigenständige Ideen zu verwirklichen und Verantwortung zu übernehmen. Motorische Fähigkeiten sind oft lediglich rudimentär ausgeprägt und werden in ihrer Entwicklung behindert. Der Abenteuerspielplatz und Kinderbauernhof Waslala im Berliner Bezirk Treptow-Köpenick, Ortsteil Altglienicke, bietet Kindern und Jugendlichen zwischen sechs und 14 Jahren in ihrer Freizeit die Möglichkeit, sich im freien Spiel, beim Umgang mit Tieren, im Gartenanbau oder bei der Holzbearbeitung in den Werkstätten zu entwickeln.

Die Umgebung des Abenteuerspielplatzes zeichnet sich durch sozialen Wohnungsbau und hohe Arbeitslosenzahlen aus. Durch vielfältige Aktivitätsfelder werden Kreativität, Eigenständigkeit, kognitive, emotionale und motorische Kompetenz, lösungsorientiertes Denken, Verantwortungsbewusstsein, der Umgang mit Gefahren und die Risikoeinschätzung sowie die Körper- und Sinneswahrnehmung gezielt gefördert. Die Projekte und Aktionen auf dem Abenteuerspielplatz richten sich an den Interessen und Bedürfnissen der Kinder aus, sie sind ganzheitlich angelegt, handlungsorientiert und leiten zur Selbstbestimmung an.

Das Projekt erhält über seinen Träger – das Fortbildungsinstitut für die pädagogische Praxis e. V. (FIPP) – eine Regelfinanzierung vom zuständigen Bezirksamt sowie Mittel vom Verein Mensch Tier Umwelt e. V. Ein weiterer Anteil setzt sich aus Spenden und Projektmitteln zusammen. Die Umsetzung von Projekten und Aktionen auf dem Abenteuerspielplatz erhält auch Unterstützung von Kooperationspartnern anderer Kinder- und Jugendprojekte, von Schulen, sozialen Diensten, Kitas und nachbarschaftlichen Initiativen.

Die Kinder und Jugendlichen nehmen in vielfacher Form an der Gestaltung der Angebote teil. Zum einen werden ihre Bedürfnisse mittelbar durch Beobachtung und tägliche Gespräche erhoben und berücksichtigt, zum anderen wird die Zielgruppe mithilfe von Fragebogen sowie durch Mitbestimmung bei Bau- und Gestaltungsprojekten direkt einbezogen. Es gibt eine Kinderversammlung, in der die Kinder Wünsche, Bedürfnisse und Kritik vorbringen können und wo über Probleme und deren Lösungen gesprochen werden kann. Bei all dem handelt es sich um ein niedrigschwelliges Angebot im Lebensumfeld der Kinder, das allen kostenfrei offensteht.

Kontakt
Christine Bader
FiPP e. V. – Fortbildungsinstitut für die pädagogische Praxis
Venusstraße/Ecke Birnenweg
12524 Berlin
Telefon: 030-67909356
Telefax: 030-67909356
E-Mail: aspwaslala@web.de
Website: http://www.aspwaslala.de

Ausgewählt durch: *Landesarbeitsgemeinschaft für Gesundheitsförderung Saarland e. V.*
Regionaler Knoten Saarland
Autor: Marcus Wächter

Das Präventionsmodell der Stadt Saarlouis als Teil des lokalen Netzwerks Saarlouis

Themen- und Handlungsfelder
Sozialraum/Quartier/Stadtteil – Schulkinder und Jugendliche/Setting Schule

Gute Praxisbereiche
Integriertes Handlungskonzept/Vernetzung – Innovation und Nachhaltigkeit – Partizipation

Veröffentlichungsjahr: 2007

Kurzdarstellung
Der demografische Wandel sowie die zunehmende Anzahl von Personen in materiellen, sozialen oder gesundheitlichen Notlagen stellen Kommunen und

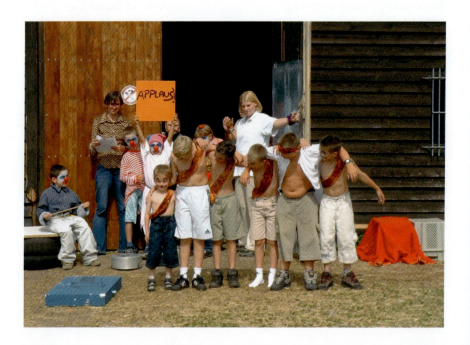

Städte vor immer neue Herausforderungen. Nur durch Aktivitäten zur Förderung von Verteilungsgerechtigkeit und Unterstützung gesellschaftlicher Strukturen bleiben Städte und Gemeinden auch in der Zukunft handlungsfähig.

Im Maßnahmenkatalog „Kinder-, jugend- und familienfreundliche Kommune" der Kreisstadt Saarlouis spiegeln sich diese Elemente wider. Die Förderung der Persönlichkeitsentwicklung, der Partizipation von Kindern und Jugendlichen, der Gestaltung des Sozialraums sowie unterschiedlich ausgerichtete Betreuungsangebote bilden die Eckpfeiler des Präventionsmodells der Stadt.

Im Mittelpunkt der Arbeit stehen sozial benachteiligte Kinder und Jugendliche. Die Kreisstadt Saarlouis entwickelte ein Drei-Säulen-Modell mit einem selbstverwalteten Jugendzentrum, dezentralen Kinder- und Jugendtreffs sowie Streetwork und „Mobile Teams". In aufsuchender Betreuungsarbeit werden gezielt die sozialen Brennpunkte der Stadt besucht und auffällige Jugendliche aktiv angesprochen. Die Einzelfallhilfe bietet Eltern und insbesondere alleinerziehenden Müttern und Vätern Qualifizierungs- und Beschäftigungsprojekte an.

Saarlouis widmet sich bereits seit Anfang der 90er-Jahre dem Auf- und Ausbau eines präventiv arbeitenden Netzwerks verschiedener freier Träger und kommunaler Einrichtungen. Durch die enge Anbindung der Vertragspartner koordiniert die Stadt ein trägerübergreifendes Maßnahmenbündel, das es ermöglicht, gezielt, umfassend und nachhaltig auf Bedarfslagen zu reagieren.

Kinder, Jugendliche sowie deren Eltern werden in Saarlouis aktiv in die Planung und Durchführung von Maßnahmen einbezogen. So hat die Stadtverwaltung beispielsweise die Stelle des Kinderbeauftragten als Interessenvertretung der Kinder geschaffen. Diese können sich in Kinderratssitzungen, -anhörungen oder -befragungen zu Themen der Stadtentwicklung Gehör verschaffen. Der Kriminalitätsbeirat der Stadt bietet Erwachsenen ein Forum, um auf Probleme in den Bereichen Diebstahl, Gewalt und Vandalismus hinzuweisen.

Kontakt
Michael Leinenbach
Kreisstadt Saarlouis
Friedensstraße 3–7
66740 Saarlouis
Telefon: 06831-443437
Telefax: 06831-443410
E-Mail: Leinenbach@saarlouis.de
Website: http://www.youngweb.saarlouis.de

Ausgewählt durch: *Landesvereinigung für Gesundheit und Akademie für Sozialmedizin Niedersachsen e. V.*
Regionaler Knoten Niedersachsen
Autorin: Antje Richter

Diakonie- und Gesundheitsladen Nordstadt

Themen- und Handlungsfelder
Sozialraum/Quartier/Stadtteil

Gute Praxisbereiche
Niedrigschwellige Arbeitsweise – Settingansatz – Innovation und Nachhaltigkeit

Veröffentlichungsjahr: 2006

Kurzdarstellung
Der „Diakonie- und Gesundheitsladen Nordstadt" ist in einem sozial benachteiligten Teil der Hannoverschen Nordstadt angesiedelt. Das Projekt richtet sich an Kinder, Jugendliche und Erwachsene, die in unterschiedlichen Bereichen ihres Alltags unterversorgt und von Teilen des gesellschaftlichen Lebens ausgegrenzt sind. Angesprochen werden besonders diejenigen, denen durch Armut, Benachteiligung und Ausgrenzung Schaden an ihrer Gesundheit droht oder bei denen bereits ein Schaden eingetreten ist.

Das Angebot umfasst eine breite Palette von Beratung und Unterstützung, darunter Vortragsreihen zu verschiedenen Gesundheitsthemen, die Vorbereitung, Vermittlung und Begleitung bei Arztgängen sowie Ämter- und Behördenbesuche, Vermittlung von Kuren für Frauen und Kinder einschließlich Gesprächen zur Kurnachsorge, Gesundheits-, Ernährungs-, Haushalts- und Budgetberatung, Hilfe bei der Antragstellung etwa für ALG II und Vermittlung an Beratungseinrichtungen bei nicht gesichertem Lebensunterhalt.

Angehörige unterschiedlicher Altersgruppen und sozialer Milieus nehmen die größtenteils kostenlosen Angebote in Anspruch. Dazu gehören vor allem Eltern mit Kindern, Alleinerziehende, ältere alleinstehende Männer, Punks sowie Frauen unterschiedlichen Alters. Projektträger ist das Diakonische Werk des Evangelisch-lutherischen Stadtkirchenverbandes Hannover. Dessen Aktivitäten in der Nordstadt waren ursprünglich eine Reaktion auf gewalttätige Auseinandersetzungen zwischen Punks und der Polizei während der sogenannten „Chaos-Tage" im Jahr 1995. Von daher stellt sich die Integration von Randgruppen wie eben jugendlichen Punks in die Gruppenarbeit mit Bewohnerinnen und Bewohnern des Stadtteils als großer Erfolg des innovativen Projekts dar.

Der „Diakonie- und Gesundheitsladen Nordstadt" bietet sozial benachteiligten Menschen des Quartiers einen niedrigschwelligen Einstieg in sein breites Beratungs- und Hilfsangebot – etwa durch das wöchentliche offene Frühstück, die Möglichkeit, zu duschen und Wäsche zu waschen, durch die Infobörse über kostenlose Tauschangebote, ein Schaufensterflohmarkt und die Kleiderkammer.

Auch die Kooperation mit Anbietern des sozialen Umfelds gehört zu den Grundsätzen der Arbeit des Gesundheitsladens. Er beteiligt sich am Netzwerk „Gesundheitsförderung im Stadtbezirk Nord", das mehr als 30 Kooperationspartner umfasst, und wirkt damit auf die Rahmenbedingungen im Stadtteil ein.

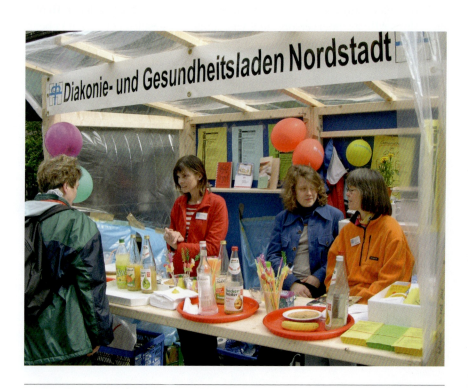

Kontakt
Sabine Vetterlein-Janschek
Diakonisches Werk, Diakonie- und Gesundheitsladen Nordstadt
des Ev.-luth. Stadtkirchenverbandes Hannover
Schaufelder Straße 17
30167 Hannover
Telefon: 0511-1697678
E-Mail: Gesundheitsladen.Nordstadt@evlka.de

Ausgewählt durch: *Gesundheit Berlin-Brandenburg e. V.*
Regionaler Knoten Berlin
Autorin: *Dagmar Siewerts*

Kiezdetektive
Kinderbeteiligung für eine gesunde und zukunftsfähige Stadt

Themen- und Handlungsfelder
Sozialraum/Quartier/Stadtteil – Kinder und Jugendliche/Setting Schule

Gute Praxisbereiche
Multiplikatorenkonzept – Partizipation – Settingansatz

Veröffentlichungsjahr: 2006

Kurzdarstellung
Einschulungsuntersuchungen im Berliner Bezirk Friedrichshain-Kreuzberg haben gezeigt, dass bei den Kindern erhebliche Defizite im Bereich der Sprachentwicklung, Konzentrationsmängel, allgemeine Entwicklungsverzögerungen und Verhaltensauffälligkeiten zu beobachten sind. Dennoch verfügt der Bezirk auch über wertvolle Ressourcen, darunter eine große Vielfalt an Kulturen, ein hohes Potenzial an Selbsthilfe und eine lange Tradition der Bürgerbeteiligung. Daran setzt auch das Projekt zur Kinderbeteiligung „Kiezdetektive" an. Es verfolgt das Ziel, die Lebensqualität speziell von Kindern in einem Quartier mit besonderem Entwicklungsbedarf durch gesundheitsbezogene Aktivitäten zu verbessern. Darüber hinaus soll es sozial benachteiligte Kinder für gesundheits- und umweltbezogene Fragestellungen sensibilisieren und an die Politik heranführen.

Kinder zwischen sechs und 14 Jahren erkunden als Kiezdetektive ihr Lebens- und Wohnumfeld, ermitteln Probleme, aber auch „Schätze". Sie dokumentieren diese in Form einer Ausstellung und präsentieren die Ergebnisse auf einer Kinderversammlung den verantwortlichen Politikerinnen und Politikern. Diese sind mit ihren Verwaltungen und freien Trägern gemeinsam mit den Kindern aufgefordert, die Probleme zu beheben. Nach etwa sechs Monaten werden auf einer Folgeversammlung die Umsetzungsergebnisse nachgefragt. Träger des Angebots sind die Plan- und Leitstelle Gesundheit (QPK) des Bezirksamtes Friedrichshain-Kreuzberg und Gesundheit Berlin-Brandenburg e. V.

Besonderen Wert legt das Projekt auf die Ausbildung von Multiplikatorinnen und Multiplikatoren. Um sicherzustellen, dass es auch in anderen Stadtteilen und Städten Verbreitung findet, wurden eine Multiplikatorenbroschüre und verschiedene weitere Materialien für eine umfassende Öffentlichkeitsarbeit entwickelt.

Das Projekt arbeitet partizipativ, indem es Kinder und Jugendliche an Umsetzungsstrategien für eine nachhaltige Stadtentwicklung beteiligt und ihr Expertenwissen sowie ihre Perspektive berücksichtigt. Über die „Kiezdetektive" ist es gelungen, Kinder und Jugendliche in alle Phasen eines solchen Stadtentwicklungsprozesses einzubeziehen.

Als Ergebnisse des Projekts konnten u. a. konkrete Verbesserungsmaßnahmen im Setting Stadtteil erzielt werden. Dazu zählen die Instandsetzung von Spielplätzen, eine nutzerfreundliche Gestaltung von Freiflächen oder auch generationsübergreifende Nachbarschaftsaktivitäten.

Kontakt
Ingrid Papies-Winkler
Bezirksamt Friedrichshain-Kreuzberg von Berlin
Plan- und Leitstelle Gesundheit
Yorckstraße 4–11
10965 Berlin
Telefon: 030-90298-3546
Telefax: 030-90298-3539
E-Mail: Ingrid.Papies-Winkler@ba-fk.verwalt-berlin.de
Website: http://www.berlin.de

Ausgewählt durch: *Hamburgische Arbeitsgemeinschaft für Gesundheitsförderung e. V. (HAG)*
Regionaler Knoten Hamburg
Autor/Autorin: Petra Hofrichter, Jan Friedrichs

Präventionsprogramm „Lenzgesund"
Vernetzte frühe Hilfen rund um Schwangerschaft, Geburt und erste Lebensjahre

Themen- und Handlungsfelder
Sozialraum/Quartier/Stadtteil – Frühförderung/Early Start

Gute Praxisbereiche
Settingansatz – Dokumentation und Evaluation –
Integriertes Handlungskonzept/Vernetzung

Veröffentlichungsjahr: 2007

Kurzdarstellung
Die nachhaltige Verbesserung der Entwicklungschancen von kleinen Kindern – dies ist das Hauptanliegen von „Lenzgesund – Vernetzte frühe Hilfen rund um Schwangerschaft, Geburt und erste Lebensjahre", einem Präventionsprogramm im sozial benachteiligten Quartier „Lenzsiedlung" in Hamburg-Eimsbüttel. Es wurde vom Gesundheits- und Umweltamt des Bezirks Hamburg-Eimsbüttel im Jahr 2005 initiiert und ist auf eine Laufzeit von sieben bis zehn Jahren angelegt.

„Lenzgesund" fördert den Zugang zur Gesundheitsversorgung, stärkt das Gesundheitsbewusstsein der Bewohnerinnen und Bewohner und vernetzt und qualifiziert die Anbieter von medizinischen und sozialen Dienstleistungen. Dies geschieht beispielsweise mit Maßnahmen in den Handlungsbereichen Geburtsvorbereitung, Versorgung nach der Geburt und im ersten Lebensjahr, Impfen, Frühförderung und des Weiteren in den Bereichen Zahngesundheit, Ernährung, Bewegung und gesundheitliche Handlungskompetenz. Zu den Stärken des Programms zählen insbesondere sein Settingansatz, sein integriertes Handlungskonzept sowie die wissenschaftliche Evaluation der im Quartier verursachten Veränderungen.

Um Kindern und Jugendlichen sowie ihren Eltern in diesem benachteiligten Sozialraum den Zugang zu medizinischer Versorgung und Präventionsmaßnahmen zu erleichtern, sollen langfristig verbesserte Strukturen im Quartier aufgebaut werden. In diesen Kontext gehört auch die Förderung der Beteiligung und Kommunikation der Bewohnerinnen und Bewohner. Um die unterschiedlichen Ressourcen zahlreicher im Projekt miteinander vernetzter Kooperationspartner optimal aufeinander abzustimmen, hat sich auf Initiative des Gesundheitsamtes ein „Runder Tisch" konstituiert.

„Lenzgesund" ist praktischer Bestandteil eines Forschungsprojekts der Hamburger Universität. Im Rahmen des Verbundprojekts „Strukturbildung (Capacity Building) für Prävention und Gesundheitsförderung bei Kindern und Eltern in einem benachteiligten Quartier" erfolgt eine wissenschaftliche Begleitung und Evaluation durch das Institut für Medizinsoziologie der Hamburger Universität.

Kontakt
Christian Lorentz
Bezirksamt Eimsbüttel, Fachamt Gesundheit
Grindelberg 62–66
20139 Hamburg
Telefon: 040-428012920
Telefax: 040-428013382
E-Mail: christian.lorentz@eimsbuettel.hamburg.de

Ausgewählt durch: *Hamburgische Arbeitsgemeinschaft für Gesundheitsförderung e. V. (HAG)*
Regionaler Knoten Hamburg
Autor/Autorin: Petra Hofrichter, Jochen Schwanekamp

Trampolinspringen für Kinder und Jugendliche

Themen- und Handlungsfelder
Sozialraum/Quartier/Stadtteil – Ernährung/Bewegung/Stressbewältigung – Schulkinder und Jugendliche/ Setting Schule

Gute Praxisbereiche
Innovation und Nachhaltigkeit – Empowerment – Multiplikatorenkonzept

Veröffentlichungsjahr: 2007

Kurzdarstellung
Das Trampolinprojekt der Luruper Frauenoase e. V. verfolgte das Ziel, Bewegungsmangel von Kindern und Jugendlichen im Alter zwischen sechs und 18 Jahren im sozial benachteiligten Hamburger Stadtteil Lurup entgegenzuwirken.

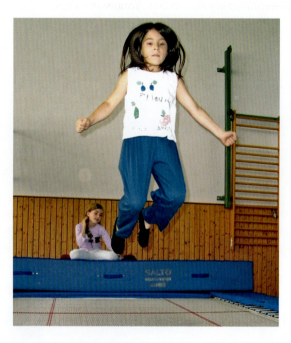

Es handelte sich dabei um ein klassisches Projekt zur Gesundheitsförderung, das die Kinder dazu führen sollte, ihre Stärken und Ressourcen zu entdecken. So wirkt sich Trampolinspringen auf mehreren Ebenen positiv auf Körper und Geist von Kindern und Jugendlichen aus. Es stärkt den Kreislauf, die Muskelspannung und -kraft, regt den Stoffwechsel an und fördert die Verdauungstätigkeit. Die Hautsensibilität steigt und das Körpergefühl, der Gleichgewichtssinn und das Tiefenempfinden werden erhöht. Auch Angst- und Spannungszustände sowie Aggressionen lassen sich auf diese Weise abbauen. Trampolinspringen leistet einen Beitrag zur Förderung sozialer Kompetenz und sozialen Lernens. Die Fähigkeit zu Kooperation, Kommunikation, Rücksichtnahme, Helfen und Verantwortungsübernahme wird geschult.

In der Modellphase wurde das Trampolinprojekt zum Teil aus Bundes- und Landesmitteln der „Sozialen Stadt" über den Stadtteilbeirat Luruper Forum finanziert. Weitere Geldgeber waren die „Aktion Mensch" und einige private Investoren. Nach dem Auslaufen der Modellförderung entstand eine Kooperationspartnerschaft mit dem Sportverein SV Eidelstedt, der zusammen mit einer Schule eine Turnhalle zur Verfügung stellte. Hier konnten ohne Probleme die verwendeten großen Trampoline aufgebaut werden. Eine der wöchentlichen Trainingseinheiten dauerte zwischen ein und drei Stunden. Mitarbeiterinnen der Luruper Frauenoase, eines Vereins zur Gesundheitsförderung von Frauen und ihren Kindern, ließen sich zu Trampolintrainerinnen ausbilden und leiteten die Übungsstunden. Die Projektfinanzierung sicherte ein geringes Entgelt, das die Kinder als Mitgliedsgebühr an den SV Eidelstedt zahlten. Das 2004 begonnene Projekt endete 2005.

Sein besonderer innovativer Charakter lag im psychomotorischen Ansatz. Trampolinspringen stärkt das Selbstwertgefühl sowie die Erlebnisfähigkeit der Kinder und fördert ein positives Selbstbild – wichtige Voraussetzungen für einen selbstverantwortlichen Umgang mit der eigenen Gesundheit. Um Kinder und Jugendliche für das Projekt zu interessieren, wurden gezielt Kitas, Schulen und andere Einrichtungen als Multiplikatoren angesprochen.

Kontakt
Erika Bantschenko
Luruper Frauenoase e. V.
Stückweg 32 a
22547 Hamburg
Telefon: 040-83293670
Telefax: 040-83293672
E-Mail: bantschenko@gmx.de

Ausgewählt durch: *Landesvereinigung für Gesundheit und Akademie für Sozialmedizin Niedersachsen e. V.*
Regionaler Knoten Niedersachsen
Autorin: Antje Richter

Treffpunkt Gemeinwesenarbeit Bloherfelde/Eversten

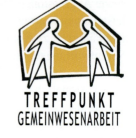

Themen- und Handlungsfelder
Sozialraum/Quartier/Stadtteil

Gute Praxisbereiche
Integriertes Handlungskonzept/Vernetzung – Niedrigschwellige Arbeitsweise – Empowerment

Veröffentlichungsjahr: 2006

Kurzdarstellung
Der Oldenburger Stadtteil Bloherfelde/Eversten hat einen etwa 40-prozentigen Anteil von Familien, die vielfachen Risikofaktoren unterliegen. Zu den Benachteiligungen gehören ein niedriges Bildungsniveau, finanzielle Armut, ein Migrationshintergrund und eine überdurchschnittlich hohe Kinderzahl. Im Wohnquartier leben Menschen aus 27 Nationen zusammen.

Der „Treffpunkt Gemeinwesenarbeit in Bloherfelde/Eversten" besteht seit 1997 und versteht sich als zentrale Kontakt- und Anlaufstelle im Stadtviertel. Beteiligt waren und sind verschiedene Einrichtungen wie Kitas, Schulen, Sportvereine, private lokale Partner und die städtischen Behörden mit den Ressorts Jugend, Soziales und Gesundheit. Der Treffpunkt hat drei Standorte, ein vierter ist in Planung. Ziel seiner Aktivitäten ist es, das Wohnumfeld sozial- und gesundheitsfördernd zu gestalten und die Integration der Bewohnerinnen und Bewohner in den umgebenden Stadtteil zu unterstützen.

Der „Treffpunkt Gemeinwesenarbeit" richtet sich an alle Altersgruppen – von der Krabbelgruppe bis zum Seniorenalter – und steht allen Bewohnerinnen und Bewohnern im Stadtteil offen. Kontinuierliche Angebote wie die Mütterberatung des städtischen Gesundheitsamtes während des Frauenfrühstücks weisen ebenso wie zeitlich begrenzte sogenannte Mikroprojekte (zum Beispiel mit Modulen zu Bewegung, Erziehung, Kindergesundheit) gesundheitsfördernde Charakteristika auf. Die Finanzierung der Einrichtung und der Angebote erfolgt über den städtischen Träger, über Spenden und über Projektmittel der „Sozialen Stadt".

Die Arbeitsweise des Treffpunkts zeichnet sich durch ein integriertes Handlungskonzept, ein niedrigschwelliges Angebot und seinen Empowermentansatz aus: Die Zusammenarbeit zahlreicher Institutionen ermöglicht sehr differenzierte Angebote an verschiedenen Standorten im Stadtteil. Dadurch werden Integrationsleistungen erbracht und Zugangswege zu sozial Benachteiligten eröffnet. Diese können im Übrigen auch Anbieter des Gesundheitssystems nutzen. Kurse und Seminare wie zum Beispiel Sprach- und Nähkurse oder Gesprächskreise werden kostenlos oder sehr preisgünstig angeboten und wirken als „Türöffner" zum Gemeinwesen. Zur Gestaltung des Angebots wurden Wünsche und Bedarfe der Bewohnerinnen und Bewohner des Stadtteils durch aktivierende Befragungen erhoben. Insbesondere die Mikro-Projekte zielen auf die Aktivierung der Menschen im Wohnquartier.

Kontakt
Cordula Breitenfeldt
Treffpunkt Gemeinwesenarbeit Bloherfelde/Eversten
Bloherfelder Straße 173
26129 Oldenburg
Telefon: 0441-5601165
Telefax: 0441-4087605
E-Mail: kennedyviertel@stadt-oldenburg.de
Website: http://www.oldenburg.de/treffpunkt-gemeinwesenarbeit

540

5. Struktur des Kooperationsverbundes „Gesundheitsförderung bei sozial Benachteiligten"

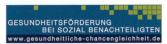 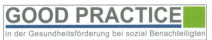

Der bundesweite Kooperationsverbund wurde 2001 von der BZgA initiiert und wird getragen aus einer Kooperation zwischen BZgA, allen Landesvereinigungen für Gesundheit, der Bundesvereinigung Prävention und Gesundheitsförderung, dem BKK-Bundesverband sowie dem VdAK/AEV. Weiterhin gehören der Kooperation fast alle Spitzenverbände der Krankenkassen, weitere Krankenkassen, Bundesverbände der Ärzteschaft, fünf Wohlfahrtsverbände, zwei Landesministerien und weitere Institutionen an. Insgesamt sind 53 Partnerorganisationen im Kooperationsverbund vertreten (siehe Tabelle auf Seite 542).

AOK-Bundesverband
Arbeiterwohlfahrt Bundesverband e.V.
Arbeitsgemeinschaft für Kinder- und Jugendhilfe (AGJ)
Barmer Ersatzkasse
BKK Bundesverband
Bundesarbeitsgemeinschaft Soziale Stadtentwicklung und Gemeinwesenarbeit
Bundesärztekammer
Bundesverband der Ärzte im öffentlichen Gesundheitsdienst
Bundesverband der Zahnärzte des öffentlichen Gesundheitsdienstes
Bundesvereinigung Prävention und Gesundheitsförderung e.V.
Bundeszahnärztekammer
Bundeszentrale für gesundheitliche Aufklärung (BZgA)
Deutsche Arbeitsgemeinschaft für Jugendzahnpflege e.V. (DAJ)
Deutsche Gesetzliche Unfallversicherung
Deutscher Caritasverband e.V.
Deutscher HebammenVerband e.V.
Deutscher Olympischer Sportbund
Deutscher Paritätischer Wohlfahrtsverband
Deutscher Städtetag
Deutscher Volkshochschulverband (DVV)
Deutsches Institut für Urbanistik (Difu)
Deutsches Rotes Kreuz
Diakonisches Werk der EKD e.V.
Gesunde Städte-Netzwerk
Gesundheit Berlin-Brandenburg e.V.
Gmünder Ersatzkasse
Hamburgische Arbeitsgemeinschaft für Gesundheitsförderung e.V. (HAG)
Hessische Arbeitsgemeinschaft für Gesundheitserziehung (HAGE)
Hochschulen für Gesundheit e.V.
IKK-Bundesverband
Internationaler Bund (IB)
Knappschaft
Landesarbeitsgemeinschaft für Gesundheitsförderung Saarland e.V. (LAGS)
Landesgesundheitsamt Baden-Württemberg
Landesinstitut für Gesundheit und Arbeit des Landes Nordrhein-Westfalen
   (LIGA NRW)
Landesvereinigung für Gesundheit Sachsen-Anhalt e.V.
Landesvereinigung für Gesundheit Bremen e.V.
Landesvereinigung für Gesundheitsförderung Mecklenburg-Vorpommern e.V.
Landesvereinigung für Gesundheitsförderung Schleswig-Holstein e.V.
Landesvereinigung für Gesundheitsförderung Thüringen e.V. (AGETHUR)
Landesvereinigung für Gesundheit und Akademie für Sozialmedizin Niedersachsen e.V.
Landeszentrale für Gesundheit in Bayern e.V.
Landeszentrale für Gesundheitsförderung in Rheinland-Pfalz e.V.
Ministerium für Arbeit, Gesundheit und Soziales des Landes Nordrhein-Westfalen
Ministerium für Arbeit, Soziales, Gesundheit und Familie Brandenburg
Nationale Armutskonferenz
Sächsische Landesvereinigung für Gesundheitsförderung e.V.
Senatsverwaltung für Gesundheit, Umwelt und Verbraucherschutz von Berlin
Spitzenverband der landwirtschaftlichen Sozialversicherung
Stiftung SPI
Techniker Krankenkasse (TK)
Verband der Ersatzkassen e.V. (vdek)
Wissenschaftszentrum Berlin für Sozialforschung, Forschungsgruppe Public Health

Die 53 Partnerorganisationen des Kooperationsverbundes (Stand: August 2009)

Die Arbeit des Kooperationsverbundes wird begleitet durch einen beratenden Arbeitskreis bei der BZgA, von Experten und Expertinnen aus Wissenschaft und Praxis sowie Akteuren aus dem Gesundheitsförderungs- und Wohlfahrtsbereich.

Das zentrale Ziel ist die Stärkung guter Praxis in Angeboten der Gesundheitsförderung bei sozial Benachteiligten. Hierzu wurde erstmals 2002 im Auftrag der BZgA durch Gesundheit Berlin-Brandenburg e. V. eine bundesweite Erhebung von Angeboten (über 10 000 Aussendungen an Gesundheits- und Wohlfahrtsverbände auf Bundes-, Landes- und Kreisebene) durchgeführt. Nach einem umfassenden Relaunch der Datenbank im Sommer 2007 ist die bundesweit umfassendste Übersicht über die Praxis der soziallagenbezogenen Gesundheitsförderung auf der Internetplattform www.gesundheitliche-chancengleichheit.de recherchierbar. Unter dieser Adresse finden sich weitere aktuelle Informationen, Veranstaltungshinweise und Forschungsergebnisse zum Thema.

Regionale Knoten in den Bundesländern
In Deutschland werden viele Rahmenbedingungen für die Gesundheitsförderung auf Länderebene gesetzt. Neben einem bundesweiten Austausch ist daher gerade auf Landesebene eine Koordination sinnvoll. Für diese Aufgabe gibt es im Kooperationsverbund die „Regionalen Knoten". Zu ihren zentralen Arbeitsbereichen gehört die Identifizierung und Beschreibung von Good-Practice-Beispielen auf Grundlage der im beratenden Arbeitskreis der BZgA entwickelten Kriterien und des im Kapitel 3 dargestellten standardisierten Auswahlverfahrens.

Die Regionalen Knoten sind die Kontakt- und Koordinationsstellen des Kooperationsverbundes „Gesundheitsförderung bei sozial Benachteiligten" auf Landesebene. Die ersten Regionalen Knoten nahmen 2004 ihre Arbeit auf, seit Anfang 2007 bestehen sie in allen 16 Bundesländern.

Um an die bestehenden Strukturen anzuknüpfen, sind die Regionalen Knoten in den Landesvereinigungen für Gesundheitsförderung (LVG) angesiedelt, auf deren fachliches Know-how und Ausstattung sie zurückgreifen können. In Bundesländern ohne LVG übernehmen vergleichbare Einrichtungen diese Funktion. Die Regionalen Knoten fördern eine intensive Zusammenarbeit zwischen Bundes- und Landesebene, verbessern den Informationstransfer zwischen den gesundheitsfördernden Angeboten und tragen so zur Stärkung des Themas wie auch zur Weiterentwicklung der Praxis bei. In diesem Kon-

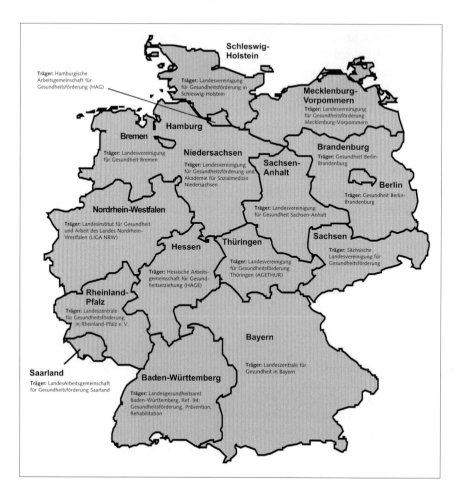

Regionale Knoten im Kooperationsverbund „Gesundheitsförderung bei sozial Benachteiligten", Stand: August 2009

text integrieren sich die Regionalen Knoten in die jeweiligen gesundheitspolitischen und fachlichen Schwerpunktsetzungen der Landesvereinigungen, die sich u. a. in Gesundheitszielen und Landesgesundheitskonferenzen widerspiegeln.

Die Regionalen Knoten
- vernetzen Akteurinnen und Akteure aus dem Gesundheitsbereich und anderen gesundheitsrelevanten Handlungsfeldern (zum Beispiel Bildung, Umwelt und Soziales, Stadtentwicklung),

- dienen als Lotsen für Qualitätsentwicklung, bieten in diesem Zusammenhang einen Überblick über bestehende Qualitätsansätze und organisieren Fachveranstaltungen zu Themen der Projektentwicklung und der Qualitätssicherung,
- identifizieren, beschreiben und veröffentlichen Good-Practice-Angebote,
- fördern die gemeinsamen Leitthemen der Partner im Kooperationsverbund – zum Beispiel Gesundheitsförderung in der Sozialen Stadt oder Gesundheitsförderung bei Langzeitarbeitslosen – in ihrem Bundesland,
- setzen eigene inhaltliche Schwerpunkte landesweiter Arbeit, zum Beispiel zur Verbesserung der gesundheitlichen Chancengleichheit im frühen Kindesalter,
- initiieren Pilotprojekte bzw. sind bei der Entwicklung und Umsetzung beteiligt.

Nehmen Sie gern Kontakt zum Regionalen Knoten in Ihrem Bundesland auf, wenn Sie
- inhaltlich-fachliche Fragen zur Gesundheitsförderung sozial Benachteiligter haben,
- Informationen zu bestehenden Projekten und Angeboten in Ihrer Region brauchen oder
- Ihre Projekte in die Datenbank einstellen möchten und dabei Unterstützung benötigen.

Einen Überblick zu aktuellen Aktivitäten der Regionalen Knoten finden Sie unter http://www.gesundheitliche-chancengleichheit.de/?uid=3a9d9a58df46b137319e947796c9ce8c&id=main7.

Zentrale Koordinierung
Stefan Bräunling
Gesundheit Berlin-Brandenburg e.V.,
Arbeitsgemeinschaft für Gesundheitsförderung
Friedrichstr. 231
10969 Berlin
Tel.: 030-44319074

6. Weiterführende Informationen zum Thema

Good Practice ist ein Thema, das in der Literatur zur Gesundheitsförderung noch relativ jung ist. Wir möchten Ihnen deshalb mit dieser Liste zunächst einen Überblick über hilfreiche Literatur aus den angrenzenden Bereichen Gesundheitsförderung und soziale Ungleichheit, Evaluation, Evidenzbasierung und Qualitätssicherung sowie Qualitätsmanagement/Qualitätsentwicklung bieten.

6.1 Literatur

Gesundheitsförderung und soziale Ungleichheit
- *Altgeld, T., Bächlein, B., Deneke, C.* (2006): Diversitiy Management in der Gesundheitsförderung. Nicht nur die leicht erreichbaren Zielgruppen ansprechen. Mabuse Verlag, Frankfurt am Main.

Die Erfahrung zeigt, dass Gruppen mit schlechter Ausgangslage, etwa aufgrund ihrer sozialen Lage, ihrer Herkunft, ihres Alters oder Geschlechts, von Präventions- und Gesundheitsförderungsangeboten nur schwer erreicht werden. Um dieses Problem aufzugreifen, wird in diesem Werk die Unternehmensstrategie des „Diversity Management" vorgestellt und auf den Gesundheitsförderungsbereich übertragen. Die zugrunde liegende Philosophie des Ansatzes ist eine Wertschätzung von kultureller und sozialer Verschiedenheit. Übertragen auf den Bereich der Gesundheitsförderung bedeutet dies eine genauere Definition von Zielgruppen und eine stärkere Berücksichtigung ihrer Verschiedenartigkeit (Diversität). Praxisbeispiele werden vorgestellt.

- *Bauer, U.* (2005): Das Präventionsdilemma. Potenziale schulischer Kompetenzförderung im Spiegel sozialer Polarisierung. VS-Verlag, Wiesbaden.

Der Soziologe und Gesundheitswissenschaftler Bauer stellt Möglichkeiten und Grenzen außercurricularer schulischer Kompetenzförderung dar. Dabei steht die Verbindung von sozialer und gesundheitlicher Ungleichheit im Zentrum des Forschungsinteresses.

- *Göpel, E.,* Gesundheitsakademie e. V. (Hrsg.) (2008): Systemische Gesundheitsförderung – Gesundheit gemeinsam gestalten – Band 3. Mabuse Verlag, Frankfurt am Main.

In diesem Buch verknüpfen die Autoren und Autorinnen konzeptionelle Überlegungen zur systemischen Gesundheitsförderung mit praktischen Handlungsansätzen. Es dient als Einführung für die Fort- und Weiterbildung von sozialen Akteurinnen und Akteuren, die den Settingansatz der Gesundheitsförderung zur Grundlage ihres praktischen Engagements machen wollen.

- *Kickbusch, I.* (2003): Gesundheitsförderung. In: *Schwartz, F. W., Badura, B., Busse, R., Leidl, R., Raspe, H., Siegrist, J., Walter, U.* (Hrsg.): Das Public Health Buch. Gesundheit und Gesundheitswesen (S. 181–189). Urban & Fischer Verlag, München, Jena.

Dieser Artikel stellt zusammenfassend die Gesundheitsförderung als Public-Health-Komponente dar. Dazu werden die Strategien, Methoden und politische Relevanz der Gesundheitsförderung vertieft.

- *Mielck, A.* (2000): Soziale Ungleichheit und Gesundheit. Empirische Ergebnisse, Erklärungsansätze, Interventionsmöglichkeiten. Verlag Hans Huber, Bern, Göttingen, Toronto, Seattle.

- *Mielck, A.* (2005): Soziale Ungleichheit und Gesundheit. Einführung in die aktuelle Diskussion. Verlag Hans Huber, Bern, Göttingen, Toronto, Seattle.

Der Medizinsoziologe behandelt in diesen Büchern die gesundheitliche Ungleichheit. Dabei stützt er sich im Wesentlichen auf die Indikatoren Bildung, Berufsstatus, Einkommen und stellt neben empirischen Ergebnissen ausführliche Erklärungsansätze dar.

- *Naidoo, J. Wills, J.* (2003): Lehrbuch der Gesundheitsförderung. Umfassend und anschaulich mit vielen Beispielen und Projekten aus der Praxis der Gesundheitsförderung. Verlag für Gesundheitsförderung, Werbach-Gamburg.

Dieses Lehrbuch ist eine deutsche Übersetzung der Originalausgabe „Health Promotion – Foundations for Practice", bietet einen umfassenden Überblick über die Grundlagen und zeigt strategische und methodische Aspekte der Gesundheitsförderung auf. Damit dient es als wesentlicher Handlungsleitfaden für die praktische Durchführung der Arbeit der Gesundheitsförderung.

- *Richter, M., Hurrelmann, K.* (Hrsg.) (2006): Gesundheitliche Ungleichheit. Grundlagen, Probleme, Perspektiven. Verlag für Sozialwissenschaften, Wiesbaden.

Der Sammelband bietet eine aktuelle gesundheitswissenschaftliche Bestandsaufnahme zur gesundheitlichen Ungleichheit, bietet Grundlagen und skizziert Lösungsstrategien.

- *Siegrist, J., Marmot, M.* (2008): Soziale Ungleichheit und Gesundheit: Erklärungsansätze und gesundheitspolitische Folgerungen. Huber Verlag, Bern.

Aus den Ergebnissen internationaler Forschung führender Experten und Expertinnen zu sozialen Ungleichheiten von Gesundheit und Krankheit leiten Siegrist und Marmot neuartige Erklärungsansätze ab und vermitteln darüber hinaus konkrete Handlungsempfehlungen.

- *Trojan, A. Legewie, H.* (2001): Nachhaltige Gesundheit und Entwicklung. Leitbilder, Politik und Praxis der Gestaltung gesundheitsförderlicher Umwelt- und Lebensbedingungen. Verlag für akademische Schriften, Frankfurt am Main.

Dieses Buch liefert eine umfassende Gesamtdarstellung der Gesundheitsförderungsbewegung und erläutert dabei ihre Leitkonzepte und zentralen Begrifflichkeiten.

Evaluation

- *Bundesamt für Gesundheit* (Hrsg.) (1997): Leitfaden für die Planung von Projekt- und Programmevaluation. Bern.

Dieser übersichtlich strukturierte Leitfaden bietet praktische Hilfestellung bei der Planung einer Projekt- bzw. Programmevaluation sowie der Aushandlung entsprechender Mandate an externe Partner. Zum Download unter http://tinyurl.com/kqpmsc.

- *Nutbeam, D.* (1998): Evaluating Health Promotion – Progress, Problems and Solutions. Health Promotion International, 13 (1), pp. 27–44.

Ein Artikel, der auf die Schwierigkeiten der Evaluation gesundheitsförderlicher Interventionen eingeht. Anhand eines Modells werden verschiedene Outcomes von Interventionen und Stadien von Evaluationen definiert. Darüber hinaus werden alternative Evaluationsansätze für bevölkerungsbezogene Interventionen diskutiert.

- *Øvretveit, J.* (2002): Evaluation gesundheitsbezogener Interventionen. Verlag Hans Huber, Bern, Göttingen, Toronto, Seattle.

Dieses Buch führt umfassend in die Besonderheiten der Evaluation von Gesundheitsleistungen ein. Darüber hinaus liefert es Hinweise zur konkreten Planung und Durchführung einer Evaluation.

- *Rootmann, I., Goodstadt, M., Potvin, L., Springitt, J.* (2001): A Framework for Health Promotion Evaluation. In: *Rootmann, I., Goodstadt, M., Hyndman, B., McQueen, D., Potvin, L., Springitt, J., Ziglio, E.* (Hrsg.): Evaluation in health Promotion. Principles and Perspectives (p. 7 ff.). WHO, Kopenhagen.

Dieses Buchkapitel stellt einen konzeptionellen wie praktischen Rahmen vor, der konkrete Hilfestellung bei der Umsetzung von Evaluationsvorhaben im Bereich der Gesundheitsförderung bieten soll. Zum Download: http://www.euro.who.int/InformationSources/Publications/Catalogue/20010911_43.

- *Schwartz, F. W., Bitzer, E. M., Döring, H., Walter, U.* (1998): Evaluation und Qualitätssicherung im Gesundheitswesen, In: *Hurrelmann, K., Laaser, U.* (Hrsg.): Handbuch Gesundheitswissenschaften. Juventa Verlag, Weinheim, München, S. 823–849.

Ein Artikel, der auf Evaluation und Qualitätssicherung im Gesundheitswesen eingeht und dabei grundlegende Definitionen, Relevanz und Methoden erläutert.

Evidenzbasierung und Qualitätssicherung
- *Bödeker, W., Kreis, J.* (Hrsg.) (2006): Evidenzbasierung in Gesundheitsförderung und Prävention. Wirtschaftsverlag NW, BKK-Bundesverband Essen.

Der Sammelband stellt die Beiträge einer Expertentagung zur Evidenzbasierung in Prävention und Gesundheitsförderung des BKK-Bundesverbandes zusammen und vermittelt damit Praktikerinnen und Praktikern Grundlagen zur Gestaltung evidenzbasierter Maßnahmen.

- *Kolip, P., Müller V. E.* (2009): Qualität von Gesundheitsförderung und Prävention. Verlag Hans Huber, Bern.

In diesem Sammelband werden aktuelle Ansätze der Qualitätssicherung und Evaluation aus Deutschland, der Schweiz und Kanada vorgestellt. Das Werk bietet Praktikerinnen und Praktikern einen Überblick zu verfügbaren Methoden der Qualitätsentwicklung und liefert Wissenschaftlerinnen und Wissenschaftlern Hinweise auf vorhandene Forschungslücken.

- *Luber, E., Geene, R.* (Hrsg.) (2004): Qualitätssicherung und Evidenzbasierung in der Gesundheitsförderung. Mabuse Verlag, Frankfurt am Main.

Dieser Sammelband führt Qualitätskriterien aus verschiedenen Blickwinkeln von Wissenschaft und Praxis zusammen. Dabei werden grundlegende Begriffe erklärt sowie ihre praktische Anwendung diskutiert. Zum Download: http://www.gesundheitberlin.de/download/Evidenzbasierung_in_der_Gesund heitsförderung.pdf

- *Pigeot, I., Ahrens, W., Foraita, R., Jahn, I., Pohlabeln, H.* (2006): Ausgewählte methodische Probleme evidenzbasierter Prävention, In: Prävention und Gesundheitsförderung 1, S. 240–247.

Dieser Artikel befasst sich mit der theoretischen und praktischen Umsetzung von evidenzbasierter Prävention. Er verbindet Aspekte der Evaluation und der Zielgruppedefinition mit dem Settingansatz.

Qualitätsmanagement/Qualitätsentwicklung

- *Altgeld, T., Bunzendahl, I., Kiene, H., Prümel-Philippsen, U.* (1997): Qualitätsmanagement in gesundheitsfördernden Einrichtungen – Leitfragen zur Umsetzung. Bundesvereinigung für Gesundheit e.V., Bonn.

Ein Reader, der Leitfragen für die Qualitätsentwicklung für verschiedene Zusammenhänge der Gesundheitsförderung formuliert. Download unter http://www.bvgesundheit.de/pdf/qm.pdf.

- *Bundeszentrale für gesundheitliche Aufklärung* (Hrsg.) (2002): Qualitätsmanagement in Gesundheitsförderung und Prävention (Band 15). Köln.

Eine Publikation, die verschiedene Aspekte, Ansätze und Entwicklungen des Qualitätsmanagements aufzeigt und diese mit einer Sammlung von Praxisbeispielen belegt.

- *Cloetta, B., Spencer, B., Spörri, A., Ruckstuhl, B., Broesskamp, U., Ackermann, G.* (2004): Ein Modell zur systematischen Kategorisierung der Ergebnisse von Gesundheitsförderungsprojekten. Prävention, 03, S. 67–72.

In diesem Artikel wird ein Modell zur Kategorisierung der Ergebnisse von Gesundheitsförderungsmaßnahmen vorgestellt. Es soll in der Projektplanungs- sowie der Auswertungsphase einsetzbar sein.

- *Grossmann, R., Scala, K.* (1994): Gesundheit durch Projekte fördern. Ein Konzept zur Gesundheitsförderung durch Organisationsentwicklung und Projektmanagement. Juventa Verlag, Weinheim und München.

Ein Leitfaden für das Projektmanagement, der das Konzept der Gesundheitsförderung mit einer Theorie der Organisationsentwicklung verknüpft. Angelpunkte und Stolpersteine in der Projektdurchführung werden herausgearbeitet.

6.2 Ressourcen im Internet

Nationale Ressourcen im Internet

www.deutscher-praeventionspreis.de
Der deutsche Präventionspreis wird seit 2004 unter jährlich wechselndem Preisthema in Teilgebieten der Prävention und Gesundheitsförderung verliehen. Neben dem Ausschreibungstext und den Teilnahmebedingungen werden auf der Seite Preisträgerinnen und Preisträger sowie nominierte Projekte vorgestellt. Zu den Beurteilungskriterien gehören:
- vorab definierte Ziele zur Gesundheitsförderung,
- ein schriftlich niedergelegtes Handlungskonzept zur Gesundheitsförderung,
- Qualifikation der Mitarbeiter und Mitarbeiterinnen für die Gesundheitsförderung,
- auf Dauer angelegte Aktivitäten zur Gesundheitsförderung,
- Überprüfung und Dokumentation der Zielerreichung,
- Beitrag zur Verbesserung der Gesundheitschancen sozial Benachteiligter,
- dauerhafte Realisierung einer niedrigschwelligen Arbeitsweise,
- Inanspruchnahme von unterstützenden kommunalen Diensten,
- Vernetzung mit Einrichtungen im Sozialraum,
- Aktivierung von ehrenamtlichem Engagement.

www.gbe-bund.de
Gesundheitsberichterstattung des Bundes
Auf dieser Seite des Statistischen Bundesamtes werden zahlreiche Informationen zum Gesundheitswesen in Deutschland zur Verfügung gestellt, die aus über 100 verschiedenen Datenquellen zusammengetragen werden. Die gesundheitliche Lage der Bevölkerung wird themenbezogen aufgearbeitet. Auch sind hier bundeslandspezifische Gesundheitsberichte abrufbar.

www.gesundheitliche-chancengleichheit.de
Internetplattform des Kooperationsverbundes „Gesundheitsförderung bei sozial Benachteiligten"
Hier finden sich Informationen und Veranstaltungshinweise rund um die Thematik „Gesundheitsförderung bei soziale Benachteiligten", eine bundesweite Datenbank mit Angeboten aus der Praxis sowie aktuellen Informationen zum Auswahlprozess von Good Practice. Darüber hinaus werden u. a. praktische Arbeitshilfen zur Gesundheitsförderung im Stadtteil zur Verfügung gestellt.

www.partizipative-qualitaetsentwicklung.de
Partizipative Qualitätsentwicklung – Erfahrung nutzen – Wissen vertiefen – Praxis verbessern
Auf dieser Website werden die Methoden der partizipativen Qualitätsentwicklung vorgestellt. Dieser Ansatz wurde vom Wissenschaftszentrum Berlin für Sozialforschung in Zusammenarbeit mit Gesundheit Berlin entwickelt. Er richtet sich an Praktikerinnen und Praktiker der Gesundheitsförderung und unterstützt sie dabei, Indikatoren zur Überprüfung von Qualität der eigenen Arbeit in einem partizipativen Prozess zu entwickeln. Hierfür bietet die Website einen Fundus an partizipativen Methoden in Steckbriefform sowie Links zu Praxisbeispielen, die Praktikerinnen und Praktiker bei der Umsetzung des Ansatzes unterstützen.

Internationale Ressourcen im Internet

http://eppi.ioe.ac.uk/
Evidence for Policy and Practice Information and Co-ordinating Centre Information (Eppi-Centre) (Großbritannien)
Das Eppi-Centre (Zentrum zur Information und Koordination evidenzbasierter Politik und Praxis) ist Teil der sozialwissenschaftlichen Einrichtung (Social Science Research Unit SSRU) des Instituts für Bildung (Institute of Education) an der Universität London. Das Institut wurde 1993 gegründet und

führt systematische Übersichtsarbeiten zu bestimmten Themenfeldern durch, um den Zugang zu verlässlichen Forschungsergebnissen für Entscheidungsträgerinnen bzw- -träger in Politik oder Praxis zu erleichtern. Damit leistet das Centre einen Beitrag zur Evidenzbasierung auch im Bereich der Gesundheitsförderung (neben Erziehung und Bildung, Erwerbstätigkeit etc.).

Neben der Datenbank zu Forschungsarbeiten hält das Eppi-Centre auch folgende Weiterbildungsangebote bereit:
- Weiterbildung zu Methoden der Erstellung systematischer Übersichtsarbeiten (Reviews),
- Beratung bei der Nutzung von Forschungsergebnissen, um kompetente Entscheidungen zu treffen.

Diese Homepage ist u. a. in die deutsche Sprache übersetzt worden.

http://tinyurl.com/ywqcfg
European Project: Getting Evidence into Practice
Das europäische Projekt „Getting Evidence into Practice" wurde von Februar 2004 bis Juli 2005 durch das „Netherlands Institute for Healthpromotion and Disease Prevention" (NIGZ) koordiniert. Es basierte auf der Zusammenarbeit von nationalen Vertreterinnen und Vertretern sowie internationalen Netzwerken der Gesundheitsförderung im Rahmen des „European Evidence Consortium" und fokussierte Evidenzbasierung im Bereich Gesundheitsförderung, Public Health und Prävention. Unter anderem wird das Tool „European Quality Instrument for health promotion" (EQUIHP) vorgestellt, das als Instrument zur Qualitätsentwicklung in der Gesundheitsförderung bereits in einigen europäischen Ländern angewandt wird.

www.eurohealthnet.eu
The European Network of Health Promotion Agencies
EuroHealthNet ist eine Organisation, die sich zum Ziel gesetzt hat, zu einem gesünderen Europa mit größerer gesundheitlicher Chancengleichheit innerhalb und zwischen den europäischen Ländern beizutragen. Hinsichtlich „Good Practice" sind vor allem die Projektbereiche der Organisation interessant: Social Inclusion (soziale Einbeziehung), Health Inequalities (gesundheitliche Ungleichheit), Getting Evidence into Practice (praxisorientierte Evidenzbasierung), Healthy Ageing (gesundes Altern), Mental Health (Psychische Gesundheit) und Health Impact Assessment (Gesundheitsfolgenabschätzung).

www.fgoe.org/startseite
Fonds Gesundes Österreich (FGÖ)
Die Arbeit des FGÖ basiert auf dem Gesundheitsförderungsgesetz 1998 und ist seit 2006 ein Geschäftsbereich der Gesundheit Österreich GmbH (GÖG). Die Aufgaben des FGÖ reichen von der settingorientierten Gesundheitsförderung über Maßnahmen primärer Verhaltens- und Verhältnisprävention bis hin zur gesundheitlichen Information und Aufklärung sowie Unterstützung der Selbsthilfe-Szene. Hierbei sollen im Austausch mit Praktikerinnen und Praktikern sowie Wissenschaftlerinnen und Wissenschaftlern der Gesundheitsförderung u. a. zielführende Methoden, Strategien und Models of Good Practice der Gesundheitsförderung entwickelt und identifiziert werden. Auf der Internetseite befinden sich Jahresberichte, Arbeitsprogramme und Evaluationen. Ferner sind dort Arbeitsgrundsätze und Förderkriterien zu finden, die sich an den Leitlinien der WHO (Ottawa-Charta) orientieren.

www.health-inequalities.eu
European Portal for Action on Health Equity
Auf dieser englischsprachigen Seite finden sich u. a. Informationen über europaweite politische Strategien sowie praktische Interventionsansätze, die zur Reduzierung gesundheitlicher Ungleichheit beitragen. Aus dem von 2004 bis 2007 durchgeführten europaweiten Projekt „Closing the Gap – Strategies for Action to tackle Health Inequalities" hat sich die Initiative „DETERMINE" entwickelt, die sich der Aufgabe widmet, im Austausch mit relevanten Akteuren unterschiedlicher Sektoren der EU-Länder erfolgreiche Strategien und bewährte Ansätze zur Verminderung gesundheitlicher Ungleichheit zu identifizieren und auszuweiten. Neben der Recherche nach vorbildlichen Interventionen bietet die Seite Hinweise auf weiterführende Literatur und Veranstaltungen.

www.healthorg.ch
Datenbank für Akteurinnen und Akteure aus Gesundheitsförderung und Prävention
Healthorg ist eine nationale, von „Gesundheitsförderung Schweiz" und den kantonalen Beauftragten für Gesundheitsförderung getragene Internetdatenbank. Sie bietet Informationen über die Akteurinnen und Akteure in Gesundheitsförderung und Prävention sowie über ihre Aktivitäten und Angebote. Akteurinnen und Akteure, die sich in die Datenbank eintragen lassen wollen, müssen in bestimmte, auf der Website veröffentlichte Kategorien einzuordnen sein. Die Grundanforderungen orientieren sich an der Definition von Gesund-

heitsförderung der WHO. Die Aufnahmekategorien für die Datenbank sind auf der Homepage unter „Hilfe" einzusehen.

http://www.idmbestpractices.ca/idm.php
Best Practices for health promotion, public health and population health
Diese Seite beschreibt ein Konzept, das sich „Interactive Domain Model of Best Practice in Health Promotion" (IDM) nennt. Neben einem Manual enthält die Seite auch praktische Anwendungsbeispiele und verschiedene Hilfsinstrumente zur Identifizierung von „Best Practice" in der Gesundheitsförderung.
„Best Practice" in der Gesundheitsförderung wird definiert als diejenigen Prozesse und Aktivitäten, die vereinbar sind mit den Werten, Zielen und Theorien der Gesundheitsförderung, die Evidenz sowie das Umfeld berücksichtigen und die in einer gegebenen Situation am wahrscheinlichsten die Ziele der Gesundheitsförderung erreichen.

www.iuhpe.org
International Union for Health Promotion and Education
Die „International Union for Health Promotion and Education" (IUHPE) möchte weltweit dazu beitragen, gesundheitliche Ungleichheit zwischen den verschiedenen Ländern und innerhalb der Länder abzubauen. Sie verfolgt vier Ziele:
- Eintreten für gesundheitsfördernde Aktivitäten in der ganzen Welt,
- Entwicklung von Wissensgrundlagen für eine effektive Gesundheitsförderung und Gesundheitserziehung,
- Verbesserung der Qualität und Effektivität von Politik und Praxis in den Bereichen Gesundheitsförderung und Gesundheitserziehung,
- Förderung von Capacity-Building in Gesundheitsförderung und Gesundheitserziehung.

Hinsichtlich der Thematik „Good Practice" ist besonders das Projekt „Global Programme on Health Promotion Effectiveness" (GPHPE) interessant.

www.nice.org.uk
Public health excellence at NICE (National Institute for Health and Clinical Excellence) (Großbritannien)
NICE arbeitet mit staatlichen Institutionen (Department of Health) und Nicht-Regierungsorganisationen sowie Forschungsinstituten zusammen. Ein Arbeitsschwerpunkt liegt in der Erforschung wirksamer Interventionen und Maßnahmen zur Förderung von Gesundheit sowie der Verminderung gesundheitlicher Ungleichheiten. Ziel ist es, Evidenzbasierung in die Praxis einzu-

bringen und politische Entscheidungsträgerinnen und -träger, Fachleute sowie Praktikerinnen und Praktiker zu beraten.

www.quint-essenz.ch

Die Website wird von „Gesundheitsförderung Schweiz" betreut. Sie richtet sich an alle Personen und Institutionen, die sich mit der Planung und Durchführung von Projekten in den Bereichen Prävention und Gesundheitsförderung beschäftigen. Sie enthält Elemente aus dem Projekt- und Qualitätsmanagement sowie der Gesundheitsförderung und bietet Instrumente für die Planung und Umsetzung von Projekten. Die Seite bietet Akteurinnen und Akteuren der Gesundheitsförderung und Prävention Unterstützung durch ein gut ausgearbeitetes und übersichtliches System von Hilfsmitteln, wie zum Beispiel Begriffsdefinitionen, erläuterte Qualitätskriterien sowie Checklisten für Projektplanung, -durchführung und -evaluation.

http://www.thecommunityguide.org
The Community Guide
Der Communiy Guide des Center of Disease Control CDC (USA) stellt bewährte Ansätze und Strategien der Gesundheitsförderung und Prävention dar. Diese beruhen auf der Grundlage von systematischen Reviews für bevölkerungsbezogene und klinische Präventionsinterventionen und beziehen sich auf eine Reihe von Themen- und Handlungsfeldern (zum Beispiel Ernährung, Bewegung, Tabakkonsum). Auch bietet die Seite nähere Informationen zur Methode des systematischen Reviews.

7. Glossar

Die Definitionen der folgenden Begriffe basieren auf dem Verständnis des beratenden Arbeitskreises der BZgA zum Kooperationsprojekt „Gesundheitsförderung bei sozial Benachteiligten". Die Begriffe reflektieren die fachliche Perspektive seiner Mitglieder unter Berücksichtigung der nationalen und internationalen Fachliteratur.

Benchmarking

Benchmarking bezeichnet den Prozess des Vergleichens und Messens von Produkten, Dienstleistungen und Prozessen mit denen der besten Vergleichspartnerinnen und -partner. Der Vergleich mit den Besten soll die eigene Leistungsfähigkeit erhöhen.

Capacity-Building

Der Begriff Capacity-Building wird in der Gesundheitsförderungsliteratur unterschiedlich verwandt. Er bezeichnet

- die Fähigkeit, auf bestimmte Gesundheitsprobleme (→ Gesundheit) mit entsprechenden Programmen und Angeboten zu reagieren, d.h., der Begriff bezieht sich auf die Entwicklung von Strukturen, Organisationen, Kenntnissen und Ressourcen (Health Infrastructure or Service Development),
- die Fähigkeit, ein Programm oder ein Angebot dauerhaft vorzuhalten, entweder durch den gleichen Träger oder durch die Übernahme des Konzepts durch einen anderen Akteur bzw. eine andere Akteurin und/oder durch die Einbindung in Netzwerkstrukturen. Programmschwerpunkte können dabei auch ausgeweitet werden (Program Maintenance and Sustainability),
- die Entwicklung der Problemlösungsfähigkeit von Organisationen, Gemeinden, Zielgruppen hinsichtlich der Identifizierung von Gesundheitsproblemen und der Möglichkeiten, sie zu lösen (lernende Organisationen). Dies geschieht durch den Erwerb von Fertigkeiten und Erfahrungen, die in einem Programm vermittelt wurden und die über die ursprüngliche Intervention hinaus Effekte auch in anderen gesundheitsrelevanten Bereichen zeigen (Problem-Solving Capability of Organisations and Communities).

Empowerment

Empowerment in der Gesundheitsförderung kann als Prozess beschrieben werden, der die Befähigung und Stärkung von Einzelnen oder Gruppen zur Gestaltung ihrer Lebensbedingungen und eine größere Selbstbestimmung über die eigene Gesundheit zum Ziel hat. Durch den Empowermentansatz sollen Personen(-gruppen) dazu ermutigt werden, ihre eigenen (vielfach verschütteten) personalen und sozialen Ressourcen sowie ihre Fähigkeiten zur Beteiligung zu nutzen, um Kontrolle über die Gestaltung der eigenen sozialen Lebenswelt (wieder) zu erobern. Die jeweiligen Rahmenbedingungen der Zielgruppe (das soziale und politische Umfeld) müssen stets mitgedacht werden, da sie das Vorhandensein und die Entwicklung von Ressourcen mitbestimmen. Die Förderung von → Partizipation/Teilhabe und Gemeinschaftsbildung sind wesentliche Strategien des Empowermentprozesses.

Angebote der → Gesundheitsförderung mit dem Schwerpunkt Empowerment können beispielsweise Individuen oder Gruppen Handlungs- und Begegnungsspielräume bieten, um Problemfelder und Lösungsstrategien selbst zu formulieren und zu bearbeiten (zum Beispiel Eltern erleben sich im Austausch mit anderen als Expertinnen bzw. Experten) statt einen Ansatz der reinen Informationsvermittlung zu verfolgen (zum Beispiel Informationsveranstaltung für Eltern). Der Empowermentansatz kann sowohl in Schulen als auch zu Hause, am Arbeitsplatz und innerhalb der Gemeinde umgesetzt werden. Öffentliche Körperschaften, Privatwirtschaft und gemeinnützige Organisationen sind hier ebenso zum Handeln aufgerufen wie die traditionellen Bildungs- und Gesundheitsinstitutionen.

Seit der Alma-Ata-Erklärung und der Ottawa-Charta für Gesundheitsförderung stellt Empowerment ein zentrales Konzept der WHO-Vision von → Gesundheitsförderung dar. Obwohl das Wort in der Ottawa-Charta nicht fällt, ist die Nähe zum Empowermentansatz unübersehbar. So wird wie folgt formuliert: „Gesundheitsförderung zielt auf einen Prozess, allen Menschen ein höheres Maß an Selbstbestimmung über ihre Gesundheit zu ermöglichen und sie damit zur Stärkung ihrer Gesundheit zu befähigen. Um ein umfassendes körperliches, seelisches und soziales Wohlbefinden zu erlangen, ist es notwendig, dass sowohl Einzelne als auch Gruppen ihre Bedürfnisse befriedigen, ihre Wünsche und Hoffnungen wahrnehmen und verwirklichen sowie ihre Umwelt meistern bzw. sie verändern können." (WHO 1986)

Evaluation

Unter Evaluation versteht man das systematische Sammeln, Analysieren und Bewerten von Informationen über Aktivitäten, Eigenschaften und Ergebnisse von Angeboten, Personen und Produkten. Durch Evaluation werden wichtige Kenntnisse über Stärken und Schwächen eines Angebots gewonnen. Dadurch verbessern sich die Grundlagen für angebotsbezogene Entscheidungen und es wird eine Basis für die Erhöhung der Effektivität und Effizienz geschaffen. Es können sowohl Strukturen (Strukturevaluation), Prozesse (Prozessevaluation) als auch Ergebnisse und Wirkungen der Angebote (Ergebnisevaluation) evaluiert werden. Während Evaluation den Aspekt der Bewertung und Forschung betont, steht beim → Qualitätsmanagement die Nutzung für die Praxis im Vordergrund.

Evaluation in der → Gesundheitsförderung kann sehr unterschiedlichen Zwecken dienen:
- Entscheidungshilfe bezüglich der Weiterführung von Angeboten,

- Verbesserung von Strategien und Angeboten,
- Angebotssteuerung,
- Legitimation bei der Verwendung öffentlicher Gelder oder gegenüber Zielgruppen und Fachöffentlichkeit,
- Untersuchung wissenschaftlicher Fragestellungen.

Die jeweilige Zielsetzung bedingt unterschiedliche Vorgehensweisen und Methoden. Je nach Zweck der Evaluation ist die Anwendung unterschiedlicher Evaluationsformen (Selbst- oder Fremdevaluation) und Evaluationstypen (Planungs-, Prozess- oder Ergebnisevaluation) sinnvoll. Bei Evaluationen gesundheitsfördernder Angebote sollten folgende Punkte untersucht werden:

- Machbarkeits- oder Feasibilitystudien berücksichtigen die Plausibilität einer Intervention, die Akzeptanz für die verschiedenen Interessengruppen (Stakeholder) sowie die technische Durchführbarkeit eines Angebots in ihrem spezifischen sozialen Kontext.
- Monitoring und Prozessevaluationen untersuchen die Qualität der Implementierung eines Angebots.
- Ergebnisevaluationen untersuchen die Effektivität, die → Nachhaltigkeit und die Effizienz (Impact, Outcome) eines Angebots.

Zusammenfassend kann man Evaluation beschreiben als kritische, analytische Interpretation durch systematische Erhebung gewonnener (nicht routinemäßig verfügbarer) Informationen, das Ableiten von Schlussfolgerungen daraus und letztlich die Beurteilung und/oder Bewertung eines Angebots mit dem Ziel, es zu verbessern.

Evidenz

Evidenz und evidenzbasierte Praxis sind Begriffe, die sich in neuerer Zeit, vor allem in der Medizin und teilweise auch im Public-Health-Bereich, durchgesetzt haben. In der → Gesundheitsförderung hat das Thema einer evidenzbasierten Praxis seit Ende der 90er-Jahre an Bedeutung gewonnen und zu einer breiteren Diskussion geführt. In der Medizin wird Evidenz als ein wissenschaftlich fundiertes, beweiskräftiges Wissen über die Wirksamkeit medizinischer Interventionen bezeichnet. Es ist Basis für die Entwicklung von Qualitätsstandards bzw. Leitlinien für die medizinische Praxis. Dabei wird von einer „Evidenzhierarchie" ausgegangen.

Die randomisierte kontrollierte Studie (RCT) steht auf der obersten Stufe und wird als „Goldstandard" betrachtet. Für die Gesundheitsförderung besteht bislang noch kein Konsens darüber, was Evidenz bedeutet, welche Art von Evidenz für ihren komplexen Ansatz angemessen ist, wie die Ergebnisse/

Wirkungen in der Gesundheitsförderung aussehen und wie diese gemessen werden können.

Ein Evidenzbegriff, wie er in der Medizin gebraucht wird, ist für die Gesundheitsförderung fragwürdig. Die RCT gilt dort als unangemessen, ja sogar kontraproduktiv. Entsprechend wird vorgeschlagen, Evidenz in der Gesundheitsförderung als umfassendes, plausibles Wissen über die Wirksamkeit komplexer gesundheitsfördernder Aktivitäten in komplexen sozialen Systemen oder Lebenswelten zu begreifen.

Gesundheit

Es gibt viele unterschiedliche Definitionen von Gesundheit. Sie beeinflussen die Sichtweise auf die einzusetzenden Mittel zur Vermeidung und Behandlung von Krankheiten und Förderung von Gesundheit. Sie entscheiden auch darüber, in welchem Maße den Menschen Selbstverantwortung für ihr Gesundheitsverhalten übertragen werden kann oder soll.
In den letzten Jahrzehnten gab es zwei Ansätze, die in besonderer Weise die heutige Sicht von Gesundheit und Krankheit geprägt haben: die Internationale Konferenz von Alma Ata 1978 und das salutogenetische Konzept von Aaron Antonovsky.

1978 wurde auf der Internationalen Konferenz von Alma Ata eine Erklärung verabschiedet, die richtungweisend für Basisgesundheitsversorgung und → Gesundheitsförderung wurde und noch heute die Diskussion bestimmt. In ihrem ersten Paragrafen wird Gesundheit folgendermaßen definiert: „§ 1. Die Konferenz bekräftigt, dass Gesundheit ein Zustand vollständigen körperlichen, seelischen und sozialen Wohlbefindens und nicht nur Abwesenheit von Krankheit ist und dass sie ein fundamentales Menschenrecht darstellt. Das Erreichen des höchsten Niveaus von Gesundheit ist eines der wichtigsten sozialen Ziele weltweit, dessen Realisierung den Einsatz von vielen anderen sozialen und wirtschaftlichen Sektoren zusätzlich zum Gesundheitswesen erfordert."

Antonovsky betont gegenüber der starken Ausrichtung der Medizin auf Risikofaktoren die Stärkung der Gesundheitsressourcen eines Menschen. Im salutogenetischen Konzept interessiert vor allem, warum Menschen gesund bleiben und nicht so sehr, warum sie krank werden. Während man in der westlichen Medizin im Allgemeinen davon ausgeht, dass sich Gesundheit und Krankheit ausschließen, stellt Antonovsky dieser Sichtweise die Vorstellung eines Kontinuums gegenüber, auf dem Menschen als mehr oder weniger krank bzw. mehr oder weniger gesund eingestuft werden. Dabei existiert kein strenges zeitliches Nacheinander von Gesundheit und Krankheit, sondern ein gleichzeitiges Nebeneinander von verschiedenen Zuständen objektiven und subjektiven Wohlbefindens.

Gesundheitliche Ungleichheit

Die Weltgesundheitsorganisation (WHO) definiert verschiedene Ebenen der Ungleichheit, deren gesundheitliche Folgen bekämpft werden sollen:
- Kluft zwischen besser gestellten und schlechter gestellten sozialen Schichten innerhalb einzelner Gesellschaften, hierbei insbesondere der ungleiche Zugang zur Gesundheitsversorgung (→ Gesundheit),
- Kluft zwischen ärmeren und reicheren Ländern sowie als weitere Querschnittsthemen:
  – Chancenungleichheit zwischen den Generationen, die durch die Verursachung von Umweltrisiken und deren gesundheitliche Folgen bedingt wird,
  – Chancenungleichheit zwischen den Geschlechtern in der gesundheitlichen Versorgung.

Für diese Formen der Ungleichheit bedeutet Chancengleichheit die Herstellung gleicher Möglichkeiten, gesund zu sein und gesund zu bleiben, unabhängig vom sozialen Status, nationaler Zugehörigkeit, Ethnie, Generation, Alter und Geschlecht. Einer der wesentlichen Ansätze zur Förderung von Chancengleichheit in der → Gesundheit ist der → Settingansatz.

Gesundheitsförderung

Gesundheitsförderung ist nach dem Verständnis der Weltgesundheitsorganisation (WHO) ein Konzept, das bei der Analyse und Stärkung der Gesundheitsressourcen und -potenziale der Menschen und auf allen gesellschaftlichen Ebenen ansetzt. Sie zielt darauf, Menschen zu befähigen, ihre Kontrolle über die Faktoren, die ihre → Gesundheit beeinflussen (Gesundheitsdeterminanten), zu erhöhen und dadurch ihre Gesundheit zu verbessern. Gesundheitsförderung ist ein komplexer sozialer und gesundheitspolitischer Ansatz und umfasst ausdrücklich sowohl die Verbesserung von gesundheitsrelevanten Lebensweisen (Gesundheitshandeln) als auch die Verbesserung von gesundheitsrelevanten Lebensbedingungen (Verhältnisse/Strukturen/Kontexte).

Good Practice

Als Good Practices in der → Gesundheitsförderung werden diejenigen Angebote und Aktivitäten bezeichnet, die mit den Werten und Theorien der

Gesundheitsförderung übereinstimmen, deren Wirksamkeit belegt ist und die geeignet sind, die Ziele der Gesundheitsförderung in einer gegebenen Situation zu erreichen. Im Kooperationsverbund „Gesundheitsförderung bei sozial Benachteiligten" wird der Begriff „Good Practice" statt des weitergehenden Begriffs „Best Practice" verwendet, da die zahlreichen Angebote nicht ausgeschlossen werden sollen, die gute und vorbildliche, aber nicht in allen Bereichen „beste" Arbeit leisten. Ihre Expertise soll nicht verloren gehen, sondern anderen Angeboten und Interessierten zugänglich gemacht werden.

Indikator

Indikatoren sind Merkmale, deren Größe bzw. Ausprägung messbar oder konkret überprüfbar sind. Ein Indikator dient als Ersatzmaß für die Erhebung von Informationen über bzw. die Messung von Phänomenen, die selbst nicht direkt gemessen werden können. So ist zum Beispiel der pro Kopf in einem Land während eines Jahres insgesamt konsumierte Alkohol indikativ für das Ausmaß des Alkoholmissbrauchs. Mit Indikatoren lassen sich Veränderungen von Situationen anzeigen. Sie reduzieren vielschichtige Sachverhalte und Problemlagen auf eine konkrete Dimension.

Innovativer Charakter

In → Gesundheitsförderung und → Prävention sind diejenigen Angebote innovativ, die durch Anwendung neuer Ideen, Techniken und Methoden neuartige Lösungen für bestimmte Probleme und Herausforderungen praktizieren. Angestrebt wird die Umsetzung bisher nicht realisierter Möglichkeiten und damit eine Optimierung der Zielerreichung.

Es ist jedoch zu bedenken, dass eine Idee, die an einem Ort zu einem bestimmten Zeitpunkt innovativ ist, anderswo Standard sein kann. Der innovative Charakter von Angeboten muss je nach Rahmenbedingungen unterschiedlich eingeschätzt werden, denn verschiedene Sozialräume verfügen über verschiedene Voraussetzungen.

Kontinuierlich arbeitende Angebote müssen gegenüber kurzfristigen Angeboten, die häufiger mit Innovation assoziiert werden, nicht im Nachteil sein, wenn sie bereit sind, auf gesellschaftliche Entwicklungen zu reagieren und fähig sind, sich zu verändern. Innovation ist somit auch ein Balanceakt im Spannungsfeld von Bewahren und Verändern, zwischen Kreativität und Zuverlässigkeit und zwischen Risikobereitschaft und Qualitätsgewährleistung.

Integriertes Handlungskonzept

Ein integriertes Handlungskonzept liegt dann vor, wenn bei der Realisierung eines Angebots oder Vorhabens alle zur Planung und Umsetzung notwendigen Akteurinnen und Akteure, zum Beispiel aus Politik, Verwaltung oder Praxis, einbezogen sind. Dies schließt auch die Zielgruppen der Angebote ein, die möglichst bereits an der Konzeptentwicklung beteiligt werden sollten. Integrierte Handlungskonzepte sind gegenüber Einzelangeboten wesentlich komplexer und stoßen sowohl Kommunikations- und Koordinationsprozesse als auch Lernprozesse zwischen den Akteurinnen und Akteuren an. Sie sind gekennzeichnet durch eine ganzheitliche Herangehensweise zur Lösung komplexer Probleme, das heißt ergebnisoffene Prozesse, in denen Ziele, Problemlösungen und Organisationsformen sowie Verfahrensweisen gemeinsam formuliert und festgelegt werden. Ein integriertes Handlungskonzept strebt eine effektive Zusammenarbeit und eine Ressourcenoptimierung an, zum Beispiel durch die Verknüpfung von Bildungs- und Gesundheitsförderungsangeboten (→ Gesundheitsförderung). Besonders im Quartiersmanagement haben sich integrierte Handlungskonzepte bewährt.

Kosten-Nutzen-Relation

Das Kosten-Nutzen-Kriterium besagt, dass gesundheitsfördernde Interventionen dann als besonders erfolgreich bezeichnet werden können, wenn der nachgewiesene Nutzen die entstehenden/entstandenen Kosten übertrifft bzw. aufwiegt. Ein solcher Nachweis ist jedoch in der Regel nur schwer zu führen, da sowohl die Kosten (Personal, Finanzmittel, Zeitaufwand etc.) als auch die Ergebnisse (Verlängerung der Lebenserwartung, Verbesserung des Gesundheitszustandes (→ Gesundheit) bzw. der Lebensqualität, Befähigung der Zielgruppe etc.) unterschiedlich quantifiziert sind und zu unterschiedlichen Zeitpunkten sichtbar bzw. messbar werden. Eine einfache Gegenüberstellung ist nicht möglich. Deswegen findet die den Wirtschaftswissenschaften entspringende Kosten-Nutzen-Analyse im Bereich der → Gesundheitsförderung in der Regel keine Anwendung. Stattdessen wird zur gesundheitsökonomischen → Evaluation von Angeboten häufig auf die Kosten-Wirksamkeits-Analyse zurückgegriffen.

Kosten-Nutzen-Analyse: Bei der Kosten-Nutzen-Analyse handelt es sich um die klassische Form einer ökonomischen Evaluation. Sie steht immer noch als Synonym für verschiedene Formen ökonomischer Evaluationen und hat zum Ziel, geplante Vorhaben, die auf eine bessere Versorgung der Bevölkerung mit öffentlichen Gütern und Dienstleistungen abzielen, unter Gesichtspunkten der Effizienz zu beleuchten. Kennzeichen der Kosten-Nutzen-Analyse ist, dass sämtliche Kosten und der gesamte Nutzen eines Angebots in Geldeinheiten bewertet werden. Da die Kosten- und Nutzenkomponenten monetarisiert sind, kann diese eindimensionale Konzeption der Vielschichtigkeit und den Besonderheiten gesundheitsfördernder Interventionen nicht gerecht werden. Gesundheitliche Ergebnisparameter wie gewonnene Lebensjahre, symptomfreie Tage, Lebensqualität und andere immaterielle Werte lassen sich nicht oder nur sehr beschränkt in Geldeinheiten ausdrücken. Zudem wirft eine rein monetäre Betrachtungsweise von zum Beispiel indirekten Kosten, die durch mehr Krankheitstage und weniger Lebenserwartung der Gesellschaft entstehen, auch ethische Probleme auf.

Kosten-Wirksamkeits-Analyse: Die Kosten-Wirksamkeits-Analyse bietet die Möglichkeit, auch die oben erwähnten nichtmonetären Effekte eines gesundheitsbezogenen Angebots in gesundheitsökonomischen Evaluationen zu berücksichtigen. Dabei werden die nicht in monetären Einheiten bewertbaren Komponenten in natürlichen Einheiten gemessen. Die Beurteilung des Erfolgs eines Angebots geschieht dabei anhand von Größen (angebotsspezifischen Zielen), die im Rahmen der Untersuchung festgelegt werden. Dabei kann es sich auch um eher globale Erfolgskriterien handeln, zum Beispiel um die Stärkung der Handlungskompetenz und Autonomie der Zielgruppe. Diesen in messbare Größen überführten Erfolgen des Angebots werden dann die Kosten gegenübergestellt. Dabei werden die verschiedenen Teilwirksamkeiten in ihrer Bedeutung gleichberechtigt behandelt, und es wird darauf verzichtet, sie zu einer Gesamtwirksamkeit zusammenzufassen.

Multiplikatorinnen und Multiplikatoren

Multiplikatorinnen und Multiplikatoren in der → Gesundheitsförderung sind alle Personen oder Gruppen, die professionell oder ehrenamtlich auf Gesundheitsförderung und → Prävention bei den Zielgruppen hinwirken (zum Beispiel aus den Bereichen Familienberatung, Sozialarbeit, Sozialpädagogik, Gesundheitsförderung sowie bei Lehrerinnen und Lehrern, Ärztinnen und Ärzten etc.). Eine besondere Gruppe bilden Politikerinnen und Politiker, die Verhältnisse und Strukturen mitbestimmen und damit → Gesundheit entscheidend beeinflussen. Angebote können sich direkt an Personengruppen wenden, von denen angenommen wird, dass sie einen hohen Multiplikationseffekt haben, wie die oben genannten Berufsgruppen (zum Beispiel Fortbildungsveranstaltungen für Sozialarbeiterinnen und Sozialarbeiter sowie Lehrkräfte zum Thema Suchtprävention). Es kann jedoch auch das Ziel eines Angebots sein, Betroffene – in diesem Fall sozial Benachteiligte – im Laufe der Angebotsdurchführung zu Multiplikatorinnen und Multiplikatoren zu machen und in diesem Sinne zu schulen (Beispiele: „Ex-User" beraten Drogenabhängige; jugendliche Besucherinnen und Besucher eines Jugendzentrums werden zu „Peers").

Nachhaltigkeit

Nachhaltigkeit in gesundheitsfördernden Angeboten besteht dann, wenn die intendierten Wirkungen eines Angebots nach dessen Ablauf weiterhin bestehen bzw. ein Angebot Wirkungen über seine begrenzte Dauer hinaus erzeugt. Eine besondere Bedeutung für die Nachhaltigkeit hat die Kontinuität, das heißt, wenn eine dauerhafte Fortführung gesichert und selbsttragende Strukturen entwickelt werden.

Niedrigschwelligkeit

Niedrigschwellige Angebote versuchen, das Problem anzugehen, dass sozial benachteiligte Zielgruppen herkömmliche Beratungsangebote mit sogenannter „Kommstruktur" nicht in Anspruch nehmen. Selbst die Initiative zu ergreifen, sich in ein unbekanntes Umfeld zu begeben und mit sozial meist höher gestellten Mitarbeiterinnen und Mitarbeitern zu sprechen, stellt oft eine zu hohe Schwelle dar, als dass diese Angebote wahrgenommen würden. Daher werden oft diejenigen Personen, die besonders dringend Unterstützung und Hilfestellungen benötigen, nicht erreicht, und es besteht die Gefahr, dass sich ihre ohnehin heikle Lage noch verschlechtert.

Niedrigschwellige Angebote dagegen warten nicht, bis Menschen Kontakt zu ihnen aufnehmen, sondern gehen unmittelbar auf die Zielgruppen ihrer Arbeit zu, um sie zu einem frühestmöglichen Zeitpunkt erreichen zu können. Dies gelingt am besten durch das Aufsuchen und Begleiten der Zielgruppe in ihrer Lebenswelt (→ Settingansatz), zum Beispiel
- Schülerinnen und Schüler/Jugendliche in der Schule oder in Freizeiteinrichtungen,
- Kinder im Vorschulalter in Kindertagesstätten,
- Wohnungslose und Drogenabhängige auf der Straße/in Szenetreffs,
- sozial Benachteiligte,
- alleinerziehende Mütter im Stadtteil.

Darüber hinaus soll die Erreichbarkeit der Zielgruppen durch unkomplizierte Terminabsprachen und zielgruppenorientierte Öffnungszeiten von Einrichtungen gefördert werden. Offene Angebote tragen dazu bei, Kontakte zu erleichtern.

Partizipation

Partizipation in der → Gesundheitsförderung kann unterschiedliche Ausprägungen annehmen. Je nach Art des Angebots, der Zusammensetzung und Motivation der Zielgruppen, wie auch bezüglich des Umfangs des Angebots, können unterschiedliche Beteiligungsformen förderlich und notwendig oder auch überfordernd und hemmend sein. Partizipation umfasst die Formulierung von Wünschen, Bedürfnissen und Kritik, die Beteiligung an Entscheidungen, die Beteiligung an Regelerstellungen sowie die aktive Einbeziehung aller Beteiligten in die Planung, Umsetzung und Evaluierung der Angebote. Wenn die Fähigkeiten der Zielgruppe für die Durchführung von Entscheidungsfindungsprozessen nicht ausreichend sind, sollten die notwendigen Kompetenzen geschult werden, um darauf aufbauend auch zu einer Beteiligung der Zielgruppe zu gelangen. Somit muss Partizipation als Entwicklungsprozess begriffen werden. Mitbestimmung und Entscheidungskompetenzen können schrittweise durch Information, Anhörung und zunehmende Einbeziehung der Zielgruppe aufgebaut werden.[4] Partizipation kann erleichtert und ermöglicht werden durch:
- Förderung von Wahrnehmung persönlicher Kompetenzen/Stärkung des Selbstwertgefühls,
- Förderung von Eigeninitiative,
- Förderung von Lernbereitschaft,
- Förderung der Gruppenfähigkeit,
- Aktivierung zur Äußerung von Wünschen und Bedürfnissen,
- Förderung des Verantwortungsgefühls (→ Empowerment, → Settingansatz).

Prävention

Prävention ist die Verhütung von Krankheiten durch vorbeugende Maßnahmen zur Ausschaltung von Krankheitsursachen und -risiken, durch Früherkennung und Frühbehandlung oder durch die Vermeidung des Fortschreitens einer bestehenden Krankheit. In der Regel wird nach dem Zeitpunkt des Eingreifens unterschieden zwischen Primär-, Sekundär- und Tertiärprävention:
- *Primärprävention* trägt durch Ressourcenstärkung und Belastungssenkung zur Verhinderung von Krankheit bei.
- *Sekundärprävention* zielt darauf ab, durch Früherkennung und adäquate Frühbehandlung in den Entstehungsprozess einer Krankheit einzugreifen und damit den Verlauf der Krankheit positiv zu beeinflussen.

---

4 Wright, M. T., Block, M., von Unger, H. (2007): Stufen der Partizipation in der Gesundheitsförderung. In: Info-Dienst 3/2007. Gesundheit Berlin. Artikel ist einzusehen im Info-Dienst unter: http://www.gesundheitberlin.de/download/Info_Dienst_2007_03.pdf.

- Durch *Tertiärprävention* sollen bei Kranken Rückfälle und Chronifizierung verhindert werden. Nach dem Ansatzpunkt wird auch in Verhaltens- und Verhältnisprävention unterschieden.

Qualitätsmanagement/Qualitätsentwicklung

Qualität im Gesundheitswesen bezeichnet das Ausmaß, in dem Gesundheitsleistungen für Individuen und Populationen die Wahrscheinlichkeit erwünschter gesundheitlicher Interventionsergebnisse erhöhen und mit dem gegenwärtigen Wissensstand übereinstimmen. In der Qualitätsdiskussion wird nach Donabedian unterschieden zwischen:

- *Strukturqualität:* Ausstattung eines Angebots oder Leistungserbringers mit Finanzmitteln, Räumen, Arbeitsmitteln, Mitarbeiterinnen und Mitarbeitern etc.,
- *Prozessqualität:* die Art und Weise der Angebotsdurchführung oder Leistungserbringung,
- *Ergebnisqualität:* die erreichten Effekte eines Angebots.

Seit Beginn der Qualitätsdiskussion hat es entscheidende Veränderungen im Verständnis von Qualität und der Art und Weise, wie man sie am besten sichert, gegeben. Bezog sich der Begriff Qualität anfangs nur auf ein gefertigtes Produkt, so wurden mit der Zeit immer weitere Qualitätsdimensionen in das Konzept der Qualitätssicherung mit einbezogen. Das Qualitätsverständnis wurde zuerst auf die Kundenzufriedenheit, in einem weiteren Schritt auf alle Arbeitsabläufe, Dienstleistungen und auch die vorhandenen Strukturen ausgedehnt. Mehr und mehr traten die Arbeitsprozesse einer Organisation in den Vordergrund des Interesses. Qualität betraf nun alle Bereiche, alle Aufgaben und alle Personen in einem Betrieb oder einer Organisation. Der Begriff „Qualitätssicherung" wurde durch den Begriff „Qualitätsmanagement" abgelöst. Der damit einhergehende Paradigmenwechsel setzte in Deutschland erst in den 80er-Jahren ein. Qualität soll nicht mehr kontrolliert oder gesichert werden, Qualität soll produziert und kontinuierlich verbessert werden. Auf diesem Verständnis basiert das moderne Qualitätsmanagement. Da dieses nun nicht mehr an ein Produkt gebunden ist, kann es in Organisationen jeglicher Art angewendet werden.

Für viele Einrichtungen der → Gesundheitsförderung ist es schwierig, so umfassende Ziele wie → Gesundheit, Verbesserung der Lebensqualität oder Initiierung von Innovationen in überprüfbare Nahziele zu transformieren. Angebote der Gesundheitsförderung können jedoch auch in ihrem Arbeitsfeld zur Verbesserung der Qualität beitragen, indem sie zentrale Elemente wie das

Denken in Regelkreisen als Arbeitsprinzip praxisnah umsetzen und damit Qualität entwickeln.

Settingansatz

Der Begriff „Setting" bezeichnet ein überschaubares sozial-räumliches System (wie Betrieb, Schule, Krankenhaus, Stadtteil etc.), in dem Menschen ihren Alltagstätigkeiten nachgehen. Settingorientierte Interventionen richten sich an die strukturellen Bedingungen des Settings und an die involvierten Personengruppen.

Ein Setting kann in einem umfassenden Sinn verstanden werden als ein durch formale Organisation, durch regionale Situation und/oder durch gleiche Erfahrung und/oder gleiche Lebenslage und/oder gleiche Werte bzw. Präferenzen definierter, relativ dauerhafter und zumindest ansatzweise verbindlicher Sozialzusammenhang (Lebenswelt), von dem wichtige Impulse auf die Wahrnehmung von → Gesundheit, auf Gesundheitsbelastungen und/oder Gesundheitsressourcen sowie auf alle Formen der Bewältigung von Gesundheitsrisiken (Balance zwischen Belastungen und Ressourcen) ausgehen können. Dem Settingansatz als (Kern-)Strategie der → Gesundheitsförderung liegt die Idee zugrunde, mehr Gesundheit in die Lebenswelten der Menschen zu integrieren und dort aufrechtzuerhalten. Er wurde in den späten 80er-Jahren von der Weltgesundheitsorganisation (WHO) entwickelt und gilt als Instrument der Umsetzung der Prinzipien der Ottawa-Charta in die Praxis (→ Gesundheitsförderung). Ausgehend vom „Gesunde Stadt"-Ansatz der Weltgesundheitsorganisation (WHO) im Jahr 1990 haben sich mittlerweile viele konzeptuelle Überlegungen auf weitere Bereiche ausgeweitet (zum Beispiel gesundheitsfördernde Kindertagesstätten, gesundheitsfördernde Schule etc.).

Seine besondere Bedeutung für die Gesundheitsförderung von sozial Benachteiligten erhält der Settingansatz dadurch, dass er einen gleichermaßen verhaltens- und verhältnisorientierten Ansatz der Gesundheitsförderung darstellt. Settingorientierte Angebote sind demnach nicht nur auf gesundheitsrelevantes Wissen, Einstellungen und Verhalten Einzelner ausgerichtet, sondern vordergründig auf die Umweltfaktoren im Setting, die die dort lebenden, lernenden und/oder arbeitenden Menschen beeinflussen (zum Beispiel Arbeitsabläufe in Betrieben, Bewegungsräume im Stadtteil). Der Settingansatz wird daher auch als Ansatz der Organisationsentwicklung bezeichnet. Mit niedrigschwelligen (→ Niedrigschwelligkeit) Interventionen, die in den Lebenswelten der Zielgruppen ansetzen – beispielsweise Schule, Betrieb, Stadtteil oder Familie –, vermeiden Angebote, die mit dem Settingansatz arbeiten, eine einseitige Ausrichtung auf Mittelschichtsangehörige und eine Stigmatisierung der benachteiligten → Zielgruppen. Interventionen im Setting verstehen ihre Zielgruppe als aktiv Handelnde, die an der Planung und Durchführung des Angebots beteiligt werden (→ Partizipation). Sie zielen darauf ab, Lebenskompetenzen zu vermitteln und die Betroffenen in der Wahrnehmung ihrer eigenen gesundheitsbezogenen Interessen zu stärken (→ Empowerment).

Soziale Benachteiligung

Soziale Benachteiligung entsteht besonders dort, wo die Ausgangsbedingungen der persönlichen und sozialen Entwicklung beeinträchtigt sind. Dies führt dazu, dass Personen nicht vollständig an den gesellschaftlichen Prozessen teilhaben. → Indikatoren für soziale Benachteiligung sind u. a. niedriges Einkommen, niedriger beruflicher Status, niedrige Schulbildung und schwierige Lebenslagen der Betroffenen.

Soziale Benachteiligung ist abhängig von der gegebenen gesellschaftlichen Situation und den damit verbundenen individuellen Möglichkeiten. Unter Benachteiligung ist zu verstehen, dass die Chancen von Einzelnen, ein bestimmtes Ziel zu erreichen, aufgrund von Faktoren, die sie selbst nicht oder kaum beeinflussen können, stark gemindert werden.

Der Zusammenhang von sozialem Status und → Gesundheit bzw. Krankheit ist durch nationale und internationale sozialepidemiologische Studien erwiesen. Das Ausmaß an gesundheitlichen Ungleichheiten wird an folgenden Beispielen aus Deutschland deutlich:
- *Lebenserwartung:* Im Zeitraum von 1995 bis 2005 betrug der Unterschied in der mittleren Lebenserwartung zwischen der höchsten und der niedrigsten Einkommensgruppe bei Männern 10,8 Jahre und bei Frauen 8,4 Jahre. Der Unterschied in der gesunden Lebenserwartung betrug zuungunsten der niedrigsten Einkommensgruppe sogar 14 (Männer) bzw. zehn (Frauen) Jahre.[5]

---

5 Lampert, T., Knoll, L. E., Dunkelberg, A. (2007): Soziale Ungleichheit der Lebenserwartung in Deutschland. In: Aus Politik und Zeitgeschichte – Beilage zur Wochenzeitung „Das Parlament", 42/2007, S. 11–18.

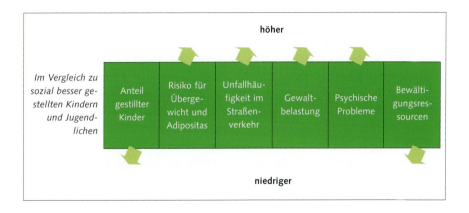

Gesundheitliche Ungleichheit am Beispiel der Lage von Kindern und Jugendlichen mit niedrigem Sozialstatus. (Quelle: Robert Koch-Institut 2007: Ergebnisse der Kinder- und Jugendgesundheitsstudie KIGGS – Zusammenfassung von Beiträgen im Bundesgesundheitsblatt, Band 50, Mai/Juni 2007 vom 04.05.2007)

- *Koronare Herzerkrankungen:* Der Sachverständigenrat für die konzertierte Aktion im Gesundheitswesen stellt in seinem Gutachten 2000/2001 fest, dass in Deutschland alle kardiovaskulären Erkrankungen zusammengenommen für etwa die Hälfte der Todesursachen verantwortlich sind. Eine Auswertung der Deutschen Herz-Kreislauf-Präventionsstudie ergibt, dass die Häufigkeit von Herzinfarkt und Schlaganfall mit abnehmendem Einkommen schrittweise zunimmt. Das Risiko der untersten Einkommensgruppe, einen Herzinfarkt oder Schlaganfall zu erleiden, ist 1,6-mal so groß wie das der obersten Einkommensgruppe.
- *Kinder- und Jugendgesundheit:* Nach den Ergebnissen des Kinder- und Jugendgesundheitssurveys des Robert Koch-Instituts sind die Gesundheitschancen und Krankheitsrisiken in der heranwachsenden Generation sehr ungleich verteilt. Kinder und Jugendliche aus Familien mit niedrigem Sozialstatus weisen einen schlechteren allgemeinen Gesundheitszustand auf; sie zeigen häufiger psychische Auffälligkeiten sowie Verhaltensauffälligkeiten und sind zu einem höheren Anteil übergewichtig oder sogar adipös. Außerdem treiben sie weniger Sport, ernähren sich ungesünder und rauchen häufiger. Dass Kinder aus sozial benachteiligten Bevölkerungsgruppen durch die vorhandenen Präventionsmaßnahmen schlechter erreicht werden, wird in der Studie für die Teilnahme am Krankheitsfrüherkennungsprogramm für Kinder (U-Untersuchungen) belegt.

Zielgruppe

Eine Zielgruppe sind diejenigen Gruppen oder Personen, auf die ein Angebot oder eine Strategie abzielen. Die Angebote im Rahmen der Datenbank „Gesundheitsförderung bei sozial Benachteiligten" (→ Gesundheitsförderung) richten sich an zwei unterschiedliche Zielgruppen:
- Sozial Benachteiligte sind Menschen mit niedrigem Einkommen, niedrigem beruflichen Status, niedriger Schulbildung, Menschen in schwierigen Lebenslagen; sie sind diejenigen, um „deren → Gesundheit es geht" (einschließlich ihrer Angehörigen, Freundinnen, Freunde und Bekannten) (→ Soziale Benachteiligung).
- Angebote können sich auch an → Multiplikatorinnen und Multiplikatoren richten.

Hinweis

Erläuterungen zu zahlreichen weiteren wichtigen Begriffen der Gesundheitsförderung finden sich in: *BZgA (Bundeszentrale für gesundheitliche Aufklärung)* (2003): Leitbegriffe der Gesundheitsförderung, Glossar zu Konzepten, Strategien und Methoden in der Gesundheitsförderung, Reihe „Blickpunkt Gesundheit" 6. Fachverlag Peter Sabo, Schwabenheim a. d. Selz.

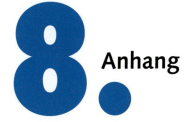

8. Anhang

8.1 Good-Practice-Checkliste

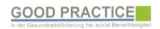

Checkliste zu Bereichen guter Praxis in Angeboten der Gesundheitsförderung/Prävention bei sozial Benachteiligten

Gesundheitsförderung zielt darauf, Menschen zu befähigen, ihre Kontrolle über die Faktoren, die ihre Gesundheit beeinflussen (Gesundheitsdeterminanten), zu erhöhen und dadurch ihre Gesundheit zu verbessern.

Warum diese Checkliste? Diese Checkliste wendet sich an Angebote[1] aus dem Bereich der Gesundheitsförderung und/oder Prävention bei sozial Benachteiligten. Mit dieser Checkliste möchten wir dazu beitragen, dass Sie etwas mehr über die besonderen Stärken Ihres Angebots erfahren und herausfinden, in welchen Bereichen Ihre Arbeit nachahmenswerte Potenziale aufweist. Darüber Hinaus können Sie hiermit Bereiche Ihres Angebots identifizieren, die im Rahmen Ihrer Arbeit bisher weniger Berücksichtigung gefunden haben. Somit können Sie durch das Ausfüllen dieser Checkliste Anregungen zur Verbesserung Ihrer Angebotsqualität erhalten.

Bitte lesen Sie zunächst die Hinweise zum Ausfüllen der Checkliste:

- Im Folgenden wird eine Reihe von Aussagen gemacht. Bitte prüfen Sie, inwiefern die Aussagen auf Ihr Angebot zutreffen und machen Sie entsprechend ein Kreuz.
- Es gibt keine richtigen oder falschen Antworten. Bitte machen Sie nur ein Kreuz pro Aussage.
- Bitte lassen Sie keine Fragen aus. Wenn Sie zu einer Aussage keine Angabe machen möchten oder diese für Ihr Angebot nicht relevant ist, machen Sie Ihr Kreuz bei ‚keine Angabe'.
- Viele der im Fragebogen benutzten Aussagen beschreiben einen Idealzustand, der in der Praxis eher selten zu erreichen ist. Wir sind uns dessen bewusst! Es ist unwahrscheinlich, dass ein Angebot in allen Bereichen perfekt ist. Das Ziel des Fragebogens ist, die besonderen Stärken Ihres Angebotes zu bestimmen sowie Verbesserungspotenziale aufzuzeigen.
- Zu dieser Checkliste gehört ein Glossar, in dem Sie eine Liste mit kurzen Definitionen nicht geläufiger oder uneindeutiger Begriffe finden. Diese Begriffe sind im Text mit einem → gekennzeichnet. Sollte Ihnen dieses Glossar nicht vorliegen, können Sie es sich hier herunterladen: www.gesundheitliche-chancengleichheit.de/:good-practice.

Datum:
Name des Angebotes:
Angebotsadresse:
Name des/der Ausfüllenden:
Telefon für Rückfragen:
E-Mail-Adresse:

---

[1] In dieser Checkliste wird durchgehend von ‚Angeboten' gesprochen, dieser Begriff umfasst übergreifend alle gesundheitsfördernden Interventionsformen, wie z.B. Projekte, Maßnahmen und Regelangebote.

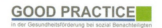
GOOD PRACTICE
in der Gesundheitsförderung bei sozial Benachteiligten

Konzeption, Selbstverständnis	nein	ja	Unverständlich	keine Angabe
1. Das Angebot basiert auf einer Konzeption, aus der ein klarer Zusammenhang zur → Gesundheitsförderung und/oder → Prävention hervorgeht.	☐	☐	☐	☐
2. **Wenn ‚Nein':** Aus dem Angebotskonzept geht der klare Zusammenhang zur Gesundheitsförderung und Prävention nicht hervor, er lässt sich jedoch über die konkreten Arbeitsinhalte herstellen.	☐	☐	☐	☐

Bezug zur Soziallage	nein	ja	Unverständlich	keine Angabe
3. Im Rahmen des Angebotskonzeptes wird die Verminderung → gesundheitlicher Ungleichheit explizit und systematisch angestrebt.	☐	☐	☐	☐
4. **Wenn ‚Nein':** Die Verminderung → gesundheitlicher Ungleichheit geht aus dem Angebotskonzept nicht explizit hervor, sie lässt sich jedoch über die konkreten Arbeitsinhalte herstellen.	☐	☐	☐	☐

Zielgruppe	nein	ja	Unverständlich	keine Angabe
5. Das Angebot zielt ausdrücklich auf eine oder mehrere → sozial benachteiligte Bevölkerungsgruppen oder Multiplikatorinnen/Multiplikatoren, die mit sozial benachteiligten Bevölkerungsgruppen arbeiten.	☐	☐	☐	☐
6. **Wenn ‚Nein':** Das Angebot zielt nicht ausdrücklich auf eine oder mehrere sozial benachteiligte Bevölkerungsgruppen oder Multiplikatorinnen/Multiplikatoren, die mit sozial benachteiligten Bevölkerungsgruppen arbeiten, diese Gruppen werden aber ebenfalls vom Angebot angesprochen.	☐	☐	☐	☐
7. Das Angebot erreicht überwiegend sozial benachteiligte Bevölkerungsgruppen.	☐	☐	☐	☐
8. Es gibt nachvollziehbare Daten oder sonstige Belege, anhand derer die Erfolge hinsichtlich der Erreichung sozial benachteiligter Bevölkerungsgruppen für Außenstehende nachvollziehbar gemacht werden können.	☐	☐	☐	☐
9. Das Angebot berücksichtigt bei seinem Vorgehen die besonderen Bedarfe und Interessen von Frauen und/oder Männern bzw. Mädchen und/oder Jungen.	☐	☐	☐	☐
10. Bitte legen Sie hier dar, wie und in welchem Umfang Sie mit Ihrem Angebot sozial benachteiligte Personengruppen erreichen. Bitte konkretisieren Sie diese Personengruppen:				

Haben Sie unter jedem der oberen drei Punkte (Konzeption, Bezug zur Soziallage und Zielgruppe) jeweils mindestens eine der Fragen mit ‚Ja' beantworten können? Dann wurde deutlich, dass sich Ihr Angebot an sozial Benachteiligte wendet. An dieser Stelle möchten wir darauf hinweisen, dass Sie Ihr Angebot in der Datenbank Gesundheitsförderung bei sozial Benachteiligten (www.gesundheitliche-chancengleichheit.de) veröffentlichen können.

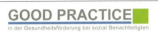
GOOD PRACTICE
in der Gesundheitsförderung bei sozial Benachteiligten

→ **Niedrigschwellige Arbeitsweise**	trifft gar nicht zu (1)			trifft voll zu (4)	Unverständlich	keine Angabe
11. Das Angebot sucht seine Zielgruppen unmittelbar in deren Lebenswelten auf (z.B. in der Schule oder im Stadtteil).	☐	☐	☐	☐	☐	☐
12. Das Angebot ist zeitlich und räumlich offen strukturiert, sodass es von den Zielgruppen leicht erreicht werden kann.	☐	☐	☐	☐	☐	☐
13. Das Angebot berücksichtigt (wenn notwendig) Schwierigkeiten beim Zugang zu Zielgruppen mit Migrationshintergrund.	☐	☐	☐	☐	☐	☐
14. Beim Zugang zum Angebot werden Hindernisse für die Zielgruppen niedrig gehalten (Kosten, Wartezeiten, Anmeldungsformalitäten, Räumlichkeiten).	☐	☐	☐	☐	☐	☐

Gestaltung der Lebenswelten (→ Settingansatz)	trifft gar nicht zu (1)			trifft voll zu (4)	Unverständlich	keine Angabe
15. Das Angebot strebt an, die Lebens**bedingungen**, unter denen die Zielgruppen leben, lernen, arbeiten zu beeinflussen.	☐	☐	☐	☐	☐	☐
16. Die Aktivitäten des Angebotes zielen auf ein → soziales System, eine Organisation, bzw. ein soziales Netzwerk von Organisationen (z.B. Schule, Betrieb, Krankenhaus, Stadtteil) und nicht nur auf die Beeinflussung des Handelns von Einzelpersonen.	☐	☐	☐	☐	☐	☐
17. Die Aktivitäten des Angebotes versuchen vor allem Kommunikationsstrukturen, Entscheidungsprozesse und/oder Regeln im System zu beeinflussen.	☐	☐	☐	☐	☐	☐
18. Es ist Ziel des Angebotes, den Ort oder sozialen Zusammenhang, in dem die Zielgruppen ihre alltäglichen Handlungen durchführen, gesundheitsförderlich zu verändern (z.B. Einrichten von Ruhezonen in der Schule).	☐	☐	☐	☐	☐	☐
19. Das Angebot nutzt zur Umsetzung seiner Ziele Methoden der → Organisationsentwicklung (z.B. aktivierende Befragungen oder Arbeitsgruppen).	☐	☐	☐	☐	☐	☐

→ **Empowerment**	trifft gar nicht zu (1)			trifft voll zu (4)	Unverständlich	keine Angabe
20. Die Zielgruppen des Angebotes werden durch das Angebot in die Lage versetzt, ihre Belange eigenverantwortlich und selbstbestimmt zu vertreten.	☐	☐	☐	☐	☐	☐
21. Die Angebotsmitarbeiter versuchen Situationen herzustellen, in denen es den Klienten gelingt, ihre eigenen Stärken ggf. gemeinsam mit anderen zu entdecken.	☐	☐	☐	☐	☐	☐
22. Den Zielgruppen des Angebotes werden zur Erhöhung eigener Handlungsfähigkeit instrumentelle Hilfen (z.B. Finanzen, Räume, etc.) zur Verfügung gestellt.	☐	☐	☐	☐	☐	☐
23. Das Angebot setzt mit seinen/ihren Interventionen eher auf Gemeinde-/Gemeinschaftsebene als auf individueller Ebene an.	☐	☐	☐	☐	☐	☐
24. Die Identifikation, Stärkung und Weiterentwicklung vorhandener Ressourcen bei den Zielgruppen ist ein zentraler Bestandteil und ein wichtiges Ziel des Angebotes.	☐	☐	☐	☐	☐	☐
25. Durch das Angebot wird den Zielgruppen die Möglichkeit gegeben, gestaltend in der Gesellschaft mitzuwirken.	☐	☐	☐	☐	☐	☐

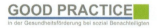
GOOD PRACTICE
in der Gesundheitsförderung bei sozial Benachteiligten

→ Partizipation	trifft gar nicht zu (1)			trifft voll zu (4)	Unverständlich	keine Angabe
26. Das Angebot wird/wurde von Betroffenen selbst initiiert.	☐	☐	☐	☐	☐	☐
27. Partnerschaftliche Kooperationen mit den Zielgruppen sind ein Grundprinzip der Angebotsarbeit.	☐	☐	☐	☐	☐	☐
28. Das Angebot zielt darauf, die Zielgruppe aktiv in Willensbildungs-, Entscheidungs- und Gestaltungsprozesse einzubinden	☐	☐	☐	☐	☐	☐
29. Zur Förderung von Willensbildungs- und Entscheidungsprozessen werden speziell dafür entwickelte Methoden angewandt (z.B. Szenariowerkstatt, Bürgergutachten, Zukunftswerkstatt).	☐	☐	☐	☐	☐	☐
30. Die Zielgruppen oder Vertreterinnen und Vertreter der Zielgruppen werden/wurden auch schon in der Planungsphase aktiv in die Gestaltung eingebunden.	☐	☐	☐	☐	☐	☐
31. Ein Ziel des Angebotes ist es, den Zielgruppen langfristig eigene institutionalisierte Mitbestimmungsmöglichkeiten zukommen zu lassen (z.B. Kontaktstellen und/oder Bürgerbüros zur Vermittlung, Vernetzung und Anwaltschaft von Bürgerinnen- und Bürgerinteressen).	☐	☐	☐	☐	☐	☐

→ Multiplikation	trifft gar nicht zu (1)			trifft voll zu (4)	Unverständlich	keine Angabe
32. Das Angebot arbeitet gezielt mit externen Personen, Gruppen und/oder Institutionen in professionellen Zusammenhängen zusammen, um die Reichweite der Wirkungen zu erhöhen.	☐	☐	☐	☐	☐	☐
33. Das Angebot entfaltet seine/ihre erwünschte Wirkung, indem ausgewählte Personen aus den Zielgruppen als Multiplikatorinnen/Multiplikatoren ihr Wissen und ihre Fähigkeiten an die Zielgruppen weitergeben.	☐	☐	☐	☐	☐	☐
34. Im Rahmen des Angebotes wird eine Motivation, Qualifizierung und/oder Begleitung von Multiplikatorinnen/Multiplikatoren durchgeführt.	☐	☐	☐	☐	☐	☐
35. Die Botschaften des Angebotes werden durch ausgewählte Personen alltags- und zielgruppennah in die Lebenswelten der Adressantinnen und Adressaten vermittelt und übertragen.	☐	☐	☐	☐	☐	☐

→ Nachhaltigkeit	trifft gar nicht zu (1)			trifft voll zu (4)	Unverständlich	keine Angabe
36. Der Fortbestand des Angebotes ist längerfristig gesichert.	☐	☐	☐	☐	☐	☐
37. Es ist Ziel des Angebotes, Strukturen zu erzeugen, die über die Dauer des Angebotes hinaus bestehen.	☐	☐	☐	☐	☐	☐
38. Es ist Ziel des Angebotes, bei der Zielgruppe langfristige, der Gesundheit förderliche Verhaltensänderungen zu erzeugen.	☐	☐	☐	☐	☐	☐
39. Das Angebot versucht, die langfristigen Wirkungen seiner/ihrer Interventionen auf Verhalten und Verhältnisse der Zielgruppen einzuschätzen.	☐	☐	☐	☐	☐	☐

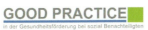
GOOD PRACTICE
in der Gesundheitsförderung bei sozial Benachteiligten

→ Innovation	trifft gar nicht zu (1)			trifft voll zu (4)	Unverständlich	keine Angabe
40. Das Angebot erprobt neue Wege bei der Lösung seiner/ihrer Aufgaben.	☐	☐	☐	☐	☐	☐
41. Das Angebot berücksichtigt beim Entwurf von Lösungsansätzen aktuelle Erkenntnisse aus der Wissenschaft (z.B. aus der Gesundheitsforschung, Gesundheitsberichterstattung oder anderen Disziplinen).	☐	☐	☐	☐	☐	☐
42. Das Angebot berücksichtigt beim Entwurf von Lösungsansätzen erfolgreiche Modelle aus der Praxis.	☐	☐	☐	☐	☐	☐

→ Integriertes Handlungskonzept/Vernetzung	trifft gar nicht zu (1)			trifft voll zu (4)	Unverständlich	keine Angabe
43. Das Angebot unterhält Beziehungen und Kooperationen zu Partnern, die dem Gesundheitsbereich angehören, um seine/ihre Reichweite und Effizenz zu erhöhen.	☐	☐	☐	☐	☐	☐
44. Das Angebot unterhält Beziehungen und Kooperationen zu Partnern die **nicht** dem Gesundheitsbereich angehören, um seine/ihre Reichweite und Effizienz zu erhöhen.	☐	☐	☐	☐	☐	☐
45. Bereits bei der Planung des Angebotes werden/wurden die zur Umsetzung notwendigen Akteure z.B. aus Politik, Verwaltung und Praxis einbezogen.	☐	☐	☐	☐	☐	☐
46. Im Rahmen der Beziehungen und Kooperationen werden Kommunikations-, Koordinierungs- und Lernprozesse zwischen den Akteuren angestoßen.	☐	☐	☐	☐	☐	☐
47. Im Rahmen der Beziehungen und Kooperationen werden Ziele, Maßnahmen zur Problemlösung und/oder Organisationsformen sowie Verfahrensweisen formuliert und festgelegt.	☐	☐	☐	☐	☐	☐

→ Qualitätsmanagement/Qualitätsentwicklung	trifft gar nicht zu (1)			trifft voll zu (4)	Unverständlich	keine Angabe
48. Es erfolgt eine systematische und kontinuierliche Überprüfung und Verbesserung der **Struktur** (Finanzmittel, Räume, Mitarbeiter/innen etc.) des Angebotes.	☐	☐	☐	☐	☐	☐
49. Es erfolgt eine systematische und kontinuierliche Überprüfung und Verbesserung der **Prozesse** (Art der Leistungserbringung) des Angebotes.	☐	☐	☐	☐	☐	☐
50. Es erfolgt eine systematische und kontinuierliche Überprüfung und Verbesserung der **Ergebnisse** (letztlich erreichte Effekte) des Angebotes.	☐	☐	☐	☐	☐	☐
51. Diese Überprüfungen und Verbesserungen erfolgen nicht nur sporadisch, sondern sind in die Alltagsroutinen der Arbeit integriert.	☐	☐	☐	☐	☐	☐

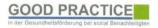

GOOD PRACTICE
in der Gesundheitsförderung bei sozial Benachteiligten

Dokumentation/→ Evaluation	trifft gar nicht zu (1)			trifft voll zu (4)	Unverständlich	keine Angabe
52. Es erfolgt eine Dokumentation der Struktur, Prozesse und Ergebnisse des Angebotes durch **die Mitarbeiterinnen und Mitarbeiter und/oder Teilnehmerinnen und Teilnehmer.**	☐	☐	☐	☐	☐	☐
53. Es erfolgt eine Dokumentation der Struktur, Prozesse und Ergebnisse des Angebotes durch **Externe.**	☐	☐	☐	☐	☐	☐
54. Durch das Angebot verursachte Änderungen in der **Umwelt/Lebenswelt** der Zielgruppen werden dokumentiert (z.B. bauliche Veränderungen).	☐	☐	☐	☐	☐	☐
55. Durch das Angebot verursachte Veränderungen **des Wissens, der Einstellung und/oder des Verhaltens der Zielgruppen** werden dokumentiert (z.B. Veränderung der Ernährungs- oder Bewegungsgewohnheiten).	☐	☐	☐	☐	☐	☐
56. Es erfolgt eine Bewertung der Ergebnisse durch Gegenüberstellung von Zielen und Erfolgen des Angebotes.	☐	☐	☐	☐	☐	☐
57. Auf Grundlage der Bewertung werden Ablauf und Ziele des Angebotes regelmäßig überprüft und optimiert.	☐	☐	☐	☐	☐	☐

→ Kosten-Nutzen-Relation	trifft gar nicht zu (1)			trifft voll zu (4)	Unverständlich	keine Angabe
58. Es erfolgt der Versuch einer Bewertung des Angebotsnutzens.	☐	☐	☐	☐	☐	☐
59. **Wenn ‚Ja':** Es erfolgt eine Gegenüberstellung der Kosten und des (angenommenen) Nutzens des Angebotes.	☐	☐	☐	☐	☐	☐
60. **Wenn ‚Ja':** Diese Gegenüberstellung führt zur Annahme einer ‚guten' (mindestens ausgeglichenen) Kosten-Nutzen-Relation.	☐	☐	☐	☐	☐	☐

Haben Sie Anmerkungen/Verbesserungsvorschläge zu diesem Fragebogen, z.B. zu einzelnen Formulierungen? Vielen Dank für Ihre Hinweise im Voraus.

Antwort:

8.2 Schlagwortverzeichnisse

8.2.1 Bundesländer

Regionaler Knoten Baden-Württemberg

Endlich fragt mich mal einer!	465
Früh übt sich. MINIFIT. Von klein auf gesund.	424
Gesundheit und Miteinander ins Viertel	476
Kinder Stärken! – Resilienzförderung in der Kindertagesstätte	429
Medizinische Ambulanz für wohnungslose Menschen im Landkreis Konstanz	210
MIGES – Migration und Gesundheit	496
Neues Altern in der Stadt – NAIS Bruchsal	355

Regionaler Knoten Bayern

Arbeitshilfe 2000	486
Bewegung als Investition in Gesundheit: Das BIG-Projekt	194
Mehrgenerationenhaus München	346
Nürnberger Netzwerk Bewegungspädagogik	101
REGSAM	378
Sozialpaten im Bündnis für Augsburg	218

Regionaler Knoten Berlin

Abenteuerspielplatz und Kinderbauernhof Waslala	524
AKARSU e.V. – Gesundheitsetage in Berlin-Kreuzberg	182
Älterwerden und Gesundheit – Die Patientinnenschulung	471
Berliner Bündnis gegen Depression	506
Fitness für Kids	422
Gesund essen mit Freude	492
Gesund groß werden	427
„Gesund sind wir stark!" in Kreuzberg	311
IdeFix – Rund um den Hund	510

Kiezdetektive	532
Sicher und gesund in der Kita – SiGiKi	438
Unser Platz in Berlin-Marzahn	367

Regionaler Knoten Brandenburg

El Puente	227
Pfiffikus durch Bewegungsfluss	435
Stillförderprogramm für sozial Benachteiligte/sozial-medizinische Elternberatung	414
Vorbeugen ist besser als heilen – Vorbeugen ist billiger als heilen	440
Waldameisen	442

Regionaler Knoten Bremen

Frauengesundheit in Tenever	474
Gesundheitstreffpunkt West im Bremer Westen	289

Regionaler Knoten Hamburg

ADEBAR – Beratung und Begleitung für Familien	397
Beratungsstelle „Frühe Hilfen" Harburg	400
Connect – Hilfe für Kinder aus suchtbelasteten Familien – Kooperation und Vernetzung	508
Familienhebammen im Kinder- und Familienzentrum (KiFaZ) Barmbek-Süd	404
Familienlotsen im Rahmen des „familienNetzwerks Hamm"	49
Gesund Kurs halten in Lurup	300
Kinder und Aids	469
Lernen durch Genießen – Gesunde Ernährung aus Sehpferdchens Küche	433
Nachbarschaftsheim St. Pauli	171
Präventionsprogramm „Lenzgesund"	534
Trampolinspringen für Kinder und Jugendliche	536

Regionaler Knoten Hessen

Beratung für Eltern und Kinderbetreuungseinrichtungen mit Kindern von 0 bis 6 Jahren	61
Marburger Gesundheitsnetzwerk für Kinder – „mittendrin"	334

Regionaler Knoten Mecklenburg-Vorpommern

Bewegte Kinder	73
Familienhebammenprojekt „Kleemobil"	38
Mobiler Sozialpädagogischer Dienst der Stadt Neubrandenburg	162
Sozialräumliche Angebote für Familien mit besonderem Unterstützungsbedarf	409

Regionaler Knoten Niedersachsen

Diakonie- und Gesundheitsladen Nordstadt	529
Die KuRVe	481
Gesund leben lernen	119
Kindertagesstätte Regenbogen Wilhelmshaven	431
Kontaktladen Mecki	484
Mit Migranten für Migranten – Interkulturelle Gesundheit in Deutschland (MiMi)	499
Schulprogramm Fridtjof-Nansen-Schule	458
Treffpunkt Gemeinwesenarbeit Bloherfelde/Eversten	538

Regionaler Knoten Nordrhein-Westfalen

BEAM – Berufliche Eingliederungs- und Arbeitsmaßnahme	488
Gesundheitsförderung für MigrantInnen	494
Gesund mit Grips: das Body-&-Grips-Mobil	129
JobFit Regional	490
Mo.Ki – Monheim für Kinder	90
Steps	411
Zukunft für Kinder in Düsseldorf – Hilfen für Kinder und Familien in Risikolagen	416

Regionaler Knoten Rheinland-Pfalz

Gesundheit jetzt – in sozialen Brennpunkten!	263
Gesundheitsteams vor Ort	276
SIGNAL	387
Spiel- und Lernstube „Gesund und fit durch vielseitige Ernährung"	246

Regionaler Knoten Saarland

Das Präventionsmodell der Stadt Saarlouis als Teil des lokalen Netzwerks Saarlouis	526
Kinderhaus Malstatt	321

Regionaler Knoten Sachsen

Gesundheitsfördernde Schule als Ganztagsangebot in der Mittelschule Körnerplatzschule Döbeln	444
Gesundheitsförderung mit benachteiligten Jugendlichen im IB Hirschfelde	446
Starke Kids und Fit fürs Leben	460

Regionaler Knoten Sachsen-Anhalt

Ambulant betreutes Wohnen für Suchtkranke	504
ELTERN-AG	462
Familienhebammen in Sachsen-Anhalt	26
Familienprogramm ELAN	467
Fit und stark fürs Leben	519
Impflückenschließung in Grundschulen in Sachsen-Anhalt	451

Regionaler Knoten Schleswig-Holstein

Aufsuchende Sozialarbeit rund um den Kieler Vinetaplatz	253
Das schmeckt gut!	418
Eutiner Babynetz	402
Gesundheit und Aktivität in Schulen	448

JUMP – Junge-Mütter-Projekt in Husum und Friedrichstadt	478
Kinder-Brücke	453
Leibeslust – Lebenslust	82
Mut tut gut!	202
Rück(g)rat	111
Schutzengel e.V.	406
Sport gegen Gewalt, Intoleranz und Fremdenfeindlichkeit	521

Regionaler Knoten Thüringen

Die „AnGeL" – Anlauf- und Koordinierungsstelle für Gesundheitsbewusstes Leben	237
Ernährung, Umwelt, Zahngesundheit und Bewegung in Kitas	420
fit ist cool	517
Kooperationsprojekt Kleeblatt	137
Medienprojekt „Wir lassen uns nicht manipulieren"	512
Mentor – Die Leselernhelfer	149
Mit den Augen des anderen	515
Psychosoziales Zentrum für Flüchtlinge in Thüringen (PsZF)	502
Schulpädagogische Sozialarbeit und Schuljugendarbeit an der Staatlichen Regelschule „Werner Seelenbinder" in Apolda	455

8.2.2 Gute Praxisbereiche

Innovation und Nachhaltigkeit	
AKARSU e.V. – Gesundheitsetage in Berlin-Kreuzberg	182
Arbeitshilfe 2000	486
Aufsuchende Sozialarbeit rund um den Kieler Vinetaplatz	253
Beratung für Eltern und Kinderbetreuungseinrichtungen mit Kindern von 0 bis 6 Jahren	61
Beratungsstelle „Frühe Hilfen" Harburg	400
Berliner Bündnis gegen Depression	506
Connect – Hilfe für Kinder aus suchtbelasteten Familien – Kooperation und Vernetzung	508
Das Präventionsmodell der Stadt Saarlouis als Teil des lokalen Netzwerks Saarlouis	526
Das schmeckt gut!	418
Diakonie- und Gesundheitsladen Nordstadt	529
Die KuRVe	481
El Puente	227
Endlich fragt mich mal einer!	465
Ernährung, Umwelt, Zahngesundheit und Bewegung in Kitas	420
Familienhebammen in Sachsen-Anhalt	26
Familienlotsen im Rahmen des „familienNetzwerks Hamm"	49
fit ist cool	517
Fit und stark fürs Leben	519
Fitness für Kids	422
Frauengesundheit in Tenever	474
Gesund essen mit Freude	492
Gesundheitsfördernde Schule als Ganztagsangebot in der Mittelschule Körnerplatzschule Döbeln	444
Gesundheitsförderung mit benachteiligten Jugendlichen im IB Hirschfelde	446
Gesundheitsteams vor Ort	276
Gesundheitstreffpunkt West im Bremer Westen	289
Gesund Kurs halten in Lurup	300
Gesund mit Grips: das Body-&-Grips-Mobil	129
IdeFix – Rund um den Hund	510
JobFit Regional	490
JUMP – Junge-Mütter-Projekt in Husum und Friedrichstadt	478

Kinder-Brücke	453
Kinderhaus Malstatt	321
Kindertagesstätte Regenbogen Wilhelmshaven	431
Kooperationsprojekt Kleeblatt	137
Medizinische Ambulanz für wohnungslose Menschen im Landkreis Konstanz	210
Mentor – Die Leselernhelfer	149
MIGES – Migration und Gesundheit	496
Mit den Augen des anderen	515
Mit Migranten für Migranten – Interkulturelle Gesundheit in Deutschland (MiMi)	499
Mut tut gut!	202
Nachbarschaftsheim St. Pauli	171
Nürnberger Netzwerk Bewegungspädagogik	101
Pfiffikus durch Bewegungsfluss	435
Sicher und gesund in der Kita – SiGiKi	438
SIGNAL	387
Sozialpaten im Bündnis für Augsburg	218
Spiel- und Lernstube „Gesund und fit durch vielseitige Ernährung"	246
Starke Kids" und „Fit fürs Leben	460
Stillförderprogramm für sozial Benachteiligte/sozial-medizinische Elternberatung	414
Trampolinspringen für Kinder und Jugendliche	536
Waldameisen	442
Zukunft für Kinder in Düsseldorf – Hilfen für Kinder und Familien in Risikolagen	416

Multiplikatorenkonzept

ADEBAR – Beratung und Begleitung für Familien	397
Berliner Bündnis gegen Depression	506
Bewegte Kinder	73
Connect – Hilfe für Kinder aus suchtbelasteten Familien – Kooperation und Vernetzung	508
Die „AnGeL" – Anlauf- und Koordinierungsstelle für Gesundheitsbewusstes Leben	237
Fitness für Kids	422
Gesundheitsförderung für MigrantInnen	494
„Gesund sind wir stark!" in Kreuzberg	311

JobFit Regional	490
Kiezdetektive	532
Kinder Stärken! – Resilienzförderung in der Kindertagesstätte	429
Leibeslust – Lebenslust	82
Medienprojekt „Wir lassen uns nicht manipulieren"	512
Mentor – Die Leselernhelfer	149
Mit Migranten für Migranten – Interkulturelle Gesundheit in Deutschland (MiMi)	499
Mo.Ki – Monheim für Kinder	90
Nürnberger Netzwerk Bewegungspädagogik	101
Rück(g)rat	111
Sicher und gesund in der Kita – SiGiKi	438
Steps	411
Trampolinspringen für Kinder und Jugendliche	536
Vorbeugen ist besser als heilen – Vorbeugen ist billiger als heilen	440

Niedrigschwellige Arbeitsweise

Abenteuerspielplatz und Kinderbauernhof Waslala	524
ADEBAR – Beratung und Begleitung für Familien	397
Älterwerden und Gesundheit – Die Patientinnenschulung	471
Arbeitshilfe 2000	486
Beratung für Eltern und Kinderbetreuungseinrichtungen mit Kindern von 0 bis 6 Jahren	61
Beratungsstelle „Frühe Hilfen" Harburg	400
Berliner Bündnis gegen Depression	506
Bewegte Kinder	73
Das schmeckt gut!	418
Diakonie- und Gesundheitsladen Nordstadt	529
El Puente	227
ELTERN-AG	462
Ernährung, Umwelt, Zahngesundheit und Bewegung in Kitas	420
Eutiner Babynetz	402
Familienhebammen im Kinder- und Familienzentrum (KiFaZ) Barmbek-Süd	404
Familienhebammen in Sachsen-Anhalt	26
Familienhebammenprojekt „Kleemobil"	38
Familienprogramm ELAN	467
Gesund groß werden	427

Gesundheitsförderung für MigrantInnen	494
Gesundheitsförderung mit benachteiligten Jugendlichen im IB Hirschfelde	446
Gesund mit Grips: das Body-&-Grips-Mobil	129
IdeFix – Rund um den Hund	510
Impflückenschließung in Grundschulen in Sachsen-Anhalt	451
Kinder-Brücke	453
Kinder Stärken! – Resilienzförderung in der Kindertagesstätte	429
Kinder und Aids	469
Kontaktladen Mecki	484
Lernen durch Genießen – Gesunde Ernährung aus Sehpferdchens Küche	433
Marburger Gesundheitsnetzwerk für Kinder – „mittendrin"	334
Mehrgenerationenhaus München	346
Mentor – Die Leselernhelfer	149
Mit den Augen des anderen	515
Mo.Ki – Monheim für Kinder	90
Mobiler Sozialpädagogischer Dienst der Stadt Neubrandenburg	162
Nachbarschaftsheim St. Pauli	171
Psychosoziales Zentrum für Flüchtlinge in Thüringen (PsZF)	502
REGSAM	378
Schulpädagogische Sozialarbeit und Schuljugendarbeit an der Staatlichen Regelschule „Werner Seelenbinder" in Apolda	455
Schutzengel e. V.	406
Sicher und gesund in der Kita – SiGiKi	438
SIGNAL	387
Sozialpaten im Bündnis für Augsburg	218
Sozialräumliche Angebote für Familien mit besonderem Unterstützungsbedarf	409
Spiel- und Lernstube „Gesund und fit durch vielseitige Ernährung"	246
Sport gegen Gewalt, Intoleranz und Fremdenfeindlichkeit	521
Steps	411
Treffpunkt Gemeinwesenarbeit Bloherfelde/Eversten	538
Unser Platz in Berlin-Marzahn	367

Partizipation

Abenteuerspielplatz und Kinderbauernhof Waslala	524
Aufsuchende Sozialarbeit rund um den Kieler Vinetaplatz	253

Bewegung als Investition in Gesundheit: Das BIG-Projekt	194
Das Präventionsmodell der Stadt Saarlouis als Teil des lokalen Netzwerks Saarlouis	526
ELTERN-AG	462
Endlich fragt mich mal einer!	465
Frauengesundheit in Tenever	474
Gesund essen mit Freude	492
Gesundheit jetzt – in sozialen Brennpunkten!	263
Gesundheit und Miteinander ins Viertel!	476
Gesund Kurs halten in Lurup	300
Gesund leben lernen	119
Kiezdetektive	532
Kinder-Brücke	453
Marburger Gesundheitsnetzwerk für Kinder – „mittendrin"	334
Medienprojekt „Wir lassen uns nicht manipulieren"	512
Neues Altern in der Stadt – NAIS Bruchsal	355
Schulprogramm Fridtjof-Nansen-Schule	458
SIGNAL	387
Sozialräumliche Angebote für Familien mit besonderem Unterstützungsbedarf	409
Unser Platz in Berlin-Marzahn	367
Vorbeugen ist besser als heilen – Vorbeugen ist billiger als heilen	440
Waldameisen	442

Empowerment

ADEBAR – Beratung und Begleitung für Familien	397
Älterwerden und Gesundheit – Die Patientinnenschulung	471
Ambulant betreutes Wohnen für Suchtkranke	504
BEAM – Berufliche Eingliederungs- und Arbeitsmaßnahme	488
Beratung für Eltern und Kinderbetreuungseinrichtungen mit Kindern von 0 bis 6 Jahren	61
Das schmeckt gut!	418
ELTERN-AG	462
Endlich fragt mich mal einer!	465
Familienhebammen in Sachsen-Anhalt	26
Familienhebammenprojekt „Kleemobil"	38
Familienlotsen im Rahmen des „familienNetzwerks Hamm"	49
Familienprogramm ELAN	467

Fit und stark fürs Leben	519
Frauengesundheit in Tenever	474
Gesund groß werden	427
Gesundheit jetzt – in sozialen Brennpunkten!	263
Gesundheitsförderung für MigrantInnen	494
IdeFix – Rund um den Hund	510
JUMP – Junge-Mütter-Projekt in Husum und Friedrichstadt	478
Kinder und Aids	469
Kontaktladen Mecki	484
Kooperationsprojekt Kleeblatt	137
Leibeslust – Lebenslust	82
Lernen durch Genießen – Gesunde Ernährung aus Sehpferdchens Küche	433
Marburger Gesundheitsnetzwerk für Kinder – „mittendrin"	334
Medizinische Ambulanz für wohnungslose Menschen im Landkreis Konstanz	210
Mehrgenerationenhaus München	346
MIGES – Migration und Gesundheit	496
Mit den Augen des anderen	515
Mut tut gut!	202
Nachbarschaftsheim St. Pauli	171
Rück(g)rat	111
Schulpädagogische Sozialarbeit und Schuljugendarbeit an der Staatlichen Regelschule „Werner Seelenbinder" in Apolda	455
Sozialräumliche Angebote für Familien mit besonderem Unterstützungsbedarf	409
Spiel- und Lernstube „Gesund und fit durch vielseitige Ernährung"	246
Stillförderprogramm für sozial Benachteiligte/sozial-medizinische Elternberatung	414
Trampolinspringen für Kinder und Jugendliche	536
Treffpunkt Gemeinwesenarbeit Bloherfelde/Eversten	538

Settingansatz

BEAM – Berufliche Eingliederungs- und Arbeitsmaßnahme	488
Diakonie- und Gesundheitsladen Nordstadt	529
Ernährung, Umwelt, Zahngesundheit und Bewegung in Kitas	420
Familienhebammen im Kinder- und Familienzentrum (KiFaZ) Barmbek-Süd	404

Fit und stark fürs Leben	519
Gesund essen mit Freude	492
Gesundheit jetzt – in sozialen Brennpunkten!	263
Gesundheit und Aktivität in Schulen	448
Gesundheit und Miteinander ins Viertel!	476
Gesundheitsfördernde Schule als Ganztagsangebot in der Mittelschule Körnerplatzschule Döbeln	444
Gesundheitsförderung mit benachteiligten Jugendlichen im IB Hirschfelde	446
Gesundheitsteams vor Ort	276
Gesundheitstreffpunkt West im Bremer Westen	289
Gesund Kurs halten in Lurup	300
Gesund leben lernen	119
Kiezdetektive	532
Kinderhaus Malstatt	321
Kindertagesstätte Regenbogen Wilhelmshaven	431
Leibeslust – Lebenslust	82
Lernen durch Genießen – Gesunde Ernährung aus Sehpferdchens Küche	433
Nürnberger Netzwerk Bewegungspädagogik	101
Pfiffikus durch Bewegungsfluss	435
Präventionsprogramm „Lenzgesund"	534
REGSAM	378
Rück(g)rat	111
Schulprogramm Fridtjof-Nansen-Schule	458
Vorbeugen ist besser als heilen – Vorbeugen ist billiger als heilen	440
Waldameisen	442

Integriertes Handlungskonzept/Vernetzung

AKARSU e.V. – Gesundheitsetage in Berlin-Kreuzberg	182
Älterwerden und Gesundheit – Die Patientinnenschulung	471
Ambulant betreutes Wohnen für Suchtkranke	504
Arbeitshilfe 2000	486
Beratungsstelle „Frühe Hilfen" Harburg	400
Das Präventionsmodell der Stadt Saarlouis als Teil des lokalen Netzwerks Saarlouis	526
Die „AnGeL" – Anlauf- und Koordinierungsstelle für Gesundheitsbewusstes Leben	237

Die KuRVe	481
El Puente	227
Eutiner Babynetz	402
Familienhebammen im Kinder- und Familienzentrum (KiFaZ) Barmbek-Süd	404
Familienhebammenprojekt „Kleemobil"	38
fit ist cool	517
Früh übt sich. MINIFIT. Von klein auf gesund.	424
Gesund groß werden	427
Gesundheit und Aktivität in Schulen	448
Gesundheit und Miteinander ins Viertel!	476
Gesundheitsteams vor Ort	276
Gesundheitstreffpunkt West im Bremer Westen	289
„Gesund sind wir stark!" in Kreuzberg	311
Impflückenschließung in Grundschulen in Sachsen-Anhalt	451
JUMP – Junge-Mütter-Projekt in Husum und Friedrichstadt	478
Kinderhaus Malstatt	321
Kindertagesstätte Regenbogen Wilhelmshaven	431
Kinder und Aids	469
Kontaktladen Mecki	484
Kooperationsprojekt Kleeblatt	137
Marburger Gesundheitsnetzwerk für Kinder – „mittendrin"	334
Medienprojekt „Wir lassen uns nicht manipulieren"	512
Medizinische Ambulanz für wohnungslose Menschen im Landkreis Konstanz	210
Mehrgenerationenhaus München	346
MIGES – Migration und Gesundheit	496
Mobiler Sozialpädagogischer Dienst der Stadt Neubrandenburg	162
Mo.Ki – Monheim für Kinder	90
Neues Altern in der Stadt – NAIS Bruchsal	355
Präventionsprogramm „Lenzgesund"	534
Psychosoziales Zentrum für Flüchtlinge in Thüringen (PsZF)	502
REGSAM	378
Schulpädagogische Sozialarbeit und Schuljugendarbeit an der Staatlichen Regelschule „Werner Seelenbinder" in Apolda	455
Schutzengel e.V.	406
Sozialpaten im Bündnis für Augsburg	218
Sport gegen Gewalt, Intoleranz und Fremdenfeindlichkeit	521
Starke Kids und Fit fürs Leben	460
Steps	411

Stillförderprogramm für sozial Benachteiligte/ sozial-medizinische Elternberatung	414
Treffpunkt Gemeinwesenarbeit Bloherfelde/Eversten	538
Zukunft für Kinder in Düsseldorf – Hilfen für Kinder und Familien in Risikolagen	416

Qualitätsmanagement/Qualitätsentwicklung

AKARSU e.V. – Gesundheitsetage in Berlin-Kreuzberg	182
Ambulant betreutes Wohnen für Suchtkranke	504
Bewegte Kinder	73
Bewegung als Investition in Gesundheit: Das BIG-Projekt	194
Familienhebammenprojekt „Kleemobil"	38
Früh übt sich. MINIFIT. Von klein auf gesund.	424
Gesundheitsfördernde Schule als Ganztagsangebot in der Mittelschule Körnerplatzschule Döbeln	444
„Gesund sind wir stark!" in Kreuzberg	311
Mut tut gut!	202
Neues Altern in der Stadt – NAIS Bruchsal	355
Psychosoziales Zentrum für Flüchtlinge in Thüringen (PsZF)	502
Unser Platz in Berlin-Marzahn	367

Dokumentation und Evaluation

Aufsuchende Sozialarbeit rund um den Kieler Vinetaplatz	253
BEAM – Berufliche Eingliederungs- und Arbeitsmaßnahme	488
Bewegung als Investition in Gesundheit: Das BIG-Projekt	194
Connect – Hilfe für Kinder aus suchtbelasteten Familien – Kooperation und Vernetzung	508
Die „AnGeL" – Anlauf- und Koordinierungsstelle für Gesundheitsbewusstes Leben	237
Die KuRVe	481
Familienlotsen im Rahmen des „familienNetzwerks Hamm"	49
Familienprogramm ELAN	467
fit ist cool	517
Fitness für Kids	422
Früh übt sich. MINIFIT. Von klein auf gesund.	424
Gesundheit und Aktivität in Schulen	448

Gesund leben lernen	119
Impflückenschließung in Grundschulen in Sachsen-Anhalt	451
JobFit Regional	490
Kinderhaus Malstatt	321
Kinder Stärken! – Resilienzförderung in der Kindertagesstätte	429
Mit Migranten für Migranten – Interkulturelle Gesundheit in Deutschland (MiMi)	499
Mobiler Sozialpädagogischer Dienst der Stadt Neubrandenburg	162
Pfiffikus durch Bewegungsfluss	435
Präventionsprogramm „Lenzgesund"	534
Schulprogramm Fridtjof-Nansen-Schule	458
Schutzengel e.V.	406
Sport gegen Gewalt, Intoleranz und Fremdenfeindlichkeit	521

Kosten-Nutzen-Relation

Eutiner Babynetz	402
Zukunft für Kinder in Düsseldorf – Hilfen für Kinder und Familien in Risikolagen	416

8.2.3 Themen- und Handlungsfelder

Handlungsfeld Frühförderung/Early Start	
ADEBAR – Beratung und Begleitung für Familien	397
Beratung für Eltern und Kinderbetreuungseinrichtungen mit Kindern von 0 bis 6 Jahren	61
Beratungsstelle „Frühe Hilfen" Harburg	400
Eutiner Babynetz	402
Familienhebammen im Kinder- und Familienzentrum (KiFaZ) Barmbek-Süd	404
Familienhebammen in Sachsen-Anhalt	26
Familienhebammenprojekt „Kleemobil"	38
Familienlotsen im Rahmen des „familienNetzwerks Hamm"	49
„Gesund sind wir stark!" in Kreuzberg	310
JUMP – Junge-Mütter-Projekt in Husum und Friedrichstadt	478
Kinder und Aids	469
Mobiler Sozialpädagogischer Dienst der Stadt Neubrandenburg	162
Präventionsprogramm „Lenzgesund"	534
Schutzengel e.V.	406
Sozialräumliche Angebote für Familien mit besonderem Unterstützungsbedarf	409
Steps	411
Stillförderprogramm für sozial Benachteiligte/sozial-medizinische Elternberatung	414
Zukunft für Kinder in Düsseldorf – Hilfen für Kinder und Familien in Risikolagen	416

Handlungsfeld Kita	
Beratung für Eltern und Kinderbetreuungseinrichtungen mit Kindern von 0 bis 6 Jahren	61
Bewegte Kinder	73
Das schmeckt gut!	418
Ernährung, Umwelt, Zahngesundheit und Bewegung in Kitas	420
Fitness für Kids	422
Früh übt sich. MINIFIT. Von klein auf gesund.	424
Gesund groß werden	427

Kinder Stärken! – Resilienzförderung in der Kindertagesstätte	429
Kindertagesstätte Regenbogen Wilhelmshaven	431
Kinder und Aids	469
Leibeslust – Lebenslust	82
Lernen durch Genießen – Gesunde Ernährung aus Sehpferdchens Küche	433
Marburger Gesundheitsnetzwerk für Kinder – „mittendrin"	334
Mo.Ki – Monheim für Kinder	90
Nürnberger Netzwerk Bewegungspädagogik	101
Pfiffikus durch Bewegungsfluss	435
Rück(g)rat	110
Sicher und gesund in der Kita – SiGiKi	438
Steps	411
Vorbeugen ist besser als heilen – Vorbeugen ist billiger als heilen	440
Waldameisen	442

Handlungsfeld Schulkinder und Jugendliche/Setting Schule

Abenteuerspielplatz und Kinderbauernhof Waslala	524
Das Präventionsmodell der Stadt Saarlouis als Teil des lokalen Netzwerks Saarlouis	526
fit ist cool	517
Fit und stark fürs Leben	519
Fitness für Kids	422
Gesund groß werden	427
Gesundheit und Aktivität in Schulen	448
Gesundheitsfördernde Schule als Ganztagsangebot in der Mittelschule Körnerplatzschule Döbeln	444
Gesundheitsförderung mit benachteiligten Jugendlichen im IB Hirschfelde	446
Gesundheitsteams vor Ort	276
Gesund leben lernen	119
Gesund mit Grips: das Body-&-Grips-Mobil	129
Impflückenschließung in Grundschulen in Sachsen-Anhalt	451
Kiezdetektive	532
Kinder-Brücke	453
Kooperationsprojekt Kleeblatt	137
Leibeslust – Lebenslust	82
Marburger Gesundheitsnetzwerk für Kinder – „mittendrin"	334

Medienprojekt „Wir lassen uns nicht manipulieren"	512
Mentor – Die Leselernhelfer	149
Schulpädagogische Sozialarbeit und Schuljugendarbeit an der Staatlichen Regelschule „Werner Seelenbinder" in Apolda	455
Schulprogramm Fridtjof-Nansen-Schule	458
Spiel- und Lernstube „Gesund und fit durch vielseitige Ernährung"	246
Sport gegen Gewalt, Intoleranz und Fremdenfeindlichkeit	521
Starke Kids und Fit fürs Leben	460
Trampolinspringen für Kinder und Jugendliche	536
Vorbeugen ist besser als heilen – Vorbeugen ist billiger als heilen	440

Handlungsfeld Familien/Eltern/Alleinerziehende

ADEBAR – Beratung und Begleitung für Familien	397
Beratungsstelle „Frühe Hilfen" Harburg	400
ELTERN-AG	462
Endlich fragt mich mal einer!	465
Eutiner Babynetz	402
Familienhebammen im Kinder- und Familienzentrum (KiFaZ) Barmbek-Süd	404
Familienhebammen in Sachsen-Anhalt	26
Familienhebammenprojekt „Kleemobil"	38
Familienlotsen im Rahmen des „familienNetzwerks Hamm"	49
Familienprogramm ELAN	467
Gesundheitsteams vor Ort	276
„Gesund sind wir stark!" in Kreuzberg	310
Kinder Stärken! – Resilienzförderung in der Kindertagesstätte	429
Kinder und Aids	469
Mobiler Sozialpädagogischer Dienst der Stadt Neubrandenburg	162
Schutzengel e.V.	406
Sozialräumliche Angebote für Familien mit besonderem Unterstützungsbedarf	409
Spiel- und Lernstube „Gesund und fit durch vielseitige Ernährung"	246
Steps	411
Stillförderprogramm für sozial Benachteiligte/sozial-medizinische Elternberatung	414
Zukunft für Kinder in Düsseldorf – Hilfen für Kinder und Familien in Risikolagen	416

Handlungsfeld Ältere Menschen/Hochbetagte

Älterwerden und Gesundheit – Die Patientinnenschulung	471
Berliner Bündnis gegen Depression	506
Die KuRVe	481
Nachbarschaftsheim St. Pauli	171
Neues Altern in der Stadt – NAIS Bruchsal	354

Handlungsfeld Frauen und Mädchen

AKARSU e.V. – Gesundheitsetage in Berlin-Kreuzberg	182
Älterwerden und Gesundheit – Die Patientinnenschulung	471
Bewegung als Investition in Gesundheit: Das BIG-Projekt	194
Frauengesundheit in Tenever	474
Gesundheitsförderung für MigrantInnen	494
Gesundheit und Miteinander ins Viertel!	476
JUMP – Junge-Mütter-Projekt in Husum und Friedrichstadt	478
MIGES – Migration und Gesundheit	496
Mut tut gut!	202

Handlungsfeld Wohnungslose

Die KuRVe	481
Kontaktladen Mecki	484
Medizinische Ambulanz für wohnungslose Menschen im Landkreis Konstanz	210

Handlungsfeld Arbeitslosigkeit

Arbeitshilfe 2000	486
Aufsuchende Sozialarbeit rund um den Kieler Vinetaplatz	252
BEAM – Berufliche Eingliederungs- und Arbeitsmaßnahme	488
JobFit Regional	490
Mut tut gut!	202
Sozialpaten im Bündnis für Augsburg	218

Handlungsfeld Migration

AKARSU e.V. – Gesundheitstage in Berlin-Kreuzberg	182
Älterwerden und Gesundheit – Die Patientinnenschulung	471
Berliner Bündnis gegen Depression	506
El Puente	227
Frauengesundheit in Tenever	474
Gesund essen mit Freude	492
Gesundheitsförderung für MigrantInnen	494
Mehrgenerationenhaus München	346
MIGES – Migration und Gesundheit	
Mit Migranten für Migranten – Interkulturelle Gesundheit in Deutschland (MiMi)	499
Nachbarschaftsheim St. Pauli	171
Psychosoziales Zentrum für Flüchtlinge in Thüringen (PsZF)	502

Handlungsfeld Seelische Gesundheit einschließlich Sucht

Ambulant betreutes Wohnen für Suchtkranke	504
Aufsuchende Sozialarbeit rund um den Kieler Vinetaplatz	252
BEAM – Berufliche Eingliederungs- und Arbeitsmaßnahme	488
Berliner Bündnis gegen Depression	506
Connect – Hilfe für Kinder aus suchtbelasteten Familien – Kooperation und Vernetzung	508
IdeFix – Rund um den Hund	510
JobFit Regional	490
Kinder-Brücke	453
Kooperationsprojekt Kleeblatt	137
Medienprojekt „Wir lassen uns nicht manipulieren"	512
Mit den Augen des anderen	515

Handlungsfeld Ernährung/Bewegung/Stressbewältigung

Abenteuerspielplatz und Kinderbauernhof Waslala	524
Bewegte Kinder	73
Bewegung als Investition in Gesundheit: Das BIG-Projekt	194
Das schmeckt gut!	418

Die „AnGeL" – Anlauf- und Koordinierungsstelle für Gesundheitsbewusstes Leben	237
Ernährung, Umwelt, Zahngesundheit und Bewegung in Kitas	420
fit ist cool	517
Fit und stark fürs Leben	519
Fitness für Kids	422
Früh übt sich. MINIFIT. Von klein auf gesund.	424
Gesund essen mit Freude	492
Gesund groß werden	427
Gesundheit und Aktivität in Schulen	448
Gesundheitsförderung mit benachteiligten Jugendlichen im IB Hirschfelde	446
JobFit Regional	490
Kindertagesstätte Regenbogen Wilhelmshaven	431
Leibeslust – Lebenslust	82
Lernen durch Genießen – Gesunde Ernährung aus Sehpferdchens Küche	433
Marburger Gesundheitsnetzwerk für Kinder – „mittendrin"	334
Mehrgenerationenhaus München	346
Mit den Augen des anderen	515
Nürnberger Netzwerk Bewegungspädagogik	101
Pfiffikus durch Bewegungsfluss	435
Rück(g)rat	110
Schulpädagogische Sozialarbeit und Schuljugendarbeit an der Staatlichen Regelschule „Werner Seelenbinder" in Apolda	455
Schulprogramm Fridtjof-Nansen-Schule	458
Spiel- und Lernstube „Gesund und fit durch vielseitige Ernährung"	246
Sport gegen Gewalt, Intoleranz und Fremdenfeindlichkeit	521
Trampolinspringen für Kinder und Jugendliche	536
Unser Platz in Berlin-Marzahn	367

Handlungsfeld Sozialraum/Quartier/Stadtteil

Abenteuerspielplatz und Kinderbauernhof Waslala	524
Aufsuchende Sozialarbeit rund um den Kieler Vinetaplatz	252
Bewegte Kinder	73
Connect – Hilfe für Kinder aus suchtbelasteten Familien – Kooperation und Vernetzung	508

Das Präventionsmodell der Stadt Saarlouis als Teil des lokalen Netzwerks Saarlouis	526
Diakonie- und Gesundheitsladen Nordstadt	529
Familienlotsen im Rahmen des „familienNetzwerks Hamm"	49
Gesundheit jetzt – in sozialen Brennpunkten!	262
Gesundheit und Miteinander ins Viertel!	476
Gesundheitstreffpunkt West im Bremer Westen	288
Gesund Kurs halten in Lurup	300
„Gesund sind wir stark!" in Kreuzberg	310
IdeFix – Rund um den Hund	510
Kiezdetektive	532
Kinderhaus Malstatt	321
Kontaktladen Mecki	484
Marburger Gesundheitsnetzwerk für Kinder – „mittendrin"	334
Mehrgenerationenhaus München	346
Mo.Ki – Monheim für Kinder	90
Mobiler Sozialpädagogischer Dienst der Stadt Neubrandenburg	162
Neues Altern in der Stadt – NAIS Bruchsal	354
Präventionsprogramm „Lenzgesund"	534
REGSAM	378
SIGNAL	387
Sozialräumliche Angebote für Familien mit besonderem Unterstützungsbedarf	409
Trampolinspringen für Kinder und Jugendliche	536
Treffpunkt Gemeinwesenarbeit Bloherfelde/Eversten	538
Unser Platz in Berlin-Marzahn	367
Zukunft für Kinder in Düsseldorf – Hilfen für Kinder und Familien in Risikolagen	416